实用肺癌外科重点和难点

主编 田凯华 沈 毅 矫文捷

U0194130

科学技术文献出版社
SCIENTIFIC AND TECHNICAL DOCUMENTATION PRESS

·北京·

图书在版编目（CIP）数据

实用肺癌外科重点和难点/田凯华，沈毅，矫文捷主编 . —北京：科学技术文献出版社，2021.2

ISBN 978 - 7 - 5189 - 7663 - 8

Ⅰ . ①实… Ⅱ . ①田… ②沈… ③矫… Ⅲ . ①肺癌—外科学—诊疗 Ⅳ . ①R734.2

中国版本图书馆 CIP 数据核字（2021）第 032465 号

实用肺癌外科重点和难点

策划编辑：杜新杰　　　责任编辑：杜新杰　　　责任校对：赵　瑗　　　责任出版：张志平

出 版 者	科学技术文献出版社
地　　址	北京市复兴路 15 号　邮编　100038
编 务 部	（010）58882938，58882087（传真）
发 行 部	（010）58882868，58882870（传真）
邮 购 部	（010）58882873
官方网址	www.stdp.com.cn
发 行 者	科学技术文献出版社发行　全国各地新华书店经销
印 刷 者	河北文盛印刷有限公司
版　　次	2021 年 2 月第 1 版　2021 年 2 月第 1 次印刷
开　　本	787×1092　1/16
字　　数	676 千
印　　张	29.25
书　　号	ISBN 978 - 7 - 5189 - 7663 - 8
定　　价	258.00 元

《实用肺癌外科重点和难点》
编委会

主　编

田凯华　沈　毅　矫文捷

副主编

赵艳东　金翔凤　韩　斌　罗友军
陆海军　李红梅　李晓峰

编　委

（按姓氏笔画排序）

于　壮　王　栋　王　静　王茂龙
王明钊　王勇杰　王振光　王家臣
王滋宗　毛　涛　田凯华　玄云鹏
刘元伟　刘玉洪　刘华敏　刘自民
孙　立　孙家兴　杜春华　李　川
李红梅　李晓峰　杨荣华　邱　桐
沈　毅　陆海军　苗文杰　罗友军
罗宜人　金翔凤　周　洁　赵　峻
赵　鹏　赵艳东　郝美丽　胡晓坤
姚如永　秦　毅　聂世威　贾炳阳
徐汉林　徐林浩　高　靖　高会江
矫文捷　彭传亮　彭忠民　葛　楠
蒋　刚　韩　斌　韩伟忠　程兆忠
魏煜程

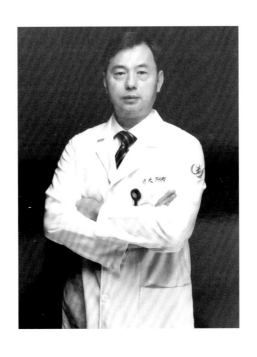

田凯华简介

田凯华，1971 年 1 月生人，医学博士，主任医师，硕士生导师。1997 年到青岛大学医学院附属医院参加工作，2001－2004 年在中国医科大学攻读胸外科博士学位，2012－2013 年度到美国麻省总院（MGH）和 Duke Medical Center 访问学习。现任青岛大学附属医院胸外科副主任。兼任中国医师协会山东省胸外科分会委员、山东省医师协会腔镜外科分会胸腔镜委员会常务委员、中国胸外科抗癌联盟山东省分会委员、山东预防医学会肿瘤风险评估与控制分会常务委员、山东省疼痛医学会胸外科专业委员会常务委员、山东省疼痛医学会加速康复外科委员会常务委员、青岛市医学会罕见病专业分会副主任委员、青岛市医学会胸外科分会委员、青岛抗癌协会胸部肿瘤分会委员。

擅长肺良、恶性疾病的手术治疗，特别是单孔 VATS 胸腔镜微创手术治疗手汗症、肺大疱、支气管扩张症、结核球、错构瘤、肺癌等疾病，以及胸、腹腔镜治疗食管裂孔疝、食管平滑肌瘤、食管癌等食管良、恶性疾病。2014－2017 年荣获医院重大抢救奖 3 次。2016 年获第二届中国肺癌手术视频大赛季军称号。2016 年获国际 AME－Medtronic 创世智能单孔胸腔镜肺叶切除手术视频大赛最佳展示奖。科研上，先后主持了两项厅市级课题，获得山东省卫生厅科技创新奖两项，参编专业著作 3 部，发表 SCI 论文十余篇。

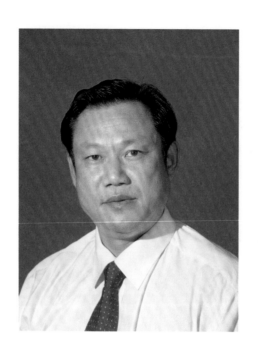

沈毅简介

沈毅，1955年出生，主任医师，博士生导师，青岛大学附属医院名誉主任、终身医学专家。曾担任中华医学会山东省胸外科分会副主任委员、中华胸心血管外科学会青岛市分会名誉主任委员、山东省医师协会胸外科分会副主任委员、中国抗癌协会食管癌专业委员会委员、中国医师协会胸外科分会肺癌专家委员会委员和快速康复专家委员会委员、山东省抗癌协会胸部肿瘤专业委员会副主任委员、青岛市抗癌协会胸部肿瘤专业委员会主任委员等职务，青岛市"著名好医生"称号获得者。擅长胸外科疾病手术、综合治疗，肺癌、食管癌研究与治疗，胸外科复杂疾病治疗。

从事胸外科工作近40年，致力于胸外科疾病的外科诊治和基础研究。率领团队完成山东省首例成功肺移植手术，在国内率先采用同种异体胸骨移植术治疗胸骨肿瘤切除后的胸壁缺损，率先采用同种异体降主动脉替代上腔静脉用于胸部肿瘤累及上腔静脉的外科治疗和气管成型及双袖状切除等肺癌、气管肿瘤的综合治疗。曾获得山东省科技进步三等奖、山东省卫生厅科技进步三等奖等奖项，目前积极致力于胸部肿瘤的规范化和个体化治疗的研究和推广。

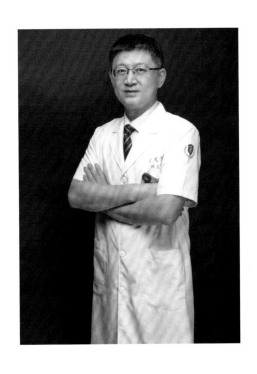

矫文捷简介

矫文捷，1968年生人，医学博士，主任医师，博士研究生导师，现任青岛大学附属医院胸外科主任。

兼任中华医学会胸心血管外科学分会胸腔镜学组委员，中国医师协会胸外科医师分会委员、内镜医师分会委员，中国研究型医院胸外科专委会常务委员，全国医师定期考核胸外科编辑委员会委员，山东省医学会胸外科分会副主任委员，山东省抗癌协会胸部肿瘤委员会副主任委员，山东省医师协会胸腔镜委员会副主任委员。

擅长胸腔镜、达·芬奇机器人等胸部微创手术，其中达·芬奇机器人肺癌根治手术技术和手术量位居国内先进行列。成功完成各类胸外科手术数千例，临床工作方向：肺癌、食管癌、气管肿瘤等疾病的微创手术治疗；肺移植术治疗终末期肺疾病（如慢阻肺、肺纤维化等）。2015年到美国 Cedars – Sinai 医学中心及 Sloan – Kettering 癌症中心访学。2015年获国际 AME – Medtronic 创世智能胸腔镜袖式肺叶/肺段手术视频大赛第一名。获青岛市青年科技奖及青岛市卫生系统拔尖人才称号。发表 SCI 收录论著数十篇，承担国家级、省部市级科研课题多项。

序 一

　　肿瘤和心脑血管病是目前危害人类健康的主要因素，而肺癌又是全身所有肿瘤中发病率和死亡率最高的肿瘤，在同行中引起了广泛的关注和做出了大量的研究工作。

　　近年来由于分子生物学的进展，各种诊断技术的提高、治疗手段的进步，为进一步提高肺癌患者的生存率提出来许多新的见解，从而进入了早发现、早诊断，个体化、精准化的治疗模式。

　　当前肿瘤的治疗仍然是以手术为主的多学科联合治疗，随着手术设备的进步，麻醉及手术技术的进步，早期病灶的规范治疗通过多中心研究成果被广泛推行，局部晚期患者在综合治疗的基础上采取如隆突切除，肺动脉、上腔静脉成形，置换，心房部分切除等高难度手术在更多的医院中开展。

　　《实用肺癌外科重点和难点》一书，系统地介绍了肺癌诊断技术的进展及方法，外科治疗的新技术及胸外科进展及关注的焦点，很多篇幅讲述了与肺癌相关专业方向的研究与进展，参考了大量的文献及成果以及结合自己的临床经验，希望《实用肺癌外科重点和难点》一书能给予临床医生及医学院校学生提供帮助和参考，让每一位肺癌患者在多学科治疗过程中有较准确的定位，从而获得更好的疗效。

沈 毅

青岛大学附属医院胸外科名誉主任

2020 年 8 月

序 二

肺癌是我国癌症死亡的主要原因，发病率和死亡率高居癌症之首，严重威胁我国人民生命健康。因此，如何改善肺癌患者预后成为大家关注的焦点。

随着影像学技术的进步和人们健康查体意识的提高，越来越多的早期肺癌被发现。同时，胸腔镜手术技术的日益成熟使肺癌的手术治疗趋于微创化、精准化。同时，扩大切除如隆突切除、心包部分切除等手术方式在部分局部晚期肺癌患者仍有手术指征。因此，在手术指征的把握、手术方式的选择方面，对胸外科医生提出了更高的要求。

近年来，分子生物学的发展和基因测序技术的进步使得基于基因分型的肺癌的精准治疗模式逐渐取代仅基于临床特征、病理分期的传统治疗模式。同时，随着人们对人体免疫与肿瘤的研究进展，相信免疫治疗将在肺癌的治疗中发挥重要作用。因此，胸外科医生必须掌握相应的分子生物学知识及非手术治疗手段，从而能够从整体上把握肺癌患者的综合治疗。

《实用肺癌外科重点和难点》一书，重在实用，语言通俗易懂，通过参考大量的相关文献并结合多位胸外科专家的临床经验，以图文并茂的形式讲述了肺癌诊疗相关的专业知识，内容翔实，既包括解剖、生理等基础知识，也涉及分子分型等较前沿的内容，既介绍肺癌的多种手术方式，也涵盖与手术相关麻醉方面的内容及非手术治疗的知识。相信《实用肺癌外科重点和难点》一书能帮助众多临床医生及医学院校学生理清肺癌诊疗思路，进而让更多地肺癌患者得到个体化精准治疗。

山东省立医院胸外科主任
2020 年 8 月

前 言

　　肺癌目前仍是严重危害人类健康的恶性肿瘤之一，在我国高居恶性肿瘤中发病率和死亡率第一位。据我国国家癌症中心颁布最新的 2015 年数据，当年新发恶性肿瘤 392.9 万例，死亡 233.8 万例，其中肺癌发病 78.7 万例，死亡 63 万例。目前还没有非常有效根除肺癌的治疗方法，作为医务工作者还需要在与肺癌斗争的道路上不懈努力。

　　本书是一部肺癌相关的专业书籍，主要介绍肺癌的临床表现、诊断技术、麻醉方法、外科治疗、辅助治疗等内容，并突出肺癌外科治疗的重点和难点。本书大致分为三篇，上篇是术前相关内容，包括支气管肺应用解剖、肺生理及肺功能、肺癌流行病学和病因、肺癌分子分型及临床意义、肺癌病理分类及临床意义、肺癌标志物及临床意义、临床表现、诊断和鉴别诊断、临床诊断技术、肺癌分期和外科指征、手术麻醉。中篇是手术相关内容，包括肺叶切除、袖式切除、全肺切除术、隆突切除术、局部晚期病变外科治疗、肺段切除和楔形切除术等常见术式以及术后并发症，另外还介绍了胸腔镜微创技术和达·芬奇手术在肺癌外科中的应用。下篇是辅助治疗内容，包括术前诱导治疗、术后辅助治疗，以及晚期肺癌的综合治疗等，着重介绍了放射治疗、靶向治疗以及免疫治疗在肺癌治疗中的应用。

　　本书采用通俗易懂的语言、图文并茂的形式，深入浅出地介绍了肺癌的发生发展、病理生理、临床表现、手术治疗和辅助治疗等内容，适合胸外科、肿瘤科、呼吸科、麻醉科、影像科、病理科、介入科等相关专业的医师、医学生和护理人员阅读学习。

编 者

2020 年 8 月

目 录

上篇 术前相关内容

中篇　手术相关内容

下篇　辅助治疗内容

上篇 术前相关内容

第一章 支气管肺应用解剖

第一节 气管与支气管解剖

一、气管(图 1-1)

1. **气管的构成** 气管是指自喉下的环状软骨至主支气管的马蹄状类圆形管腔,起点位置对第 6 颈椎,止点位置对第 4~5 胸椎,下口处形成分叉,即左右支气管。长度根据年龄、性别等不同存在一定差异,成年人为 10~12cm。气管的管壁由前、后壁和左右侧壁组成,其中周径的 2/3 为软骨环主要构成其前壁和左右侧壁,两相邻软骨环之间由环状韧带连接。另外 1/3 的周径即后壁由纤维组织和平滑肌所构成,称为膜性壁。

2. **气管的毗邻与活动度** 气管周围有非常多的毗邻器官,根据气管位置可以分为:①气管前方:甲状腺峡部、无名动脉、无名静脉、主动脉弓;②气管两侧:左、右甲状腺血管和结缔组织,右侧有奇静脉;③气管后方:食管。

3. **气管的血液供应** 主要分两部分,即甲状腺下动脉的分支和支气管动脉,分别供应气管上段与气管下段。

4. **气管解剖与临床** 在施行气管手术时,以沿气管之前面进行解剖和游离的径路为佳;可避免损伤过多的供养血管。在行气管吻合时,其断端的游离长度不宜超过 1cm,可防止断端的血供不足而影响其愈合。

气管手术在手术领域是极其难进行的,特别是横断切除和对端吻合。在 1959 年,我国顾恺时即施行了"气管肿瘤切除和对端吻合术",切除气管长度达 5cm 以上而获得成功。1978 年,黄偶麟为 1 例气管腺样囊性癌患者施行手术,切除气管竟达 9.5cm,以支气管倒置缝接获得成功。气管手术的发展离不开对支气管及气管解剖的充分理解。

二、支气管(图 1-1)

气管在胸骨角平面分叉成两组次级气管,即左、右主支气管。从支气管到肺泡又可分出24级支气管分支,即主支气管(第1级)、叶支气管(第2级,左2,右3)、段支气管(第3~4级,左8,右10)、小支气管(第5~10级)、细支气管(第11~13级)、终末细支气管(第14~16级)组成的导气部与呼吸细支气管(第17~19级)、肺泡管(第20~22级)、肺泡囊(第23级)、肺泡(第24级)组成的呼吸部。

1. 主支气管

(1)右主支气管:长度为2.0~2.5cm,内径为1.4~2.3cm,与正中线夹角为20°~30°,整体较短粗且垂直,因此进入气管异物易进入右侧支气管。右侧支气管在第5胸椎平面进入右侧肺门。其周围血管丰富,上侧为奇静脉,下方为右肺动脉,前方为上腔静脉。

(2)左主支气管:长度约为5cm,内径为1.0~1.5cm,与正中线夹角为40°~50°,较右侧支气管细长且平缓。其上方为主动脉弓,前方为左肺动脉跨越,后方为食管、胸导管和降主动脉。

2. 次级支气管

(1)右上叶支气管及其分支:右上叶支气管垂直发出自右侧支气管外侧壁,进入上叶后继续分支形成3支段支气管即:尖支、前支与后支。

(2)右中叶支气管及其分支:右中叶支气管起自距上叶支气管开口1.2~1.5cm支气管前壁处,进入中叶后又继续分支形成内支与外支段支气管。

(3)右下叶支气管及其分支:支气管自中叶开口处继续向下走行形成右下叶支气管,进入右下肺后形成5支段支气管:背支、内基底支、外基底支、前基底支、后基底支。

1)背支:开口位置较高,于中叶管口之对侧或其下0.3~0.5cm处。

2)后、内、外基底支:开口于背支下方约为1.5cm处。

3)前基底支:开口于内基底支下方约0.5cm处。

(4)左上叶支气管及其分支:发出自左主支气管前外侧壁,较右上叶支气管约低2.5cm,与左主支气管约呈110°角。左肺上叶支气管可分为上支和下支。其中上支可继续细分为:尖后支与前支;下支又称为舌支,可分为:上舌支与下舌支。

(5)左下叶支气管及其分支:左侧支气管继续向下走行形成左下叶支气管,进入肺内后可细分为4支段支气管。

1)背支:开口于左上叶支气管开口下1.0~1.5cm,支气管后壁处。

2)前内基底支、外基底支、后基底支:都开口于背支开口下1.5~2.0cm处。

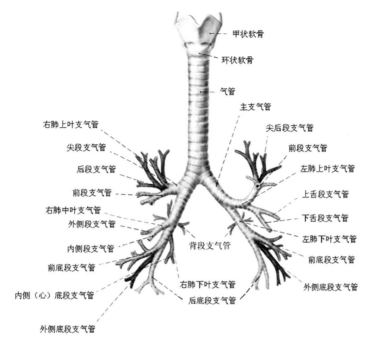

甲状软骨
环状软骨
气管
主支气管
右肺上叶支气管
尖后段支气管
尖段支气管
前段支气管
后段支气管
左肺上叶支气管
前段支气管
上舌段支气管
右肺中叶支气管
下舌段支气管
外侧段支气管
左肺下叶支气管
内侧段支气管
背段支气管
前底段支气管
前底段支气管
内侧（心）底段支气管
外侧底段支气管
右肺下叶支气管
后底段支气管
外侧底段支气管

图 1 - 1　气管、支气管的解剖

三、支气管血供

支气管的血液主要来自支气管动脉，左、右侧各有 1~3 支。左侧起自胸主动脉，右侧多起自第 3 肋间动脉。

四、支气管与临床

1. 支气管异物　根据右侧支气管的解剖特点，其短、粗、直的管腔使异物更容易进如右侧支气管，特别是在进行口腔手术或操作时，一些小器械及牙齿可能进入支气管从而引起剧烈呛咳以及肺部感染（图 1 - 2）。所以在进行口腔手术操作时更应该注意误吸的可能，以防止此类事件的发生。治疗时通过喉镜或支气管镜尽早将异物取出。

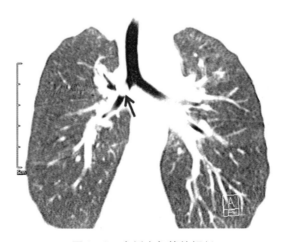

图 1 - 2　右侧支气管的解剖

2. 支气管镜检查　当做支气管镜检时，在两主支气管开口之间能见到一龙骨状的嵴，即气管隆突。气管隆突是最末气管环的软骨突起。正常情况下，气管隆突呈矢状位且边缘清楚。如果两主支气管之间夹角处的气管、支气管淋巴结肿大，例如，因来自支气管源性的转移癌细胞的影响，气管隆突会扭曲，向后变宽并固定。所以，气管隆突形态的变化是有助于支气管镜检查者进行呼吸系统疾患的鉴别诊断（图1-3）。

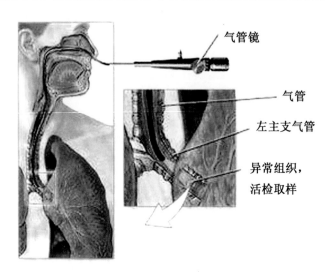

图1-3　支气管镜检查

3. 支气管扩张症　是由于感染、阻塞和其他因素，导致支气管壁的平滑肌、弹力纤维和软骨等受到破坏，逐渐被纤维组织代替，使支气管形成不可逆的柱状或囊状扩大病变的一种慢性肺部化脓性疾病。引起支气管扩张症的病因很多，常为多种因素致病，主要分为先天性和后天性两大类。先天性支扩较少见，是肺和支气管发育不良而引起的末端小支气管囊性扩大造成的。后天性支扩主要病因是反复感染和阻塞，两者互为因果。

支气管扩张症的治疗原则是促进排痰，控制肺部感染，以及必要的外科手术治疗。患者自行改变体位，引流痰液，最简单易行。定时雾化吸入以及抗生素和祛痰剂应用，有助于控制疾病。反复感染、大量痰液引流不畅，内科保守效果不佳者，外科治疗是有效甚至根除的方法。外科治疗以肺叶切除为主。

4. 支气管哮喘　主要是在接触应变原后，支气管收缩变窄使患者无法正常呼吸，从而引起严重的喘息、气急等症状。哮喘是由于平滑肌不同程度的收缩、黏膜水肿以及支气管和细支气管腔内的黏液而引起的。它的主要机制尚不十分清楚，主要为：变态反应、气管慢性炎症、气管高反应性、气管神经调节失常、遗传机制、呼吸道病毒感染、神经信号转导机制和气管重构及其相互作用。哮喘发作时主要引起的反应是，支气管的收缩，导致患者出现以呼气性困难为特征的临床表现，严重者可以危及生命（图1-4）。治疗原则是应用支气管扩张剂、糖皮质激素、祛痰剂等尽快解除支气管痉挛，缓解气管炎性反应。

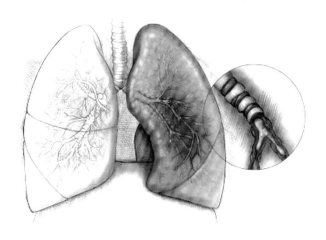

图 1-4 支气管哮喘时支气管收缩

（田凯华 徐汉林 聂世威）

第二节 肺及肺叶解剖

一、肺(图 1-5)

肺在呼吸系统的最深部，其中有 80% 为空气，10% 为血液，剩下的 10% 为肺组织。虽然肺部体积较小，但其表面积大，有利于气体充分交换。

1. 肺的外观　健康儿童和不吸烟并生活在洁净环境中的青年人肺呈淡粉红色；大部分生活在城市或工业区，特别是吸烟成年人的肺，由于空气中碳和尘埃以及吸入烟草中刺激物的沉积，经常呈黑和斑块状外观。但是，肺具有能自身清理一定数量的碳而免受其害的功能。特殊的"尘细胞"能从肺换气面移除碳并使其沉积在支持肺的"非活性"结缔组织内，或从肺接受淋巴的淋巴结内清除沉积的碳。

2. 肺的大小、位置　肺位于胸腔内，周围有各种组织、器官包围。其在吸满气的情况下有 5~6L 气体。肺根据位置可以分为 4 个面，即肺尖部、肋面、纵隔面、膈面。

(1)肺尖：位于肺上端呈纯圆形，上为胸顶。

(2)肋面：肺的前、外、后侧都为胸壁包裹。

(3)纵隔面：肺内侧面与纵隔相接触，因此称为纵隔面。其前部为胸骨，后部为胸椎。

(4)膈面：肺的最底部，位于膈肌以上。

由于膈右侧部位较高，故右肺短而左肺长。由于心脏和主动脉的位置偏左，则左肺较右肺狭长。右肺与左肺的体积之比约为 11:10。

3. 肺与临床　肺部听诊和肺部叩诊时应包括颈根部。临床医师所说的听诊肺底通常并不是肺的膈面或解剖学上的肺底，而是指下叶的后下部。医师使用听诊器在第10胸椎水平的胸后壁处听诊此区。

肺癌累及膈神经可能会引起膈肌瘫痪。喉返神经与肺尖关系密切，肺尖癌可能会累及该神经。由于除一对喉肌以外，喉返神经支配其余所有喉肌，声襞（带）会因为受累的喉返神经而瘫痪，并造成声音嘶哑。

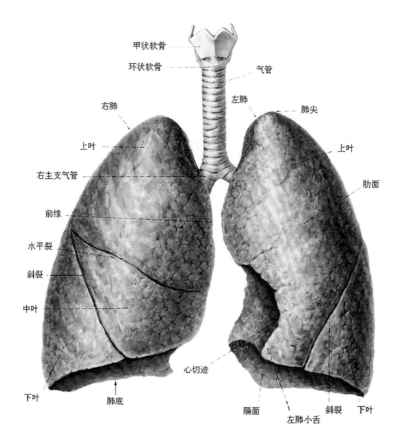

图1-5　气管、支气管和肺（前面观）

二、肺叶

肺叶数量两侧肺不同，左侧有两叶，右侧有三叶。这些同侧肺叶之间多有叶裂，每叶肺有各自的血液供应。肺叶根据各自的气管分支又可分出很多肺段。

1. 叶间裂与肺叶划分　肺裂是位于肺叶之间的间隙，它将肺叶彼此分隔开，由胸膜各自包裹，两侧肺具有不同的叶间裂，形成不同的肺叶。

（1）右肺：具有水平裂和斜裂，因此右肺分为上、中、下三叶。

1）水平裂（上叶与中叶）：位于右肺上叶与中叶之间，为水平方向横行裂隙。体表大致平齐第4肋间；上叶位于肺的上、前、外和后部，其中肺尖部为钝圆锥形；前、外和后部依横裂和斜裂分别于中叶和下叶分割。中叶位于右胸前、外和内后方，是右侧肺叶中体积之最小者。

2）斜裂（下叶与中叶、上叶与下叶）：位于右肺上叶与下叶及下叶与中叶之间由后上向前下走行，体表大致从后方第 3 肋间到前方第 3 肋水平；上叶与下叶在斜裂后部相接触，中叶与下叶在中部及前部相接触。下叶位于下、外和后侧方。其体积上叶相近。底部位于膈肌之上。肋面位于肋膈角凹陷处。

3）不完全肺裂：右肺下叶背段与基底段之间。

（2）左肺：具有一个斜裂，将其分为上叶与下叶。

1）斜裂（上叶与下叶）：位于左肺上叶与下叶之间，由后上向前下走行，体表位置大致从后方第 3 肋间到前方第 6 肋水平。有时由上叶分出舌叶，则相当于右肺之三叶。

上叶：位于肺之上、前、外和后部。肺尖部亦为钝圆锥形，充填于胸膜腔顶部；前、外和后依斜裂之走向与下叶分隔。在上叶下部的前内侧肺组织如同舌状，称之舌叶。在上叶之前有时有分裂不全的小横裂，将舌叶自上叶分离而出，成为游离之舌叶；左肺即形成三个肺叶。上叶支气管开口于左主支气管之前外侧壁，距气管隆嵴处约 5cm 处。

下叶：位于下后和外侧方，体积较上叶稍大。依斜裂之走向，于上后和外前方与上叶分隔。其底部与膈肌密贴，膈面的四周深陷于肋膈角内。下叶背支支气管开口于上叶开口下方 1.0 ~ 1.5cm 处的后壁，各基底支支气管开口于左主支气管口之远段。

2）不完全肺裂：①横裂：左肺上叶有形如舌状的舌叶，两者一般相互连接而无分隔。有时在上叶可有浅而分隔不全的小横裂，将舌叶与上叶的其余部分隔开，因而使左肺形成 3 个肺叶；相当于右肺的上、中、下三叶，舌叶相当于中叶；②额外小裂：左肺下叶间或会发生额外小叶，此多与肺段无关。

肺裂对胸部外科手术相当重要。良好发育的肺裂，使肺叶切除术变得顺利。所有的肺叶切除几乎全由肺裂部进行解剖和分离；尤其对肺血管的暴露和解剖，须在肺裂的深部进行。肺裂过短，则使部分肺叶不能完全被分隔；另有肺裂过浅，也使肺叶不能完全隔离。

2. 肺叶的变异　偶尔有额外的肺裂分隔肺，或者肺裂阙如。例如，有时左肺有 3 叶，而右肺仅有 2 叶。最常见的副叶是出现于右肺的奇叶，其发生率约为 1%。在此种情况下，奇静脉往往不在右侧肺门之上形成弓，而是跨越肺尖内侧部将其分隔形成奇叶。

三、肺门

肺门位于肺纵隔面，是壁层胸膜与脏层胸膜相交处，肺纵隔面支气管、肺动脉、肺静脉、支气管动脉、支气管静脉、淋巴管和神经由此进入肺内，此肺根部成为第一肺门。各肺叶支气管及肺叶血管入口处形成第二肺门。

1. 肺门的组成及毗邻（图 1 - 6）

（1）右侧肺门：右肺门的上下径长而前后径短。右肺动脉居于肺门的前上方，右上肺静脉居于肺门的中部外侧方，右下肺静脉居于肺门的后下方，右主支气管位于肺门的后上方。右侧肺门前上方为膈神经，自上而下行走，止于膈肌。奇静脉位于肺门上方，向下行走之肺门之后方，其作为肺门上顶部及后侧边界之标志。

（2）左侧肺门：左肺动脉居肺门的上方；左上肺静脉位置表浅，居于肺门的前方；肺门之后上部为左主支气管，其下方为左下肺静脉。膈神经位于肺门之前方，下行止于膈肌。主动脉弓和降主动脉位于左肺门之上方及后方。

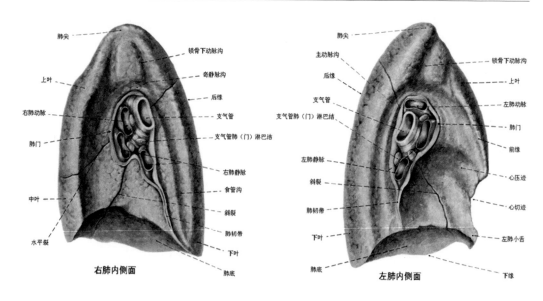

图1-6 肺门的组成及毗邻

2. 右肺门连续横断层解剖

（1）气管权层面：气管权右侧为奇静脉进入上腔静脉，奇静脉弓被认为是右肺门出现的标志，其右侧，于右肺上叶内由前至后依次排列分别为：尖段静脉（V1）、尖段支气管（B1）和尖段动脉（A1）、后段静脉（V2）、后段支气管（B2）和后段动脉（A2）。在CT图像上，尖段支气管（B1）常夹在两血管之间，内侧为尖段动脉（A1），外侧为后段静脉（V2）。尖段静脉（V1）是区分尖段（S1）和前段（S3）的标志，后段静脉（V2）段间支是区分后段（S2）与前段（S2）的标志。

（2）右肺上叶支气管层面：右主支气管水平向右发出右肺上叶支气管，后者向上发出尖段支气管（B1）、向后发出后段支气管（B2）、向前发出前段支气管（B3）。右主支气管及右肺上叶支气管后壁均与肺相邻，在CT图像上显示清晰，若模糊或增强是肺门后肿块的可靠指征。在右肺门处管道结构由前至后的排列顺序是：尖段静脉（V1）、前段动脉（A3）、前段支气管（B3）、后段静脉（V2）和后段支气管（B2）。后段静脉（V2）多位居后段支气管（B2）与前段支气管（B3）的夹角处，不位于此夹角而出现于前段支气管（B3）的内侧者仅占12%，此时它提前汇入尖前静脉。

（3）中间支气管层面：右肺门处可见尖段静脉（V1）、右肺动脉及其后方的中间支气管。在前段内可见前段支气管（B3）及其内前方的前段动脉（A3）相伴行向前外；前段静脉（V3）在后段静脉（V2）的前方行向内，在下一断层内与尖段静脉（V1）合成尖前静脉，后者再与后段静脉（V2）合成右肺上叶静脉。于斜裂内侧，可见后段静脉（V2）叶间支及来自叶间动脉的后升动脉（A2）。

于右肺下叶内，可见背段静脉（V6）的上支，它在下一断层内汇入右肺上叶静脉。

（4）叶间动脉层面：右肺上、中、下叶均出现，肺门内由前向后依次可见右肺上叶静脉、叶间动脉和中间支气管。叶间动脉向上发出后升动脉（A2）分布于上叶后段，向后发出背段动脉（A6），分布于下叶上段。

(5)中间支气管分叉处层面:中间支气管分为中叶支气管和下叶支气管,下叶支气管水平地向后发出背段支气管(B6)。于中间支气管分叉处外侧,叶间动脉分为中叶动脉和下叶动脉,后者的外侧正对右肺斜裂。右上肺静脉已移入纵隔,于下一断层内汇入左心房。

(6)右肺下叶支气管层面:于右肺中叶肺门处,由后外至前内依次排列着外侧段支气管(B4)、外侧段静脉(V4)、内侧段支气管(B5)和内侧段静脉(V5),外、内侧段动脉位于相应支气管的前外侧。外侧段静脉(V4)是区分外侧段和内侧段的标志。在右肺下叶肺门处,右肺下叶支气管继发出背段支气管(B6)后,又向前内侧较为垂直地发出内侧基底段支气管(B7);右肺下叶动脉在相应支气管的外侧发出内侧基底段动脉(A7)、前基底段动脉(A8)和外、后基底段动脉(A9+10);背段静脉(V6)的段间支于右肺下叶支气管的后内侧向心走行,其位置较为恒定,是区分上段等各底段的标志。内侧基底段支气管(B7)和背段静脉(V6)的段间支通常同层出现。

(7)基底干支气管层面:于右肺下叶肺门处,支气管和肺动脉已分成内基底段支气管(B7)和动脉(A7)、前基底段支气管(B8)和动脉(A8)以及外、后基底段支气管(B9+10)和动脉(A9+10)。背段静脉(V6)走向内下,在下一断层内汇入右下肺静脉。

(8)右下肺静脉层面:于右肺下叶门处,右下肺静脉向内汇入左心房,各基底段支气管和动脉已分出。除后基底段动脉居相应支气管的后外侧外,各基底段动脉均位于相应支气管的外侧。

(9)基底段静脉层面:在右肺下叶内,各基底段支气管和动脉较上一断层变细,内基底段和前基底段的管道已分出亚段级分支。以各基底段支气管为中心,各基底段动脉呈周围性分布。内基底段静脉(V7)行于内基底段(S7)的后内侧,前基底段静脉(V8)走行在前基底段(S8)和外基底段(S9)之间,外基底段静脉(V9)位于外基底段(S9)和后基底段(S10)之间,后基底段静脉(V10)居后基底段支气管(B10)的前方。V7和V10为段内支,V8和V9为段间支。除后基底段支气管和动脉外,各基底段支气管动脉均为亚段级分支。各基底段内的管道,均以支气管为中心,动脉呈周围性分布,静脉呈向心性走行。

3. 左肺门连续横断层解剖

(1)气管杈层面:气管杈出现,其左侧可见主动脉弓。主动脉弓可视为左肺门出现的标志。于左肺上叶内,尖后段静脉(V1+2)粗大,为尖后段(S1+2)和前段(S3)之间的段间静脉,故其前方若出现管道则应为前段支气管(B3)和动脉(A3)。尖后段支气管(B1+2)出现于尖后段静脉(V1+2)的后方,其内前方为尖后段动脉(A1+2),外后方可见尖后段静脉(V1+2)的段内支。

(2)左肺动脉层面:尖后段静脉(V1+2)内移,居尖后段与前段之间,为段间支。尖后段支气管(B1+2)位于尖后段静脉(V1+2)的后方,相应动脉有1支居其前内侧,2支居其后内侧。前段支气管(B3)位于尖后段静脉(V1+2)的前外侧,相应动脉行其内前方。

(3)肺动脉杈层面:左肺动脉在左主支气管外侧进入肺门,并分出尖后段动脉(A1+2)、前段动脉(A3)包绕左上肺静脉。于左肺动脉外侧,可见左肺上叶支气管上干分出的尖后段支气管(B1+2)和前段支气管(B3)。

(4)左肺上叶支气管层面:左肺上叶门处管道较多,可见前段静脉(V3)向内侧注入左上肺静脉。前段静脉(V3)有2支,前方为上支,是段内支;后方为下支,是段间支,是区分前段(S3)和上舌段(S4)的标志。左肺上叶支气管较水平地发自左主支气管,并很快分为上干(至尖后段和前段)和舌干,舌干多重叠于左肺上叶支气管的远端,在横断面上常难辨认。左肺下叶为背段(S6),左肺下叶动脉已绕至上叶支气管的后方,其外侧正对左肺斜裂,并向后水平地发出背段动脉(A6)。在胸主动脉与左肺下叶动脉之间,左肺下叶肺组织呈小舌状伸入,达左主支气管后面,如果该舌状肺组织被推出两大动脉之间,则提示肺门或下叶有病变。

(5)背段支气管层面:舌静脉干在下舌段支气管(B5)前方向内注入左上肺静脉,它是区分上、下舌段的标志。在下舌段支气管后方,可见舌动脉干在斜裂处发自左肺下叶动脉。于左肺下叶内,背段支气管水平地发自左肺下叶支气管,其后外侧可见背段动脉(A6)和背段静脉(V6)。

(6)左肺下叶支气管层面:于左肺上叶门处,以舌静脉干为中心,其前方可见上舌段支气管(B4)及其前外侧上舌段的动脉(A4),后方为下舌段支气管(B5)及其后外侧的下舌段动脉(A5)。在左肺下叶门处,背段静脉(V6)在下叶支气管的后外侧走向内下,它是背段与各基底段分界的标志。左肺下叶动脉于左肺下叶支气管的外侧分出后基底段动脉(A10)。

(7)基底干支气管层面:在左肺下叶肺门处左肺下叶支气管向外发出至内前基底段和外基底段的支气管,向后发出后基底段支气管(B10),动脉的分支居支气管的前外侧和后外侧,分支型式与支气管相同。左下肺静脉在支气管的内侧汇入左心房。

(8)左下肺静脉层面:左下肺静脉向内上注入左心房,其外侧可见基底段总静脉。于基底段总静脉前方,可见内前和外侧基底段支气管及其外侧的同名动脉,后基底段动脉(A10)居后基底段支气管(B10)的后外侧,两者共同位于底段总静脉后内方。

(9)基底段静脉层面:于左肺下叶内,内前基底段静脉(V7+8)是区分内前基底段(S7+8)与外基底段(S9)的标志,外基底段静脉(V9)是外基底段(S9)与后基底段(S10)的分界标志。于各底段内,以底段支气管为中心,相应动脉呈周围性分布,相应静脉呈向心区走行。

四、肺的血管(图1-7)

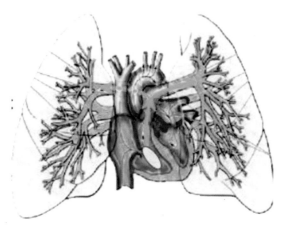

图1-7 肺的血管

1. 肺动脉及其分支　肺动脉自右心室发出，在主动脉起始部的前方向左上后方斜升，在平第4胸椎水平分出左右肺动脉。肺动脉主要将静脉血输入肺内进行气体交换。

(1)右肺动脉：由肺动脉干发出后，在升主动脉和上腔动脉后方跨过隆突，越过右主支气管在右肺上叶静脉后方进入右肺门部。然后向下方走行进入肺裂，于斜裂下方分支出几支基底动脉，进入右肺下叶的基底段内。

(2)右上叶动脉：发出于纵隔面，越过上叶支气管，进入右上叶，称之上干，或称前干。前干可为单支，也可为双支；大多数有上支和下支，上支进入尖段，下支进入前段，其余进入前段。有时前干发出过早，在肺动脉尚未进入肺门之前，位于上腔静脉之后方时，即已发出前干，紧贴于奇静脉之下方，在手术时应加以注意。

右肺动脉下干位于横裂根部，发出后段动脉，多为单支，有时为2小支，进入右肺上叶的后段，发出后即向上方行走，又称之升支。少数情况后段动脉有时可能由背段动脉发出。在行肺手术时，在解剖和分离右上肺动脉前，须先切断右上肺静脉之后方能进行，否则难以暴露。其他各肺叶手术时，多先处理动脉，后再处理静脉。

(3)右中叶动脉：起源于右肺动脉叶间部之前方，在上叶后段动脉相近的上下水平部，由右肺动脉向前方发出中叶动脉，呈单支。

(4)右下叶动脉：系右肺动脉下干的向下延续。下叶动脉与下叶支气管更紧密伴行，其分支与支气管之分支相同。在中叶动脉同一平面或稍下方，先发出背段动脉，由此再发出各基底段动脉。在行右肺下叶切除时，有时须单独处理下叶背段动脉，以保全中叶动脉。

(5)左肺动脉：自肺动脉总干分出后，于心包内向左侧行走1.5～2.0cm，即离开心包返折，再向后外方行走，于左主支气管和左上肺静脉之上方进入左侧肺门，于左肺门顶部绕过左上叶支气管之上后方而进入肺裂。此后顺肺裂方向下行，且分出各基底动脉支进入下叶各基底段内。

(6)左上叶动脉：位于左肺斜裂之内。左肺动脉所发出向左上叶的动脉支多为4～5支，变异较多，多少不等；且各肺段动脉发出的先后亦很不恒定。左肺动脉跨过左主支气管，在弯向左上叶支气管时，先发出前动脉，进入左上叶的尖后段。在左肺动脉弓上发出升动脉，进入后段的全部或一部；后下降至叶间裂，分支进入舌段。有时，前段发出两支，尖后段和上、下舌段动脉支均各有单支发出。

(7)左下叶动脉：左肺动脉下段沿左支气管后外方下行，发出几支动脉支进入左下叶各肺段。背段动脉约2/3为单支，1/3为双支，为左下叶动脉之最高分支，其发出之平面常高于舌段动脉支。在背段动脉支的下方，再发出各基底段动脉支。

2. 肺静脉及其分支　肺静脉共分4支，左右各有2支。肺静脉系统先由末梢小静脉支汇集成肺段静脉，再由肺段静脉汇集成肺叶静脉，最后汇集成左、右上肺静脉和下肺静脉，跨出左、右肺门进入心包，注入左心房。各支肺静脉的部位、走向和分支均较恒定，变异甚少。

(1)右上肺静脉及其分支：右上肺静脉位于右肺门的前部。此静脉宽粗而短，主干长约1cm。其收集右肺上叶和下叶的血流。上方由上支、中支和下支3支静脉组成；下方为中叶静脉；此4支静脉汇合成右上肺静脉。中支发出后，即向后方行走，在肺门前方不能窥见；由纵隔面观之，可见中支的走向及其分支。上、中和下支的亚段分支均为段间静脉。下支的前支为下支一个最表浅的分支；由于肺上叶和中叶之间的横裂往往发育不全，沿此分支进行解剖和分离，即易于剖离发育不全的横裂。

（2）右下静脉及其分支：右下静脉位于右肺门最下部的后方，在右下肺韧带的上方。此静脉较短，位置较深。由下叶各基底段静脉汇合成基底干，再由基底干和背段静脉汇合而成下肺静脉。背段静脉由3支亚支汇合而成，其第1亚支为背段与基底段的段间静脉。右下肺静脉收集右下肺叶的血流，经肺门再注入左心房。

（3）左上肺静脉及其分支：左肺静脉位于左肺动脉之前下方和肺门之前部。此静脉粗而短，长1.0~1.5cm；由于管壁薄，压力低，故呈扁平形。左上肺静脉收集左上肺叶的血流，由上支静脉、中支静脉和下支静脉汇合而成。上、中、下3支静脉的远段埋入肺组织内，其在汇入左上肺静脉时，在肺组织外隐约可见，稍加解剖和分离即可明显予以暴露。在手术需切断左上肺静脉时，有时须先剖露出此3支静脉，分别予以切断和缝扎，否则易造成断端缝扎处脱落而引起出血。

（4）左下肺静脉及其分支：左下肺静脉位于左肺门最下部的后方，居于支气管之后，其下方即为左下肺韧带；沿下肺韧带向上分离，即易找到此静脉。其短而阔扁，位于较深处。下叶各基底静脉汇合成基底干，再由此基底干和背段静脉汇合而成左下肺静脉。背段静脉由3支亚支汇合而成，其第1亚支为背段和基底段的段间静脉。左下肺静脉收集左下肺叶之血流，经肺门注入左心房。

左、右上肺静脉和左、右下肺静脉进入心包后，均有一段距离方进入左心房；在手术时，如发生肺静脉出血而难以处理时，可先行局部压迫，后迅即切开心包，于心包内进行止血。由于左、右下肺静脉管径较粗，且位置较深，故在进行肺切除术时，多于最后处理下肺静脉。

肺动脉和肺静脉是主导人体肺循环之重要血管，其功能是交换气体，但并不参与肺本身的循环，亦不能供给肺和支气管等的营养，故称之为"功能血管"。肺动脉的分支随着气管的分支而分布，最后进入肺泡隔内形成毛细血管网。由此毛细血管网发出的静脉管，先在结缔组织隔板内行走一段距离后，在较大的支气管壁上，进行动、静脉支相互汇合。在肺表面静脉与胸膜内的静脉，互相连通。

3. 支气管的血管

（1）支气管动脉：主要来自胸主动脉分支的肋间动脉，多沿支气管后壁运行。支气管动脉与肺动脉的走向相同，同时伴行支气管分支，随支气管进入肺内，沿支气管壁和隔板行走，部分与肺动、静脉交通。所不同者，在其未至呼吸细支气管时，即已分成毛细血管网。支气管动脉还为脏层胸膜供血。

（2）支气管静脉：肺内毛细血管汇聚成静脉最后进入支气管静脉内，其余血液进入肺静脉。

4. 肺血管与临床　肺动脉血栓栓塞是术后常发生的并发症，同样会造成患者死亡。最常见的原因就是下肢静脉血栓，在术后长期卧床或者胫骨骨折时，小腿静脉中有血栓、脂肪球等随血管进入心脏，后进入肺循环造成血栓栓塞。根据栓塞部位不同，造成的后果也不同。在栓塞后会造成部分肺虽有通气功能，但却没有血液灌流。较大的栓子会使一侧肺通气功能完全丧失，造成患者呼吸窘迫。中等大小的栓子阻断了供应支气管肺段的动脉，可造成血栓性坏死，即局部肺组织的坏死。

但由于肺部血供发达，所以局部的栓塞不会造成较大的损害，但对于患有肺部疾病的患者，栓塞会造成不可挽回的后果。

五、淋巴引流及淋巴结

1. 淋巴结的解剖分群　纵隔淋巴结是位于胸腔纵隔内的淋巴结，多成圆形及卵圆形，主要是来自胸腔的引流汇聚于此。在胸腔内癌症发生时，常转移于此处。一般根据纵隔淋巴结转移情况来确定肿瘤的分期。

（1）纵隔前淋巴结：位于纵隔前份，大血管附近，又可分左、右群。

1）左群：位于主动脉弓周围，称为主动脉淋巴结。一般 3~6 个，可多至 10 个。收纳左肺上叶、气管、心包及心脏左半等部位的淋巴管，汇入左支气管纵隔干。左肺上叶肿瘤常转移至主动脉弓淋巴结，进行根治手术时应将其清除。

2）右群：位于上腔静脉周围，也称静脉前淋巴结，有 2~5 个，可多达 10 个。收纳气管、心包和心脏右半的淋巴管，汇入右支气管纵隔干。

（2）气管支气管淋巴结：根据部位又可分 5 组：肺淋巴结、支气管肺淋巴结、气管支气管下淋巴结、气管支气管上淋巴结和气管旁淋巴结。

1）肺淋巴结：位于肺实质内，在肺叶支气管和肺段支气管的分支处，每侧可多达 18~21 个，收纳肺组织内的深淋巴管，输出管沿各级支气管走向肺门，汇入支气管肺淋巴结。

2）支气管肺淋巴结：位于肺门处，肺血管与支气管之间又称肺门淋巴结，有 3~5 个，收纳肺的浅、深淋巴管，输出管注入气管支气管上、下淋巴结。

3）气管支气管下淋巴结：位于左、右主支气管分叉处的下方，又称气管权淋巴结，有 2~5 个，可多至 10 个，常连接成块，收纳左、右肺下叶、右肺中叶和左、右肺上叶下部的淋巴管，并接受食管和心脏左半的部分淋巴管，输出管注入气管支气管上淋巴结。该淋巴结群是左、右肺淋巴交通的桥，两侧肺癌均可侵犯此结。

4）气管支气管上淋巴结：位于气管下段两侧与左、右主支气管之间，两侧各有 3~6 个淋巴结，收纳两肺的淋巴管，并接受左、右支气管肺淋巴结和气管支气管下淋巴结的输出管，注入两侧的气管旁淋巴结。

5）气管旁淋巴结：沿气管两侧排列，各有 3 个淋巴结，收纳气管支气管淋巴结、两侧气管支气管上淋巴结的输出管，并接受食管、气管、咽、喉及甲状腺的淋巴管，输出管沿气管两侧上行，参与形成支气管纵隔干。

（3）纵隔后淋巴结：位于心包后方、食管胸段的两侧，以及食管与胸主动脉之间，共有 8~12 个淋巴结。主要收纳食管、心包后面及膈后部和外侧的淋巴管，输出管大多直接注入胸导管。

（4）心包前、外侧和肺韧带淋巴结：心包前淋巴结位于心包前面，有 1~4 个，有时阙如。心包外侧淋巴结位于心包和纵隔胸膜之间，沿心包膈血管排列，每侧有 2~3 个淋巴结。肺韧带淋巴结，位于肺韧带内，下肺静脉的后方，每侧 1~3 个。

2. 肺淋巴结的分组（图 1-8）

（1）第 1 组：上界为环状软骨下缘；下界为双侧锁骨，正中为胸骨切迹上缘，气管中线将此区域淋巴结分为 1R 和 1L。

（2）第 2 组：2R 上界为右肺尖和胸膜顶，中间为胸骨切迹上缘，下界为无名静脉与气管交叉处下缘，内界为气管左侧缘；2L 上界为左肺尖和胸膜顶，中间为胸骨切迹上缘，下界为主动脉弓上缘。

（3）第 3 组：右侧上界为胸膜顶，下界为隆突水平，前界为胸骨后，后界为上腔静脉前缘；左侧上界为胸膜顶，下界为隆突水平，前界为胸骨后，后界为左颈总动脉；3a 为气管前方淋巴结，3p 为气管后方淋巴结。

（4）第 4 组：4R 包括右侧气管旁和气管前淋巴结，上界为无名静脉与气管交叉处下缘，下界为奇静脉下缘；4L 气管左侧缘和动脉韧带之间，上界为主动脉弓上缘，下界为左肺动脉干上缘。

（5）第 5 组：动脉韧带外侧淋巴结，上界为主动脉弓下缘，下界为左肺动脉干上缘。

（6）第 6 组：升主动脉和主动脉弓前外侧淋巴结，上界为主动脉弓上缘切线，下界为主动脉弓下缘。

（7）第 7 组：上界为气管隆突，左侧下界为下叶支气管上缘，右侧下界为中间干支气管下缘。

（8）第 8 组：位于食管表面，除外隆突下淋巴结，上界为左侧为下叶支气管上缘，右侧为中间干支气管下缘，下界为膈肌。

（9）第 9 组：肺韧带内淋巴结，上界为下肺静脉，下界为膈肌。

（10）第 10 组：紧邻主支气管和肺门血管（包括肺静脉和肺动脉干远端），上界为右侧为奇静脉下缘，左侧为肺动脉上缘，下界为双侧叶间区域。

（11）第 11 组：叶支气管开口之间，11s 位于右侧上叶和中间干支气管之间，11i 位于右侧中叶和下叶支气管之间。

（12）第 12 组：紧邻叶支气管淋巴结。

（13）第 13 组：段支气管周围淋巴结。

（14）第 14 组：紧邻亚段支气管淋巴结。

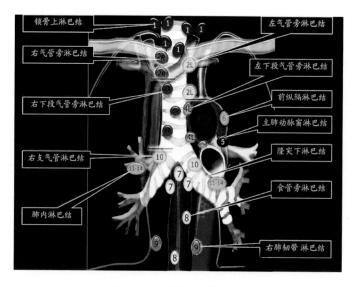

图 1-8　肺淋巴结的分组

3. 淋巴结在 CT 横断面上的辨认

（1）主动脉弓三大分支层面：纵隔淋巴结（第 6 组）位于血管前间隙内，主要分为左、右群，左群位于左颈总动脉起始处左前方，或沿左头臂静脉排列；右群见于右头臂静脉前方，右群淋巴结数要多于左群。左上气管旁淋巴结（2L）和右上气管旁淋巴结（2R）分别位于于气管左、右侧（图 1 - 9）。

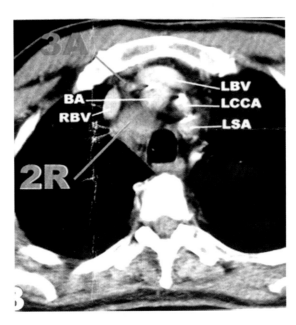

图 1 - 9　主动脉弓三大分支层面

（2）主动脉弓层面：前纵隔淋巴结（第 6 组），位于胸腺两侧。在上腔静脉与气管之间，可见 2 个右下气管旁淋巴结（4R）。在气管左侧有左下气管旁淋巴结（4L）。气管旁淋巴结的数目右多于左，右大于左，下大于上（图 1 - 10）。

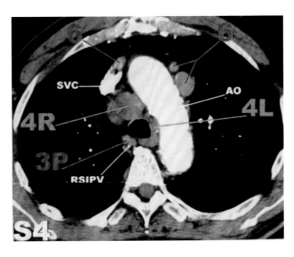

图 1 - 10　主动脉弓层面

（3）主动脉肺动脉窗层面：于上腔静脉前方的血管前间隙内可见3个前纵隔淋巴结（第6组）。右气管支气管淋巴结（10R）位于上腔静脉与气管杈之间，奇静脉弓的内侧。在气管杈左侧与动脉第1支的周围有3个主动脉肺淋巴结（第5组）。于气管杈后方，食管的右侧可见右食管旁淋巴结（8R）（图1-11）。

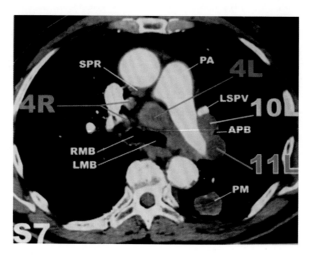

图1-11　主动脉肺动脉窗层面

（4）肺动脉杈和隆突下间隙层面：在气管隆突分叉的下方可见一密度较高的团块状密度影，称为隆突下淋巴结（第7组），其体积在淋巴结中为最大者，常融合成团。在左肺动脉外侧、左肺尖后段支气管的内侧可见主动脉肺淋巴结（第5组），而左支气管旁淋巴结（10L）位于主支气管的外侧（图1-12）。

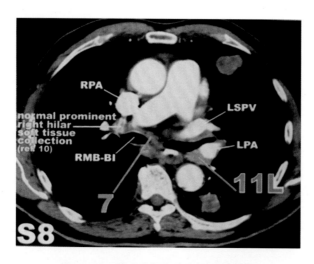

图1-12　肺动脉杈和隆突下间隙层面

（5）右肺动脉层面：此层面可见食管两侧的食管旁淋巴结（8R、8L），左、右肺门内有支气管肺淋巴结（11R、11L）。

4. 淋巴结与临床

（1）淋巴结肿大的鉴别

1）迷走右锁骨下动脉：自主动脉弓的后面，自左向右在食管和气管后方呈倾斜走行。正确诊断的依据是头臂干较正常为小。

2）左肺动脉：主动脉肺动脉窗 CT 表现为脂肪低密度区，恰位于主动脉弓下方和左肺动脉上方之间，类似主动脉肺动脉窗内增大的淋巴结。

3）左头臂静脉：其大小、形态变异很大，类似增大的淋巴结。

4）上肋间静脉：类似增大的后纵隔淋巴结。

5）左侧上肋间静脉：可类似主动脉外侧增大的淋巴结。

6）永存的左上腔静脉：该静脉由左颈内静脉和左锁骨下静脉汇合而成，沿纵隔左侧走行，通过主动脉弓的下方和左肺动脉前方，汇入冠状窦。

7）奇静脉：扩张后类似气管前和隆突下增大的淋巴结。

8）上肺静脉：部分上肺静脉可类似于气管旁淋巴结增大。

9）心包上隐窝：主动脉后隐窝在 50% 病例中表现为一弧线状、新月状或三角形水样密度结构。

10）左、右心耳：左右心耳位于心脏两侧，当心耳显著时，可被误认为肿大的淋巴结。

11）胸腺：位于纵隔内，正常胸腺大小、形态、位置和密度依年龄不同而异。

12）胸内甲状腺：位置在纵隔内，这就会压迫临近血管发生移位，使其突出于大血管，会被误认为是增大的淋巴结。

（2）淋巴结肿大原因

1）碳颗粒和刺激物的吸入：吞噬细胞吞噬进入肺部的碳沫，进入淋巴结后聚集于此。在吸烟人群以及有相关职业暴露史人中，肺内淋巴结多肿大、黑色。

2）肺部和胸膜炎症：肺和胸膜发生炎症时，来自胸膜及肺内的淋巴液汇聚于淋巴结，造成淋巴结肿大。在这些淋巴结存在的碳颗粒是胸膜粘连的证据。

3）支气管肺癌：肺癌常通过淋巴转移，进入癌细胞淋巴节后增生，造成淋巴结肿大。癌细胞后期可以转移锁骨上方的淋巴结（锁骨上淋巴结），锁骨上的淋巴结肿大往往代表肺癌已发生转移，预示着不良的预后。

六、肺和支气管的神经支配

肺的神经来源于肺丛，该丛由迷走神经的支气管支和交感干的胸2、5节的分支组成，其分支随支气管和肺血管的分支入肺。来自迷走神经背核的副交感神经节前纤维在迷走神经内下行，在支气管周围神经节或壁内神经节换元，节后纤维和来自第2、第5胸神经节的交感神经节后纤维共同分布于肺内支气管平滑肌、腺体和肺血管。肺的感觉神经纤维主要沿迷走神经行走，感觉神经元的胞体位于迷走神经的下神经节内，在支气管黏膜层也存在少量感觉神经元的胞体。感觉神经末梢分布于支气管黏膜、肺泡壁及脏胸膜。

进入肺门的神经是以围绕支气管与血管分布。软骨外神经丛位于软骨片和肺实质之间，软骨、神经丛位于软骨片和上皮之间。支气管周围神经丛含有髓和无髓两种神经纤维。动脉周围神经丛主要含无髓神经纤维。神经节主要位于软骨外神经丛内，在软骨下神经丛可见少量小神经节和神经节细胞。神经节通常位于神经束及其分支附近，神经节细胞具有典型的多极自主神经节细胞的特征。

支配肺和支气管树的神经纤维共有 3 种：传入神经纤维、副交感神经传出纤维和交感神经传出纤维。

1. 传入神经纤维　为迷走神经传入纤维，其主要作用是：①刺激感受器：分布在支气管和不同口径的中小细支气管，它们能接受各种物理、化学的刺激；②咳嗽反射感受器：分布在咽喉与气管上端，它们受到刺激后主要能引起咳嗽反射；③张力感受器：分布在无数肺泡内，能感受肺泡扩张或水肿等的刺激。

2. 副交感神经传出纤维　在呼吸道的主要副交感神经也是迷走神经，来自脑的神经冲动传入后可作用于支气管平滑肌、腺体和血管壁上的受体，从而引起支气管平滑肌收缩、腺体分泌和血管充血、黏膜肿胀。

3. 交感神经传出纤维　主要为释放肾上腺素，主要作用为：舒张支气管平滑肌、促进血管收缩、抑制腺体分泌等。

（田凯华　徐汉林　贾炳阳）

第三节　肺段解剖

每个肺叶之所以要被分段，是因为肺段实际上是一个独立的解剖单位，每个肺段都有自己的支气管以及动脉、静脉。正如气管分叉分成左、右肺，而叶支气管分叉又将肺分为几个肺叶。支气管的分支结构将每个肺叶分为几个段，而每个段又分不同的亚段。下面将常见的肺段手术所涉及的肺段解剖做一讲述。

一、右肺上叶

1. 肺段的命名　右肺上叶支气管有 3 支主要分支，故右肺上叶分为了 3 个段，每个段都各自有 2 个亚段（图 1 - 13）。根据他们在胸腔的地理位置，给予了命名，具体如下：

S1 尖段：S1a：尖亚段，S1b：前亚段。

S2 后段：S2a：后亚段，S2b：外亚段。

S3 前段：S3a：外亚段，S3b：内亚段。

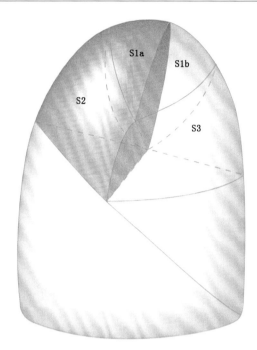

图 1 - 13 右肺上叶分段

引自葛棣主译《肺癌解剖性肺段切除图谱》

2. 肺段动脉

（1）概述：右肺上叶分尖段、后段、前段 3 个段，右肺上叶动脉将发出分支分布于这 3 个动脉，其动脉命名分支原则与支气管一样。

1）右肺动脉发出分支的位置只有两个位置，一是右肺动脉第一支的位置，二是斜裂的位置。斜裂位置发出的动脉均为后段动脉 A2 的升支。所以右肺动脉的鉴别主要在第一支的鉴别上。

2）之前的对于右肺动脉第一支称之为尖前支的叫法是错误的，因为这里有可能为后段动脉 A2 的返支。

3）动脉鉴别的手段主要依赖于动脉的走行，所以将动脉尽量向远端游离是十分重要的。

（2）右肺动脉干的走行

1）右肺动脉干自奇静脉下方、主气管前方出心包，假如我们将右肺动脉干上下缘游离，进而将右肺动脉干游离，那么可以穿线进行右肺动脉干的阻断。用以处理右肺动脉的出血以及血管成型等复杂情况。

2）右肺动脉干于气管前方开始发出右肺上叶动脉第一支。

3）右肺动脉干继续走行于右肺静脉的深面正下方，因此处理肺静脉时必须游离动静脉之间的间隙，注意勿损伤右肺动脉干。

4）右肺动脉干继续向下走行，于斜裂处发出后段升支动脉（可阙如），继而分出中叶动脉、背段动脉，最后延续为基底段动脉。

（3）右肺动脉各分支的发育情况：其命名原则与肺段的命名原则一致。

A1 尖段动脉：分为 A1a 尖前段动脉以及 A1b 前亚段动脉。

A2 后段动脉：分为 A2a 后亚段动脉以及 A2b 外亚段动脉。

A3 前段动脉：分为 A3a 外亚段动脉以及 A3b 内亚段动脉。

1）A1 尖段动脉：A1a 和 A1b 均发自肺动脉上干（68%），A1a 单独发出，A1b 发自肺动脉上干（32%）。

尖段动脉基本上是会自右肺上叶第一支处发出，其分为两支 A1a 和 A1b，可共干可不共干。靠近前方与 A3 临近的为 A1b，靠向后方的为 A1a。但是尤其需要注意的是，A2 返支会在上干发出向后绕行，一定注意与 A1a 鉴别。游离长度足够长按照走行不难鉴别。

2）A2 后段动脉：分为 A2a 后亚段动脉以及 A2b 外亚段动脉。后段动脉 A2 有两个地方可以发出分支，分别是肺动脉上干发出后返支（Rec. A2）以及腋间动脉处发出后升支（Asc. A2）。

A2a 发自后返支动脉，A2b 发自后升支动脉（72%）。

A2a 和 A2b 均发自后升支动脉（16%）。

A2a 和 A2b 均发自后返支动脉（12%），后升支阙如。

3）A3 前段动脉：分为 A3a 外亚段动脉以及 A3b 内亚段动脉，其亚支走行方向符合亚段的分布情况。

A3a 和 A3b 均发自肺动脉上干（48%）。

A3a 发自中间干；A3b 发自肺动脉上干（34%）。

A3a 发自肺动脉上干；A3b 发自中间干（18%）。

（4）应用解剖

1）由于 A3 两亚支发起位置可能不同，而且 A3 往往被静脉阻挡。而 V3 的显露有赖于水平裂的打开，所以右肺上叶前段 S3 的切除术是右肺上叶 3 个亚段中最难的。有时候需要游离肺静脉，将其以丝线牵开，方能显露 A3。

2）A1 的分支有时候与 A3 并不好鉴别。大部分时候可依据 V1b 鉴别。V1b 是右肺上叶静脉 V1 的分支，它是 S1 和 S3 之间的段间静脉，贴近肺表面并且走向肺尖。将 V1 尽量游离，认清 V1a 和 V1b，通常 A1 看起来像走行于 V1b 上方（头侧），而 A3 看起来走行于其下方（尾侧）。但是如果肺牵拉方向不合适，这种解剖位置会被改变。

3）如果 A1 分支和 A3 分支实在鉴别困难，则可以先切断 B3。B3 切断后 A3 分支清楚地走向 S3，而 A1 分支远离它。

4）根据文献报道，有 84% 的患者具有 A2 返支，所以如果鉴别 A1 分支和 A2 返支困难时，应该暂时保留 A1 的背侧分支，因为该动脉有可能为 A2 返支。可通过继续游离延长动脉看动脉走行或者将肺膨胀－萎陷依据分界线查看动脉走行。

5）对于右肺动脉来说，术前应该通过三维重建搞清楚以下信息：①是否存在 A2 升支，具体是几支；②是否存在 A2 返支；③右肺上叶动脉第一支组成情况，尤其是其分叉及走向情况，如欲行尖段切除术，A1 的分叉及走向问题。

3. 肺段静脉

（1）概述：肺段静脉的分支可分为两大类。一类走行于肺段之间，称之为段间静脉（intersegmental vein），是肺段静脉的主要分支。另一类走行于肺段内及亚段之间，称之为段内静脉（intrasegmental vein）。

在处理肺段静脉时，应尽可能只切断段内静脉、保留走行于靶段与邻近肺段之间的段间静脉。因为某些段间静脉可能回流两相邻肺段的血流，切断可能引起咯血。另外，段间静脉常常是段间平面的标志。

右上肺静脉收集回流右肺上叶以及右肺中叶的静脉血流，因此欲行右肺上叶手术时，首要的任务就是注意勿损伤中叶静脉。

右肺上叶静脉与左肺上叶静脉不同，它在前肺门自心包发出后，并非是直接形成所有静脉分支，而是在多数情况下形成一中央静脉走行于叶间裂偏上的肺组织内，沿途发出分支，分布于各自的肺段或者亚段。因此，要显露右肺上叶静脉全程，不仅需要在前肺门解剖，而且需要打开水平裂、斜裂。

右肺上叶分尖、前、后 3 个段，而他们的静脉分支起源却都在不同的位置。这也就导致了右肺上叶各段切除的术野面侧重点各有不同。

（2）右肺上叶静脉的命名

1）V1 尖段静脉

V1a：走行于 S1a 与 S1b 之间。

V1b：走行于 S1b 和 S3b 之间。

2）V2 后段静脉

V2a：走行于 S1a 和 S2a 之间。

V2b：走行于 S2a 和 S2b 之间。

V2c：走行于 S2b 和 S3a 之间。

V2t：走行于 S2a 下方。

3）V3 前段静脉

V3a：走行于 S3a 和 S3b 之间。

V3b：走行于 S3b 下方。

V3c：走行于 S3b 内。

central vein：中心静脉。

（3）右肺上叶静脉的走行

1）尖段静脉 V1：分为两个亚支，分别为 V1a 和 V1b。V1a：走行于 S1a 与 S1b 之间，所以是进入 S1 内的段内静脉。V1b：走行于 S1b 和 S3b 之间，所以是走行于 S1 和 S3 之间的段间静脉。

右上肺静脉在分出 V4 +5 后，其后属支有以下 3 种情况，这其中包括了 A1 的变异情况。

A. 尖段静脉 V1 和中心静脉 CV（70%），这是 V1 最常见的情况。其中 V1a 为最上属支，其走行进入尖段肺组织内。而 V1b 则贴近肺表面走行并朝向肺尖部，V1b 为 S1 和 S3 之间的段间静脉，容易辨认。在切除 S1 时，应只切除 V1a 而保留 V1b。V1a 与 V1b 并非均形成共干，其辨认方法依然依赖于其走行方向。

B. V1 尖段静脉阙如（8%），右上叶静脉只有 CV，缺少单独的尖段静脉 V1。而真正的 V1 在尖段支气管（B1）下方汇入前段支气管后下方的中心静脉（CV）。

C. 仅有尖段静脉 V1，没有中心静脉，中心静脉阙如（22%），V1 和 V2 共干，从腹侧进入肺门。V2 则沿此路径在后升支动脉和肺动脉上干之间进入肺组织内。

2）后段静脉 V2：有 4 个亚支。

V2a：走行于 S1a 和 S2a 之间，所以是段间静脉。

V2b：走行于 S2a 和 S2b 之间，是段内静脉。

V2c：走行于 S2b 和 S3a 之间，是段间静脉。

V2t：走行于 S2a 下方。

V2a＋b 为中心静脉 CV 的终末延续。V2c 走行于 S2 与 S3 之间。V2t 为沿着上叶下缘走行的小属支。由于它位于右肺上叶的接近最下缘，横跨在 A2 升支前面，所以往往最早被显露。因此沿着它进一步游离，可找到中央静脉。V2t 是否存在阙如或变异情况未找到相关资料。

3）前段静脉 V3：V3a 走行于 S3a 和 S3b 之间。V3a 自叶间裂的中间位置由中心静脉垂直发出，进入 S3 肺组织内。其应该注意与 V2c 鉴别：①V2c 发于叶间裂的后方，其分支与中心静脉成锐角，分支后通常立即沿着 V2a＋b 一段，之后临近肺组织表面，作为 S2 和 S3 之间的标志；②V3a 通常在叶间裂中间位置垂直从中心静脉发出，而且进入肺组织内。V3b 走行于 S3b 下方，根据解剖位置，S3b 是最靠前靠腹侧的亚段。所以，V3b 也应该是靠前的分支。其需要与 V1 鉴别。V1b 行走于肺组织的表面并走向肺尖，而 V3b 进入肺组织内，往往回流到中心静脉。V3c 是走行于 S3b 内的静脉属支，深入 S3b 肺组织，有时候需要与 V1b 鉴别。它可能自 V1b 中心侧发出。

（4）应用解剖

1）右上肺静脉收集回流右肺上叶以及右肺中叶的静脉血流，因此欲行右肺上叶手术时，首要的任务就是注意勿损伤中叶静脉。

2）右肺上叶静脉与左肺上叶静脉不同，它在前肺门自心包发出后，并非是直接形成所有静脉分支，而是在多数情况下形成一中央静脉走行于叶间裂偏上的肺组织内，沿途发出分支，分布于各自的肺段或者亚段。因此，要显露右肺上叶静脉全程，不仅需要在前肺门解剖，而且需要打开水平裂、斜裂。

3）右肺上叶分尖、前、后 3 个段，而它们的静脉分支起源却都在不同的位置。这也就导致了右肺上叶各段切除的术野面侧重点各有不同。

4）右上肺静脉构成复杂，变异颇多。当段静脉分支难以区别辨认时，切勿盲目切断。可在确认动脉以及支气管完全离断后，通过膨胀萎陷法确认段平面，然后我们仅需要离断走行向靶段的静脉分支或者影响段平面切除的静脉分支，尽量保留可疑的静脉分支，循宁肯少断绝不误断的原则。

4. 肺段支气管

（1）概述：支气管的分叉问题决定了肺段的划分，这个道理与肺叶的命名道理是一样的。所以，支气管的分支与肺段的命名是完全一致的。

右肺上叶支气管很短，它在奇静脉下方几乎立即发出右肺上叶的 3 个分支。这一解剖结构导致右肺上叶支气管的显露并不困难。但段支气管显露则需要费点工夫，尤其是前段支气管 B3 的显露相对更困难些。

右肺上叶支气管分为：尖段支气管 B1、后段支气管 B2、前段支气管 B3 3 个主要分支。而每一个段支气管再分为两个 a、b 两个亚支。

支气管的走行方向位置相对固定,他们将分布于各自的肺段与亚段。每一支气管都将形成自己的支气管树,支气管树的外形决定了肺叶与肺段的外形。所以支气管是进入肺段中心的,我们可以通过其走行方向来进行辨认。

虽然右肺上叶的3个段支气管发出位置大致相同,但却以不同的方式进行组合。这就需要我们了解这些变异,同时可依据术前肺三维CT或者术中支气管走行来辨认,并不困难。

亚段支气管的显露需要以能量器械切开肺组织,并向远端游离。

由于肺的牵拉方向不同,会导致支气管走行方向的变化。应注意,我们说的走行方向是指的他们在肺的分布方向。比如从后肺门解剖支气管时,支气管因为被牵拉其3个分支都大体指向腹侧,但是其分布依然不变。

(2)肺段支气管的命名:中文命名符合地理位置分布。

B1 尖段支气管:B1a 尖亚段支气管,B1b 前亚段支气管。

B2 后段支气管:B2a 后亚段支气管,B2b 外亚段支气管。

B3 前段支气管:B3a 外亚段支气管,B3b 内亚段支气管。

(3)支气管的分支变异情况:右肺上叶支气管三大分支变异很多,有如下几种情况。

单独的3个分支:B1、B2、B3(40%)。

两个分支:B1 + 3、B2(24%)。

两个分支:B1、B2 + 3(10%)。

两个分支:B1 + 2、B3(14%)。

4 个分支:(12%)亚支的起源位置发生变异,有些亚支直接在上叶支气管根部发出。

另外,各段支气管也可以存在亚支变异。比如B1与B3有时存在亚支的变异,特别是B1a,其起源位置可能为B3或B3的某一亚段。而B2的亚支,其起源位置依然是存在变异概率的。

(4)支气管的走行

1)尖段支气管 B1:向上垂直并稍微向外侧分布于肺尖部,再分为尖亚段支气管(B1a)和前亚段支气管(B1b)。依然依据段解剖位置来理解支气管走行。

有几点要注意:①要注意亚支变异的问题。资料介绍,B1 的亚支与B3之间可变异,且有多种情况。例如B1a起源于B3。当然B1与B2之间的亚支也可存在起源变异的情况。虽然少见,但是要注意不要误伤;②另外,A2返支与B1有密切的关系,注意不要损伤。A2返支有两种走行类型:一种是A2返支先走行于B1背侧再沿着B2走行;一种是先走行B1的腹侧再沿着B2走行。

2)后段支气管 B2:为上叶支气管向后向外的分支,再分为后亚段支气管(B2a)和外亚段支气管(B2b)。

有两点需要注意:①B2的亚支是存在起源变异的,有时候并非只是形成一干;②有时候B2两亚支分支夹角太大,或者说两亚支起源位置变异,注意不要遗漏。特别是自后斜裂视野处开始进行后段切除术,不要把B2a当作B1而遗漏,而仅仅切断了B2b。

3)前段支气管 B3:斜向前外侧走行,分出外亚段支气管(B3a)和内亚段支气管(B3b)。前段支气管 B3 有时与B1的亚支尤其是B1a之间存在变异。另外,前段支气管B3有时候会极早的就分为B3a与B3b,应予以注意。

（5）应用解剖：右肺前段 S3 切除术简介以及前段支气管 B3 的显露：右肺前段 S3 切除术需要打开水平裂，显露中央静脉以认清 V3 分支，A3 不仅在右肺动脉干第一支处有分支，而且可能存在叶间动脉支，而前段 B3 又向前向内走行，位置较深。所以右肺前段切除术应该是右肺 3 个肺段中最难的。

手术的第一步往往是先采用隧道法打开水平裂，于前肺门游离右肺上叶各静脉分支以及中央静脉。由于 B3 位置较深，所以一般是先切断已经确认的 V3 静脉分支，往往 V3b 最好辨认，有时候会有 V3c，V3a 确认的话也可切断，也可暂时保留。之后牵开 V1，认清 A3a 以及 A3b，他们都走向 S3。但是发起位置却可以是右肺动脉干第一支处，也可以是叶间动脉干处。在此视野处我们依据其走行即可辨认。过程中，一般会有淋巴结，往往都需要清理掉。将动脉切断后，以血管钳将前段支气管 B3 挑起、游离、切断。

二、右肺下叶

1. 肺段的命名　右肺下叶支气管有 5 支主要分支，故分为了 5 个段：背 S6、内 S7、前 S8、外 S9、后 S10。其中 S7、S8、S9 每个段都各自有 2 个亚段，而 S6、S10 分了 3 个亚段。根据他们在胸腔的地理位置，给予了命名，具体如下：

S6 背段：S6a 上亚段，S6b 外亚段，S6c 内亚段。

S7 内基底段：S7a 后亚段，S7b 前亚段。

S8 前基底段：S8a 外亚段，S8b 内亚段。

S9 外基底段：S9a 外亚段，S9b 内亚段。

S10 后基底段：S10a 后亚段，S10b 外亚段，S10c 内亚段。

下面的示意图可以帮助大家大体理解各肺段及亚段位于胸腔的哪个位置（图 1 - 14）。从图中可以看出，右肺下叶肺段间平面的处理是个复杂问题。

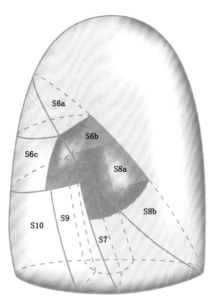

图 1 - 14　右肺下叶分段

引自葛棣主译《肺癌解剖性肺段切除图谱》

2. 肺段动脉

（1）概述：在整个的下肺叶的段切除术中，肺斜裂入路是最常用的入路。当然，对于 S9、S10 段的切除，也有许多人在采用下肺韧带入路。也有双向入路，即段间隧道法。

要想通过斜裂入路进行下肺叶的肺段切除术，首要的一步就是离断段动脉。因为段支气管位于段动脉的深面，所以本文介绍右肺下叶解剖时将动脉的解剖放在前面介绍。

（2）右肺动脉各分支的命名：首先，我们将整个右肺动脉各分支进行命名，其命名原则与肺段的命名原则一致。

1）右上叶

A1 尖段动脉：分为 A1a 尖前段动脉以及 A1b 前亚段动脉。

A2 后段动脉：分为 A2a 后亚段动脉以及 A2b 外亚段动脉。

A3 前段动脉：分为 A3a 外亚段动脉以及 A3b 内亚段动脉。

2）右中叶

A4 外侧段动脉：分为 A4a 外亚段动脉及 A4b 内亚段动脉。

A5 内侧段动脉：分为 A5a 外亚段动脉及 A5b 内亚段动脉。

3）右下叶

A6 背段动脉又称上段动脉：分为 A6a 上亚段动脉、A6b 外亚段动脉及 A6c 内亚段动脉。

A7 内基地段动脉：分为 A7a 前亚段动脉以及 A7b 后亚段动脉。

A8 前基底段动脉：分为 A8a 外亚段动脉以及 A8b 内亚段动脉。

A9 外基地段动脉：分为 A9a 外亚段动脉以及 A9b 内亚段动脉。

A10 后基地段动脉：分为 A10a 后亚段动脉、A10b 外亚段动脉、A10c 内亚段动脉。

注意：之所以要列出各段以及亚段的中文具体命名，是为了便于解剖结构上的记忆。比如 A8a 走向外侧，而 A8b 走向内侧。

（3）右肺下叶动脉各分支的特点

1）右肺下叶动脉系肺动脉叶间部的延续，亦即从中叶动脉稍下方先发出背段动脉 A6，由此向下称之为肺动脉的基底干。由基底干发出：A7：内基底段动脉、A8：前基底段动脉、A9：外基底段动脉、A10：后基底段动脉。

2）右肺下叶动脉的分布情况较之右肺上叶、中叶者更紧密地与其支气管相伴行，故其分支颇似支气管的形式。

3）右肺下叶动脉分支变异太多，除了背段动脉 A6 容易辨认外，其他分支 A7 与 A8、A8 和 A9、A9 和 A10 之间都可能共干或者不共干。而且 A7 可能存在阙如，而且各动脉亚支之间也存在变异。所以右肺下叶动脉各分支情况最好经过术前的三维 CT 进行确认。

（4）A6 背段动脉：背段动脉为叶间动脉干的最早分支，其走行向后向背侧，不难辨认。A6 背段动脉有 3 个亚支，分别是：A6a 上亚段动脉、A6b 外亚段动脉及 A6c 内亚段动脉。这 3 个亚支的分支变异情况如下：

1 个分支：78%。

2 个分支：20%。

3 个分支：2%。

(5) A7 内基底段动脉: A7a 前亚段动脉以及 A7b 后亚段动脉。

A7 内基底段动脉为基底干动脉的第一分支,它位于最靠内侧。假如患者左侧卧位斜裂术野面,术者站于患者腹侧,那么 A7 是最靠术者的基底段动脉分支,向内向深走行,与 B7 内基底段支气管伴行。需要注意的是 A7 可以自基底干单独发出,也可以与 A8 共干。

A7 有一定概率阙如。有资料介绍,其 2 支亚支有可能起源于不同部位,如一支起源于基底干,而另一支与 A8 共干。内基底段动脉分支变异情况:

A7 与 A8 共干: 60%。

A7 源于基底段动脉: 24%。

A7 阙如: 16%。

(6) A8 ~ 10 基底段动脉: A8、A9、A10 的动脉分支颇为复杂。加上亚支之间的彼此变异,让辨认变得困难。比如有时候 A8a 可以分支于 A9 + 10 而 A9a 却分支于 A8。

所以, S8、S9、S10 段切除术中,所有的 A6、A7、A8、A9、A10 都应该清楚显露以便辨认。辨认的方法有赖于术前的 CT 三维重建以及血管走向到底走行到哪一肺段。当解剖实在难以辨认时, S8 ~ 10 的段切除可行两者联合切除。A8 ~ 10 分支变异情况:

A8 和 A9 + 10: 90%。

A8 + 9 和 A10: 8%。

A8、A9、A10: 2%。

(7) A8 前基底段动脉: A8 前基底的动脉分为 A8a 外亚段动脉以及 A8b 内亚段动脉,其亚段名字顾名思义,靠外侧支为 A8a,靠内侧支为 A8a。A8 总体上是基底动脉干的第 2 大分支,但变异颇多,有以下几种情况。

1)单独自基底动脉干发出(多数情况)。

2)与 A7 共干。

3)与 A7a 共干。

4)与 A9 共干。

5) A8 分裂成两支,也就是 A8a 以及 A8b,两亚支分别来源于不同地方。可以是基底总干、A7 或者 A9。

所以, A8 的辨认有赖于术前薄层 CT 扫描及三维重建以及基底段所有动脉分支包括亚支的显露。须将血管尽量向远端游离,以便于了解血管到底走行到哪一肺段。即使变异多,由于 S8 靠近斜裂,其依然被认为是基底段中较易切除的肺段。

(8) A9 外基底段动脉及 A10 后基底段动脉

A9 外基底段动脉:分为 A9a 外亚段动脉以及 A9b 内亚段动脉。

A10:后基底段动脉:分为 A10a 后亚段动脉、A10b 外亚段动脉、A10c 内亚段动脉。

A9 绝大多数与 A10 共干(90%),故两者可以看作是基底干得终末延续。而 S9 和 S10 也常常被合并切除。但有时也可分为 A8 + 9 和 A10,其概率为 8%。剩下的极小概率,为一些亚支的特殊变异情况。此时, A10 成为基底动脉干的终末延续,然后分为 3 个亚支。

(9)应用解剖

1)由于 S6 和 S8 对着叶间裂,而 S9 和 S10 不对着叶间裂。因此,从叶间裂入路的话，必须切开位于 S6 和 S8 间的肺组织才能够到达 S9 和 S10。也就是说，A9、A10 需要游离较长的一段才能认清其分支并见到其进入 S9、S10。

2）可以将 A6 与 A7 ~ 10 间隙作为入口，经过 B6 与 B7 ~ 10、V6 与 V7 ~ 10 为出口作一段间隧道，在此以闭合器打开段间平面，然后再沿着 A7 ~ 10 继续向下游离，如此可更清楚的显露 A9、A10，称为段间隧道法。

3）也有人自下肺韧带入路去进行 S9、S10 的切除，称为逆向切除法。

3. 肺段静脉

（1）概述：右肺下叶静脉其变异情况多到你无法辨认，尤其是基底段各静脉分支，各种组合情况变化多端。然而，在下肺叶的肺段切除术，我们无须清楚辨认静脉，只需要将走向拟切除的肺段静脉切断即可。比较保险的办法是将动脉、支气管完全处理后，通过膨胀萎陷法（或其他方法）明确段平面，然后仅切除走行进入靶段肺的段内静脉，保留段间静脉。

（2）右肺下叶静脉的分支情况：下肺韧带是由前后胸膜交汇而成，而下肺静脉包裹于下肺韧带中。也就是说，下肺韧带前面为前纵隔胸膜，后壁为后纵隔胸膜，下方为前后纵隔胸膜融合的肺韧带。下肺静脉的游离实际上是以上 3 处纵隔胸膜的切开。

显露下肺静脉后，右下肺静脉有两大属支即背段静脉 V6 和基底段总静脉。右下肺静脉分支发育情况：

V6 和基底段总静脉：84%。

V6、上基底段静脉和下基底段静脉：14%。

V4 + 5、V6 和基底段总静脉：2%。

V8 + 9 和 V9 + 10：30%。

V8 + 9 + 10 和 V10：14%。

V8 和 V8 + 9 + 10：2%。

V8 + 9 和 V10：26%。

V8 和 V9 + 10：18%。

V8、V9、和 V10：10%。

由上可以看出，V6 总是单独发出，他是右肺下叶静脉发出的第一个向后的属支，容易辨认，并最终将分为 V6a、V6b、V6c 3 个亚支（两亚支之间可共干）。在游离下肺静脉时，如果游离不充分，有时候会将 V6 遗漏。

右肺下叶各静脉中，除了 V6，V10 也分 3 个亚支，V7、V8、V9 各分两个亚支。

4. 肺段支气管

（1）概述：肺段切除术的核心问题其实是段支气管的问题。你切的是哪个肺段的支气管，做的就是哪个肺段的手术。段支气管错了，那手术方式就得改变。这与肺叶切除术的道理是一样的。打开斜裂以后，右肺下叶支气管走行于肺动脉的深面。而自右下肺静脉向上游离，支气管依然在静脉的深面。也就是说，支气管走行于动静脉之间。而我们要切肺段，是不可能将动脉或者静脉完全切断然后认真辨认段支气管的，所以术中要认清段支气管，有以下几点需要注意。

1）段支气管一般随动脉伴行，变异少。而且越往远端变异越少。

2）术中血管游离完毕后，可用牵引丝线将血管牵开，有利于支气管的暴露。

3）术前应通过 CT 以及三维重建对支气管、动脉、静脉的分支情况进行详细的了解。这对指导手术有极其重要的意义。

4）术前对肺结节进行定位，或者通过 CT 三维重建，有助于术中确认肺结节到底位于哪一个肺段。术中可用缝线对结节所在位置进行标记。如此，术中可一直清晰明确的了解结节的具体位置，而往欲切除肺段走行的段支气管就是欲切除之段支气管。

（2）右肺下叶各段支气管的命名：右肺下叶支气管分为两个较大的分支，第一支由支气管的背侧向后发出，称为背段支气管（B6）。由此段的起点向下至发出各基底段支气管之间，尚有一段短的距离，称之为基底总支气管。后者共发出 4 个段支气管，即：内侧基底段支气管（B7）、前基底段支气管（B8）、外侧基底段支气管（B9）、后基底段支气管（B10），简单记忆法就是"内前外后"。而在背段支气管与基底段支气管之间的基底总干上又常发出一支亚背段或星段支气管（B＊）。

B6 背段支气管：B6a 上亚段支气管、B6b 外亚段支气管、B6c 内亚段支气管。

B7 内基底段支气管：B7a 前亚段支气管、B7b 后亚段支气管。

B8 前基底段支气管：B8a 外亚段支气管、B8b 内亚段支气管。

B9 外基底段支气管：B9a 外亚段支气管、B9b 内亚段支气管。

B10 后基底段支气管：B10a 后亚段支气管、B10b 外亚段支气管、B10c 内亚段支气管。

（3）B6 背段支气管：为右下叶支气管的最早分支，也是最靠后的分支，容易辨认，因此背段切除术被认为是最简单的肺段切除术。

B6 分 3 个亚支，分别为 B6a 上亚段支气管、B6b 外亚段支气管、B6c 内亚段支气管。他们的名字对应各自在胸腔内的分支走行情况。B6 3 支亚支的分支变异情况：

两个分支：B6a＋c，B6b（66％）。

两个分支：B6a＋b，B6c（28％）。

3 个分支：B6a，B6b，B6c（6％）。

也就是说，背段支气管在绝大多数情况下会有两个主要分支，但是这两个分支可以是不同亚支的共干。而在极少数情况下会有 3 个分支。需要特别注意的是，有 4％ 概率会出现一支的支气管 B＊，其分支起源于 B6 尾侧的基底段支气管。

（4）B7 内基底段支气管：内基底段支气管 B7 从基底干发出后分为两个亚支，B7a 前亚段支气管及 B7b 后亚段支气管。

B7 支气管一般与 A7 伴行，是右肺下叶基底段支气管最靠内侧的一支。它与 B8 鉴别点在于它的走行向前向内向椎旁，而 B8 向前。假如患者左侧卧位，术者站于患者腹侧，那么 B7 是靠术者最近的一支。并且向内侧深部走行，最终会分为两个亚支。

B7 的亚支是有很小概率并不从基底干发出，而是从 B8 或者 B8b 发出，甚至有报道自中叶支气管发出。这些情况应在术前的 CT 三维重建中得到确认。

在左肺下叶，B7 通常阙如，而在右肺下叶依然有 16％ 的概率 B7 阙如。

注：在江家元教授所著《支气管肺段外科解剖学》中，将 B7 分布归为 4 种类型：第一型为正常型，B7 在下叶基底静脉的浅面分布于右下叶的前内面及椎旁，占 36％；第二

型为 B7 仅分布于下叶的前面，而椎旁面被 B6、B*、B10 的分支代替，占 25.4%；第三型为 B7 由基底干发出后立即分为 B7a 及 B7b，并围绕或者说骑跨下叶基底静脉。其中 B7a 位于静脉的浅面，分布于下叶浅面，而 B7b 于静脉的深部，分布下叶相邻的椎旁面，占 23.9%。第四型为 B7 阙如。其中第三类型骑跨血管，在 S7 切除时应注意勿损伤。

（5）B8 前基底段支气管：分为 B8a 外亚段支气管与 B8b 内亚段支气管。顾名思义，前基底段代表了其在胸腔的走行位置，假如患者左侧卧位，术者站于患者腹侧，那么 B8 距离术者最近。

B8 绝大多数情况下会单独从基底干发出，向前走行。而 B9 与 B10 绝大多数情况下共干。再加上 S8 靠近斜裂，所以 S8 切除被认为是下叶基底段切除中相对简单的。当然，B8 有小概率与 B9 共干。B8、B9、B10 三者也有小概率单独自基底干发出。B8、B9、B10 支分发育情况：

两个分支：B8，B9 + 10（86%）。

两个分支：B8 + 9，B10（8%）。

三个分支：B8，B9，B10（6%）。

也就是说，对于 B8 来说，他是除了 B7 第二靠内靠前的一支，颇为恒定。

（6）B9 外基底段支气管和 B10 后基底段支气管

1）当认清了 B6、B7、B8 之后，剩下的就是 B9 和 B10 了。他们两者往往共干（86%），但是也有小概率 B8 与 B9 共干（8%），或者三者单独发出（6%）。

2）B9 为基底总干的第 3 分支，较其他分支为小，分为 B9a 外亚段支气管：分布于下叶背段支气管下方的后外侧面。B9b：内亚段支气管：分布于下叶肋面及膈面的后外侧部。

3）后基底段支气管为基底干支气管的延续，比较恒定。分为 B10a：后亚段支气管；B10b：外亚段支气管；B10c：内亚段支气管。

4）B8、B9、B10 存在亚支之间的变异，较复杂所以术前应通过三维 CT 分清，术中应尽量向远端游离，认清具体走行。

5）由于 S6 和 S8 对着叶间裂，而 S9 和 S10 不对着叶间裂。因此，从叶间裂入路的话，必须切开位于 S6 和 S8 间的肺组织才能够到达 S9 和 S10，而且血管支气管变异多。所以 S9、S10 的肺段切除被认为是最难的肺段切除术。

6）目前较流行的做法是，以 A6 与 A7～10 分叉间隙为入口，经过 B6 与 B7～10 分叉间隙、以 V6 与 V7 分叉间隙为出口作一段间隧道，在此以闭合器打开段间平面，如此可将 A9、A10，B9、B10 清楚暴露，可称为段间隧道法。

7）由于 B9、B10 绝大多数共干，所以常行 S9 + 10 手术。

5. 应用解剖　右肺下叶肺段的解剖复杂，变异较多。记忆起来也是非常烦琐，个人认为先记住各肺亚段位置，再去记忆支气管、动静脉各分支情况能更好些。在行肺段切除时，术前一定要精心准备，行 CT 三维重建，彻底搞清楚结节位置以及支气管、动脉、静脉的分支情况，以便术中能够思路清晰、胸有成竹。

段间平面的判断方法有多种，最常见的是膨胀萎陷法。肺段的动脉、支气管离断后，以纯氧鼓肺，通过 Kohn 孔将要切除的肺段完全膨胀，随后单肺通气。保留肺动脉的肺组织中氧气能被吸收，肺组织萎陷，而肺动脉已经离断的肺组织中氧气无法吸收，肺组织无法萎陷。有人认为是支气管的离断导致气体无法流出，从而靶区肺段不能萎陷，我认为可能两方面作用均有，而动脉对于氧的吸收可能占主要作用。所以，在肺段切除术中，精准的段支气管离断与肺动脉离断是确认段平面的首要前提。肺动脉如果少离断，段间平面可能不准确。

三、左肺上叶

1. 肺段的命名

（1）与右肺相比，左肺没有中叶。究其原因，是因为支气管分支的问题。因为，肺叶与肺段的命名都是依据支气管分支来的。在左肺，B1～3 与 B4＋5 共干形成了左肺上叶支气管，所以左肺缺少了中叶，多了舌段。而左肺的另一段，相当于右肺上叶，被命名为固有段。

（2）右肺上叶分尖段 S1、后段 S2、前段 S3，左肺上叶固有段按理说也应该分 3 段。但是实际上，左肺上叶的尖段支气管与后段支气管共干，所以将尖段与后段合并成一段，称为尖后段（S1＋2），而其前段 S3 依然称为前段。

（3）右肺中叶分为两段 S4 和 S5，与右肺中叶相似，左肺上叶舌段也分为 S4 上舌段与 S5 下舌段两段。

（4）所以左肺上叶分为尖后段 S1＋2、前段 S3、上舌段 S4、下舌段 S5。其中尖后段 S1＋2、前段 S3 各自再分为 3 个亚段，而上舌段 S4、下舌段 S5 各自再分为两个亚段（图 1－15）。

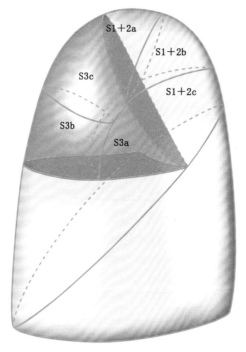

图 1－15　左肺上叶分段

引自葛棣主译《肺癌解剖性肺段切除图谱》

2. 肺段动脉

（1）概述：左肺上叶一直被认为是肺叶切除术中最难的，原因就是左肺上叶动脉的特殊性。左肺上叶动脉第一分支短而粗，且往往有淋巴结阻挡，视野暴露也较困难。而且，左肺上叶动脉各分支数量变化不等，这为左肺上叶手术切除带来一定的风险。之前的解剖学上讲可有4～7条动脉分支自肺动脉干分出分布于左肺上叶，而实际上，这些动脉分支都是肺段或者亚段的分支，他们都具有自己的名字。

左肺动脉干自心包发出后，向上向后然后再向前走行，呈"C"字形半环绕左肺门。沿途，左肺动脉干发出左肺上叶各分支分布于各个肺段以及亚段。

为了便于描述，我们将左肺动脉干分段定义如下：

1）（左肺动脉）上干：通向左上肺叶的第一个主要分支，也就是我们常说的较难处理的左肺上叶动脉第一支。

2）（左肺动脉）中间干：肺动脉上干和 A6 之间的肺动脉。

3）叶间动脉：肺动脉 A6 分支之后的外周肺动脉。

另外，在左肺动脉干上干以上，近心端位置，将之上下缘游离，可以用来阻断左肺动脉干，以用来应对左肺动脉的出血情况。如果把病变以远位置同时阻断，那么可以用来进行左肺动脉上干处的血管成型操作。

（2）左肺动脉各分支的命名

1）A1 +2 尖后段动脉：①A1 +2a 尖亚段动脉；②A1 +2b 后亚段动脉；③A1 +2c 水平亚段动脉。

2）A3 前段动脉：①A3a 外亚段动脉；②A3b 内亚段动脉；③A3c 上亚段动脉。

3）A4 上舌段动脉：①A4a 外亚段动脉；②4b 内亚段动脉。

4）A5 下舌段动脉：①A5a 上亚段动脉；②A45 下亚段动脉。

（3）左肺上叶动脉各分支的发育情况

1）尖后段动脉 A1 +2 的分支情况

A1 +2a +b 和 A1 +2c：31%。

A1 +2a、A1 +2b 和 A1 +2c：28%。

A1 +2a、A1 +2b +c：26%。

A1 +2a +b +c：15%。

无论分支如何，a、b、c 的动脉都要走行分布进各自的亚段。从分支发起的位置来看，可以是上干也可以是中间干。基本上 a 亚支与 b 亚支会从靠近左肺上叶动脉第一支位置发出，而 c 亚支有时候也会从靠近上干位置发出，有时候会从左肺动脉干比较靠后靠下发出，这也符合各亚段的地理位置分布。所以，我们不需要去记忆各亚支的组合变异情况，只需要知道左肺上叶第一支处分支组成复杂，术中尽量游离动脉，认清其走行。

2）A3 分支情况

纵隔型：A3 从肺动脉上干位置发出，大多分成 A3a 和 A3b +c：90%

纵隔和叶间型：A3b +c 从肺动脉上干位置发出。A3a 分支位于 A1 +2c 的远心侧且位于 A4a 的近心侧。

所以说，叶间动脉向上发出的分支不一定就是舌段动脉，而有可能是 A3a。所以，如若要行左上叶 S3 切除术，则术前通过三维 CT 确认 A3 是否有 A3a 自叶间动脉发出，如若没有，可以省去打开斜裂这一操作步骤。

要注意 A3 需要与舌段动脉 A4、A5 的纵隔支（Med. A4、A5）相鉴别。最简便的方法是通过术前的三维 CT 重建了解是否有 A4、A5 的纵隔支，如若没有，那么左肺动脉上干处靠前靠下走行的动脉分支即可能是 A3，可以切断。如若有，应注意仔细鉴别。

A3a 自叶间动脉发出，它位于 A1 + 2c 的远心侧且位于 A4a 的近心侧。

手术的困难度在于，左肺上叶第一支处组成十分复杂，变化多端，而且暴露困难。动脉位于静脉甚至支气管的后方，术中要做某一段的切除，不可能将左肺上叶静脉完全离断。因此需要将静脉游离后套线牵开。根据静脉与支气管的位置，以及动脉具体的走行方向去辨认动脉分支。

3）舌段动脉 A4、A5 的分支情况：A4 和 A5 它们有两个位置可以发出，一是左肺动脉上干位置，称为纵隔型；二是斜裂叶间动脉位置，称为叶间型。

叶间双干型：A4 和 A5 分成两支从斜裂叶间动脉处发出：26%。

叶间单干型：A4、A5 合成一干 A4 + 5 从叶间动脉发出：44%。

完全纵隔型：A4 + 5 自上干处发出，叶间动脉斜裂处舌段动脉阙如，纵隔型 A4 + 5 走行于 V1 + 3 与 B3 之间：18%。

纵隔叶间型：A4 与 A5 其中有一条发自上干位置，另一条发自叶间动脉处：12%。

（4）应用解剖：左肺上叶动脉第一支组成复杂，他可以是：A1 + 2a、2b、2c 以不同形式组合，A3a、A3b、A3c 的共干或者分支，A4、A5 的纵隔型。

术前最好对结节进行定位，术中可缝线标记。有助于术中明确结节位于哪一肺段。因为将动脉尽量的游离看走行进哪一肺段极其有助于动脉分支的辨认。术前的 CT 三维重建是极其重要的，对术中手术指导以及结节的定位有重要意义。

3. 肺段静脉

（1）概述：肺段静脉的分支可分为两大类。一类走行于肺段之间，称之为段间静脉（intersegmental vein），是肺段静脉的主要分支。另一类走行于肺段内及亚段之间，称之为段内静脉（intrasegmental vein）。在处理肺段静脉时，应尽可能只切断段内静脉、保留走行于靶段与邻近肺段之间的段间静脉。所以要行肺段切除术，比如欲行 S3 切除术，直接切除 V3 是不准确的，因为 S3 同时与 S1 + 2、S4 临近，他们部分血流通过 V3 的段间分支回流。

左肺上叶肺静脉，相当于右肺上叶及中叶的静脉。但是，左右肺静脉的分布却有一些明显的差异，如左上肺不像右上肺在水平裂与斜裂面处有大的叶间静脉。

由于以上情况，左肺上叶的肺静脉在前肺门处即开始分支走行而逐步形成段间静脉与段内静脉，分布于各段与亚段。而且肺静脉位置相对于动脉、支气管来说，位置最表浅。正因如此，我们可以在前肺门处完成大部分游离静脉的操作，不需要打开叶间裂（部分分支需要在后肺门显露），且在行段切除时不需要担心动脉支气管遮挡的问题。

另外，左上肺静脉各静脉分支在分叉后很早就进入肺内，我们需要将肺组织切开，才能彻底认清它们的走行。

（2）左上肺静脉的命名：左肺上叶静脉有四大属支：V1 + 2 尖后段静脉、V3 前段静脉、V4 上舌段静脉、V5 下舌段静脉。它们分成各自的亚支静脉具体如下：

1）V1 +2 尖后段静脉

V1 +2a：走行于 S1 +2a 和 S3c 之间。

V1 +2b：走行于 S1 +2a 和 S1 +2b 之间。

V1 +2c：走行于 S1 +2b 和 S1 +2c 之间。

V1 +2d：走行于 S1 +2c 和 S3a 之间。

2）V3 前段静脉

V3a：走行于 S3a 和 S3b 之间。

V3b：走行于 S3b 和 S4b 之间。

V3c：走行于 S3b 和 S3c 之间。

3）V4 上舌段静脉

V4a：走行于 S4a 与 S4b 之间。

V4b：走行于 S4b 与 S5a 之间。

4）V5 下舌段静脉

V5a：走行于 S5a 和 S5b 之间。

V5b：走行于 S5b 下方。

（3）左上肺静脉各分支的发育情况：左上肺静脉的四大分支，舌段静脉 V4、V5 他们是最下的属支，比较恒定。其中 V4 和 V5 共干约占 60%，V4、V5 分别注入左肺静脉者约占 40%。然而据报道，V5 有极小的概率注入左下肺静脉。V5 有可能注入下肺基底段静脉后再回流如心脏。

对于 V1 +2 尖后段静脉与 V3 前段静脉，绝大多数情况下在进入肺组织前，即可分支走行（98%），形成一共干后再进入肺组织内的概率约为 2%。

最上的属支是 V1 +2a + b + c，最下的属支是 V4 +5，中间的属支是 V3 + V1 +2d。

（4）尖后段静脉 V1 +2：分为 V1 +2a、V1 +2b、V1 +2c、V1 +2d，将由 V1 +2 从左上肺静脉发出后，按照各自的走行路线，逐步分布到 3 个亚段。

V1 +2 形成一干后，先分出 V1 +2a + b 和 V1 +2c。V1 +2a 是 S1 +2a 与 S3c 之间的段间静脉。走行于肺浅表，朝向肺尖。

而 V1 +2b + c 则进入肺组织内。将向后绕行肺门后方在肺组织内分为 V1 +2b 与 V1 +2c。其走行方向符合后亚段 S1 +2b 与水平亚段 S1 +2c 的分布。

其中 V1 +2c 是段间静脉，它位于 S1 +2b 与 S1 +2c 之间。

V1 +2d 是特殊的一支静脉，将在 V3 中对其单独论述。

（5）前肺静脉 V3：V3 有 3 个属支，分别是 V3a、V3b 与 V3c。它们以不同的位置回流到左下肺静脉。

通常自左上肺静脉根部先发出 V3c 和 V3a + b + V1 +2d 两大属支。其中 V3c 起始位置不定，除了在静脉根部发出外，也可以在 V1 +2a ~ c，也可能在 V3a + b + V1 +2d 上。它比较细小，按照走向不难区别。可以通过 S3c 所在的位置来理解 V3c 的走向问题。

V3b 作为 V3a + b + V1 +2d 上的延续，走在 S3 和 S4 之间肺表面的容易辨认，所以可以作为一支标识性静脉，通过 S3b 的位置来理解记忆 V3b 的走向问题。

而 V3a 和 V1 + 2d 通常形成共干,然后从 V3b 后侧分支。V3b 作为段间静脉,其头侧为 S3,而尾侧为 S4。而 V3a 则是向头侧走行进入 S3,术中根据走行方向进行辨认。

V1 + 2d 是一条特殊的静脉,走行于 S1 + 2c 和 S3a 之间,所以实际上是收集回流以 S1 + 2c 为主的静脉血流。但是,最终却回流到 V3。通常与 V3a 共干,然后再与 V3b 一起,形成 V3a + b + V1 + 2d,最终回流到左上肺静脉。当然,有时候并不与 V3a 共干,而是自己单独汇入。实际上,在左肺上叶的肺段切除中,V1 + 2d 一般不需要显露切除。

(6)上舌肺静脉 V4、下舌段静脉 V5:舌段静脉 V4、V5 是最下的属支,比较恒定。其中 V4 和 V5 共干约占 60%,V4、V5 分别注入左肺静脉者约占 40%。V5 有极小的概率注入左下肺静脉。V5 有可能注入下肺基底段静脉后再回流如心脏。一定注意不要误伤。

V4 为上舌段静脉、V5 为下舌段静脉,所以位置靠上的是 V4、靠下的为 V5。依据经验,V5 通常比较表浅,位于肺表面。

(7)应用解剖

1)左肺上叶静脉相对于右肺上叶静脉相对简单,以能量器械切开肺组织,将静脉尽量向远端游离,依据静脉走行方向来进行辨认。

2)在行某肺段切除术时,靠近段边界的肺段静脉予以保留。术前可精心策划,决定哪条静脉的去留。当术中静脉辨认遇到困难时,可仅切断确认走行进入靶段肺段的静脉。

3)术前的 CT 三维重建是极其重要的,对术中手术指导以及结节的定位有重要意义。动脉的辨认依然有赖于静脉、支气管的解剖辨认,彼此对照。

4. 肺段支气管

(1)概述:左肺上叶分为两个区,固有段和舌段。其中固有段又分为尖后段和前段,而舌段分为上舌段与下舌段。因此,左肺上叶支气管命名也同样如此。左肺上叶支气管由此有了四大主要分支:尖后段支气管 B1 + 2、前段支气管 B3、上舌段 B4、下舌段支气管 B5。

尖后段支气管与前段支气管各有 3 个亚支,而上舌段与下舌段支气管各有两个亚支。其中,舌段支气管 B4 + 5 为最下分支,比较独立,容易辨认。所以,明确 B1 + 2、前段支气管 B3 以及他们的亚支之间的分叉组合问题非常重要。

支气管的走行方向位置相对固定,将分布于各自的肺段与亚段。每一支气管都将形成自己的支气管树,支气管树的外形决定了肺叶与肺段的外形。所以支气管是进入肺段中心的,可以通过其走行方向来进行辨认。

在前肺门,左肺上叶支气管位于左肺上叶肺静脉的深面,在进行肺段切除中,需要游离好静脉,然后切断已经确认的静脉,继而用丝线牵开静脉,暴露支气管。支气管位置比较深,可以用血管钳将其挑起然后套线。

在后肺门,左肺动脉只是在上干处(第一支分支)较多,但在左肺动脉中间干(左肺动脉干第一支与 A6 之间的肺动脉干)靠上位置,动脉分支却较少。所以,也可以自后肺门游离支气管。部分术者站于患者背侧来完成此位置的操作。特别是尖后段的切除,于后肺门处切断 A1 + 2,尖后段支气管更容易显露。

(2)左肺上叶支气管的命名

1)B1 + 2 尖后段支气管

B1 + 2a:尖亚段支气管。

B1 +2b：后亚段支气管。

B1 +2c：水平亚段支气管。

2）B3 前段支气管

B3a：外亚段支气管。

B3b：内亚段支气管。

B3c：上亚段支气管。

左上肺舌段：

3）B4 上舌段支气管

B4a：外亚段支气管。

B4b：前亚段支气管。

4）B5 下舌段支气管

B5a：上亚段支气管。

B5b：下亚段支气管。

（3）左肺上叶支气管的分支发育情况：左上叶首先分为两大区，固有段以及舌段，由此左上叶支气管一般为两分支型，即分为固有段支气管 B1 +2 +3 以及舌段支气管 B4 +5，此种概率为83%。

当 B1 +2 +3 形成一共干时，其进一步的分支情况如下：

两支型：B1 +2 和 B3 46%，这是最正常的分支情况。

3 支型：B1 +2、B3a 和 B3b +c 27%，B3a 自己单独分出形成一支，导致固有段支气管为 3 支型。

3 支型：B1 +2a +b、B1 +2c 和 B3 27%，尖后段的 B1 +2c 亚段过早单独分出，导致固有段支气管为 3 支。

当 B1 +2 支气管单独形成一干时，其亚支分支情况如下：

两支型：B1 +2a +b 和 B1 +2c 65%。

两支型：B1 +2a 和 B1 +2b +c 35%。

也就是说，尖后段支气管 B1 +2 只有两支型，然后其 3 个亚支再有其中两支形成一干，但是由于 S1 +2a 与 S1 +2c 在地理位置上离着较远，所以它们不可能形成共干。所以只有 ab、bc 组合。如此方便记忆。

B3 分支发育情况：

B3：B3a 和 B3b +c 90%。

其他：10%。

也就是说，绝大多数情况，B3 分为两个亚支，B3a 和 B3b +c。但是也有其他的亚支组合情况，比较复杂。其亚支走行依赖于支气管的具体走行或者术前的三维 CT。

有时候因为 B3 的位置下移，可导致左上叶支气管为 3 个分支。

（4）应用解剖

1）左肺上叶支气管位置固定，虽然在分叉处会有变异，但走行方向不会变。

2）通过不断的观摩手术视频，记忆靶向肺段的具体外形和支气管、动静脉的具体走行方向，有助于自己的成长。一旦熟知各种肺段在胸腔的具体位置，那么就可以依据脉管走行清晰辨认解剖结构。

3）术前的 CT 三维重建是极其重要的，对术中手术指导以及结节的定位有重要意义。

4）术中明确的结节标记有助于术中了解结节位于哪一肺段。个人认为缝线比用电凝标记要更好一些。有些术者将定位钩持续留在肺内进行肺段手术，要慎重。除了钩子可能脱落外，还可能引起其他十分严重的并发症。

5）当然，某些情况下有无必要实施精准肺段切除还有待商榷，不可勉强。应依据术者个人情况以及患者情况综合选择手术方式。

四、左肺下叶

1. 肺段的命名　右肺下叶支气管有 5 支主要分支，故右肺上叶分为了 5 个段：背段 S6、内基底段 S7、前基底段 S8、外基底段 S9、后基底段 S10。但在左肺下叶，以目前流行的资料来看，左肺下叶没有内基底段 S7。目前通常认为，左肺下叶分为：背段 S6、前基底段 S8、外基底段 S9、后基底段 S10 4 个肺段。

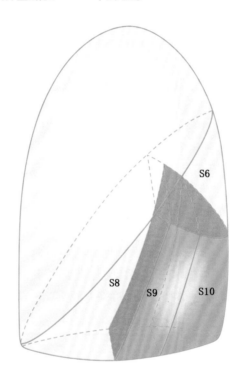

图 1-16　左肺下叶分段

引自葛棣主译《肺癌解剖性肺段切除图谱》

有关左侧 B7 阙如的问题解剖学家们争论已久，一些人认为左侧 B7 阙如，而另一部分人认为，在左肺 B7 并非阙如，而是 B7 与 B8 共干，这种概率为 96%。而支持 B7 阙如的解剖学家认为，由于左侧心脏的存在，本来位于最靠近内侧的内基底段 S7 缺少了地理位置，所以阙如。而认为共干的解剖学家认为，S7 还是存在的，只不过被心脏推移而改变了位置。

对于外科医师来讲，解剖的目的是为了指导手术。在左侧，即使有 S7，它也是极小的，单独的 S7 切除是没有意义的。所以，本文采用目前比较流行的做法，认为左肺下叶 B7 阙如。

由此，左肺下叶分为 4 个肺段：背段 S6、前基底段 S8、外基底段 S9 和后基底段 S10。其中 S6 及 S10 各自分为是 3 个亚段，而 S8、S9 各自分为两个亚段(图 1 - 16)。亚段的中文名称有助于大家理解以及各分支的地理分布：

S6 背段：S6 上亚段，S6b 外亚段，S6c 内亚段。

S * 背段下段/星段。

S8 前基底段：S8a 外亚段，S8b 内亚段。

S9 外基底段：S9a 外亚段，S9b 内亚段。

S10 后基底段：S10a 后亚段，S10b 外亚段，S10c 内亚段。

2. 肺段动脉

(1)左肺下叶动脉各分支的命名

A6 背段动脉又称上段动脉：分为 A6a 上亚段动脉、A6b 外亚段动脉及 A6c 内亚段动脉。

A * 背段下段/星段动脉。

A8 前基底段动脉：分为 A8a 外亚段动脉以及 A8b 内亚段动脉。

A9 外基地段动脉：分为 A9a 外亚段动脉以及 A9b 内亚段动脉。

A10 后基地段动脉：分为 A10a 后亚段动脉、A10b 外亚段动脉、A10c 内亚段动脉。

(2)左肺下叶各分支动脉的特点

1)要想完整显露左肺下叶各动脉分支，必须打开斜裂。这也是比较常用的左肺下叶肺段切除手术手术入路，即叶间裂入路。

2)在右肺，中叶动脉 A4 + 5 的起源比 A6 相对要高。而左肺却不同，左侧背段动脉 A6 的起源位置较舌段动脉 A4 + 5 明显为高。

3)由于 S7、B7、A7 的阙如，左肺下叶基底干动脉组成相对于右侧能简单些，只有 A8、A9、A10。因此就基底段切除来说，左肺比右肺相对简单。

4)由于 A6 容易辨认，所以左肺下叶的动脉辨认主要是 A8、A9、A10，但是这三者之间可互相共干，其亚支起源也存在变异。所以，要通过尽量将血管向远方游离或者术前肺 CT 三维重建来辨认。

5)注意 A * ：关于该动脉的描述资料较少。该支出现的概率野裕守明、冈田守人描述为4%，而在1959 年江家元教授给出的数据高达30%明显是不准确的。他发现只有不到8%的 A * 起源于基底干，其余的起源于各动脉分支。这种观点目前看很可能是错误的。由此猜测，野裕守明、冈田守人所描述的 A * 为起源于 A6 稍下方的基底干动脉，并分布于背段与基底段之间的小动脉。A * 在此简述，不再单独论述。

6)有时候会见到上叶舌段动脉 A4 + 5 的变异小分支发起自下叶的基底动脉。可依据情况选择是否切断。

(3)左肺下叶动脉各分支的走行

1) A6 背段动脉：为叶间动脉干的最早分支，其走行向后向背侧，不难辨认。A6 背段动脉有 3 个亚支,分别是:分为 A6a 上亚段动脉、A6b 外亚段动脉及 A6c 内亚段动脉。这 3 个亚支的分支数量情况如下:

1 个分支:80%。

2 个分支:20%。

2) A8 ~ 10 基底段动脉:A8、A9、A10 的动脉分支颇为复杂。加上亚支之间的彼此变异,让辨认变得困难。比如有时候 A8a 可以分支于 A9 + 10 而 A9a 却分支于 A8。

所以,S8、S9、S10 段切除术中,所有的 A6、A8、A9、A10 都应该清楚显露,并尽量向远端游离。辨认的方法有赖于术前的 CT 三维以及血管走向到底走行到哪一肺段。A8 ~ 10 分支发育情况:

A8 和 A9 + 10:74%。

a8 + 9 和 A10:16%。

A8、A9、A10:10%。

由此也可以看出,A8 有 84% 的概率单独发出,而 A9 多数情况下与 A10 共干。当然,这里比较笼统,还有一些概率较小的亚支之间的变异。术前行肺 CT 三维重建,可以彻底了解 A8、A9、A10 的具体分支情况,对手术具有很大的指导意义。

3) A8 前基底段动脉:A8 前基底的动脉分为 A8a 外亚段动脉和 A8b 内亚段动脉,其亚段名字顾名思义,靠外侧支为 A8a,靠内侧支为 A8b。

假如患者右侧卧位,术者站于患者腹侧,那么 A8 的是最靠近术者的一支动脉分支。它的走行方向向前、向内,且较平直。继续游离会分为两个亚支。

在左侧肺叶切除时切开前纵隔胸膜,经常会看到最靠内侧边缘的基底段动脉,我们有时候还喜欢以它为打开前肺裂隧道的解剖学标志,这支动脉就是 A8 或者 A8b。A8b 走行更类似于一种贴近肺边缘的延续。

有 84% 的概率,A8 单独发出,并不与 A9 共干。但是,也有 16% 与 A9 共干。另外,A8 与 A9 之间也常出现亚支之间的变异。例如:A8a 发自 A9 + 10,而 A9a 也可以发自 A8。如果 A8a 或 A9a 难以辨认,可以首先切断 B8,因为在 B8 切断后,A8 分支走行靠近 B8 断端,A9 分支远离它。其实,只要游离足够长,应该可以辨认。

所以,在 S8、S9、S10 的切除中,对于 A6、A8、A9 + 10 的显露十分重要。需要尽量将动脉向远端游离,彻底认清分支到底走行到哪一肺段。也可通过术前的 CT 三维重建确认。

4) A9 外基底段动脉及 A10 后基底段动脉

A9 外基底段动脉:分为 A9a 外亚段动脉以及 A9b 内亚段动脉。

A10 后基底段动脉:分为 A10a 后亚段动脉、A10b 外亚段动脉、A10c 内亚段动脉。

(4)应用解剖:由于 S9、S10 是相邻两个段平面,而且 A9 与 A10 之间变异较多,不易辨认,所以单独的 S9、S10 切除术仍旧被认为是比较难的肺段切除术。因为 S6 与 S8 的相关支气管与动脉都容易辨认,加之 A9、A10 经常共干,因此 S9 + 10 联合切除会大大降低手术难度。

大部分人采用首先打开斜裂的叶间裂入路来进行 S9、S10 切除术;也有人自下肺韧带入路去进行 S9、S10 的切除,先切断静脉,此时术前应对静脉分支通过肺 CT 三维重建进行确认，也有人采用双向法。

以 A6 与 A8 ~ 10 间隙为入口，经过 B6 与 B8 ~ 10、V6 与 V8 ~ 10 为出口作一段间隧道，在此以闭合器打开段间平面，可称为段间隧道法。许多术者采用此法打开 S6 与 S9 ~ 10 的段平面。如此，不仅打开了段平面，更使脉管的显露更容易。

3. 肺段支气管

（1）概述：肺段切除术的核心问题其实是段支气管的问题。你切的是哪个肺段的支气管，做的就是哪个肺段的手术。

打开斜裂以后，左肺下叶支气管走行于肺动脉的深面。而自左下肺静脉向上游离，支气管依然在静脉的深面。也就是说，支气管走行于动静脉之间。所以术中要认清段支气管，有以下几点需要注意。

1）段支气管一般随动脉伴行，变异少。而且越往远端变异越少。

2）术中血管游离完毕后，可用牵引丝线将血管牵开，有利于支气管的暴露。

3）术前应通过肺 CT 三维重建对支气管、动脉、静脉的分支情况进行详细的了解。这对指导手术有极其重要的意义。通常支气管的分支情况术前通过薄层 CT 即可获得确认。

4）B7 在左肺下叶阙如，所以左肺下叶支气管有 4 大分支，背段支气管 B6、前基底段支气管 B8、外基底段支气管 B9、后基底段支气管 B10。其中 B6 与 B10 各自分为 3 个亚支，而 B8、B9 各自分为两个亚支。

5）B* 星段支气管在左下叶支气管干上，于背段支气管起点的稍下方，在《肺癌解剖性肺段切除图谱中》将其命名为背段下段支气管 B*，而将其所对应的肺段，称为背段下段/星段。

（2）左肺下叶各支气管的命名：左肺下叶支气管分为两个较大的分支，第一支由支气管的背侧向后发出，称为背段支气管（B6），也称上段支气管。由此段的起点向下至发出各基底段支气管之间，尚有一段短的距离，称之为基底总支气管。后者共发出 3 个段支气管，即：前基底段支气管（B8）、外侧基底段支气管（B9）、后基底段支气管（B10）。而在背段支气管与基底段支气管之间的基底总干上有时候发出一支亚背段支气管（B*）。

B6 背段支气管：B6a 上亚段支气管、B6b 外亚段支气管、B6c 内亚段支气管。

B* 背段下段支气管。

B8 前基底段支气管：B8a 外亚段支气管、B8b 内亚段支气管。

B9 外基底段支气管：B9a 外亚段支气管、B9b 内亚段支气管。

B10 后基底段支气管：B10a 后亚段支气管、B10b 外亚段支气管、B10c 内亚段支气管。

关于亚段 abc 的命名有这么几个规律便于记忆：

1）外侧大于内侧理论：当一个肺段分为内外两个亚段的时候，外侧是 a，内侧是 b。比如：右肺上叶 S3，右肺中叶 S4 和 S5，下叶的 S7、S8、S9；当一个肺段分为 3 个亚段，包含外侧段与内侧段的时候，外侧排名在内侧前面。

2）两肺的尖亚段均是 a。

3）当分为上下亚段时，上大于下，上为 a 下为 b，如左侧 S5 分为上亚段 S5a 与下亚段 S5b。

（3）左肺下叶各支气管的走行

1）B6 背段支气管：为右下叶支气管的最早分支，也是最靠后的分支，容易辨认也容易暴露。再加上 A6、V6 均容易辨认暴露，因此背段切除术被认为是最简单的肺段切除术。

B6 分 3 个亚支，分别为 B6a 上亚段支气管、B6b 外亚段支气管、B6c 内亚段支气管。B6 背段支气管各亚支发育情况：

两个分支：B6a + c，B6b(18%)。

两个分支：B6a + b，B6c(54%)。

两个分支：B6a，B6b + c(22%)。

3 个分支：B6a，B6b，B6c(6%)。

也就是说，背段支气管在绝大多数情况下会有两个主要分支，但是这两个分支可以是不同亚支的共干。而在极少数情况下会有 3 个分支。

于背段动脉 A6 起始位置，常有一固定淋巴结，且往往在 A6 正下方。可于斜裂及后纵隔两个方向操作，清除该处的第 12 组淋巴结，将 A6 切断(也可于淋巴结上方切断 A6，再处理淋巴结)即可暴露 B6。

2）B8、B9、B10 基底段支气管：B8、B9、B10 组成左肺下叶的基底总支气管。假如患者右侧卧位，术者站于患者腹侧，那它们 3 个在术野中可以说是由近及远。关于三者的分支关系，术前可以通过肺 CT 三维重建获得确认，其实薄层 CT 平扫也可清楚辨认。B8、B9、B10 段支气管分支发育情况：

两个分支：B8，B9 + 10(80%)。

两个分支：B8 + 9，B10(4%)。

3 个分支：B8，B9，B10(16%)。

也就是说，B8 绝大多数情况下会单独从基底干发出，向前走行。而 B9 与 B10 绝大多数情况下共干。

3）B8 前基底段支气管：对于 B8 来说，他是最靠内靠前的一支，颇为恒定。分为 B8a 外亚段支气管与 B8b 内亚段支气管。亚段的名字顾名思义，代表了其在胸腔的走行位置。

B8 绝大多数情况下会单独从基底干发出，向前走行。但是也有小概率会与 B9 共干。它与动脉前段 A8 伴行。

4）B9 外基底段支气管和 B10 后基底段支气管：当认清了 B6、B8 之后，剩下的就是 B9 和 B10 了。他们两者往往共干(80%)，但是也有小概率 B8 与 B9 共干(4%)，或者三者单独发出(16%)。支气管位置往往恒定，与动脉伴行。

B9 与 B8 相邻，而 B10 最靠后。B9 分为 B9a 外亚段支气管，分布于下叶背段支气管下方的后外侧面；B9b 内亚段支气管，分布于下叶肋面及膈面的后外侧部。

B10 后基底段支气管为基底干支气管的延续，比较恒定。分为 B10a 后亚段支气管，B10 外亚段支气管，B10c 内亚段支气管。

（4）应用解剖：由于 S6 和 S8 对着叶间裂，而 S9 和 S10 不对着叶间裂。因此，从叶间裂入路，必须切开位于 S6 和 S8 间的肺组织才能够到达 S9 和 S10，而且血管支气管变异多。所以，S9、S10 的肺段切除被认为是最难的肺段切除术。

目前较流行的做法是，以 A6 与 A8～10 分叉间隙为入口，经过 B6 与 B8～10 分叉间隙、以 V6 与 V8 分叉间隙为出口作一段间隧道，在此以闭合器打开段间平面，如此可将 A9、A10，B9、B10 清楚暴露，可称为段间隧道法。也有人自下肺韧带入路去进行 S9、S10 的切除，称为逆向切除法。

由于 B9、B10 绝大多数共干，所以常行 S9＋10 手术。单独的 B9、B10 或者其亚段联合切除，难度较大。术前应行肺 CT 三维重建，彻底了解清楚动脉、支气管、静脉的关系。

左肺下叶解剖相对于右肺下叶来说能简单些，但是变异仍然很多。

左肺下叶 S8 与 S6 切除术相对简单，而 S9＋10 切除术相对难些，单独的 S9 或 S10 切除无论左肺右肺都难度较大。如若进行联合亚段切除，则难度更大。

4. 肺段静脉

（1）概述：虽然左肺下叶相比右肺下叶少了 V7 分支，但是左肺下叶静脉其变异情况依然十分复杂。然而，在下肺叶的肺段切除术，我们无须清楚辨认静脉，只需要将走向靶段肺的肺段内静脉切断即可。

最保险的肺段切除办法是将动脉、支气管完全处理后，通过膨胀萎陷法（或其他方法）明确段平面，然后仅切除走行进入靶段肺的段内静脉，保留段间静脉。段间静脉其实就是靶段肺与相邻肺之间的静脉。我们一般是将靠近保留肺段的静脉分支尽量保留。

左肺下叶斜裂入路切除肺段，将动脉、支气管处理完毕后，支气管深面即为肺段静脉。可以在确认段平面后，于此视野继续处理静脉。多数情况需要从下肺韧带视野或者两处视野同时进行游离。

（2）左肺下叶静脉各分支的命名：下肺静脉系由两个主要的属支构成，即背段静脉以及基底段总静脉。背段静脉引流下叶背段的血液，而基底段总静脉则是由各基底段静脉汇合成基底段上静脉及基底段下静脉，然后后两者再汇合成基底段总静脉。

左右肺下叶各静脉中，V6 与 V10 各分 3 个亚支，V8、V9 各分两个亚支。

1）V6 背段静脉。

V6a：位于 S6a 和 S6b＋c 之间。

V6b：位于 S6b 和 Sc 以及 S6 和 S8＋9 之间。

V6c：位于 S6c 和 S10a 之间。

2）V8 前基底段静脉

V8a：位于 S8a 和 S8b 之间。

V8b：位于 S8b 和 S9b 之间。

3）V9 外基底段静脉

V9a：位于 S9a 和 S9b 之间。

V9b：位于 S9b 和 S10b 之间。

4）V10 后基底段静脉

V10a：位于 S10a 和 S10c 之间。

V10b：位于 S10b 和 S10c 之间。

V10c：位于 S10c 之内。

关于静脉的命名，与动脉不同，肺段静脉并不与支气管走行伴行，他们走行于各段以及亚段之间，进一步形成分支收集回流其相邻肺段或者亚段的血液。所以，段及亚段各静脉其实都是走行于段间，都可以称之为段间静脉，只不过有的是真正的段间静脉，有的是亚段间静脉而已。

我们以 V6 来举例。V6a 位于 S6a 和 S6b + c 之间。那么 V6a 对于整个背段 S6 来说，它是段内静脉。但是对于 S6b 和 S6c 来说，它是亚段间静脉。但是为什么 V6a 同时收集相邻亚段的血液，却要叫 V6a 而不是 V6b 呢？那是因为这是以它的主要引流区域以及最终回流方向更靠近哪一段来命名的。

（3）左下肺静脉的分支发育情况

V6 和基底段总静脉：88%。

V6、上基底段静脉和下基底段静脉：12%。

V8 + 9 和 V9 + 10：30%。

V8 + 9 + 10 和 V10：6%。

V8 和 V8 + 9 + 10：4%。

V8 + 9 和 V10：28%。

V8 和 V9 + 10：24%。

V8、V9、和 V10：8%。

（4）应用解剖：V6 总是单独发出，它是位于最上方且向后方走行的一支，会分为 V6a、V6b、V6c 3 个亚支。游离 V6 时，注意将左肺下叶静脉根部显露，如此其最靠上靠后的第一个大分支即是 V6。在行 S9、S10 的切除时，常于经过 V6 与基底总静脉之间的间隙、B6 与基底总支气管之间的间隙、A6 与基底段动脉干作一段间隧道，打开 S6 与 S9 + 10 之间的段平面。

V8、V9 和 V10 符合各自肺段的大体地理位置分布。V8 最靠近腹侧，在行 S8 切除时，我们只需要切断最靠腹侧的 V8a，而保留靠近 S9 的段间静脉 V8b。

左肺下叶 S8 与 S6 切除术相对简单，而 S9 + 10 切除术相对难些，单独的 S9 或 S10 切除无论左肺右肺都难度较大。如若进行联合亚段切除，则难度更大。

而 V8、V9、和 V10 三者之间随意组合，亚支之间也互相变异，情况复杂，不易鉴别。在行肺段切除时，我们往往不需要鉴别他们，只需要确认段平面时，将走行进入靶段的静脉分支予以切断，而保留段间静脉即可。遵循宁少断不多断的原则。

（田凯华　李晓峰）

参 考 文 献

［1］顾恺时．胸心外科手术学．上海：上海科学技术出版社，2003.

［2］［加］基思·L·莫尔，［美］阿瑟·F·达利，著．李云庆，主译．临床应用解剖学（第 4 版）．郑

州：河南科学技术出版社，2006.

［3］刘树伟．人体断层解剖学．北京：高等教育出版社，2013.

［4］黎介寿，吴孟超，孙玉鹗，编．胸外科手术学．北京：人民军医出版社，2004.

［5］陈亮，朱全．全胸腔镜解剖性肺段切除手术图谱．福州：东南大学出版社，2015.

［6］李振龙，等．现代胸心外科学．北京：中国医药科技出版社，2004.

［7］吴英恺，等．国际心胸外科实践．上海：上海科学技术出版社，1986.

［8］刘正津．胸心外科临床解剖学．济南：山东科学技术出版社，2000.

［9］李辉．胸外科学．北京：北京大学医学出版社，2010.

［10］［美］凯泽（Kaiser, L. R.）．解基严，译．心胸外科学精要．天津：天津科技翻译出版公司，2010.

［11］Pearson，著．赵凤瑞，译．普通胸部外科学．沈阳：辽宁教育出版社，1999.

［12］野守裕明，冈田守人，著．葛棣，译．肺癌解剖性肺段切除术图谱．天津：天津出版传媒集团，2017.

［13］江家元．支气管肺段外科解剖学．上海：上海科学技术出版社，1960.

第二章　肺生理及肺功能

随着手术技术和治疗理念的不断进步，胸外科手术适应证的范围不断扩大。术前肺功能检查关系到手术安全性，有助于确定手术适应证，而且涉及治疗效果以及术后生活质量的评估。详细了解肺生理功能有助于系统把握肺功能检查。

第一节　肺生理基础

一、肺通气生理基础

1. 肺通气是整个呼吸过程的基础　肺通气是气体进出肺的过程，取决于推动气体流动的动力和阻止气体流动的阻力的相互作用。呼吸肌的收缩和舒张，所引起的胸廓节律性扩张和缩小，引起肺内压在呼吸过程中的变化，是实现肺通气的原动力。吸气时，肺内压降低，外界气体被吸入肺泡，至吸气末，肺内压升高到与大气压相等，气流便暂停。呼气时，肺内压增高，高于大气压，气体由肺内呼出，肺内压降低，至呼气末，肺内压又降到大气压相等，气流再次停止。

在肺和胸廓之间存在胸膜腔，正常情况下，胸膜腔是密闭腔隙，仅有一薄层约 $10\mu m$ 厚的浆液，参与胸膜腔负压的形成，减少呼吸运动时两层胸膜间的摩擦。使肺维持扩张状态的主要因素是胸膜腔负压。胸膜腔内保持负压具有重要意义。不仅能扩张肺，使肺能随胸廓的张缩而张缩，使肺通气成为可能，还能加大胸腔内腔静脉和胸导管的跨壁压，使之扩张，有利于静脉血和淋巴液的回流。胸膜腔内保持负压的另一个重要前提是胸膜腔密闭性。

2. 肺通气过程中所遇到的阻力，称为肺通气阻力，包括肺弹性阻力、胸廓弹性阻力、气管阻力、惯性阻力等。肺通气阻力增大是临床上肺通气障碍最常见的原因。肺弹性阻力可以通过顺应性反映。肺的顺应性指肺在外力作用下发生变形的难易程度。肺的顺应性越大，表示其变形能力强，即较小的跨壁压作用下就能引起较大的腔内容积改变。顺应性越大，弹性阻力越小；顺应性越小，弹性阻力越大。

肺弹性阻力来自肺的弹性成分和肺泡表面张力。弹性成分来自于肺自身的弹性纤维和胶原纤维。肺泡表面张力源于肺泡内表面的液-气界面，是肺弹性阻力的主要来源，约占 2/3。肺表面活性物质是一种主要由肺泡Ⅱ型上皮细胞合成和分泌的含脂质与蛋白质的混合物,具有重要的生理作用,如降低吸气阻力、减少吸气做功、维持肺泡稳定性、防止肺水肿等。

3. 肺通气过程受呼吸肌的收缩活动、肺和胸廓的弹性特征以及气管阻力等多种因素的影响。呼吸机麻痹、肺和胸廓的弹性变化,以及气胸等可以引起肺的扩张受限,发生限制性通气不足。而平滑肌痉挛、气管内异物、气管支气管内黏膜腺体分泌过多,以及气管外肿瘤压迫引起气管口径减小或呼吸道阻塞时,则可出现阻塞性通气不足。

二、肺通气功能障碍

正常人静息时有效通气量约为 4L/min,当肺通气功能障碍使肺泡通气不足时,可发生一系列病理改变。肺通气障碍包括限制性通气不足和阻塞性通气不足。

1. 限制性通气不足(restrictive hypoventilation) 由于吸气时肺泡的扩张受限,引起肺泡通气不足。吸气时呼吸肌收缩的主动过程,呼气时肺泡弹性回缩和骨骼重力作用复位的被动过程。主动过程更易发生障碍主要原因包括:①呼吸肌活动障碍;②胸廓的顺应性降低:严重的胸廓畸形、胸膜纤维化等可限制胸部的扩张;③肺的顺应性降低:如严重的肺纤维化或肺泡表面活性物质减少,可降低肺的顺应性,使肺泡扩张的弹性阻力增大而导致限制性通气不足;④胸腔积液和气胸:胸腔大量积液或张力性气胸压迫肺,使肺扩张受限。

2. 阻塞性通气不足(obstructive hypoventilation) 气管狭窄或阻塞所致的通气障碍。影响气管阻力的因素有:气管内径、长度和形态、气流速度和形式等,其中主要的是气管内径。气管痉挛、管壁肿胀或纤维化,管腔被黏液、渗出物、异物等阻塞,肺组织弹性降低以致对气管管壁的牵引力减弱等,均可使气管内径变窄或不规则而增加气流阻力,从而引起阻塞性通气不足。

慢性支气管炎时,大支气管内黏液腺增生、小气管管壁炎性充血水肿、炎症细胞浸润、上皮细胞与成纤维细胞增生、细胞间质增多,两者均引起气管管壁增厚狭窄,气管高反应性和炎症介质可引起支气管痉挛,炎症累及小气管周围组织,引起组织增生和纤维化可压迫小气管;气管炎症使表面活性物质减少,表面张力增加,使小气管缩小而加重阻塞,黏液腺和杯状细胞分泌增多,可加重炎性渗出物形成黏痰堵塞小气管。肺气肿时,由于蛋白酶与抗蛋白酶失衡,如炎症细胞释放的蛋白酶过多或抗蛋白酶不足,可导致细支气管与肺泡壁中弹性纤维降解,肺泡弹性回缩力下降,胸膜腔内压升高,压迫小气管,导致小气管阻塞,出现呼气性呼吸困难。

三、肺换气的生理基础

1. 肺换气 气体分子不停地进行无定向的运动,当不同区域存在气压差时,气体分子将从气压高处向气压低处发生转移,这一过程称为气体的扩散。肺换气和组织换气均以扩散方式进行。气体扩散速度与组织两侧分压差、温度、扩散面积呈正比。气体分压差是指两个区域之间某气体分压的差值。它不仅是影响气体扩散的因素之一,而且是气体扩散的动力和决定气体扩散方向的关键因素。氧气和二氧化碳在血液和肺泡之间的扩散都极为迅速,不到 0.3 秒即可达到平衡,通常血液流经肺毛细血管的时间约 0.7 秒。

所以当血液流经肺毛细血管全长约 1/3 时，肺换气过程已基本完成。可见，肺换气有很大的储备能力。

2. 影响肺换气的因素　通常情况下，多种因素会影响肺换气。

（1）呼吸膜厚度：肺泡与血液进行气体交换，须通过呼吸膜才能进行。呼吸膜越厚，单位时间内交换的气体量就越少。任何使呼吸膜增厚或扩散距离增加的疾病，都会降低气体扩散速度，减少扩散量，如肺纤维化、肺水肿等。特别是运动时，由于血流加速，气体在肺部的交换时间缩短，呼吸膜的厚度或扩散距离的改变对肺换气影响就更加突出。

（2）呼吸膜的面积：气体扩散速率与扩散面积呈正比。正常成年人两肺约有 3 亿个肺泡，总扩散面积约 $70m^2$。安静状态下，用于气体扩散的呼吸膜面积约 $40m^2$。肺不张、肺实质、肺气肿、肺叶切除或肺毛细血管关闭和阻塞等，均可使呼吸膜扩散面积减小，而影响肺换气。

（3）通气/血流比值：是指每分钟肺泡通气量和每分钟肺血流量的比值，正常情况下为 0.84。无论增大或者缩小，都表明两者匹配不佳，气体交换效率降低，导致机体缺氧和二氧化碳潴留，尤其是缺氧。在肺气肿患者，由于较多细支气管阻塞和肺泡壁破坏，比值增大或缩小的情况都可能发生，致使肺换气效率受到极大影响。因此，通气/血流比值可作为衡量肺换气功能的指标。

3. 肺换气功能障碍　包括弥散障碍、肺泡通气与血流比例失调以及解剖分流增加。

（1）弥散障碍（diffusion impairment）：肺泡膜面积减少或肺泡膜异常增厚和弥散时间缩短引起气体交换障碍。主要原因包括：①肺泡膜面积减少，多见于肺实变、肺不张、肺叶切除等；②肺泡膜厚度增加，当肺水肿、肺泡透明膜形成、肺纤维化及肺泡毛细血管扩张等导致血浆层变厚时，可因弥散距离增宽使弥散速度减慢；③弥散时间缩短，体力负荷增加使心输出量增加和肺血流加快时，血液和肺泡接触时间过于缩短，导致低氧血症。

（2）肺泡通气与血流比例失调：血液流经肺泡时能否获得足够的氧和充分排出二氧化碳，取决于肺泡通气量与血流量的比例。肺组织发生病变时，由于肺病变轻重程度与分布不均匀，使各部分肺的通气与血流的比例不平衡，可造成严重的肺泡通气与血流比例失调、氧分压降低、二氧化碳分压异常改变，甚至引起呼吸衰竭。

（沈　毅　玄云鹏）

第二节　肺功能

肺功能（pulmonary function test，PFTs）是一项了解人的呼吸功能是否正常的检查技术。PFTs 主要帮助进行呼吸系统疾病的诊断、鉴别诊断和治疗评价。大部分肺癌患者由于吸烟、高龄、伴随着肺部和呼吸道疾患以及周围环境污染等因素的影响使肺的通气功能下降，有小气管功能异常，严重者可致肺气肿、肺顺应性下降及呼吸道阻力增加。肺癌患者术前肺功能测定分析，不但有助于确定手术适应证，术后患者呼吸并发症，还关系到手术的安全性，并且涉及治疗效果和术后生活质量评价，为提高手术的安全性以符合手术要求，肺功能测定可提供重要的科学依据。

一、肺容积和肺容量

肺容积（lung volume）是指肺内容纳的气体量，是呼吸道与肺泡的总容量，反映了外呼吸的空间。机体呼吸运动及其幅度的变化将导致肺容积的变化，包括4项基础肺容积（basal lung volume）和4项基础肺容量（basal lung capacity）参数（表2-1）。基础肺容积彼此互不重叠，包括潮气容积（tidal volume，VT）、补吸气容积（inspiratory reserve volume，IRV）、补呼气容积（expiratory reserve volume，ERV）和残气容积（residual volume，RV）。基础肺容量是由两个或两个以上的基础肺容积所组成，包括深吸气量（inspiratory capacity，IC）、肺活量（vital capacity，VC）、功能残气量（function residual capacity，FRC）和肺总量（total lung capacity，TLC）。

表 2-1 4 项基础肺容积和 4 项基础肺容量

4项基础肺容积	4项基础肺容量
潮气量（VT）	肺总量（TLC）
补吸气量（IRV）	肺活量（VC）
补呼气量（ERV）	深吸气量（IC）
残气量（RV）	功能残气量（FRC）

1. 潮气量（tidal volume，VT）　指静息呼吸时，每次呼出的气量。在安静状态下潮气容积大致是稳定的。在阻塞性通气功能障碍的患者，为了降低气流阻力，减少呼吸功，常代偿性采用深慢呼吸形式，潮气量较大；但在严重阻塞性通气功能障碍患者，不仅气流阻力增加，胸-肺组织的弹性阻力明显增大，即伴随限制性通气功能障碍，且可出现内源性呼气末正压（PEEPi），此时机体无法代偿，常出现浅而略快的呼吸，潮气量减小，$PaCO_2$ 升高。在限制性通气障碍的患者，为克服显著增加的肺弹性阻力，常代偿性采用浅而快的呼吸，潮气量减小；在急性肺组织病变，由于各种机械性感受器和化学性感受器过度兴奋，不仅呼吸频率（RR）显著增快，潮气量也较大，分钟通气量（VE）显著增加，常伴随 $PaCO_2$ 的下降。

2. 吸气容积（inspiratory reserve volume，IRV）　习惯上称为补吸气量，指平静吸气末用力吸气所能吸入的最大气量。

3. 补呼气容积（expiratory reserve volume，ERV）　平静呼气末用力呼气所能呼出的最大气量。在健康人群中，ERV 的变动范围较大，尤其与体位有关。

4. 残气容积（residual volume，RV）　习惯上称为残气量，指用力呼气末肺内残存的气量。残气容积的临床意义与 FRC 相似，但在气流阻塞性疾病，其变化幅度常更显著。

5. 深吸气量（inspiratory capacity，IC）　平静呼气末用力吸气所能吸入的最大气量。深吸气量=潮气容积+补吸气容积，一般占肺活量的2/3，最大通气量（maximal voluntary ventilation，MVV）主要由深吸气量部分完成。

6. 肺活量（vital capacity，VC）　尽力深吸气后做深呼气，所能呼出的最大气量。肺活量的意义：肺活量表示肺脏最大扩张和最大收缩的幅度，其大小受呼吸肌力、胸肺弹性及气管阻力等因素的综合影响。导致肺活量下降的疾病大体可分为 5 类：①肺外疾病：如胸廓、胸腔、纵隔、横膈或膈下疾病等；②肺内孤立性病变：如肺内巨大肿块或大疱及多发性肺囊肿；③肺实质病变：如肺炎、肺损伤、肺水肿和肺间质纤维化；④肺切除术：若切除范围较大，正常肺组织不能有效代偿时，则出现肺活量的下降；⑤气管阻塞或陷闭：各部位的气管阻塞或气流受限都会导致阻塞性通气功能障碍；⑥呼吸肌无力：肺活量作为单一指标具有较高的诊断价值，是判断限制性通气障碍程度的主要指标。

7. 功能残气量(function residual capacity，FRC) 平静呼吸时，每次呼气末肺内残留的气量。适当 FRC 有重要意义。①适当的 FRC 是保持 PaO_2、$PaCO_2$ 和 pH 稳定的主要因素；②FRC 反映呼吸力学的变化：FRC 的大小主要取决于肺的弹性回缩力和气管阻力。FRC 增大表示肺过度充气，主要见于严重气管阻塞(如支气管哮喘)和气管陷闭(如肺气肿)时。FRC 减小表示肺容积减少、肺弹性阻力增大，常见于肺炎、肺水肿、肺损伤和肺间质纤维化。

8. 肺总量(total lung capacity，TLC) 指深吸气末肺内储存的气体总量。肺总量增大反映肺组织弹性减退，主要见于 COPD；肺总量下降则反映肺容积减少和胸廓 – 肺组织的弹性阻力增大，见于各种肺实质、胸腔、纵隔、横膈和膈下疾病。

9. RV/TLC 习惯上称为残总百分比，即残气容积与肺总量的比值，是反映阻塞性通气功能障碍的常用指标，是诊断肺气肿及肺气肿分度最可靠的依据。特别对早期肺气肿的诊断有重要价值。

10. FRC/TLC FRC 与肺总量的比值是反映呼吸力学变化和阻塞性通气功能障碍的常用指标。

二、肺通气功能

所谓通气是指肺泡气体与外环境进行气体交换的过程。通气功能的测定包括每分通气量、肺泡通气量、最大通气量和时间肺活量。通气功能是肺容量加上时间因素，随呼吸运动进出肺的气量和流速。凡能影响呼吸频率和呼吸幅度的生理、病理因素均可影响通气功能。

1. 用力肺活量和时间呼气容积

(1)用力肺活量(forced vital capacity，FVC)：被检查者深吸气至肺总量，做最大力量、最快速度的呼气至残气容积，所呼出的气量。FVC 是否正常取决于呼吸肌功能、气管阻力、胸及肺组织的弹性，是反映通气功能的常用指标。

(2)第 1 秒用力呼气容积(forced expiratory volume in one second，$FEV_{1.0}$)：$FEV_{1.0}$ 指 FVC 第 1 秒时间内所呼出的气量，习惯上称为第 1 秒用力呼气量，简称 1 秒量及第 2、第 3、第 4、第 5 和第 6 秒时间肺活量。正常人 3 秒内可将肺活量基本全部呼出，第 1、第 2、第 3 秒所呼出气量各占 FVC 的百分率正常分别为 83%、96%、99%。$FEV_{1.0}$ 是判断通气功能损害程度、判断气管阻塞可逆性以及指导手术治疗的最常用指标。由于 $FEV_{1.0}$ 可直接换算为 MVV，且测定简单、方便，重复性好，患者容易耐受，故临床应用远较 MVV 多，比如在 COPD、支气管哮喘的诊治指南和目前 ATS/ERS 关于肺功能的指南中，皆以 FEV，而不是 MVV 判断肺功能减退的程度。

（3）2 秒用力呼气容积（$FEV_{2.0}$）：指 FVC 开始后 2 秒时间内所呼出的气量。

（4）3 秒用力呼气容积（$FEV_{3.0}$）：指 FVC 开始后 3 秒时间内所呼出的气量。正常 FEU/FVC 可达 98%，气流阻塞时降低，限制性疾病增大，可达 100%，甚至部分患者 $FEV_{1.0}$/FVC 即达 100%。

（5）第 1 秒用力呼气容积与用力肺活量的比值：简称一秒率（forced expiratory volume in one second/forced vital capacity，$FEV_{1.0}$/FVC）：$FEV_{1.0}$/FVC 是判断有无阻塞性通气功能障碍的"金标准"。在气流阻塞的情况下，给予充足的呼气时间，患者可充分呼出气体，FVC 可基本正常或轻度下降，但呼气速度减慢，$FEV_{1.0}$/FVC 下降；随着阻塞程度的加重，$FEV_{1.0}$/FVC 进一步下降；但严重气流阻塞的情况下，患者难以完成充分呼气，FVC 也明显下降，$FEV_{1.0}$/FVC 反而有所升高，因此 $FEV_{1.0}$/FVC 可反映气流阻塞的存在，但不能准确反映阻塞的程度。在严重气流阻塞的情况下，为避免患者完成 FVC 时出现的问题，推荐用 $FEV_{1.0}$/VC、$FEV_{1.0}$/FEV6 反映气流阻塞的存在；但其他情况不宜应用，否则容易导致误诊。

（6）呼气中期流量（forced expiratory flow 25% ~ 75%，FEF 25% ~ 75%）：习惯上称为最大呼气中期流量（maximal midexpiratory flow，MMEF 或 MMF），指 FVC 曲线上，呼出气量在 25% ~ 75% 的平均流量。MMF 主要取决于 FVC 的非用力依赖部分，可较好反映小气管阻力的变化。

2. 最大呼气流量 - 容积曲线（maximal expiratory flow volume curve，MEFV） 是在肺总量位置用最大力量、最快速度呼气时的流量 - 容积曲线，是判断气流受限的最常用图形。常用的参数有：呼气流量峰值（peak expiratory flow，PEF）、用力呼出 25% 肺活量时呼气流量（forced expiratory flow at 25% of FVC exhaled，FEF_{25}）、用力呼出 50% 肺活量时呼气流量（FEF_{50}）、用力呼出 75% 肺活量时呼气流量（FEF_{75}）。MEFV 曲线的形状和各种参数的大小取决于用力呼气过程中的呼气力量、胸肺弹力、肺容积及气管阻力对呼气流量的综合影响，常用来反映多种通气功能的异常。在曲线的起始部分，呼气肌的长度最长，收缩力最大，流量也最大，在图形上表现为流量迅速升高至峰值，其后呼吸肌长度线性缩短，收缩力线性减弱，流量也线性下降，故称为用力依赖部分。在曲线终末部分，呼吸肌长度显著缩短，呼气肌收缩力显著降低，流量的大小与小气管的通畅程度更密切，故称为非用力依赖部分。

（1）呼气流量峰值：也称为最大呼气流量或峰流量，是指被检查者从肺总量位置用最大力量、最快速度呼气所产生的最大流量，是综合反映通气能力的常用指标。

（2）用力呼出 25% 肺活量时呼气流量：指完成 FVC 初始 25% 容积时的最大呼气流量，是综合反映通气能力的指标。习惯上称为 75% 用力肺活量呼气流量（maximal expiratory flow at 75% of forced vital capacity，V75），指 FVC 75% 容积时的呼气流量。所以 FEF_{25} 和 V75 有相同的含义，前者是目前 ATS/ERS 指南的术语，后者是习惯用术语，下同。

（3）用力呼出 50% 肺活量时呼气流量：指完成 FVC 50% 容积时的最大呼气流量，是反映小气管功能的常用指标。习惯上称为 50% 用力肺活量呼气流量（V50），指 FVC 50% 容积时的呼气流量。

（4）用力呼出 75% 肺活量时呼气流量：指完成 FVC 75% 容积时的最大呼气流量，是反映小气管功能的常用指标。习惯上称为25%用力肺活量呼气流量，指FVC 25%容积时的呼气流量。

如上述，PEF和FEF_{25}取决于呼气力量、大小气管通畅程度和胸肺弹性的共同作用，而FEF_{50}和FEF_{75}更主要取决于小气管的通畅程度。在小气管或肺组织弹性轻微受损时，常仅有FEF_{50}和FEF_{75}的下降，PEF和FEF_{25}无变化，此时FEF_{50}和FEF_{75}是反映小气管功能的指标。在严重小气管病变时，不仅有FEF_{50}和FEF_{75}的显著下降，也有PEF和FEF_{25}的下降，因此PEF、FEF_{25}和FEF_{50}、FEF_{75}结合可较好反映小气管功能的轻微和严重异常。MMEF、FEF 50%、FEF 75%降低反映小气管气流受阻。小气管是指在吸气状态下内径≤2mm的细支气管，包括全部细支气管和终末细支气管，是许多慢性肺疾病早期易受累的部位。它们数量多、总横截面积巨大，气流速度慢、阻力小，仅占气管总阻力的20%以下。检查方法：目前主要为流量–容积曲线（F–V Loop）（图2–1）。

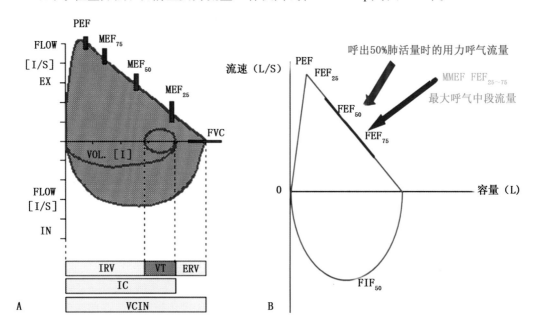

图2–1　流量–容积曲线（F–V曲线）

注：A：纵坐标：为EX（呼气相）和IN（吸气相）在不同肺容量时的流量，PEF→MEF_{75}（PEF_{25}）→MEF_{50}（PEF_{50}）→MEF_{25}（PEF_{75}）→FVC终末点。呼气上升支取决于呼吸肌用力大小（用力依赖）如PEF（最大呼气流量）和MEF_{75}，其下降支中MEF_{50}和MEF_{25}是反映肺疾病和小气管情况，如横坐标：为100% FVC = VCIN的肺容量。含有不同的肺容量如：IC = VT + IRV，VT和ERV，FVC（VCIN）= IC + ERV。蓝色立柱（或横柱）：为呼气相下降支是指在占FVC不同百分比容积时的呼气流量，如MEF_{75}、MEF_{50}、MEF_{25} =75%、50%和25%的FVC时呼气流量；B：受试者在最大用力呼气过程中，将其呼出的气体容积及其相应的呼气流量描记成的一条曲线图形，最大呼气中段流量（MMEF）：用力呼出气量为25%~75%肺活量的平均流量。呼气峰值流速（PEF）：最高呼气流速。FEF 25%：用力呼气25%时的瞬间流速，FEF 50%：用力呼气50%时的瞬间流速，FEF 75%：用力呼气75%时的瞬间流速。MMEF、FEF 50%、FEF 75%降低反映小气管气流受阻，COPD早期病变主要累及小气管，肺功检查对早期小气管病变的诊断是胸部X线及胸部物理检查所不及的

3. 最大自主通气量简称最大通气量(maximal voluntary ventilation，MVV) 即在单位时间内以最快的速度和尽可能深的幅度所呼出的气量。一般先测定并计算出呼吸12秒或15秒的通气量，再乘以5或4即为MVV，而不直接呼吸1分钟。MVV决定于胸廓、气管、肺顺应性和呼吸肌力量等综合因素，注意人为误差。MVV是通气代偿功能的一个综合判断指标，在胸外科手术指征的选择、劳动力鉴定等方面具有重要意义，是较受重视的一项指标。阻塞性障碍MVV降低，限制性障碍MVV正常或升高。MVV占预计值<40%即为气急阈。如前述，目前多直接用$FEV_{1.0}$的实测值评价通气功能，而不再进行换算。

三、弥散功能

气体分子通过气血屏障(blood air barrier)进行交换的过程称弥散。气体弥散障碍一般指氧气而言，但由于测定肺毛细血管血的平均氧分压十分困难，而一氧化碳(CO)具有与氧分子(O_2)相类似的特性，故临床上常以测定肺的CO弥散量(diffusion capacity for carbon monoxide of lung，D_LCO)来评价肺散功能。弥散不但受肺泡毛细血管膜的影响，还受毛细血管血流量的影响。

1. 用于测定肺弥散功能的指示气体 要求其在血液中的溶解度必须大于在肺泡膜的溶解度，对此，只有O_2、CO_2和CO符合这一要求。生理条件下，用O_2或CO_2作指示气体测定弥散功能是十分困难的。CO作为测定肺弥散功能的指示气体的优势：CO无色、无味、无刺激性；CO透过毛细血管膜的速率与O_2相似；与血红蛋白的亲和力是O_2的210倍，因而其较O_2和CO_2更容易与血红蛋白结合，在血液中的溶解度比O_2和CO_2要大得多；除大量吸烟者，血浆中CO含量接近零；CO的摄取从不受血流的限制。因此，临床常用CO作指示气体测定肺的弥散功能。

2. 肺一氧化碳弥散量(diffusion capacity of carbon monoxide in the lung，D_LCO) 指单位一氧化碳分压差(1mmHg或1kPa)时，每分钟由肺泡经肺泡毛细血管膜到达红细胞内、与血红蛋白结合的一氧化碳量(ml)。D_LCO是指气体在肺泡和肺毛细血管间气体通过肺泡毛细血管膜时，循高分压向低分压移动的原则进行气体交换的过程，是一种被动扩散过程。正常成人：$D_LCO = 26.5 \sim 37 ml/(hPa \cdot min)$，占预计值>80%为正常。每升肺泡容积的一氧化碳弥散量(diffusion capacity for carbon monoxide per liter of alveolar volume，D_LCO/VA)：习惯上称为比弥散量(specific diffusing capacity，KCO)，是D_LCO与肺泡气容积(VA)的比值，以排除肺容积对弥散量的影响。

3. D_LCO随年龄(20岁之后)的增加而减少，卧位>坐位>立位，运动时D_LCO增加，长时间大量运动后，D_LCO均降低。各种影响肺泡毛细血管膜面积和厚度、一氧化碳弥散能力以及一氧化碳与血红蛋白反应的病理因素均能影响D_LCO。D_LCO监测肺内疾病的改变：间质性肺病的评估和疗效观察、肺泡–毛细血管膜渗透改变、间质增厚、毛细血管丧失、肺毛细血管弥散面积分布不均等原因引起弥漫性间质肺病。弥散功能检查对间质性肺疾病的诊断早于CT；在没有并发症的哮喘中弥散量正常，弥散量偶尔可用来区别哮喘和COPD哮喘、支气管炎的鉴别诊断；全身疾病的受累情况(类风湿、皮肌炎等)；手术、化疗和肺损害药物的评估；胸廓畸形；肺内孤立性病变；肺血管疾病(肺栓塞)。肺容积降低、气体分布不均、通气血流比例失调、静动脉分流、肺血管病变均可导致一氧化碳交换面积的减少和 D_LCO 下降。常见导致 D_LCO 下降的疾病有肺气肿、肺部切除、肺不张、区域性气管阻塞、区域性毛细血管阻塞如肺栓塞等都将减小有效弥散面积，使 D_LCO 下降。肺间质纤维化、肺水肿、充血性心力衰竭、肺泡细胞癌、过敏性肺泡炎、肺泡蛋白沉着症、结节病、石棉肺、胶原病和铍中毒等都将导致弥散距离增加，从而使 D_LCO 下降。临床上弥散功能障碍极少是唯一的生理学异常，故与其说 D_LCO 是反映弥散功能的指标，不如说是反映换气功能的指标。在肺实质或周围气管疾病，常同时有 D_LCO 和 D_LCO/VA 的下降；在肺实质疾病，D_LCO/VA 下降常更明显，甚至在影像学改变、肺容量改变、甚至是 PaO_2 下降前即可出现。仅有 D_LCO 下降而其他检查正常应考虑肺血管疾病（如原发性肺动脉高压、复发性血栓、血管闭塞性改变等）。在单纯肺外结构病变、肺内孤立性病变、肺部分切除术患者中，可出现肺容积减少和 D_LCO 的下降，但由于通气肺组织的结构正常或基本正常，D_LCO/VA 多基本正常。弥散障碍以肺泡弥散面积减少为主，尤以 V/Q 比例失调为常见原因。吸入高浓度 O_2 可使弥散障碍的缺氧改善，此有别于肺内分流所致缺氧。吸烟可使弥散量减少。

四、肺功能诊断

1. 通气功能障碍的诊断与分型（图 2 - 2）

（1）阻塞性通气功能障碍（obstructive ventilatiory defect）：指气流吸入或呼出受限引起的通气功能障碍。原则上以 $FEV_{1.0}/FVC$ 降低伴 $FEV_{1.0}$ 占预计值% <80% 为诊断标准。在轻中度阻塞患者，VC 多正常，在中重度患者多下降，常合并 RV、FRC 和 RV/TLC 的升高。

（2）限制性通气功能障碍（restrictive ventilatory defect）：指肺扩张和回缩受限引起的通气功能障碍。其诊断标准是 TLC（或 VC）<80%，多有肺一氧化碳弥散量（diffusing capacity of the lung for carbon monoxide, D_LCO）下降，$FEV_{1.0}/FVC$ 正常或升高。常伴随 RV、FRC 的下降，RV/TLC 可正常、下降或升高。

（3）混合性通气功能障碍（mixed ventilatory defect）：指同时存在阻塞性和限制性通气功能障碍。其诊断要点是先明确阻塞存在，即 $FEV_{1.0}/FVC$ 下降，此时应该伴随 TLC 在正常上限、VC 正常（轻中度），或 TLC 升高、VC 降低（中重度），RV、FRC 在正常上限或升高，若 TLC、VC、FRC、RV 降低或在正常低限水平，则应诊断同时合并限制性通气功能障碍。

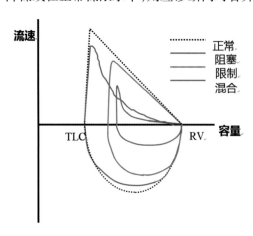

图 2 - 2　通气功能障碍的诊断与分型

正常与肺疾病的 F－V Loop 波形比较，从 F－V Loop 呼气波形来判断注意呼气相的下降肢的形态：肺疾病或小气管病变其下降肢呈凹陷形，阻塞或限制其 FVC 的容量也可减少。

2. 换气功能障碍　从上述各种通气障碍的特点可以看出，换气障碍常是通气障碍伴随的必然结果，无须特别注明换气功能障碍或 D_LCO 下降。但结合每升肺泡容积的一氧化碳弥散量（D_LCO/VA）常有一定的鉴别诊断价值，在肺实质或周围气管疾病，常同时有 D_LCO 和 D_LCO/VA 的下降；在肺实质疾病，D_LCO/VA 下降更明显。

3. 小气管功能障碍（small airway dysfunction）　指反映小气管功能的参数，主要是用力呼出 50% 肺活量的呼气流量（FEF_{50}）、FEF_{75} 呼气中期流量（MMFF）下降而常规通气功能参数正常的病理生理状态。这是小气管轻微病变或肺组织弹性轻微下降的标志，常见于 COPD 的早期和支气管哮喘的缓解期，以及老年人和长期吸烟者。若同时出现 $FEV_{1.0}$/FVC 下降等改变，则诊断为阻塞性通气功能障碍；若同时出现 TLC、VC 下降则诊断为限制性通气功能障碍，而不能诊断为小气管功能障碍。

五、PFTs 的临床意义

在 PFTs 测定中，最大通气量（maximal voluntary ventilation，MVV）被用来评估能否耐受大手术的安全指标，1 秒率（% $FEV_{1.0}$）是特别有价值的，已被介绍作为预示潜在术后呼吸衰竭的筛选手段。术前小气管功能明显异常（$FEV_{1.0}$ < 70%）会明显增加术后心肺并发症的发生率。上述表现以 60 岁以上的老年人更明显，因此，肺癌患者术前肺功能测定对于肺癌患者特别是 60 岁以上的老年人尤其重要，必要时还应结合血气分析。老年人出现肺气肿时多伴有肺通气功能减退，尤以 $FEV_{1.0}$、最大呼气中期流速（maximum midexpiratory flow，MMF）和 MVV 的降低为明显，主要系肺泡弹力减退，气管阻塞合并呼吸肌衰弱，导致通气功能减退。其中 MMF 的临床意义比 FVC 及 MVV 更敏感，主要反映小气管的阻塞程度。MMF 下降，表明气管阻力增大，肺静态回缩力减小，肺顺应性下降，肺通气功能有严重损害。这对肺气肿患者早期诊断有一定价值，可以作为判定肺气肿患者肺功能的主要指标，符合实际临床意义，其中% $FEV_{1.0}$ 和 MVV 反映阻塞性改变，VC 反映限制性改变，V50/V25 反映小气管阻力的增减。它们从 3 个方面反映了肺功能的基本面貌，因此，通过这些指标将有助于我们判别其肺功能改变的类型，同时可以作为指导临床治疗的重要的辅助指标。

（沈　毅　玄云鹏）

参 考 文 献

[1] 顾恺时. 顾恺时胸心外科手术学. 上海：上海科学技术出版社，2003.

[2] 石元凯. 肺癌诊断治疗学. 北京：人民卫生出版社，2008.

[3] 孙玉鄂. 胸外科手术学. 北京：人民军医出版社，2004.

[4] 张志庸. 协和胸外科学. 北京：科学出版社，2010.

［5］Josiph LoCiero MD. Thoracic Surgery. Philadelphia：Lippincott，Williams & Wilkins，2017.

［6］Frank Sellke MD. Sabistion and Spencer Surgery of the Chest. London：Elsevier Saunders，2015.

［7］Courtney M. Sabiston Textbook of Surgery：The Biological Basis of Modern Surgeical Practice. London：Elsevier Saunders，2016.

第三章　肺癌流行病学和病因

一、历史

直到 19 世纪，肺癌仍然是人类一种罕见的疾病。但自 1930 年以来，肺癌发病率和死亡率呈持续增长趋势，究其原因主要是烟草的广泛流行。因此，在过去的近百年里，肺癌从一种罕见的疾病转变成为一种全球化问题。人类倾尽全力改善肺癌的预后，也正是在这一过程中，对肺癌的病因学、组织学和分子特性有了更深入的认识。

对肺癌的文字记录，最早可追溯到 1400 年的科学文献。彼时，在德国和捷克边境山区，高达 50% 的煤矿工人死于一种叫作"Bergkrankheit"（"高山病"）的肺病。1879 年，Harting 和 Hesse 对 20 例这一种肺病死亡的患者进行尸检，发现 75% 的死者肺内存在"毒瘤"，这种"毒瘤"在后来被鉴定为肺鳞状细胞癌。在 1920 年和 1930 年，人们认为罹患这种肺病是因为受到辐射和吸入氡气，氡气在德国和捷克的铁锑矿含量很高。事实上，肺癌曾被认为是矿工的职业病。但随着肺癌发病率在 1930 年的飙升，Ochsner 和 Debakey 回顾了他们患者中肺癌患者的信息，认为吸烟可能是这一疾病的真正病因。德国的 Muller 在 1940 年发表了一个研究，表明吸烟是导致肺癌发病上升的最重要的独立因素。

Richard Doll 和 Austin Hill 在 1950 年发表了具有里程碑意义的文章，他们列举了大量证据，证明肺癌发病与吸烟直接相关。1962 年伦敦皇家内科医学院报告和 1964 年美国卫生总长报告，分别明确表达了肺癌与吸烟之间的关系。现在我们知道，全球约 80% 的肺癌死亡病例与吸烟相关，而吸烟和肺癌的关系是生物医学史上迄今为止被最全面论证的因果关系。

二、发病率

世界范围中，肺癌是男性最常见恶性肿瘤，年龄标准化发病率（age – standardized rate，ASR）达 33.8/10 万，而肺癌在女性恶性肿瘤发病率中则排位第 4，达 13.5/10 万。2008 年，全球肺癌新发病例达 600 万人，占全球癌症总发病率的 12.7%。2012 年，美国肺癌死亡病例达 160 340 人，占全国癌症死亡人数的 28%。

全球肺癌发病率的地域分布差异显著，年龄标准化发病率在男性中有 60 倍的差异，在女性中则达 30 倍。男性肺癌发病率最高的地区分别是北美、东亚、中东以及南欧［发病率达(48.5 ~ 56.5)/10 万］；在欠发达国家，男性肺癌发病率最高的地区出现在西亚、南非和加勒比地区［发病率为(25.7 ~ 32.2)/10 万］。女性肺癌发病率较男性略低，发病率最高的地区是北美和北欧［发病率为(35.8 ~ 37)/10 万］。另外，不同种族人群的肺癌发病率也有不同，美国 2009 年一项调查显示，非洲裔美国人的肺癌发病率是最高的，达

69/10 万，而西班牙裔人群则最低，为 30/10 万。

肺癌年龄标准化发病率的长期趋势与历史上烟草的流行模式一致。在男性群体，许多发达国家已经渡过烟草相关的流行病学高峰期，肺癌发病率和死亡率均呈下降趋势。例如在美国，年龄标准化发病率自 1984 年的 102/10 万下降到 2009 年的 69/10 万。对于女性群体来讲，肺癌发病率在与以上对应的时期则呈上升趋势，并在过去的 10 年中处于一个高位平台期，年龄标准化发病率 1984 年为 39/10 万，2009 年则达 51/10 万，这是由于吸烟的延迟效应引起的。

在欠发达国家，肺癌流行趋势的数据比较缺乏。目前有证据显示拉丁美洲的女性肺癌发病率呈上升趋势，而在亚洲和非洲人群中，特别是男性人群，肺癌发病率也呈上升趋势。WHO《世界癌症报告2014》中指出，肺癌在中国的新增病例和死亡人数均居世界首位。尽管发展中国家肺癌占恶性肿瘤比率仍低于绝大多数欧洲国家，但在吸烟率高和空气质量下降的情况下，相信肺癌将在本世纪成为发展中国家的主要癌症。

三、死亡率

肺癌导致的总死亡人数无论在男性还是女性群体均比其他肿瘤多，2008 年全球肺癌死亡人数达 138 万（占总死亡率的 12.8%），全球肺癌死亡率在地区间并没有差异，发达国家肺癌死亡率为 43%，不发达国家为 57%。

自 1950 年以来，肺癌在男性人群中一直是死亡率最高的恶性肿瘤，而在 1987 年超过了乳腺癌成为美国女性癌症患者中死亡率最高的恶性肿瘤。尽管自 20 世纪 50 年代以来，肺癌的总体死亡率一直呈现上升趋势，但近期有数据显示 1993—2005 年，肺癌死亡率在男性患者中每年下降 1.9%，同期女性患者中下降 0.9%。在美国，2002 年约有 160 340 例肺癌死亡患者，达所有癌症死亡人数的 21%。自 1991 年开始，肺癌的死亡率在男性中开始下降，2004—2008 年每年下降约 2.6%，最新报道的死亡率为 61.9/10 万。女性肺癌死亡率改善较为落后，自 2003 年才开始下降，2004—2008 年每年下降约 0.9%。女性肺癌患者死亡率最新数据为每 38.5/10 万。性别因素在肺癌死亡率中的模式反映了过去 50 年男女性吸烟和戒烟的历史差异。

四、生存率

肺癌患者总的 1 年生存率由 1975 年的 35% 提高到了 2008 年的 42%。在 2004 年，不论临床分期如何，肺癌患者总体的 5 年生存率为 16.8%，这一生存率较 1982 年的 13.3% 有了小幅度提升。而患者个体 5 年生存率则与疾病诊断时的分期相关：局限性肺癌患者的 5 年生存率是 52.2%，区域性肺癌患者是 25%，远处转移的肺癌患者则不到 4%。而不幸的是，只有约 15% 的肺癌患者在诊断的时候处于早期的局限性阶段。

尽管肺癌患者总的预后不佳，女性患者的生存率无论是何种年龄、何种组织类型均较男性高。女性肺癌患者总的 5 年生存率是 19%，而男性则为 14%。这种性别上的差别原因并不清楚，但这种现象给予的启示是，肺癌在男性和女性中可能具有并非完全一样的生物学机制。

五、女性和肺癌

尽管美国女性吸烟人数在过去的几年中保持稳定，美国卫生总长 2001 年一份关于

"女性和吸烟"的报告中指出，自 1950 年以来，美国女性肺癌死亡率增加了 600%。随着肺癌死亡率的增加，自 1930—2000 年，美国女性肺癌死亡率已经由最初的第 7 位升至第 1 位。1987 年，肺癌一举超越乳腺癌成为美国女性癌症患者死亡率最高的疾病，并于 2012 年达总死亡率的 26%。

男性和女性患者的肺癌可能存在重要差异。目前有争议认为，女性体内或多或少存在对吸烟致癌的易感因素。有研究认为，女性较男性更易受到烟草致癌作用的攻击，更易发生烟草致癌作用产生的分子畸变。女性吸烟者较男性吸烟者更容易发生肺腺癌，非吸烟女性也较非吸烟男性更容易发生肺癌，这种现象也许反映了一种雌激素信号转导在肺癌发生中的作用。细支气管肺泡癌（最新的肺癌分类称之为肺腺癌的一个亚型）在女性中，特别是不吸烟女性中，发病率较男性高 2~4 倍。

六、危险因素

1. 烟草　吸烟是肺癌发生发展的最主要危险因素，预计每年高达 90% 的男性肺癌死亡患者和 70% 的女性肺癌死亡患者与吸烟直接相关。目前全球成年死亡患者中每 10 人中就有 1 人因吸烟死亡，每年的总死亡人数达 500 万。如果目前的吸烟模式继续保持，WHO 预计在 2025 年因吸烟死亡的人口数将达 1000 万，而其中至少 30% 是死于肺癌。在 1965—2004 年，超过 18 周岁的成年人的吸烟率降低了一半，从 42% 降低到 21%。自 2004 年开始，之前的下降速率停滞了，在 2010 年，约有 19% 的美国成年人是吸烟者。

研究发现，被吸入的烟草烟雾含有约 4000 种化合物，其中超过 60 种物质已被证实可以致癌。目前已知最主要有两种物质致使吸烟与肺癌相关。其一，多环芳烃，一种烟草燃烧时产生的焦油中所含有的致癌复合物，它会诱导人体内 p53 基因突变，造成细胞周期失调，导致肿瘤发生。大多数肺癌中的基因突变是由 G – C 变成 A – T 的颠换，分布长达 10 多个密码子，这一现象表明这种突变很大程度上是由烟草致癌物造成的。其二，亚硝基复合物，它们是烟草烟雾中一组重要的化学物质，Moffmann 和 Hecht 在 1974 年证实烟草中含有这种物质，并在啮齿类动物体内有强力的致癌作用。在所有的肺癌细胞类型中，亚硝胺更易使人罹患肺腺癌。这两种化合物均可在吸烟者的尿液中被检测出来。

过去的几十年间，无论在男性还是女性人群，肺腺癌的发病率都要比肺鳞癌发病率提升地快得多。现代香烟的烟雾中含有更高浓度的亚硝胺类物质，与此同时，大量"焦油"和尼古丁滤过型香烟占据了烟草市场的主要份额。亚硝胺类物质含量增高，焦油含量降低，是当前肺癌常见病理类型从鳞状细胞癌向腺癌转变的主要原因。在美国，1970 年以来，腺癌占所有肺恶性肿瘤的比例，在男性中翻了一番，而女性中则增长了 25% ~ 33%，其实在女性群体中，肺腺癌一直是主要的肺癌组织类型。最新的一项研究证明，在吸烟人群中，吸中度焦油过滤、低焦油过滤和极低焦油过滤的人，其肺癌的发病风险没有差异。每个人吸烟量的主要驱动力决定于使其成因的尼古丁水平，吸烟上瘾的人，即使把高焦油含量香烟换成了吸低焦油含量的香烟，仍旧能保持相当的尼古丁摄入。吸烟者常常采用增加尼古丁吸收量的吸烟方法作为补偿，例如他们往往吸烟后憋住气而增加肺内烟雾容积或烟雾在肺内的存留时间，或者直接就是吸更多支烟。这种更深入和更频繁的吸烟，被称为代偿性吸烟，可以增加致癌物质在肺周边的分布，也增加了肺腺癌的发生。

在美国,香烟是几十年来被最广泛使用的烟草类型,多项流行病学队列分析表明,吸烟种类不同相对危险不同,而吸香烟比吸其他烟危险更大。吸烟和肺癌死亡之间具有长久而持续的联系。所有研究都表明,吸烟量与肺癌危险性存在一种量效关系,即随吸烟量(通常以每天吸烟支数表示)增加而增加。吸烟和肺癌关系的关键是吸烟时间长短。一项英国研究分析得到的结论是,吸烟 45 年、30 年、15 年者,肺癌年发病比率为 100∶20∶10。因为吸烟和肺癌关系存在时间依赖性,所以吸烟人数的变化对于总体肺癌发病率的影响存在一定程度的延迟。

2. 戒烟　英国一项 20 余年的随访研究发现,戒烟者危险性比不吸烟者高,也就是说,吸烟者戒烟,其罹患肺癌的危险性并不是下降,而是停留在戒烟时已经达到的危险水平,这一水平由戒烟前吸烟时间的长短和吸烟量决定的。

开始吸烟的时间主要出现在青春期,在美国,约 90% 成年吸烟者在 18 岁以前尝试第一支香烟。疾病预防控制中心分析国家青少年危险行为调查数据显示,尽管青少年吸烟率从 20 世纪 90 年代的 43% 降到了 2007 年的 26%,其下降的速率自 2007 年开始降低,目前停滞于 23.4%。因此,阻止初次吸烟是首要的公共卫生事件,美国公共卫生署出版了《烟草使用和依赖治疗的临床实践指南》,指出最有效的戒烟方法是行为咨询和药物治疗,单一或最好联合使用。

由于带来明显的并发症和死亡率,癌症患者中烟草使用也成为一个严重的健康问题。证据显示,在诊断癌症后,继续吸烟对治疗效果、总生存率、发生第二原发癌的风险存在确定的不良作用,且增加了治疗相关并发症的发生率和严重性。有效和及时实施戒烟干预能明显降低吸烟相关疾病的风险。2004 年,美国卫生局局长关于吸烟对健康影响的报告中总结了戒烟的大量和明显的健康益处。戒烟后 2 周至 3 个月,立即出现肺功能和循环改善;戒烟 1～9 个月,肺上皮纤毛功能恢复;在几个月内,戒烟导致可测量到的肺功能改善。戒烟 10 年后,个人死于肺癌的概率约为继续吸烟者的一半。虽然许多戒烟干预旨在针对癌症的一级预防,但这些结果显示诊断癌症后戒烟对患者仍有医学上实质性的益处。

3. 氡气　美国环境保护署认定,氡气是继吸烟之后肺癌的第二致病因素。空气中高氡浓度与地下矿工肺癌发病风险相关。定量分析氡的效应表明,长期接触低剂量的氡气可能比短期大量接触更有害。近期许多流行病学调查显示家庭内的氡暴露是肺癌发生的危险因素,吸入的氡气可以在肺内变成致癌物质,它还与烟气的吸入有协同作用。氡气危险因素的提升主要来自于室内的暴露,包括来自于土壤释放的氡(在美国许多郡都有前寒武纪的花岗岩沉积物,这些沉积物可导致室内氡气浓度增加)和来自家庭内腐败物 a 微粒上的释放。

4. 被动吸烟　美国国家委员会和相关机构发表的一项国家报告显示,暴露于生活环境里烟草的烟雾中也是肺癌发病原因之一。非吸烟者暴露于环境中的烟草烟雾中,会导致血中和尿液中香烟相关致癌物质浓度的升高。非吸烟者与吸烟伴侣生活在一起,其肺癌风险会增高 24%,与夫妇均不吸烟的女性相比,丈夫吸烟的非吸烟女性罹患肺癌的相对危险为 1.8(相对危险指的是将某一群体所面对的危险与对照组相比,如果危险性增加,相对危险即大于 1,如果危险小于对照组,相对危险小于 1)。研究表明,配偶吸烟支数的多少和被暴露于烟雾中时间的长短，都与肺癌的发病率存在明显意义的量效关系。丈夫每天吸 20 支以上的非吸烟妇女相对危险为 3.4；丈夫已戒烟的非吸烟妇女的相对危险为 1.8。这种危险性主要局限在肺鳞状细胞癌和小细胞肺癌，而与肺腺癌的关系不大。美国一项两组病例对照研究表明，丈夫吸烟的非吸烟妇女发生鳞癌和小细胞癌的相对危险为 2.88，发生腺癌的危险为 1.02。

被动吸烟也可能增加主动吸烟者患肺癌的危险，儿童期被动吸烟可能具有极为重要的意义。1983 年，Correa 和 1985 年 Sandler 分别评估了父母吸烟对孩子的影响。如果说吸烟时间长短对于肺癌的发生来说极其重要的话，可以认为，父母吸烟比成人后被动吸烟对于肺癌的诱导作用可能更大，尤其对于后来又主动吸烟的人更是如此。致癌过程可能始于 10 年以前，对于后来的肺癌发病率有着累积效应。

5. 其他环境因素　在美国，因职业性暴露导致肺癌的患者比例，高达所有肺癌患者的 5%。现已明确与肺癌危险性有关的职业包括接触石棉、吸入多环芳烃碳水化合物、接触砷和硅。石棉是这些病例中大部分人的原因。暴露于高水平的石棉中，可以导致肺癌和间皮瘤。因为间皮瘤发病极为罕见，所以暴露于石棉中的工人其肺癌发病数远远高于间皮瘤发病数。其他环境因素与肺癌相关的还包括铬、镉、镍、铍等。

早期调查也曾高度怀疑空气污染可能是肺癌发病率增加的原因，但多年后发现，一般性空气污染只是对吸烟者个人的作用有稍许加强；只在重度空气污染地区，空气污染可能是肺癌死亡率较高的一个原因，但大多数研究发现很难排除诸如职业、社会地位和不同吸烟习惯的影响。

6. 其他易感因素　在非小细胞肺癌（NSCLC）患者中，肺切除术后发生第二次肺癌的概率是 1%～2% 每人每年，而小细胞肺癌患者则是 6%。初次治疗小细胞肺癌 10 年后，肺癌危险系数从 2% 增加到 >10% 每人每年。这种发生第二次原发性肺癌的危险系数可以转化成累加危险系数，也是肺癌临床治愈患者中导致死亡的主要原因。

人免疫缺陷病毒（HIV）感染人群中的肺癌危险系数也相对普通人群较高，也是这一人群最常见的非艾滋病（AIDS）相关恶性肿瘤。尽管 60%～80% 的 HIV 感染人群有吸烟的习惯，较高的吸烟率并不是这种肺癌发病率增高的充分原因。HIV 感染人群诊断出肺癌时的评价年龄比未感染人群早 18 年。免疫抑制和肺癌发生的相关性并不确定，HIV 感染所扮演的角色和其他相关因素在肺癌病因学领域仍旧需要进一步探索。

乳腺癌患者接受放疗并吸烟的人群，其肺癌的发病风险也相对较高。吸烟和放疗两者作用的结合，提高了仅接受放疗而不吸烟的乳腺癌患者的肺癌发病风险。同时，肺癌发生的部分风险也与放疗剂量、肺野被照射的范围相关。一项多因素分析发现，乳腺全切除术后胸壁和区域淋巴结照射的患者相对仅乳腺肿瘤切除并进行乳腺局部照射的患者，前者罹患肺癌的风险更高。

几乎所有研究均显示遗传易感性与吸烟一样是肺癌的重要危险因素，且大多数研究表明在肺癌的发病风险中，吸烟和高风险的基因型存在交互作用。早在 1963 年 Tokuhata 和 Lilienfeld 就提供了肺癌家族聚集性的流行病学证据，他们的结果显示，基因、共同的生活环境和相同的生活方式在肺癌病因学上存在相互作用。2005 年 Matakidou 对 28 项病例对照研究、17 项队列分析、7 项双胞胎研究进行了荟萃分析，发现有肺癌家族史的家庭成员罹患肺癌的风险增加，然而双胞胎研究结果和配偶罹患肺癌风险的增加则主要是由吸烟等环境危险因素所致。

七、分子标志

目前，肺癌治疗的研究领域主要集中在非小细胞肺癌分子治疗上。肺癌基因突变分型证明，特定的体细胞突变可以用来做分子靶向治疗和抗癌药剂的生物标志。EGFR、KRAS、ALK 基因突变都显示出了确切的肺腺癌治疗效果。

EGFR 是一种酪氨酸激酶受体，主要在表皮细胞来源肿瘤中异常表达。许多肿瘤中证实有 EGFR 的高度活动表达，EGFR 信号转导通路研究证实其可以导致细胞增生和肿瘤生长。EGFR 基因突变在肺腺癌中较其他组织类型的肺癌中更常见（30% 对 2%），在非吸烟患者中也相对常见（45% 对 7%）。肺癌 EGFR 突变更频繁发生在女性和东亚人群身上。体细胞酪氨酸激酶主导的 EGFR 基因突变与临床药物 EGFR 抑制药吉非替尼和厄洛替尼的药效相关。EGFR 抑制药的治疗潜力由"易瑞沙"泛亚洲研究（Iressa Pan – Asia Study，IPASS）在亚洲非吸烟腺癌患者一线使用吉非替尼治疗取得获益而证实。尽管 EG-FR 基因突变在亚洲人群中更为普遍，针对酪氨酸激酶抑制药治疗 EGFR 基因突变疗效评价的研究在非亚洲人群中也得到了验证，厄洛替尼在欧洲患者中作为一线药物治疗 EGFR 基因突变的患者的研究（Tarceva EURTAC）也取得了临床获益。

KRAS 致癌基因编码 EGFR 基因下游的 GTP 酶。KRAS 基因突变导致 Ras 蛋白与 GTP 酶配对而激活 Ras 信号通路。KRAS 基因突变也是在所有的非小细胞肺癌中常见于肺腺癌。与 EGFR 基因突变不同的是，KRAS 突变没有性别差异，在白人中多于亚种人群，也更常见于既往吸烟和正在吸烟的人群。因为 KRAS 是 EGFR 下游的效应器，因此 EGFR 抑制药治疗 KRAS 基因突变的癌症并没有效果，因此 KRAS 突变是非小细胞肺癌新辅助化疗和 EGFR 抑制药治疗无效的标志。

ALK 编码一组受体酪氨酸激酶。ALK 基因重新排列是非小细胞肺癌致癌基因的标志，特别是肺腺癌。发生 ALK 基因重排的患者，他们年龄相对更年轻，从不吸烟，也没有暴露在烟草的环境，肺癌组织类型更倾向于腺癌。克唑替尼（crizotinib）是一种选择性 ALK 和 Met 酪氨酸激酶抑制药，其被证实在多数 ALK 基因重排的患者中可以使肿瘤缩小或保持稳定。

EGFR 和 ALK 基因突变很少发生在肺鳞状细胞癌中，因此治疗肺腺癌的靶向药物治疗肺鳞癌时并不一定有效。最近的研究发现，肺鳞癌患者的基因突变有 11 个特殊位点与肺腺癌不同，包括 TP53、HLA – A 等。2013 年 ASCO 报道通过 NGS 和定量 PCR 检测突变和基因扩增，发现 40.9% 的肺鳞癌患者存在联合基因突变，表明了肺鳞癌患者基因型的复杂性。这一系列发现可能为肺鳞癌患者在未来得到相应的分子靶向治疗指明了方向。

更详尽的肺癌分子流行病学，请参见本书分子生物学相关章节。

八、结论

肺癌是人类最常见的恶性肿瘤。吸烟是肺癌发生的主要原因，但是包括遗传、性别因素、职业、饮食、生活习惯、环境在内的诸多方面，都是与肺癌发病的相关因素。

目前，人类对于肺癌发病率地控制在全球范围处于平台期，肺癌已经成为全球最重要的癌症相关疾病负担。控制吸烟应该从个人行为领域转移到公共健康领域，而戒烟运动始终应该作为重要的长期工作来执行，以降低肺癌发病率。

人类确切知道吸烟是肺癌的病因只有50余年的历史，我们对于世界上最重要、能够预防的癌症仍然还在探索病因学上的相关因素。近年来，对于肺癌个体化基因易感性的认识，使得人类对肺癌生物学有了更进一步的认识，其促进了分子靶向治疗的发展，提高了对疾病预后和治疗效果评价的水平。

（沈 毅 葛 楠）

参 考 文 献

［1］ Shileds PG，Harris CC. Cancer risk and low – penetrance susceptibility genes in gene environment interactions. J Clin Oncol，2010，18(11)：2309 – 2315

［2］ Colbert LH，Harman TJ，Tangrea TA，et al. Physical activity and lung cancer risk in male smokers. Int L Cancer，2012，98(5)：770

［3］ Ko Yc，Cheng LS，Lee CH，et al. Chinese food cooking and lung cancer in women nonsmokers. Am J Epidemiol，2014，151(2)：140 – 147

［4］ Gerken M，Kreienbrock L，Wellmann J，et al. Models for retrospective quantification of indoor radon exposure in case – control studies. Helth Phys，2015，78(3)：268 – 278

［5］ Blot WJ，Fryzek JP，Henderson BL，et al. A cohort mortality study among gas generator utility workers. J Occup Enriron Med，2017，42(2)：194 – 199

［6］ Askling J，Grunewald J，Eklund A，et al. Increased risk for cancer following sarcoidosis. Am J Respir Crit Care Med，2016，160(5Pt1)：1668 – 1672

［7］ Gauderman WJ，Morrison JL. Evidence for age – specific genetic relatives risks in lung cancer. Am J Epidemiol，2011，151(1)：41 – 49

［8］ Mackay JL. The Fight against tobacco in developing countries. Tuber Lung Dis，2015，75(1)：8 – 24

［9］ Koo LC，Ho JH，Saw D，et al. Measurements of passive smoking and estimates of lung cancer risk among non – smoking Chinese females. Int J Cancer，2007，39(2)：162 – 169

［10］ Tyczynski JE，Bray F，Aareleid T，et al. Lung cancer mortality patterns in selected Central，Eastern and Southern European countries. Int J Cancer，2014，109(4)：598 – 610

［11］ Jemal A，Tiwari，Murray T，et al. Cancer Statistics，2017. CA Cancer J Clin，2004，54(1)：8 – 29

［12］ Devesa SS，Bray F，Vizcaino AP，et al. International lung cancer trends by histologic type：male：female differences disminishing and adenocarcinoma rates rising. Int J Cancer，2015，117(2)：294 – 299

［13］ Giovino GA. Epidemiology of tobacco use in the United States. Oncogene，2012，21(48)：7326 – 7340

［14］ US Dept of Health and Human Services，Office of Surgeon General. Women and Smoking. Mayo Clin Healthsource，2011，5(7)：3

［15］ Aqudo A，Ahrens W，Benhamon E，et al. Lung Cancer and cigarette smoking in women：a multicenter case – control study in Europe. Int J Cancer，2010，88(5)：820 – 827

［16］ Henschke CI，Yip R，Miettinen OS，et al. Women's susceptibility to tobacco carcinogens and survival after diagnosis of lung cancer. JAMA, 2016, 296(2): 180 – 184

[17] Bain C, Feskanich D, Speizer FE, et al. Lung Cancer rates in men and women with comparable histories of smoking. J Natl Cancer Inst, 2014, 96(11): 826 – 834

[18] Matakidou A, Eisen T, Bridle H, et al. Case – control study of familial lung cancer risks in UK women. Int J Cancer, 2015, 116(3): 445 – 450

[19] Michaud DS, Feskanich D, Rimm EB, et al. Intake of Specific carotenoids and risk of lung cancer in 2 prospective US cohorts. Am J Clin Nutr, 2011, 2(4): 990 – 997

[20] Paolo Boffetaa, et al. Risk of Childhood cancer and Adult Lung Cancer after childhood Expose to Passive Smoke: A Meta – Analysis. Environmental Health Perspectives, 2017, 108(1): 73 – 82

[21] Jockel KH, Ahrens W, Wichman HE, et al. Occupational and environment hazards associated with lung cancer. Int J Epidemiol, 1992, 21(2): 202 – 213

第四章　肺癌分子分型及临床意义

肺癌是目前最常见的恶性肿瘤之一，其发病率和死亡率均居于首位。而晚期非小细胞肺癌的生存率较低，只有 15% 左右。非小细胞肺癌中，肺腺癌占 60% 左右。近年来，随着对蛋白组学、基因组学不断深入的研究以及大量靶向药物的应用，肺癌的个体化治疗的重要性逐渐增加。肺癌有多种不同的遗传学和形态学背景，单纯的组织学分型并不能满足肺癌个体化治疗的要求。通常根据不同特征的驱动基因进行分子分型。这些分子分型是指导临床治疗方案和药物选择，以及个体化治疗的基本要求，在个体化治疗方面起着重要的作用。

第一节　EGFR

一、EGFR

EGFR(epidermal growth factor receptor, EGFR)是表皮生长因子受体家族成员之一。该家族包括 HER1 (erbB1, EGFR)、HER2 (erbB2, NEU)、HER3 (erbB3) 及 HER4 (erbB4)，是一种蛋白酪氨酸激酶受体。它们具有相似的结构和功能。HER 家族广泛分布于人体多种组织细胞膜上，在细胞生理过程中及肿瘤的发生、发展中，发挥重要的调节作用。EGFR 结构包含 3 个主要部分：细胞外配体结合域、跨膜域和细胞内域。当 EGFR 与配体结合后，胞内酪氨酸激酶域发生自磷酸化。磷酸化的 EGFR 可以激活其下游的多个信号传导通路，从而参与调解多种生物学效应，包括基因表达、细胞增生、细胞黏附、细胞迁移等。因此，这种酪氨酸激酶功能的受阻会导致各种疾病的产生。酪氨酸激酶过度表达阻碍细胞程序性死亡，细胞生长失控，始终处于增生状态，发展为恶性肿瘤。

二、EGFR 突变与小分子酪氨酸激酶抑制药

EGFR 突变与小分子酪氨酸激酶抑制药(tyrosine kinase inhibitors, TKI)相关性，是 21 世纪肺癌具有里程碑意义的发现。EGFR – TKI 有效对抗 EGFR 酪氨酸激酶，通过竞争受体上 ATP 结合位点和诱导无活性同型或异二聚体生成，从而抑制 EGFR 激酶活性，诱导细胞周期停滞、促进凋亡，以此抑制肿瘤的生长。研究表明，EGFR – TKI 的疗效与 EGFR 突变密切相关。非小细胞肺癌中，EGFR 突变率在亚裔、女性、非吸烟、腺癌中，EGFR 突

变高达 70% ~80%。EGFR 基因突变主要发生在 EGFR 酪氨酸激酶编码区。这个区域是 EGFR – TKIs 靶向药物作用的靶点。该区域突变集中在 18 ~21 外显子,如第 18 外显子 719 位点氨基酸点突变,第 19 外显子编码高度保守的氨基酸缺失突变,第 20 号外显子 790 位点插入突变,第 21 外显子 858 位点氨基酸被替代。

2013 年,三大权威学术机构,美国病理学会、国际肺癌研究学会和美国分子病理学学会发布了一项肺癌分子学检测指南,指出 EGFR 最佳时机为晚期肺癌患者确诊时,或早期肺癌患者疾病复发、进展时。2018 年,中国临床肿瘤学会(CSCO, Chinese Society of Clinical Oncology)颁布的《原发性肺癌诊疗指南 2018 版》中指出,所有含腺癌成分的 NSCLC,无论其临床特征(如吸烟史、性别、种族或其他等),应常规进行 EGFR 突变/ALK 融合基因检测,EGFR 突变检测应涵盖 EGFR 18、19、20、21 外显子,ALK 和 ROS1 的检测应与 EGFR 突变检测平行进行。尤其在标本量有限的情况下,可采用经过验证的检测方法同时检测多个驱动基因的技术,如多基因同时检测的 PCR 技术或二代测序技术(next generation sequencing, NGS)等。

三、EGFR 突变与靶向治疗

EGFR 基因是肺癌生长的重要调控基因,EGFR 信号系统任何一个环节受到干扰或破坏,都会使细胞分裂、生长、增生、分化出现失控。目前与 EGFR 密切相关的靶向治疗药物为小分子化合物,即 EGFR – TKI,以吉非替尼(gefitinib)和厄洛替尼(erlotinib)为代表,有效对抗酪氨酸激酶,通过抑制 EGFR 激酶活性,阻碍 EGFR 磷酸化及下游信号表达,从而阻碍 EGFR 介导的肿瘤细胞信号转导,从而达到抑制增生转移、促进凋亡、抑制肿瘤血管生成的目的。2018 年,Lancet Oncology 发表的重要研究 CTONG1104 以及世界肺癌大会(WCLC)报道的 EVAN 研究结果支持早期术后具有 N_1、N_2 的非鳞 NSCLC 患者进行 EGFR 突变检测,因术后辅助 EGFR 酪氨酸激酶抑制药(EGFR – TKIs)治疗为这部分患者带来了获益。

CSCO 原发性非小细胞肺癌诊疗指南(2018 版)中,对 EGFR 突变患者的治疗进行分期、分层推荐。Ⅳ期 EGFR 突变阳性非小细胞肺癌患者的一线治疗,包括吉非替尼、埃克替尼、厄洛替尼、阿法替尼等。可选策略包括厄洛替尼、吉非替尼 + 化疗(交替或同步)。含铂双药化疗或含铂双药化疗 + 贝伐珠单抗或奥西替尼。若 EGFR 突变伴有≥3 个脑转移病灶的患者,推荐 EGFR – TKI 治疗。可选策略包括脑放疗 + 含铂药化疗或脑放疗 + 含铂双药化疗 + 贝伐珠单抗。Ⅳ期 EGFR 突变阳性非小细胞肺癌耐药后治疗,若有局部进展,推荐继续 EGFR – TKI 治疗 + 局部治疗。若病变缓慢进展,推荐继续原 EGFR – TKI 治疗。若出现快速进展,检测 T790 突变状态,T790M 阳性者,推荐奥西替尼或含铂双药化疗,T790 阴性推荐含铂双药化疗。Ⅳ期 EGFR 突变阳性非小细胞肺癌三线治疗,推荐单药化疗。可选策略包括单药化疗 + 贝伐珠单抗。

针对 EGFR 突变阳性晚期 NSCLC 一线治疗,多个随机对照研究显示,吉非替尼、厄洛替尼、埃克替尼和阿法替尼对比化疗均可显著改善患者的 PFS,且 3 级及以上不良反应显著低于化疗,奠定了吉非替尼、厄洛替尼、埃克替尼和阿法替尼在 EGFR 突变晚期 NSCLC 一线治疗的地位。4 个药物均获被 CFDA 批准用于一线治疗 EGFR 突变型晚期 NSCLC。目前二代 EGFR – TKI 阿法替尼对比化疗一线治疗 EGFR 突变晚期 NSCLC 的Ⅲ期随机对照研究 LUX Lung3 和 LUX Lung6,相对化疗均显著提高了 PFS。一、二代 EGFR - TKI 之间也进行了头对头的对比,阿法替尼在 EGFR 突变患者中与一代吉非替尼头对头比较的ⅡB 期研究 LUX Lung7 显示中位 PFS 显著提高,差异具统计学意义。LUX - Lung 3 和 LUX - Lung 6 汇总分析的数据显示,在 19 外显子缺失的患者中,阿法替尼组较化疗组显著延长 OS(31.7 个月 vs 20.7 个月,HR = 0.59,95% CI,0.45 ~ 0.77,P = 0.0001)。LUX - Lung 6 中国亚组 19 外显子缺失患者的 OS 数据显示:阿法替尼组较化疗组显著延长 OS 15.35 个月(分别为 31.61 个月 vs 16.26 个月,HR = 0.61,95% CI 0.41 ~0.91,P =0.0146)。LUX - Lung 研究显示,阿法替尼在外显子 18 ~21 少见位点点突变或复合突变(Leu861Gln、Gly719Ser、Gly719Ala、Gly719Cys、Ser768Ile,以及其他罕见)中的 ORR 为 71.1%,中位 PFS 10.7 个月(95% CI 5.6. ~14.7)。阿法替尼于 2017 年 2 月被 CFDA 批准用于 EGFR 突变的转移性 NSCLC 患者的一线治疗。在Ⅲ期临床研究 ARCHER 1050 的研究中,二代 EGFR - TKI 达克替尼对比吉非替尼一线治疗 EGFR 突变阳性晚期 NSCLC 患者,中位 PFS 显著延长(14.7 个月 vs 9.2 个月,HR 0.59,P <0.0001)。中国患者亚组分析显示,中国患者中位 PFS 在达克替尼组为 16.0 个月,吉非替尼组为 9.2 个月(HR 0.507,P <0.0001)。在安全性方面,达克替尼组的不良事件是可控的。随机双盲Ⅲ期临床研究 FLAURA 研究对比了三代 EGFR - TKI 奥希替尼与一代 EGFR - TKI 治疗初治晚期 EGFR 突变阳性 NSCLC 的疗效和安全性,结果显示,奥希替尼较一代 EGFR - TKI 能够显著延长 PFS,降低 54% 疾病进展风险(18.9 个月 vs 10.2 个月,HR 0.46,95% CI:0.37 ~0.57,P <0.001),且安全性良好,3 级及以上不良事件发生率奥希替尼组少于标准治疗组(34% vs 45%)。基于本研究结果,NCCN 指南推荐一线使用三代 EGFR - TKI 奥希替尼。

四、EGFR 的耐药性突变

1. T790M 突变 在 EGFR 突变的 NSCLC 中,Gefitinib 和 Erlotinib 可以获得理想疗效。但治疗后发生的耐药性明显限制了患者的生存时间。对耐药分子和细胞机制的深入了解是克服耐药的关键。耐药的原因是突变导致 EGFR 结构变化,使 TKI 与其结合出现位阻效应。目前,EGFR 20 号外显子第 790 位密码基因错义突变 T790M(threonine at position 790)的耐药机制已被证实。在对 EGFR - TKI 耐药的患者进行检测时发现,约有一半获得性耐药的患者,在肿瘤细胞中发现了 T790M 突变。EGFR 晶体结构模型揭示野生型 T790 位于激酶催化域的 ATP 连接口袋,在这里形成了一个关键的氢键,使 T790 位点位点对靶向药物连接作用至关重要。该位置出现一个从胞嘧啶核苷(C)到胸腺嘧啶核苷(T)的改变,在蛋白水平,就是 EGFR 酪氨酸激酶功能域 790 位点的苏氨酸被蛋氨酸取代(T790M),这种突变可使 EGFR 重新处于被激活状态,从而降低 Gefitinib 等 EGFR - TKIs 的作用。

2. T790 突变的临床意义 在 EGFR - TKI 治疗前、过程中检测 T790M 突变都具有临床意义。T790M 是 EGFR - TKI 疗效的不良预测因子。疾病进展后,检测 T790M 突变有助于了解 EGFR - TKI 的耐药机制,未指定治疗策略提供依据。目前针对 T790M 靶点的第三代 EGFR - TKI,如 AZD9291、HM61713 等药物快速涌现。疾病进站后,T790 突变状态与生存状态的关系仍在探索中。在 EGFR - TKI 治疗期间连续动态检测血浆 T790M

突变状态,可以为预测疗效、检测耐药提供更多信息,指导晚期 NSCLC 患者的治疗,有助于探索 T790M 突变诱导的耐药机制及其异质性。T790M 突变是 EGFR – TKI 耐药的研究热点,随着第三代 EGFR – TKI 药物的研究进展,克服 T790M 导致的耐药成为可能。CSCO 原发性非小细胞肺癌诊疗指南中指出,对于 EGFR TKIs 耐药病例,建议二次组织活检进行继发耐药 EGFR T790M 检测(ARMS 或 Super ARMS 法)EGFR – TKIs 耐药后不能获取组织的患者,建议行血液 ctDNA EGFR T790M 检测(ARMS 或 Super ARMS 法)。ALK 融合 Ventana 免疫组化或 FISH 或 RT – PCR 检测。对于 EGFR – TKI 治疗耐药的 Ⅳ 期非小细胞肺癌快速进展患者,检测 T790M 突变状态,T790M 阳性者,推荐奥希替尼或含铂双药化疗,T790M 阴性者推荐含铂双药化疗。

T790M 突变是一代 EGFR – TKI 主要耐药机制之一,占比超过 50%,三代 EGFR – TKI 奥希替尼作用于该靶点,AURA3 已证实可有效的治疗 EGFR – TKI 治疗进展伴 T790M 突变患者。2017 年在 WCLC 会议上报道的前瞻性 BENEFIT 研究,AURA3 研究以及 FLAURA 研究的 ctDNA 分析结果再次证明了外周血基础上 EGFR 敏感突变和 T790M 耐药突变检测的可行性。在对比三代 EGFR – TKI 奥希替尼和铂类双药化疗治疗一线 EG-FR – TKI 耐药后伴 EGFR – T790M 阳性的 NSCLC 的随机 Ⅲ 期临床研究 AURA3 中,对比标准化疗,奥希替尼显著延长 PFS(10.1 个月 vs 4.4 个月,$P < 0.001$)。奥希替尼在中国已获 CSFDA 批准用于 T790M 阳性的一代 EGFR – TKI 耐药患者。2017 年 3 月 22 日奥希替尼被中国 CFDA 批准用于 EGFR – TKI 治疗进展,并经检测确认存在 EGFR T790M 突变阳性的局部晚期或转移性 NSCLC 患者。截至 2016 年 12 月,美国 FDA、欧盟 EMA、中国 CFDA 等 47 个国际(地区)批准奥希替尼用于局部晚期或转移性 T790M 阳性 NSCLC 患者。针对 T790M 突变阳性的其他临床研究正在进行中(AURA 17,NCT02442349;FLAURA,NCT02296125;ADAURA,NCT02511106)。研究报道,血浆 ctDNA 可用来检测 T790M 突变,可作为二次活检组织标本不可获取的替代标本,同时也是对可以组织检测结果的补充。

(王勇杰　玄云鹏)

第二节　ALK 和 ROS1

一、EML4 – ALK 融合基因

棘皮动物微管相关蛋白 4(echinoderm microtubule – associated protein – like 4,EML4)属于棘皮动物微管相关蛋白样蛋白家族,由 N 末端碱基区疏水的棘皮动物微管相关蛋白区以及 WD 重复区 3 部分组成。1994 年,研究者们在间变性大细胞淋巴瘤中发现间变性淋巴瘤激酶(anaplastic lymphoma kinase,ALK),它是一种跨膜受体的酪氨酸激酶,是由 1620 个氨基酸组成的跨膜蛋白,属于胰岛素受体家族。该蛋白由膜外部分、跨膜区域以及膜内催化区域组成,下游信号通路为 Ras – ERK、JAK3 – STAT3,以及 PI3 – K/Akt 等,这些通路与细胞增生、存活、迁移密切相关。2007 年，EML4 – ALK（echinoderm microtubule – associated protein like –4 – anaplastic lymphoma kinase）融合基因在 NSCLC 中发现，定义了 NSCLC 的一个新亚型。EML4 – ALK 融合基因（又称 ALK 阳性）由 EML4 和 ALK 两者的部分基因于 2 号染色体短臂上相互融合而成。不同的断裂点连接，形成了至少 11 种融合亚型，并已证实大部分能促进肿瘤生成。EML4 – ALK 融合基因诱发癌症的发病机制 EGFR 突变引起癌变机制相似，表现为对癌基因的依赖性。EML4 – ALK 融合基因在 NSCLC 的发生率为 3% ~7%，东西方人群发生率没有显著差异。活化的 ALK 基因可持续激活 RAS/RAF 信号通路，从而影响细胞的增生、分化和凋亡，引起细胞向恶性转化。活化的 ALK 基因经常导致 ALK 酪氨酸激酶高表达，使用小分子 ALK 酪氨酸激酶抑制药，能有效地抑制 ALK 酪氨酸激酶活性，从而对癌细胞的增生、生长、存活的信号通路起阻断的作用。ALK 阳性 NSCLC 的发生率为 3% ~7%，东西方人群发生率没有显著差异。中国人群腺癌 ALK 阳性率为 5.1%。而我国 EGFR 和 KRAS 均为野生型的腺癌患者中 ALK 融合基因的阳性率高达 30% ~42%。有研究表明，年龄是 ALK 阳性 NSCLC 一项显著的独立预测因子，基于我国人群的研究发现，在年龄小于 51 岁的年轻患者中，ALK 重排的发生率高达 18.5%；也有研究发现，在年龄小于 40 岁的年轻患者中，ALK 重排的发生率近 20%。

二、EML4 – ALK 基因抑制药

任何一个肿瘤新靶点的发现，最后都着眼于设计出安全有效的药物，在分子水平上治疗肿瘤。临床前研究显示，EML4 – ALK 融合基因 NSCLC 的细胞株在给予 ALK 激酶抑制药治疗时，关键的生存信号传导通路下调，并出现细胞凋亡。同样地，体内试验评估了 ALK 抑制药治疗来自 EML4 – ALK 融合基因 NSCLC 细胞株的移植模型，ALK 抑制药引起移植肿瘤的有效退缩。克唑替尼（Crizotinib）是 ALK 靶向抑制药，这种口服的具有生物学效应的小分子抑制药能够控制 ALK 融合基因肿瘤细胞株的生长，包括 EML4 – ALK 融合基因 NSCLC。ALK 融合基因阳性晚期 NSCLC 的一线标准治疗药物是克唑替尼。PROFILE 1014 研究证实一线克唑替尼治疗明显优于标准含铂化疗，中位 PFS 分别为 10.9 个月和 7.0 个月（$P < 0.001$），ORR 显著提高。针对 ALK 阳性亚裔人群的克唑替尼对比化疗一线治疗的 PROFILE 1029 研究也达到了主要研究终点，表明在亚裔人群一线克唑替尼治疗明显优于标准含铂化疗（NCT01639001）。确诊 ALK 前由于各种原因接受了化疗的患者，在确诊 ALK 阳性后可中断化疗或在化疗完成后接受克唑替尼治疗。由于克唑替尼价格昂贵，故在 ALK + 晚期非小细胞肺癌治疗上，仍然保留含铂双药化疗为基本策略之一。基于 PROFILE1001 和 OO1201 两项研究，克唑替尼治疗 ROS1 融合基因阳性晚期 NSCLC，PFS 分别达到 19.3 个月和 13.4 个月，客观缓解率高达 72% 和 69.3%，对 ROS1 阳性 NSCLC 具强效的抗肿瘤活性，实现快速缓解并显著改善患者的生存，安全性方面，克唑替尼在 ROS1 阳性 NSCLC 的安全性结果与以前在 ALK 阳性 NSCLC 中的研究结果一致。CFDA 于 2017 年 9 月 25 日批准克唑替尼胶囊用于 ROS1 融合基因阳性晚期非小细胞肺癌患者的治疗。

三、ALK – TKI 耐药后的治疗

ALK 阳性 NSCLC 患者接受克唑替尼治疗后，不可避免在 1 ~2 年相继发生耐药。美

国 NCCN 指南推荐，患者出现寡转移或缓慢进展后，如果一般情况良好，且无显著临床症状恶化，可继续口服克唑替尼，并针对局部病灶进行治疗。若患者出现多部位的全面进展，且临床症状出现恶化后，可换用两药含铂方案进行化疗。再次出现进展后，可根据患者功能评分，酌情选用之前未选用的化疗药物进行治疗。克唑替尼耐药的机制比较复杂，主要包括 ALK 基因的继发性突变、ALK 扩增和旁路信号通路的激活等。对于克唑替尼耐药后的治疗方案最好是通过重复活检明确耐药机制而定，有针对性地选择靶向药物，也可以选择化疗（例如培美曲塞）或者其他 ALK – TKI，例如 Alectinib 和 AP26113 等。Alectinib 是一种强效的选择性 ALK 抑制药，能有效对抗大多数的 ALK 激酶区突变。研究显示 Alectinib 对未经克唑替尼治疗的患者客观缓解率可达到 94%，中位无疾病进展生存时间达到 34.8 个月。Alectinib 于 2014 年在日本获批治疗 ALK 阳性的晚期 NSCLC，在我国于 2018 年获批上市。Ceritinib 也是一种强效的 ALK 抑制药，临床治疗缓解率为 57% ~60%，中位无疾病进展生存时间为 8.6 个月。2018 年，国家药品监督管理局正式批准 Alectinib 上市。在一项与克唑替尼头对头比较的全球多中心随机对照Ⅲ期 ALEX 临床研究中，共入组 303 例患者，与克唑替尼相比，Alectinib 疾病进展风险下降 53%，Alectinib 还能显著地降低肺癌发生脑转移或脑转移进展的风险，与克唑替尼相比，这一风险降低 84%。另一项在日本开展的Ⅲ期临床研究 J – ALEX 结果显示，独立评审委员会评估的中位 PFS，Alectinib 组和克唑替尼组分别为 25.9 个月及 10.2 个月。基于以上研究结果，NCCN 指南推荐 Alectinib 作为 ALK 阳性晚期 NSCLC 患者一线优选治疗方案，Alectinib 已被 FDA 批准用于治疗 ALK 阳性转移性 NSCLC。

研究发现，克唑替尼耐药后大部分耐药机制仍然依赖 ALK 通路，包括 ALK 激酶域二次突变（包括 C1156Y、L1196M 等多个位点突变）和 ALK 拷贝数增加。但目前并未出现类似 EGFR 突变 EGFR – TKI 耐药单个位点突变占主导地位的情况，二代 ALK 抑制药临床研究也未曾按照具体位点分组分析疗效与突变的关系，具体耐药基因也未能如 T790M 突变一样对临床治疗选择产生巨大的影响。故此仅为基础或临床研究参考。对于克唑替尼治疗后出现局部进展或缓慢进展后，如果一般情况良好，且无显著临床症状恶化，可继续口服克唑替尼，并针对局部病灶进行治疗。

四、ALK 检测

从检测方法学角度考虑，ALK 阳性 NSCLC 不仅是基因序列层面的改变即序列重排，ALK 融合蛋白也是该类疾病中的重要变异。检测技术包括 ALK 基因 FISH 检测，或 ALK 融合变异 RT – PCR 检测，或 ALK 融合蛋白 IHC 检测，该类阳性的肺癌患者通常可从 ALK 抑制药治疗中获益。适合 ALK 检测的肿瘤样本，包括肿瘤组织标本和细胞学标本。肿瘤标本获取手段包括手术切除、支气管镜检、经皮肺穿刺、淋巴结活检、手术活检等；对于恶性胸腔积液、心包积液、痰液或支气管灌洗液和细胞学穿刺等样本，恶性胸腔积液等细胞学样本在细胞数量充足条件下可制备细胞学样本蜡块，检测方法可采用 IHC 或 RT – PCR 或 FISH；如果是新鲜细胞标本可考虑采用 RT – PCR 方法。考虑到细胞学样本的细胞数量少等特点，细胞学标本的检测结果解释需格外谨慎。检测实验室应根据组织标本类型选择合适的检测技术。当怀疑一种技术的可靠性时（如 FISH 的肿瘤细胞融合率接近 15% 时），可以考虑采用另一种技术加以验证。目前，CFDA 批准的 ALK 阳性

NSCLC 的诊断试剂盒有雅培贸易(上海)有限公司的 ALK 基因重组检测试剂盒 FISH(荧光原位杂交法)、罗氏诊断产品(上海)有限公司的 Ventana anti‑ALK 抗体诊断试剂盒(免疫组织化学法)和厦门艾德生物医药科技有限公司的 EML4‑ALK 融合基因检测试剂盒(荧光 PCR 法)。

五、ROS1 基因

1982 年，原癌基因蛋白酪氨酸激酶 ROS(c‑ros oncogene 1，ROS1)基因作为一个致癌序列在禽类肉瘤病毒中发现，是一种原癌基因。野生型 ROS1 基因位于 6 号染色体 6q21，有 44 个外显子，其编码的 ROS1 蛋白是含 2347 个氨基酸的酪氨酸激酶受体，由酪氨酸激酶区域、跨膜区域和含 N 端糖基化位点的细胞外区域组成。ROS1 基因的融合、过表达、突变使得酪氨酸激酶区持续处于活化状态，激活下游多条致癌信号途径，从而促进肿瘤细胞的生长和肿瘤形成。ROS1 基因在肺癌组织中的阳性检测率较低，其患者临床特征与 ALK 基因相类似，主要集中在年轻的非吸烟肺腺癌患者。虽然少见，但在临床的指导和预测方面同样发挥重要的作用。

1. ROS1 融合基因　是 NSCLC 的一个重要的临床亚型致癌基因。ROS1 融合基因也可发生于 NSCLC 中除腺癌以外的病理类型，比如鳞癌。ROS1 融合基因和 ALK 融合基因具有高度同源性，体外数据显示 ROS1 融合基因对 ALK 抑制药治疗有明显的疗效反应。前期临床试验中，克唑替尼在 ROS1 基因融合基因 NSCLC 患者中显示了非常明显的抗肿瘤活性，具有广泛的应用前景。但目前尚没有大样本统计资料对 ROS 融合基因的优势人群进行描述。

2. 对 ROS1 融合基因阳性非小细胞肺癌的治疗　ROS1 阳性 NSCLC 与 EGFR 突变、ALK 阳性 NSCLC 一样，是 NSCLC 的另一种特定分子亚型。已有多个研究表明晚期 ROS1 阳性 NSCLC 克唑替尼治疗有效。在 CSCO 中国原发性非小细胞肺癌诊疗指南(2018 版)中，对于 ALK 融合基因和 ROS1 融合基因阳性非小细胞肺癌推荐相同的分期分层诊疗策略。Ⅳ期 ALK 融合基因阳性或 ROS1 融合基因阳性非小细胞肺癌的一线治疗，推荐克唑替尼或含铂双药化疗。可选策略为含铂双药化疗或含铂双药化疗 + 贝伐珠单抗(非鳞癌)。确诊 ALK 或 ROS1 融合基因阳性前，由于各种原因接受了化疗的患者，在确诊 ALK 或 ROS1 融合基因阳性后，可中断化疗或在化疗后接受克唑替尼治疗。对于Ⅳ期 ALK 融合基因阳性或 ROS1 融合基因阳性非小细胞肺癌二线治疗及二线后治疗，局部进展和缓慢进展的患者，推荐继续使用克唑替尼治疗 ± 局部治疗。对于快速进展的患者，推荐含铂双药化疗。可选择策略包括含铂双药化疗 + 贝伐珠单抗(非鳞癌)或进入其他 ALK 或 ROS1 融合基因抑制药临床研究。

（王勇杰　玄云鹏）

第三节　KRAS

　　RAS 基因，如同许多其他癌基因，最初在动物体内研究癌症相关的反转录病毒而发现。RAS 基因的相关研究始于 20 世纪 60 年代初。研究人员发现，来自白血病鼠的白血病病毒可以诱发啮齿类动物形成肉瘤。其后，从人肺部细胞中发现 Kister 大鼠肉瘤病毒癌基因的同系物，称为 KRAS。1982 年，研究人员发现，在人类肺癌标本中存在活化的 KRAS 突变基因。而在相应的正常组织却未发现。此后的研究表明，KRAS 的体细胞突变在肺癌中频发。

　　RAS 点突变发生在第 12 位、第 13 位和第 61 位密码子。RAS 基因点突变可能使其获得转化细胞能量，也就是调节细胞的生长与分化能力。这些突变抑制了 RAS 的 GTP 酶活性，导致 RAS 信号处于持续激活状态，进而引起细胞的恶性转化。大约 1/3 的人类恶性肿瘤中发现 RAS 基因突变，其中 KRAS 突变在恶性肿瘤中频发，对恶性肿瘤影响最大。肺腺癌中，90% 的 RAS 基因突变是 KRAS 突变。

　　在转移性非小细胞肺癌患者中，KRAS 突变已被证实是一代 EGFR – TKI 治疗的负相关因素。由于 KRAS 是一代 EGFR – TKI 作用靶点 EGFR 下游效应基因，因此推测抑制 EGFR 对于控制 KRAS 突变的肿瘤进展是无效的。目前，没有直接的 RAS 抑制药被临床证实有效，但许多学者仍在研制抑制 RAS 的制剂，尚处于初期阶段。

（王勇杰　玄云鹏）

参 考 文 献

［1］顾恺时. 顾恺时胸心外科手术学. 上海：上海科学技术出版社，2003

［2］石元凯. 肺癌诊断治疗学. 北京：人民卫生出版社，2008

［3］NCCN Clinical Practice Guidelines in Oncology(NCCN Guidelines®) Non – Small Cell Lung Cancer (Version 2, 2019). National Comprehensive Caner Network. 2019. 1

［4］中国临床肿瘤学会(CSCO). 原发性肺癌诊疗指南(2018 版). 中华人民共和国国家卫生健康委员会官网，2018. 12

［5］Zhong WZ, Wang Q Mao WM, et al. Gefitinib versus vinorelbine plus cisplatin as adjuvant treatment for stage Ⅱ ~ ⅢA(N₁ ~ N₂)EGFR – mutant NSCLC(ADJUVANT/CTONG1104)：A randomised, open – label, phase 3 study. Lancet Oncol, 2018, 19(1)：139 – 148

［6］Mok T, Wu YL, Lee JS, et al. Detection and dynamic changes of EGFR mutation from circulating tumor DNA as a predictor of survival outcome in NSCLC patients treated with erlotinib and chemotherapy. Clin Cancer Res, 2015, 21(14)：3196 – 3203Oncol, 2015, 10(9)：1243 – 1260

［7］Solomon BJ, Mok T, Kim DW, et al. First – line crizotinib versus chemotherapy in ALK – positive lung cancer. N Engl J Med, 2014, 371(23)：2167 – 2177

［8］Kris MG, Johnson BE, Berry LD, et al. Using multiplexed assays of oncogenic drivers in lung cancers to select targeted drugs. JAMA, 2014, 311(19)：1998 – 2006

［9］Gerber DE, Gandhi L, Costa D, et al. Management and future directions in non – small cell lung cancer with known activating mutations. ASCO Education Book, 2014, 16：e353 – 365

［10］Travis WD, Brambilla E, Nicholson AG, et al. The 2015 World Health Organization classification of lung tumors：impact of genetic, clinical and radiologic advances since the 2004 classification. J Thorac Oncol, 2015, 10(9)：1243 – 1260

第五章 肺癌病理分类及临床意义

　　自 20 世纪中期以来，肺癌的发病率逐年上升，现已成为全世界最常见、最致命的疾病之一。近些年来，随着我国现代工业化的发展及吸烟人口的增多，和许多国家一样，肺癌的发病率亦明显上升。尽管肺癌治疗近期有所改善，但患者死亡率仍居高不下。因此，为了能够早期诊断和治疗，肺癌的发病机制、组织发生、组织学分类及生物学特性等日益受到病理学家的重视。

　　对于肺癌的分类，存在多种方法。按肿瘤发生的位置，将起源于肺段支气管开口以近，位置靠近肺门的肺癌成为中心型肺癌；将起源于肺段支气管开口以远，位于肺周围部分的肺癌称为周围型肺癌。根据肿瘤的大体形态，可把肺癌分为：支气管内息肉样型、结节型、巨块型、弥漫型。从其组织发生来源，由支气管表面上皮细胞发展的癌可以是鳞癌、腺癌、腺鳞癌及具有腺、鳞分化特征的大细胞癌、透明细胞癌、巨细胞癌及梭形细胞癌等。由细支气管及肺泡上皮细胞发生的癌统称为细支气管肺泡癌。而神经内分泌细胞发生的癌统称为神经内分泌癌。由支气管腺体细胞发生的癌则成为唾液腺体癌，比如黏液表皮样癌、腺样囊性癌等。

第一节 肺癌的病理诊断方法

　　目前，对于肺癌组织学类型及分化表型的诊断，一般采用以下几种方法。

一、痰细胞学检查

　　对患者的痰液进行细胞学检查，是肺癌各项诊断手段中最简便易行的一种方法。患者无痛苦，易接受，且可反复进行。它能对 80%～90% 的肺癌患者做出诊断，阳性率可随痰检次数的增加而提高。一般一次痰检的阳性率为 40%～60%，5 次可提高到 80%。痰细胞学检查可早期发现肺癌，特别是对中央型早期鳞癌的阳性率较高。故应把痰细胞学检查作为可疑肺癌患者特别是中央型肺癌的首选诊断方法。痰细胞学检查对早期肺癌（主要是鳞癌）的诊断只能定性，不能定位。一旦痰液中发现了鳞癌细胞，从影像学上亦不能定位时，还需借助纤维支气管镜活检明确定位。

主要类型肺癌的细胞学特征：

1. 鳞癌细胞(图5-1A) 多单个散在，大小形状不等，可呈圆形、多边形、梭形、纤维状。有的则巨大呈奇异形或蝌蚪状，其特点是胞质一般呈嗜酸性，有的明显角化(分化程度高)；胞核圆形或不规则形，染色质均匀分布，常深染如墨水状，核仁不明显。有时可见癌细胞的封入现象及呈小片的鳞癌细胞。

2. 腺癌细胞(图5-1B) 常聚集成实性团，或有一定排列呈腺样结构，细胞大小较规律，胞质较丰富，多呈嗜碱性，有的可见黏液空泡；胞核多呈圆形，位于细胞中央或偏于一侧，可相互重叠，染色质较细，核仁较显著。

3. 小细胞癌细胞(图5-1C) 多松散聚集成堆，很少形成片块，细胞大小、形状稍不一，可是圆形如淋巴细胞样，但较小淋巴细胞大(约为淋巴细胞的两倍)，胞质稀少如裸核状，核染色质呈细颗粒状深染，无核仁。

4. 大细胞癌细胞 多聚集成堆，或松散排列细胞大，胞质丰富，呈圆形或多角形镶嵌状，核大圆形，位于细胞中央，可见明显核仁，但无鳞癌及腺癌细胞的任何特征。

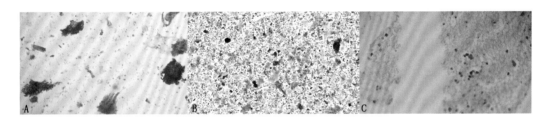

图5-1 肺癌的细胞学特征

注：A. 鳞癌细胞；B. 腺癌细胞；C. 小细胞癌细胞。

二、纤维支气管镜活检

纤维支气管镜活检适用于发生在气管和大支气管的腺瘤及次段支气管以上中央型肺癌的诊断，可从小块支气管黏膜活检组织中确定肿瘤的性质及肺癌的类型，如鳞癌、腺癌、小细胞癌、大细胞癌及类癌等，并可根据活检部位准确定位。故这是一种最可靠的诊断肺癌的手段。其缺点是对外周型肺癌因纤维支气管镜难以到达取材部位，常无能为力。但近些年来，开展了纤维支气管镜穿过支气管壁，在电视直视下使其伸入外周肺实质的肿块内，采取活检的方法弥补了这一不足，亦可对外周型肺癌进行诊断。

三、经皮肺穿活检

细针吸取细胞学(fine needle aspirationcytology，FNAC)是近些年来刚开展的一项新技术，它在体表及某些器官肿瘤性病变的诊断上具有重要作用。经皮肺穿细胞学检查及活检适用于外周型肺癌的诊断，一般要在CT引导下进行。适用于术前胸部X线或CT不能排除恶性病变，而常规痰细胞学、纤维支气管镜检查又未能确诊病灶性质者。特别是肺外周部病灶较小，或患者年龄大，身体一般状态差，无法耐受纤维支气管镜检查者更为适用。因其安全性高、不良反应少，且定位明确，诊断率高。可用穿刺细针经皮肤穿过胸壁、胸腔至肺，在电视下细针穿刺至肺实质的肿块内，吸取小块瘤组织，可做细胞学检查或常规切片观察，能确定肺癌的组织学类型。

四、开胸探查进行快速诊断

有些肺癌患者，特别是外周型肺癌，往往是在影像学上考虑为肺癌，但术前未能获得肯定的病理学诊断。手术时带有探查性质，可先将其球形或结节状肿块完整切除，并附带部分周围正常肺组织，送病理科做冷冻切片快速诊断。如确诊为癌，可进一步扩大切除范围，做肺段或肺叶切除。

五、胸腔积液细胞学检查

有些肺癌特别是腺癌患者，可较早发生胸膜转移而出现胸腔积液，使原发癌部位由于胸腔积液在影像学上难以定位时，亦可抽吸胸腔积液做细胞学检查，这也有助于肺癌的诊断与鉴别诊断。但必须记住，良性反应性间皮细胞有特别的增生能力，故在胸腔积液中可大量出现，甚至见有核分裂象。如不注意鉴别，易将其误认为癌细胞。另外，有些疾病如结核性胸膜炎，胸腔积液中的细胞成分几乎全为淋巴细胞，而其他细胞不常见。在此种情况，反应性淋巴细胞亦显示活跃增生的表现甚至胞核不规则，要注意和淋巴增生性疾病相鉴别。当鉴别困难时，可结合其他检查如 PCR 技术，检测结核杆菌，有助于鉴别诊断。免疫细胞化学染色在腺癌与恶性间皮瘤的鉴别诊断上有一定意义，腺癌细胞 CEA 常呈阳性反应，calretinin 极少表达；而恶性间皮瘤细胞相反，CEA 为阴性表达，而 calretinin 呈阳性反应。

六、免疫组织化学检测

有些分化较差的肺癌，在常规染色切片上，如未见有明确的鳞癌、腺癌或小细胞癌的组织形态特征时，要确定其组织学类型往往是困难的。这时候应用各种具有鉴别诊断意义的抗体，对在光镜下难以准确分类的某些肺癌的诊断和鉴别诊断是十分必要的。

这些标记抗体可分为以下 4 类。

1. 鳞癌标记抗体　有高分子量角蛋白 CK17(需强阳性)，另外，CK4、CK5/6、CK14(34BE12)亦可阳性。

2. 腺癌标记抗体　有低分子量角蛋白 CK8/18(有一定特异性)、CD15(对肺腺癌有较高敏感性)、CK7、TTF-1(核阳性)、EMA 及 CEA。

3. 神经内分泌细胞标记抗体　有 CD56 神经元特异性烯醇化酶(NSE)、嗜铬素 A(CgA)、突触素(Syn)等，其中以前 3 种较常用。上皮性标记 CK7 EMA 亦可阳性。肺小细胞癌 TTF-1 核强阳性。

4. 细支气管肺泡癌标记抗体　有 TTF-1、α_1-AT(Clara 细胞阳性)等。

七、电子显微镜检查

电镜观察是以细胞的超微结构特征为依据，这对于肺癌组织学准确地分类具有十分重要的意义。一些研究表明，很多肺癌不是由单一的一种细胞构成，而是由两种以上多项分化的细胞成分组成，这对于临床治疗肺癌提出了新问题。

(赵　鹏)

第二节　2015 版 WHO 肺肿瘤病理组织学分类

肺癌的组织学类型多种多样，最新版分类 2015 版 WHO 在 2004 版基础上主要对于肺腺癌进行了重新认识，采纳了 2011 年国际肺癌研究会（IASLC）、美国胸科学会（ATS）和欧洲呼吸学会（EPS）公布的肺腺癌的国际多学科分类。除此之外，还将小细胞癌、大细胞肺神经内分泌癌、不典型类癌及类癌统一归为肺神经内分泌肿瘤，并对鳞癌、大细胞癌及肉瘤样癌分类做了一定的变更。对于肺良性肿瘤方面正式将"硬化性血管瘤"更名为"硬化性肺细胞癌"，并增加了一些病种。分类见表 5－1。

表 5－1　2015 年 WHO 肺癌组织分类

组织学分型和亚型	ICDO代码	组织学分型和亚型	ICDO代码	组织学分型和亚型	ICDO代码
上皮源性肿瘤		异位起源肿瘤		间叶源性肿瘤	
腺癌	8140/3	生殖细胞肿瘤		软骨瘤	9220/0
		·成熟畸胎瘤	9060/0		
		·未成熟畸胎瘤	9080/1		
胚胎型腺癌	8150/3	肺内胸腺瘤	8280/3	具有血管周上皮样细胞肿瘤分化/特征的肿瘤	
				·淋巴管平滑肌瘤病	9174/1
				·血管周上皮样细胞肿瘤,良性	8714/0
				·透明细胞瘤	8005/0
				·血管周上皮样细胞肿瘤,恶性	8714/3
				·先天性支气管周围肌纤维母细胞瘤	8827/1
腺泡型腺癌	8151/3	黑色素瘤	8270/3	弥漫性肺淋巴管瘤病	
乳头型腺癌	8265/3	脑膜瘤,NOS	9350/0	炎症肌纤维母细胞瘤	8825/1
实性型腺癌	8230/3	神经内分泌肿瘤		上皮样血管内皮瘤	9133/3
浸润性黏液腺癌	8253/3	小细胞肺癌	8041/3	胸膜肺母细胞瘤	8973/3
黏液/非黏液混合性腺癌	8254/3	复合性小细胞癌	8045/3	滑膜肉瘤	9040/3
胶样腺癌	8480/3	大细胞神经内分泌癌	8013/3	肺动脉内膜肉瘤	9137/3
胎儿型腺癌	8333/3	混合型大细胞神经内分泌癌	8013/3	EWSR1－CREB1异位的肺黏液肉瘤	8842/3

续表

组织学分型和亚型	ICDO代码	组织学分型和亚型	ICDO代码	组织学分型和亚型	ICDO代码
肠型腺癌	8144/3	类癌		肌上皮肿瘤	
		·典型类癌		·肌上皮瘤	8982/0
		·不典型类癌		·肌上皮癌	8982/3
微浸润性腺癌		浸润前病变		结外边缘区 B 细胞淋巴瘤(MALT 淋巴瘤)	9699/3
·非黏液型	8256/3d	·弥漫性特发性肺神经内分泌细胞增生	8040/0		
·黏液型	8257/3				
浸润前病变		大细胞癌	8012/3	弥漫性大 B 细胞淋巴瘤	9680/3
·不典型腺瘤样增生	825/0d				
原位腺癌		腺鳞癌	8560/3	淋巴瘤样肉芽肿	9766/1
·非黏液性	8250/2				
·黏液性	8253/2				
鳞状细胞癌	8070/3	肉瘤样癌		血管内大 B 细胞淋巴瘤	9712/3
		·多型细胞癌	8022/3		
		·梭形细胞癌	8032/3		
		·巨细胞癌	8031/3		
		·肉瘤	8980/3		
		·肺母细胞瘤	8972/3		
角化型鳞状细胞癌	8071/3	其他未分类的癌		肺朗格汉斯组织细胞增生症	9751/1
		·淋巴上皮样癌	8082/3		
		·NUT 癌	8023/3		
非角化型鳞状细胞癌	8072/3	唾液腺型肿瘤		Erdheim－Chester 病	9750/1
		·黏液表皮样癌	8340/3		
		·腺样囊性癌	8200/3		
		·上皮－肌上皮癌	8562/3		
		·多行性腺癌	8560/3		
基底样鳞状细胞癌	8083/3	乳头状瘤		转移性肿瘤	
		·鳞状细胞乳头状瘤	8052/0		
		外生型	8052/0		
		内翻型	8053/0		
		·腺上皮乳头状瘤	8260/0		
		·混合性鳞状细胞及腺性乳头状瘤	8560/0		
浸润前病变		腺瘤			
·鳞状细胞原位癌	8070/2	·硬化性肺泡细胞瘤	8832/0		
		·肺泡性腺瘤	8251/0		
		·乳头状腺瘤	8269/0		
		·黏液性腺囊瘤	8470/0		
		·黏液性腺瘤	8480/0		

(赵　鹏)

第三节　肺的上皮性肿瘤

肺的上皮性肿瘤在所有肺脏原发性肿瘤中占据绝对的优势,以支气管上皮细胞(含神经内分泌细胞)和肺泡细胞发生的各型肺癌各种腺瘤为主,而于发生于支气管黏膜内弥散分布的小涎腺来源各型肿瘤仅占少数。上皮性肿瘤主要包括8类,分别是肺腺癌、肺鳞癌、大细胞癌、腺鳞癌、肉瘤样癌、其他未分类的癌、肺神经内分泌肿瘤、唾液腺型肿瘤等。

一、肺腺癌

随着全球肺腺癌发病率的不断上升并已明显超过肺鳞癌,2015版一改前几版的排序,将腺癌排第一位论述。

1. 肺非典型腺瘤样增生(atypical adenomatous hyperplasia,AAH)　是由Ⅱ型肺泡细胞或者Clara细胞贴附于肺泡壁(有时贴附于呼吸性细支气管)生长的一种异型增生性病变,病变常常≤5mm,但偶尔可达1.2cm。AAH是与鳞状上皮不典型增生相对应的一种癌前病变,并且与原位腺癌在形态学改变上存在着一定的连续性。

(1)临床特征:AAH常常在影像学检查时被发现,偶尔也会发现于切除的肺标本中。尸体解剖研究证明,2%~4%的无癌患者存在这种癌前病变,而在因肺癌切除的标本中却高达9.3%~19%,在切除的腺癌标本中高达18.8%~30.2%。因此,有学者认为AAH和腺癌具有相同的发病机制,腺癌是AAH区域癌变的结果。AAH在CT上常表现出模糊的局灶结节。

(2)病理变化:AAH是个毫米级的微结节,肉眼观其色泽、质地均接近正常肺组织,较难辨认。发生在靠近呼吸性细支气管的肺泡中央区域,具有轻-中度异型的Ⅱ型细胞或Clara细胞沿肺泡壁生长,细胞为常肺泡壁相延续。而且比较重要的是病灶周围的肺组织中没有明显的炎症和纤维化(图5-2细胞单行排列,细胞间存在间隙,可见钉突细胞核双核细胞,但核分裂象极其罕见,其增生的细胞与周围的正常细胞)。另外,AAH表达TTF-1(图5-3)。

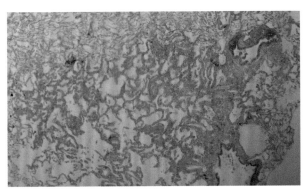

图5-2　腺瘤样增生

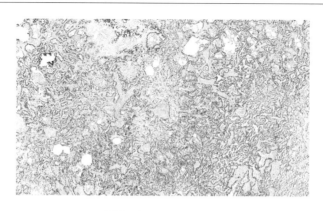

图 5 - 3　AAH TTF - 1

2. 肺原位腺癌　原位腺癌(adenocarcinoma in situ，AIS)是指肿瘤细胞严格地沿着预先存在的肺泡壁呈现纯的贴壁生长，小而局灶性的非浸润性腺癌，通常病灶＜2mm，偶尔≤3mm。最常见的是非黏液型的原位腺癌，黏液型比较罕见。

(1)临床特征：AIS 常在体检或其他原因而作 CT 检查时被发现，位于肺的周边部靠近胸膜，呈现小的非实性的毛玻璃影，而黏液型的 AIS 可以表现出部分实性甚至为实性。AIS 为浸润前改变，相当于 TNM 分期中的 T_{is}，完整切除可获得 100% 的无病存活率和无复发生存率。

(2)病理变化

1)非黏液型 AIS：AIS 的肉眼观也是不比较难以确定其位置以及界限的，需要借助于影像学及临床标记。切面为棕褐色或苍白色，需要完全取材才能够判断是否存在浸润成分。AAH 与原位腺癌难于区分，通常来说，原位腺癌＞5mm，细胞排列紧密而拥挤，缺少细胞间隙，呈立方状或柱状，突然过渡到临近的正常肺泡内衬细胞状态，即接与周围正常肺组织界线较为清楚。镜下无腺泡型、乳头型、微乳头型、实体型的成分，并且不存在肺泡内肿瘤细胞(STAS)，同时泡间隔可因硬化或弹力纤维而增宽(图 5 - 4)。

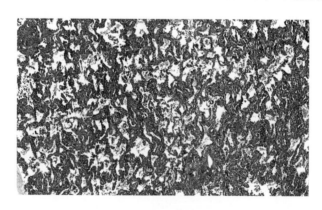

图 5 - 4　原位腺癌 100 倍

2)黏液型 AIS：肉眼为实性的结节，高柱状细胞呈贴壁状生长，细胞核位于基底部，浆内含有大量的黏液，有时类似于杯状细胞，细胞可以完全没有核的异型性。

3. 微浸润型腺癌(minimally invasive adenocarcinoma，MIA)　是指孤立而离散的小腺癌，以贴壁状生长为主，任何切面的浸润最大径始终都≤5mm，常为非黏液型，黏液型罕见。

(1)临床特征：与原位腺癌一样也是在体检或其他原因而作 CT 检查时被发现，MIA 是处于发展和变化中的一种状态，因此，影像学的随访观察比较重要。非黏液型 MIA CT 表现为"毛玻璃状、部分实性的结节，实性成分≤5mm"，黏液型则为"逐渐增大的毛玻璃影"。MIA 属于 TIa(mi)，完整切除即可彻底治愈。

(2)病理变化：绝大多数的 MIA 为非黏液型的，由 Ⅱ 型肺泡细胞或 Clara 细胞以沿着肺泡壁生长方式为主。浸润成分比较容易出现在实变或纤维化区域，肿瘤的最大径≤3cm，浸润成分最大直径的≤5mm。浸润性结构是指腺泡型、乳头型、微乳头型、实体型、胶样、胎儿型或浸润型黏液腺癌成分，如若存在血管、淋巴管、胸膜，肺泡内肿瘤细胞、坏死以及气管播散等，即便肿瘤≤3cm、原发灶内的浸润部分的最大径≤5mm 也不能诊断为 MIA，而应该是浸润性腺癌(图 5-5)。对于同一肿瘤内有多处浸润的情况，可用浸润性病灶的百分比之和乘以肿瘤的最大径，如数值仍≤0.5cm 也诊断为 MIA。

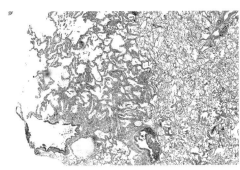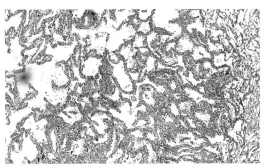

图 5-5　微浸润性腺癌

4. 浸润性腺癌(invasive adenocarcinoma of the lung)　是指具有腺样分化、产生黏液或表达肺泡细胞标记的恶性上皮性肿瘤，以腺泡状、乳头状、微乳头状或者实性生长方式浸润到含有肌纤维细胞的间质内 >5mm，或者瘤细胞进入淋巴管、血管、侵及胸膜或者出现肿瘤性坏死及经气腔内扩散时，也诊断为浸润性腺癌。对于浸润性腺癌又可以细分为 9 类，见下文所述。

(1)临床特征：肺腺癌的发生比率占所有肺癌的 40% 以上，男女性别比为 1.1:1，均为男女性别肺癌中为常见的类型。肺腺癌的症状和体征可因肿瘤大小、发生部位以及是否转移而不同。虽然周围型的肺癌最常见为腺癌，但是中央型的腺癌并不少见。

(2)病理变化：肿瘤中心常因纤维化呈现为灰白色的结节，可有坏死但是形成空洞比较少见。比较容易累及胸膜以及沿着胸膜扩散，是否存在胸膜扩散对于预后影响较大，因此取材应特别注意。新版采用形态结构、细胞核二选一，或将它们组合起来的方法将肺腺癌分级。附壁型腺癌为高分化，腺泡状腺癌与乳头状腺癌为中分化，而微乳头状腺癌及实体性腺癌则属于低分化。研究表明，腺泡型腺癌的筛状模式被认为类似实体型腺癌,预后不佳。

1)附壁生长型腺癌:是由形态一致且温和的Ⅱ型肺泡细胞或Clara细胞沿着肺泡壁表面生长而构成的非黏液型腺癌,其内浸润灶直接>5mm或多个浸润灶之和>5mm或出现肿瘤细胞侵犯淋巴管、血管、侵犯胸膜、肿瘤性坏死或气管内播散(STAS)在附壁生长的腺癌中存在>0.5cm微浸(图5-6)。需要注意的是附壁生长型腺癌的诊断仅用于非黏液性腺癌。

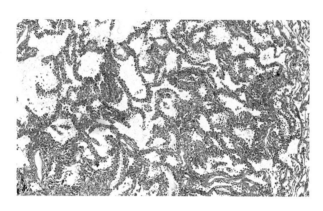

图5-6 附壁生长型腺癌

2)腺泡型腺癌:主要成分是由恶性上皮细胞围成的圆形、椭圆形的腺泡或管腔状结构(筛孔样结构也归为腺泡型腺癌,拥有此类结构的腺癌预后较差),强调了腺腔内或者肿瘤细胞内可有黏液。值得注意的是,有时沿着肺泡壁生长方式会出现折叠,形成内陷的腺样细胞巢,很难与腺泡型腺癌相鉴别。只有当肺泡样结构消失、腺泡周围出现宽窄不一的含有肌成纤维细胞的间质时才可诊断为腺泡型腺癌(图5-7)。

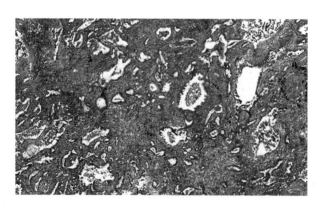

图5-7 腺泡型腺癌

3)乳头状腺癌:诊断标准为带有纤维轴心的乳头状结构,间质是否有肌纤维母细胞反应并不作为标准,需要与各种呈贴壁生长的腺癌由于切面问题形成"乳头"假象相鉴别(图5-8)。

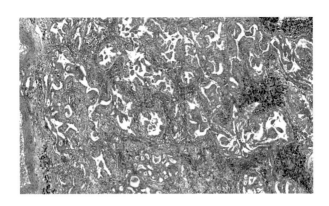

图 5 - 8　乳头型腺癌

4) 实体型腺癌: 肿瘤细胞以实巢状或片状排列为主, 但如若完全为实巢状, 则要与鳞癌以及大细胞癌相鉴别, 因两者均可有少量肿瘤细胞含有细胞内黏液(图 5 - 9)。

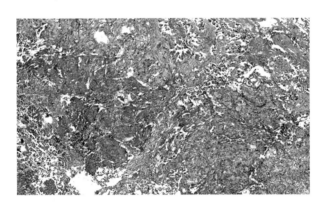

图 5 - 9　实体型腺癌

5) 微乳头型腺癌: 肿瘤由缺乏纤维血管轴心的瘤细胞簇构成, 微乳头结构可以与肺泡壁相连, 也可以呈环状结构漂浮在肺泡腔中(图 5 - 10)。

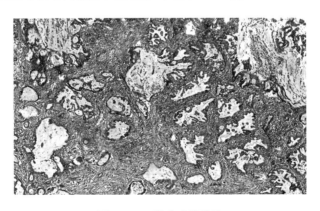

图 5 - 10　微乳头状腺癌

6)浸润性黏液腺癌：肿瘤细胞是由柱状细胞核细胞质内含有大量黏液的杯状细胞组成，瘤细胞核位于基底部，几乎无核不典型性或轻微核不典型性，肿瘤周围的肺泡内常充满黏液。该型腺癌具有强烈的多中心发生、累计多肺叶以及双侧肺的特点，考虑为STAS的结果。肿瘤细胞表达CK7、CK20、HNF4a，常不表达甲状腺转录因子－1(TTF－1)、Napsin A。如果肿瘤中混有附壁生长型、腺泡型、乳头型和微乳头型癌等非黏液腺癌成分，且非黏液腺癌成分≥10%时，则诊断为混合性浸润性黏液型和非黏液型腺癌，并要注明非黏液腺癌成分的组织类型。

7)胶样腺癌：组织学特征是肿瘤组织内见大量细胞外黏液形成黏液池，肿瘤由杯状细胞和柱状细胞组成，细胞常无明显异型，可附壁样生长，也可漂浮在黏液池中。肿瘤细胞表达CK20、MUC2和CDX2，可弱表达或局灶表达TTF－1、CK7和Napsin A。同样要注意与消化道、胰腺、卵巢和乳腺转移来的黏液腺癌区别。

8)胎儿型腺癌：分为低级别和高级别胎儿型腺癌。低级别分为分支状腺管结构并被覆假复层柱状上皮，细胞核小、相对均匀一致，核可有轻微异型性，胞质透亮或轻微嗜酸性，富于糖原，类似于假腺管期胎儿肺被覆上皮，通常肿瘤性腺体被疏松的纤维黏液间质包饶，可见桑葚样结构，瘤细胞表达TTF－1、嗜铬粒素A(CgA)/突触素(90%)，同时在低级别胎儿型腺癌肿瘤细胞可出现β－catenin和ER异常的核质表达。高级别细胞核有明显异型性，可见坏死，缺少桑葚样结构，并经常混有其他类型的各类浸润性腺癌成分，肿瘤细胞可表达CgA/突触素(50%)、甲胎蛋白、glypican 3和SALLA。

9)肠型腺癌：必须有≥50%的肠型腺癌才能诊断为肠型腺癌。肠型腺癌可有结肠癌的免疫表型，例如表达CK20、CK7、CDX2(Villin也可表达)。部分肠型腺癌仅组织学形态有肠型腺癌的特征，无结肠癌的免疫表型。由于有时肺肠型腺癌的组织学和免疫表型与结肠腺癌无法完全区别(有少数转移性结肠癌病例可表达TTF－1)，故只能在临床和影像学等各类检查排除了结肠腺癌后，才能做出肺肠型腺癌的病理诊断。

二、肺鳞状细胞癌

1. 浸润前病变　鳞癌的浸润前病变(preinvasive lesion)包括发生在支气管上皮的癌前病变－鳞状细胞异型增生(squamous dysplasia)和在组织学改变上相互延续的鳞状细胞原位癌(squamous cell carcinomain situ)。发生于支气管树的鳞状细胞异型增生可以是单一的也可是多发的。

(1)临床特征：浸润前病变多见于男性，异型增生性病变可以存在许多年，进展为恶性则非常少见。鳞状细胞异型增生几乎没有任何症状，但发生在重度吸烟和气管阻塞性疾病患者时会出现一些相应的症状。

(2)病理变化：原位癌时黏膜厚度可以增加也可以不增加，细胞明显的增大、大小不等和多形性。细胞排列紊乱，具有异型性的细胞占据上皮的全层，可见核分裂象等。原位鳞癌可沿支气管黏膜表面扩散，甚至扩散至肺泡腔而不破坏肺泡壁，向下可扩延至黏膜下腺体导管。此时，需要与浸润型腺癌相鉴别。鳞状细胞异型增生可以分为轻、中、重度，重度异型增生时这些异型细胞虽超过了上皮的2/3以上，但未达全层，中度异型增生时达1/2以上，轻度时只占1/2以下。

2. 浸润性肺鳞癌(invasive squamous cell carcinoma of the lung)　是一种表现为角化

和存在细胞间桥，或形态上缺少分化但免疫组化证实具有鳞状细胞成分标记的原发性非小细胞肺癌。

（1）临床特征：鳞癌的症状、体征和影像学改变与其他非小细胞癌相同，同样具有侵袭性并常发生远处转移。鳞癌常发生于主支气管或叶支气管，因此，2/3 的鳞癌为中央型，1/3 为周围型。中央型鳞癌是否接近隆突的位置，是制订治疗方案的重要考量因素。

（2）病理变化：肺鳞癌为实性浸润性生长的灰白色肿块，质地软、脆，伴有明显纤维化时可变得坚硬和回缩，偶尔中心部位出现坏死和空洞，肿瘤可以很大，也可凸向支气管腔内生长。镜下见癌细胞呈巢状分布，细胞的异型性、核分裂象及角化程度等依据其分化程度和不同亚型的不同而不同。鳞癌与邻近的支气管上皮的原位鳞癌有接触，这一点是中央型鳞癌与周围型鳞癌鉴别的重要组织学参考。按照鳞癌的组织学形态和免疫表型，分为角化型、非角化型和基底细胞样 3 种亚型。

1）角化型鳞癌：其癌巢内可见角化珠、角化不全的细胞或细胞间桥的存在。这些改变可随着肿瘤的分化程度不同而变化（图 5 – 11）。

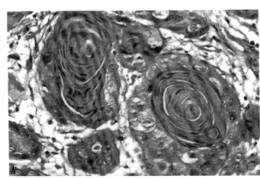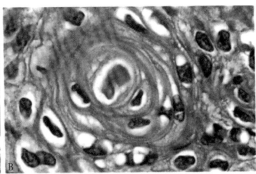

图 5 – 11　鳞状细胞癌

2）非角化型鳞癌：其癌巢中缺乏角化珠、单个细胞角化和细胞间桥，诊断时需要与实性型腺癌以及大细胞癌相鉴别（图 5 – 12）。

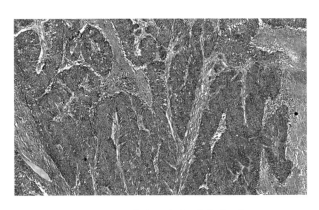

图 5 – 12　鳞状细胞癌（非角化型）

3）基底细胞样鳞癌：是由分化差的基底细胞样的小细胞、周围呈栅栏状排列所构成的分叶状的上皮性肿瘤。

（3）免疫组化：肺鳞癌对 p63 或 p40 为弥漫强阳性（图 5 - 13），几乎所有鳞癌都表达 CK5/6，但不表达 TTF - 1、CD56 和 Syn 常为阴性，仅有 10% 的病例为灶状阳性表达。

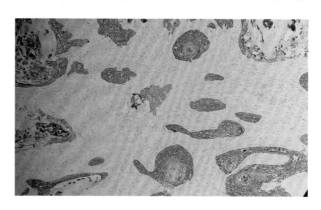

图 5 - 13　鳞状细胞癌 p63

三、大细胞癌

大细胞癌（large cell carcinoma）是一型未分化的非小细胞肺癌，缺少小细胞癌、腺癌、鳞癌和神经内分泌癌的组织学结构特点、细胞形态和免疫表型特征。大细胞癌的诊断名称只能用于手术切除且充分取材的标本，而不能用于非切除和细胞学标本的诊断。

1. 临床特征　大细胞癌的发生与吸烟有关，绝大多数患者是男性。由于新的 WHO 肺癌分类标准的问世，基底样大细胞癌归入鳞癌；大细胞神经内分泌癌归入神经内分泌癌部分；淋巴上皮瘤样癌归入其他未分类癌的类型；透明细胞大细胞癌和横纹肌样大细胞癌亚型被取消。因此，大细胞癌的诊断将从原来的 10% 左右出现一个陡然的下降。

2. 病理变化　大细胞癌常表现为一个典型的周围型的大肿块，实性、界清、常见坏死而少有空洞形成。镜下由片状或巢状的多角形大细胞所构成，核呈空泡状，具有突出的核仁及中等量的细胞质（图 5 - 14）。

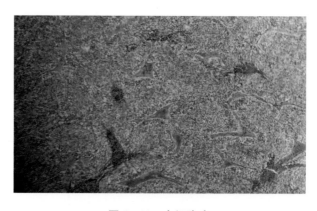

图 5 - 14　大细胞癌

3. 免疫组化　诊断大细胞癌的先决条件是肺腺癌免疫标志物(TTF - 1、Napsin A)和鳞癌标志物(p40、p63、CK5/6)及黏液染色均为阴性,诊断时需与腺癌实体亚型(TTF - 1、NapsinA、黏液染色阳性;p40、p63、CK5/6 阴性)、非角化性鳞癌(TTF - 1、NapsinA、黏液染色阴性;p40、p63、CK5/6 阳性)和腺鳞癌(不同区域有腺癌和鳞癌,且每一种成分要 >10%)相鉴别。

四、肺腺鳞癌

腺鳞癌(adenosquamous carcinoma)是由腺癌和鳞癌两种成分构成的癌,每种成分至少要占肿瘤的 10% 以上,腺鳞癌的诊断只适用于手术切除的标本。

1. 临床特征　腺鳞癌以男性多见,一半以上的患者无症状,少数患者有咳嗽、咯血、肩部疼痛和杵状指。胸部影像学检查周围型的肿瘤,中央瘢痕形成、周围有毛刺征和胸膜牵拉征,一些病灶周围还会出现毛玻璃影和支气管充气征。

2. 病理变化　腺鳞癌与其他类型的非小细胞癌的大体改变没有区别,主要发生在肺实质中,在切除的标本中发现常有较高 T 分期的癌,组织学则是构成于两种成分且腺癌以及鳞癌至少占 10% 以上(图 5 - 15)。

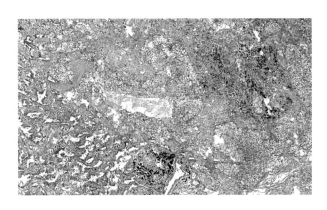

图 5 - 15　腺鳞癌

3. 免疫组化　主要依靠 TTF - 1 和 p40/p63 及黏液染色,尤其对于实性腺癌和非角化鳞癌成分更为重要。

五、肺肉瘤样癌

肉瘤样癌(sarcomatoid carcinoma)是多形性癌(梭形细胞癌和巨细胞癌)、癌肉瘤和肺母细胞瘤的一个总称。

1. 多形性癌(lopic arcinoma)　是指在腺癌、鳞癌或未分化的非小细胞肺癌中至少含有 10% 以上的梭形细胞或巨细胞成分的癌(图 5 - 16)。

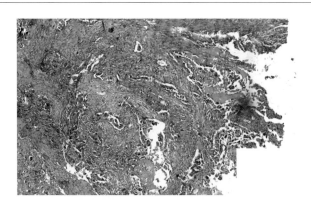

图 5 - 16　多形性腺癌

2. 癌肉瘤(carcinosarcoma)　是指在典型的肺鳞癌或腺癌中混有异源性肉瘤成分(如横纹肌肉瘤、骨肉瘤、软骨肉瘤等)的癌。最常出现的癌成分是鳞癌,其次是腺癌,再依次为腺鳞癌和大细胞癌。最常出现的肉瘤成分依次为横纹肌肉瘤、软骨肉瘤、骨肉瘤,而它们的混合成分则最为常见。免疫组化染色可以凸显非小细胞肺癌和肉瘤成分。TTF - 1、Napsin A 和 CK7 标记腺癌成分,而 p63、p40 和 CK5/6 可以标记鳞癌成分。S - 100、Desmin 和 Myogenin(肌细胞生成素)可以凸显软骨肉瘤和横纹肌肉瘤成分。含有高级别胎儿型腺癌的癌肉瘤,其 β - catenin 表达于细胞膜上,这与肺母细胞瘤表达于核是完全不同的。

3. 肺母细胞瘤(pulmonary blastoma)　是由低级别的胎儿型腺癌和原始间充质成分构成的双向性恶性肿瘤。特异性的间质分化灶(骨肉瘤、软骨肉瘤或横纹肌肉瘤)也可以存在。包括桑葚小体在内的上皮性成分对 CK、CK7、CEA、EMA 和 TTF - 1 为弥漫强阳性表达,β - catenin 为核表达阳性。对 CgA、Syn、Vimentin 和多肽类激素(降钙素等)为局灶阳性。间充质胚胎性细胞表达 Vimentin 和特异肌动蛋白。Desmin、肌细胞生成素和 S - 100 分别表达于异源性的横纹肌肉瘤和软骨肉瘤。

六、未分类的癌

1. 淋巴上皮瘤样癌(lymphoepithelioma - like carinoma)　是一型分化差、混有明显淋巴细胞浸润、癌细胞核内存在 Estin - Barr virus(EBV)的独特类型的癌,与未分化的鼻咽癌类似。癌细胞表达 CK、CK5/6、p40 和 p63。伴随浸润的淋巴细胞为 CD3(+)和 CD20(+)的混合性的 T 和 B 淋巴细胞,其内 EBERI 为阴性。

2. NUT 癌(nuclear protein in testis,NUT carcinoma)　是种存在 NUT(睾丸核蛋白)基因重排、分化差的侵袭性非小细胞癌。也称中线癌或 t(15;19)易位癌。发生在肺内的 NUT 癌是十分罕见的,具体的发生率不详,可发生于任何年龄,但以年轻人和儿童更加多见。虽然其病因尚不清楚,但与吸烟、HPV 和 EBV 感染等无关。肉眼检查见肿块较大,切面呈黄褐至白色,常见地图样坏死。镜下典型的 NUT 癌是由小到中等大小的、未分化的肿瘤细胞构成,片状或巢状,核不规则,染色质呈颗粒状或粗糙。多数病例表达 CK、p63、p40 和 CD34,确诊需要使用特异性的 NUT 单抗,标准是要求免疫组化结果 > 50% 的肿瘤细胞出现核阳性。偶尔表达 CgA、Syn 和 TTF - 1。

七、肺神经内分泌癌

肺神经内分泌肿瘤(neuroendococrine tumors, NETs)是指原发于肺内的具有神经内分泌肿瘤特征的一类恶性上皮性肿瘤，它们具有共同的组织学形态和免疫组化特征。在临床诊断实践中肺神经内分泌肿瘤并不少见，其组织学分类、分级与消化道和胰腺神经内分泌肿瘤的分类分级标准并不完全相同。在2015年最新的WHO分类中，肺神经内分泌肿瘤分为类癌(包括典型类癌和不典型类癌)、小细胞肺癌、大细胞神经内分泌癌以及癌前病变—弥漫性特发性神经内分泌细胞增生等几个范畴，各自具有独特的形态学、免疫表型以及预后特征。神经内分泌肿瘤的诊断主要依据形态学的组织结构和细胞特征，免疫组织化学检测同样也起着重要的作用。

1. 小细胞癌

(1)小细胞肺癌(small cell lung crcinoma, SCLC)是由小细胞组成的恶性上皮性肿瘤，细胞胞质稀少、胞界不清，核染色质呈散在细颗粒状，核仁不明显或无。

1)临床特征：SCLC多位于主气管(中央型)，较少的病例发生于外周，呈钱币样，能够切除。SCLC CT特征性的表现是肺门巨大肿块伴纵隔淋巴结肿大。肿块常呈分叶状，偶见于支气管内，肺门血管和上腔静脉的浸润较常见。SCLC可以播散至人体的任何部位，转移是临床常见的表现，局部转移最常见的部位是胸腔内淋巴结和锁骨上淋巴结。远处转移最常见的部位为肝、骨、脑、同侧与对侧肺及肾上腺。CT筛查能够使SCLC的早期诊断前移率达30%，并降低死亡率。

2)病理变化：镜下，小细胞癌的癌细胞小，排列紧密，呈弥漫片状生长，神经内分泌肿瘤分化的组织学形态特征(巢状、梁索状、栅栏状和菊形团等)较为少见，也发现有沿肺泡间隔生长扩散的现象。有时除核的特征外无明显神经内分分化的形态学特征(图5-17A)。肿瘤细胞一般<3个静止淋巴细胞的直径，胞质稀疏，细胞边界模糊不清。核呈圆形、卵圆形及梭形，细胞核的染色质为纤细颗粒状，核仁无或不明显。小细胞癌最为突出的形态学特点是其细胞核的构型，并且核分裂象多见(图5-17B)。免疫组化Ki-67阳性的增生指数通常>50%，平均80%。典型病变可见广泛坏死。在电镜下大部分病例可以找到神经分泌颗粒，具有致密核心及膜包绕，直径为50~240nm。

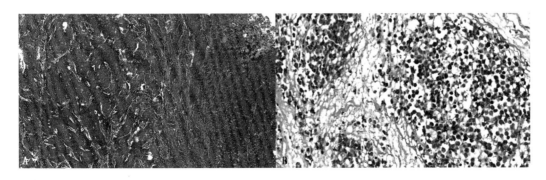

图5-17　小细胞癌

3)免疫组化：大部分小细胞癌表达神经内分泌标记CD56、CgA、Syn等全部或者某一项是阳性(图5-18,图5-19)。

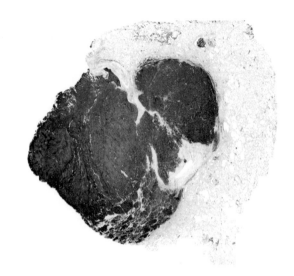

图5-18 小细胞癌-CD56

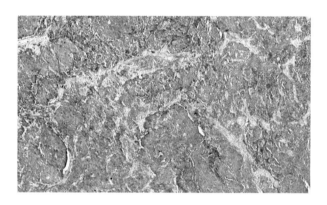

图5-19 小细胞癌-Syn

(2)复合型小细胞癌:是指小细胞癌与非小细胞癌成分的混合,包括鳞状细胞癌、腺癌、大细胞癌、大细胞神经内分泌癌等。因此在SCLC和LCNEC之间形态学的连续性,复合型SCLC和大细胞癌中至少有10%的大细胞癌成分。

2. 大细胞神经内分泌癌

(1)大细胞神经内分泌癌(large cell neuroendocrine,LCNEC) 是一类具有神经内分泌肿瘤形态学特征以及免疫组化标志(菊形团与栅栏状结构)的非小细胞肺癌。

1)临床特征:肺大细胞神经内分泌癌通常表现为巨大肿块,84%为周围型,63%发生在上叶,可累及亚段支气管或大支气管,平均大小为3~4cm(范围0.9~12cm),肿瘤边界清楚,切面棕红色伴有坏死。肿瘤常浸润胸膜、胸壁及邻近组织,偶见出血,囊腔形成罕见。

2)病理变化:LCNEC表现神经内分泌的组织形态学特征,如器官样、梁索状、菊形团样结构及外周栅栏状排列。多个菊形团构成的筛状实性肿瘤细胞巢在LCNEC常见。

肿瘤细胞一般较大，中等至丰富的胞质、核仁常见且明显（图5-20）。上述特征有助于区别 LCNEC 和小细胞癌。在活性程度较高的肿瘤中核分裂象一般 >10 个/2mm²（平均75 个），<30 个/2mm² 非常少见。肿瘤细胞 Ki-67 增生指数应为40%~80%，常见大片坏死对小活检标本做出 LCNEC 的诊断是困难的，需要符合所有的形态学和免疫组化标准在某些情况下，诊断非小细胞肺癌、可疑大细胞神经内分泌癌是最佳选择。

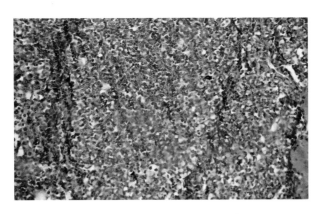

图 5-20　大细胞神经内分泌癌

3）免疫组化：CgA、Syn、CD56 等免疫组化标志物只要有其中一种标志物在10% 的细胞中是明确阳性，即可诊断。约50% 的 LCNEC 表达 TTF-1，较小细胞癌低。几乎所有的 LCNEC 广谱 CK、CK7 胞质呈斑点状或弥散阳性。如发现 CK5/6、CK5、CK10、CK14 以及 p40 等鳞状细胞相关表标志物表达，提示 LCNEC 中混合其他类型的细胞。LCNEC 很少检测到 Napsin A 阳性，在没有明显鳞状分化的 LCNEC 也可检测到 p63 表达阳性。

（2）复合型大细胞神经内分泌癌：是指大细胞癌中混有腺癌、鳞状细胞癌、巨细胞癌等成分，不论混有细胞数量的多少均可诊断，且应该在诊断中注明。

3. 肺类癌（carcinoid）　是指原发于肺内的中低级别的上皮性神经内分泌恶性肿瘤，低级别的类癌—典型类癌（typical carcinoid，TC）是指核分裂象 <2 个/2mm² 没有坏死，直径大于0.5cm 的类癌，而将核分裂象2~10 个/mm²，伴有局灶坏死的中级别类癌称之为不典型类癌（atypical carcinoid，AC）。

（1）临床特征：肺类癌是典型和不典型类癌的总称，据 WHO 估计，按年龄标化类癌的发病率在 <（0.1~1.5）/10 万人，其中70%~90% 是 TC，占所有肺癌的 <1%。TC 与吸烟无关，AC 吸烟者多发。类癌的细胞起源不清，历史上曾认为其起源于肺的神经内分泌（kulchitsky）细胞。肺类癌常见于中心气管，约40% 发生在周围，发生在周围者多为不典型类癌。从气管到细支气管均可发生类癌，大部分中央型类癌见于主支气管或叶支气管，发生在气管者非常罕见。表现为中度或明显强化的肺孤立性结节或肿块，密度均匀，可伴有钙化，毛刺不明显，若合并周围气管改变、有淋巴结转移或远处转移时，需要考虑到 AC 的可能。

（2）病理变化

1）典型类癌：以神经内分泌的组织学形态为特征，其中器官样和小梁样结构最为常见。肿瘤细胞是均匀一致的多角形小细胞，核仁不明显，中等至丰富的嗜伊红胞质。肿瘤内血管丰富，间质内可出现广泛玻璃样变、淀粉样变等（图 5 - 21）。

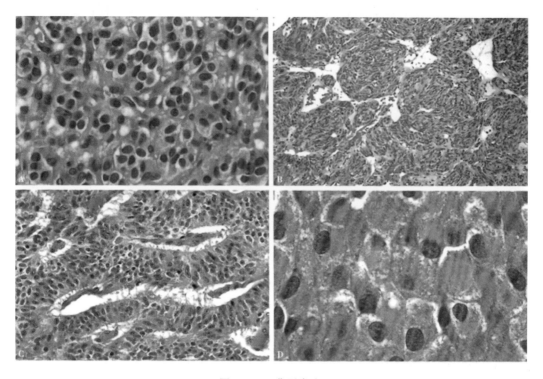

图 5 - 21　典型类癌

2）不典型类癌：具有与典型类癌同样的组织学特征。诊断性特征是核分裂象 2 ~ 10 个/$2mm^2$ 和（或）存在坏死。尽管有时可见较大区域的坏死，但坏死斑只是点灶状的，仔细检查切除肿瘤是准确诊断所必需的。因此，病理报告应包括核分裂象数和坏死状况。

3）微小类癌（carcinoid tumorlet）：亦称微小瘤（tumorlet）由小支气管神经内分泌细胞局灶性异型增生形成的直径大于 2mm、小于 5mm 的结节。镜下特征性结构是浸润性的边缘和明显的纤维间质，肿瘤细胞巢由纤维组织包绕，细胞形态与周围型类癌相似。一般认为微小瘤的生物学行为是良性的。

八、唾液腺型肿瘤

肺原发的唾液腺型肿瘤均为少见肿瘤，主要包括多形性腺瘤、黏液表皮样癌、腺样囊性癌、上皮肌上皮癌等，其中，多形性腺瘤为良性，其他为恶性。唾液腺型肿瘤与支气管关系密切，其发生与气管、支气管黏膜下的唾液腺体有关，故通常表现为肺中央型的肿物，患者常因气管阻塞而出现呼吸困难、咯血、发热等症状。发生在外周肺组织内的肿瘤少见，可不引起明显的临床症状。

1. 多形性腺瘤（pleomorphic adenoma）　是由上皮细胞和变异的肌上皮细胞组成的一种良性肿瘤，常常混有黏液样或软骨样间质成分。多形性腺瘤直径可从 1 ~ 16cm。位于支气管内的肿物通常为息肉样，可阻塞气管，位于周边肺组织内的肿物通常为边界清晰的实性结节。上皮细胞和肌上皮细胞虽都可表现 CK 和 S100，但肌上皮细胞还可表达 Calponin、P63 和 SMA 阳性，Vimentin 和 GFAP 也常可阳性。

2. 黏液表皮样癌(mucoepidermoid carcinoma，MEC)　是一种由黏液分泌细胞、表皮样细胞和中间型细胞构成的恶性唾液腺型肿瘤。肿瘤切面灰白、灰黄色，实性或伴有大小不等的囊腔，或呈黏液样外观。镜下，MEC 的特点是由数量不等上述 3 种细胞排列成腺腔样、管状、巢状或实性片状。肺 MEC 表达 P63、P40、CK7 和 CK5/6，不表达 CK20、TTF－1 和 Napsin A。黏液所分泌细胞 PAS 染色和黏液卡红染色阳性。病理级别以高级别为主，其预后与组织学分级、临床分期密切相关。

3. 腺样囊性癌(adenoid cystic carcinoma，ACC)　是由上皮和肌上皮细胞构成的恶性唾液腺型肿瘤，可表现为管状、筛状、实性等多种组织学结构。上皮细胞和变异的肌上皮细胞在各种结构中的比例不等，往往是肌上皮细胞占优势。

4. 上皮－肌上皮癌(epithelial－myoepithelial carcinoma，EMC)　是一种具有双向形态学特点的低度恶性肿瘤，典型形态为双层细胞形成导管样结构，内层衬覆导管上皮细胞，外层为梭形、透明或者浆细胞样形态的肌上皮细胞。

5. 腺泡细胞癌(acinic cell carcinoma)　是一种惰性的唾液腺源性肿瘤。肺内原发的腺泡细胞癌由 Fechner 首先报道，所以也称为 Fechner 瘤，组织形态与头颈部的腺泡细胞癌类似，细胞伴有浆液性腺泡细胞的分化及特征性的胞质内酶原分泌颗粒。特殊染色 PAS 表现阳性，而黏液卡红染色阴性。

九、乳头状瘤

肺的乳头状瘤包括鳞状细胞乳头状瘤、腺性乳头状瘤和腺鳞混合性乳头状瘤，均为肺的少见肿瘤。其中，鳞状细胞乳头状瘤在所有肺肿瘤中占比<1%，但同时也是肺内最多见的良性肿瘤。

1. 鳞状细胞乳头状瘤(squamous cell papilloma)　是表面被覆鳞状上皮细胞构成的乳头状肿瘤，轴心由纤细的纤维血管构成，可以单发也可以多发，可以为外生性也可以内翻性生长。患者可出现支气管阻塞的相应症状，周边型病变常无症状而偶然发现。免疫组化 CK、CK5/6、P63 和 P40 等标记阳性，TTF－1 阴性。免疫组化和 DNA 原位杂交可以证实感染 HPV 病毒的挖空细胞，但对诊断并无帮助(图 5－22)。

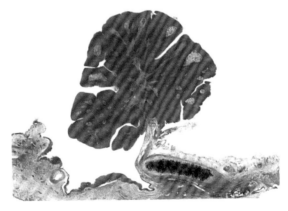

图 5－22　鳞状细胞乳头状瘤

2. 腺性乳头状瘤(glandular papilloma)　是一种良性的乳头状肿瘤,其特征是纤维血管轴心表面被覆有纤毛或无纤毛的柱状上皮,同时伴有不等量的立方细胞和杯状细胞。发生在周边肺组织内的单发肿瘤,称为孤立性周围型纤毛腺性乳头状瘤(solitary peripheral ciliatedglandular papilloma,SPCGP)。肿瘤中的所有上皮细胞,均显示 CK、CK7 和 TTF-1 阳性。局部纤毛细胞 Napsin A 和 CEA 阳性。基底细胞 P63 和 CK5/6 阳性(图 5-23)。

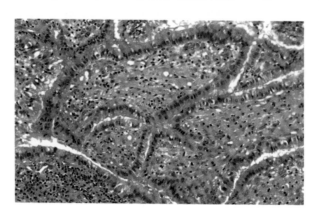

图 5-23　腺性乳头状瘤

3. 腺鳞混合性乳头状瘤(mixed squamous cell and glandular papilloma)　是良性的支气管内乳头状肿瘤,同时被覆鳞状上皮和腺上皮,其中腺上皮成分至少要占 1/3 以上。

十、腺瘤

肺的腺瘤均为少见肿瘤,其中硬化性肺细胞瘤相对多见,特别是东亚地区,而肺泡腺瘤、乳头状腺瘤、黏液性囊腺瘤、黏液腺腺瘤均很罕见。硬化性肺细胞瘤、肺泡腺瘤、乳头状腺瘤和黏液性囊腺瘤为肺泡上皮来源,表现为肺实质内肿物,表达肺泡上皮标记,其发生与支气管无关。而黏液腺腺瘤为支气管腺体来源,表现为中央型或周边型支气管内肿物。

1. 硬化性肺细胞瘤(sclerosing pneumocytoma)　以往称之为硬化性血管瘤(sclerosing haemangioma),是一种起源于原始肺上皮细胞,临床经过良好的肺实质内肿瘤。肿瘤中可同时包含多种组织学结构(如实性区、乳头区、血管瘤样区等)和两种分化不同的主要细胞成分。

2. 肺泡腺瘤(alveolar adenoma)　是周边型的孤立性肺良性肿瘤,其组织特征是网格样囊状结构,内衬单层的 II 型肺泡上皮细胞,囊壁间隔粗细不等,由富于梭形细胞的间质构成。

3. 乳头状腺瘤(papillary adenoma)　是发生在肺实质内的界限清楚的良性肿瘤,其特征是在纤维血管间质轴心的表面被覆单层温和的立方或柱状上皮细胞。

4. 黏液性囊腺瘤(mucinous cystadenoma)　为局灶性纤维囊性结构,囊内充满黏液,囊壁内衬分化良好的黏液性上皮。

5. 黏液腺腺瘤(mucous gland adenoma)　是起源于支气管腺体和导管的良性肿瘤,以外生性为主。其特征是形成富含黏液的囊性、管状、腺样和乳头状结构,覆以高柱状、扁平、立方、杯状、嗜酸性或透明细胞。

（赵　鹏）

第四节　间叶性肿瘤

一、良性间叶源性肺肿瘤

1. 肺错构瘤（pulmonary hamartoma）　是由至少两种间叶成分构成的良性间叶源性肿瘤，其间叶成分包括软骨、脂肪、纤维及平滑肌等组织，并可见陷入其内的呼吸性上皮。

（1）临床特征：错构瘤是肺内原发的最常见的良性间叶性肿瘤，一般发生在成人，发病高峰年龄为 60 岁，儿童罕见。男性多于女性。肿瘤大多（约占 90%）位于肺的周边部，称肺内型错构瘤，无明显症状，常是由影像学检查偶然被发现。少数位于肺的中心部分或支气管内，称为支气管内型错构瘤，X 线及 CT 检查可见圆形、类圆形及球形阴影，边界清楚，密度不均匀，有的可见分叶状。少数肺错构瘤在影像学可发现特征性的"爆米花"样钙化。肺错构瘤的治疗方法是以手术为主，大多采用肿瘤剜出和肺组织楔形切除，预后良好。

（2）病理变化：肿瘤呈孤立性球形或分叶状，位于肺实质内或呈广基息肉状突入支气管腔内。质地坚实，界限清楚，可从肺实质中剥脱出来。镜下主要表现为呈分叶状结构的成熟的软骨组织，被不同比例的其他间叶成分所围绕，包括疏松黏液样纤维组织以及平滑肌、骨或血管纤维组织等。在小叶间的间叶成分内见纤毛上皮、无纤毛上皮或分泌黏液的脂肪、上皮等呼吸型上皮呈不规则的裂隙状排列。软骨组织可呈岛状分布，可发生钙化和骨化（图 5 - 24）。

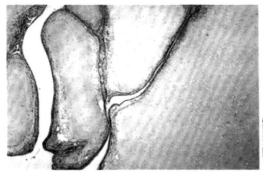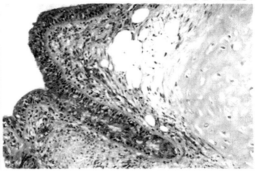

图 5 - 24　错构瘤

（3）免疫组化：不同间叶成分显示各自的免疫表型，Vimetin 均阳性，梭形细胞平滑肌 SMA、calponin 阳性，雌、孕激素受体可阳性；夹杂的裂隙状腺上皮 TTF - 1 阳性，肿瘤细胞的增生标记(Ki-67)指数均<3%。

2. 软骨瘤(chondroma)　是由透明软骨或黏液样透明软骨构成的良性间叶源性肿瘤。常见于 Carney 三联征(肺软骨瘤、胃间质肉瘤和肾上腺外副节瘤)的患者。

(1)临床特征:此瘤较少见,主要见于年龄<30 岁的年轻女性,偶尔发生于男性,年龄平均为 53 岁。通常无明显症状,可出现咳嗽、胸痛和呼吸困难等。影像学表现为支气管内或周围肺实质内界限清楚的圆形或类圆形结节,常伴有"爆米花"样钙化。Camey 三联征患者可呈多结节(平均 3 个)。手术切除软骨瘤可治愈。伴有 Carney 三联征的患者其胃间质肉瘤和肾上腺外副节瘤是决定临床治疗和预后的主要因素。

(2)病理变化:肿块大小不等,界限清楚或呈分叶状,直径为 1~2cm,表面光滑,灰白色半透明状,质地较硬,可有钙化。组织学特征:肿瘤呈分叶状结构,由分化成熟的软骨组织构成,可为透明软骨或黏液样透明软骨,亦可为多种软骨混合构成,软骨细胞中等大小,无非典型性(图 5-25)。肿瘤周围可见假包膜。显示 S-100 阳性。

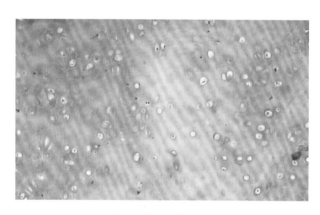

图 5-25　肺软骨瘤

3. 脂肪瘤(lipoma)　由成熟脂肪细胞构成的良性肿瘤。

(1)临床特征:少见,可见于任何年龄,好发于中老年人,男性多见。常发生在大支气管,呈息肉状突入支气管腔,引起阻塞性症状,出现咳嗽、咳痰、咯血、呼吸困难等;发生于周围肺者罕见。治疗主要是局部切除。

(2)病理变化:肿瘤在大支气管腔内呈带蒂息肉状肿块突入。肿瘤通常较小,呈黄色,质软。组织学特征:肿瘤表面被覆支气管黏膜上皮,上皮下为分化成熟的脂肪组织,肿瘤与支气管壁界限不清,有时混有残留散在分布的支气管腺体,周围及间质可以出现纤维化和炎症反应,可表现为间质的非典型性。肿瘤与肺组织界限清楚。

(3)免疫组化:与其他部位发生的脂肪瘤相同,呈 S-100 阳性。

4. 血管瘤(hemangioma)　主要由扩张的血管型血管组成的良性肿瘤。

(1)临床特征:罕见,可见于任何年龄,男女均可发生。常发生于支气管,可呈息肉状突入支气管腔,引起阻塞性症状。周围肺发生更少见。影像学常表现为界限清楚的不透明的毛玻璃阴影。

(2)病理变化:肿瘤可在支气管腔内隆起于黏膜表面,呈鲜红色,直径较小。组织学特征：肿瘤大多表现为海绵状血管瘤，主要由增生的囊状扩张的薄壁血管组成，相互吻合成网，管壁内衬扁平内皮细胞，腔内充有血液，部分可见血栓。间质为纤维结缔组织。有些肿瘤内可见毛细血管瘤样区。肿瘤表面被覆支气管黏膜上皮（图 5 - 26）。

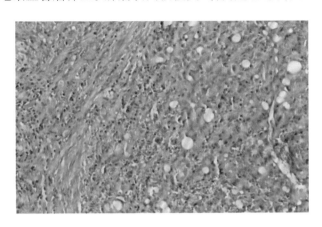

图 5 - 26　血管瘤

（3）免疫组化：肿瘤细胞表达 CD31、ERG、CD34、GLUT1 等。

5. 平滑肌瘤及平滑肌瘤病　平滑肌瘤（leiomyoma）由分化良好的平滑肌构成的良性肿瘤。肺内多发性平滑肌瘤亦称平滑肌瘤病（eiomyomatosi），表现为多发结节。

（1）临床特征：此瘤少见，一般发生在中年人，高发年龄为 40～50 岁，男女比例为 1∶1.5。平滑肌瘤病几乎均为女性。发生在支气管内者有阻塞性症状，发生在肺实质内者多无明显症状。平滑肌瘤病的患者大多有子宫平滑肌瘤病史。治疗方法是以手术为主，大多采用肿瘤剜出和肺组织楔形切除。平滑肌瘤病的预后依据组织学分级及患者个体对激素的反应程度，大多肿瘤进展缓慢，预后良好。

（2）病理变化：平滑肌瘤病多为双侧肺弥漫受累，肿瘤呈粟粒结节，直径约为1.5cm，也可大到 10cm。肿瘤与其他部位平滑肌瘤相似，由成束的平滑肌细胞纵横交错排列，位于支气管内者，肿瘤表面被覆支气管上皮。平滑肌瘤病主要改变为在肺实质内见大小不等、圆形、境界清楚的平滑肌组织构成的瘤结节，平滑肌细胞分化良好。肿瘤无包膜。

（3）免疫组化：具有平滑肌细胞的免疫表型，Vimetin 均阴性，SMA、calponin、SMA、MSA 及 Desmin 阳性，残留肺泡上皮 TTF 阳性。

6. 周围神经鞘肿瘤（peripheral nerve sheath tumours）　是来源于外周神经鞘细胞的一类良性肿瘤，包括施万细胞瘤（schwannoma）、神经纤维瘤、节细胞神经瘤和神经束膜瘤。形态与肺外其他部位的肿瘤相同。若位于支气管内，表面被覆支气管黏膜上皮，并可发生溃疡或上皮的鳞化。肿瘤周边可见较多淋巴细胞聚集，有时形成淋巴滤泡。神经束膜瘤的瘤细胞呈纤细的梭形，可见伸长的细的胞质突起，呈漩涡状排列。施万细胞瘤、神经纤维瘤和节细胞神经瘤均显示强的 S - 100 表达，典型的神经束膜瘤表现为 EMA 阳性，而 S - 100 阴性。

7. 胎儿肺间质肿瘤（fetal lung interstitial tumour）　是由不成熟的间充质构成的类似

于发育不全的肺泡腔样结构的先天性肺良性肿瘤。胎儿肺间质肿瘤常由于肺部症状（呼吸困难等）而被发现。肿瘤为单一孤立性，有厚的完整包膜，其内由黏液背景的短梭形间充质细胞构成不规则的肺泡腔样结构，腔内衬正常的肺泡细胞。由于镜下为微囊网状结构，囊内衬上皮细胞，壁的间质内为单一未成熟的间叶细胞，需要与Ⅲ型先天性腺瘤样畸形和胸膜肺母细胞瘤相鉴别。也需要与肺泡细胞腺瘤相鉴别，但后者发生在成人，肿瘤没有包膜，不形成相对均匀的网状结构，囊壁内可有胶原产生。该肿瘤发生在幼小婴儿，切除后不复发，是否与胸膜肺母有关尚未肯定。

二、血管周上皮样细胞肿瘤

血管周上皮样细胞肿瘤（perivascular epithelioid celltumors，PEComa）是起源于血管周上皮样细胞的一类肿瘤，在组织学和免疫表型上具有血管周上皮细胞特征的间叶性肿瘤。包括肺淋巴管平滑肌瘤病、透明细胞"糖"（良性PEComa）及恶性PEComa。

1. 淋巴管平滑肌瘤病　肺淋巴管平滑肌瘤病（pulmonary lymphan gioleiomyo matosis，PLAM）是一种由淋巴管及其周围增生的短梭形平滑肌样细胞所组成的肿瘤，常与囊性变有关。

2. 良性血管周上皮样细胞肿瘤　肺良性血管周上皮样细胞肿瘤（pulmonaryn benign perivascular epithelioid cell tumors，PEComa）也称透明细胞肿瘤（过去称透明细胞"糖"瘤），是一种由含大量糖原、丰富透明或嗜酸性胞质的细胞弥散分布构成的肿瘤。

三、潜在恶性及恶性间叶源性肿瘤

1. 炎症性肌成纤维细胞瘤（infammatovfbroblastic tumour，IMT）　由分化的肌成纤维细胞/成纤维细胞组成伴丰富浆细胞和（或）淋巴细胞的肿瘤。曾用名有炎性假瘤、浆细胞肉芽肿、纤维黄色瘤、纤维组织细胞瘤及假肉瘤性肌成纤维细胞肿瘤和气管支气管树的侵袭性纤维性肿瘤。

2. 上皮样血管内皮瘤　肺上皮样血管内皮瘤（pulmonary epithelioid haemangio endothelioma，PEHE）是一种不常见的低至中度恶性肿瘤，由短索状和实性巢状上皮样内皮细胞伴有黏液透明基质构成。在肺内曾称为血管内支气管肺泡肿瘤。

3. 胸膜肺母细胞瘤（pleuro pulmonary blastoma，PPB）　是一种发生于婴儿及幼儿的罕见恶性肿瘤，呈囊性和（或）实性、缺乏恶性上皮成分的软组织肉瘤，好发于肺或少见于壁层胸膜及纵隔。根据肿瘤有无囊腔将胸膜肺母细胞瘤分3种组织学类型，即Ⅰ型囊性型、Ⅱ型囊实混合型和Ⅲ型实性型。

4. 滑膜肉瘤（synovial sarcoma，SS）　是一种具有间叶性和上皮性分化的独特的软组织肉瘤，且伴有特征性的 t(x；18)(p11.2；q11.2)易位。

四、肌上皮肿瘤

肌上皮肿瘤（myoepithelial tumours）是主要或全部由显示肌上皮分化的瘤细胞构成的肿瘤，无任何导管上皮分化成分，故不同于混合瘤。良性的肌上皮肿瘤称之为肌上皮瘤（myopitelioma），恶性者称之为肌上皮癌（myopithelial carcinoma）。非常罕见，好发于成人，良性女性多见，恶性男性多见。良性肌上皮瘤可通过手术切除治愈，恶性肌上皮癌可转移至软组织、肝、脑及对侧肺。低核分裂象可能是恶性肿瘤预后好的因素。

1. 病理变化 肿瘤位于支气管内常突向支气管腔，或位于周围肺呈界限清楚的结节状。切面黄褐色。肿瘤大小为1.5～13cm，恶性肿瘤较大，有局部浸润，且常见出血坏死。组织学特征：①肿瘤呈小梁或网状结构，伴有丰富的黏液样间质；②肿瘤细胞呈上皮样或梭形，细胞质嗜酸性或透明状，细胞核均匀，有的瘤细胞似浆细胞样和胞质内有玻璃样小体；③肌上皮癌显示明显的恶性特征，如分裂象多见、细胞核异型性明显，并见坏死等。

2. 免疫组化 大多数肿瘤细胞呈CK、S-100和cal-ponin及GFAP、SMA、P63阳性。而Desmin和CD34标记为阴性。

五、淋巴细胞组织细胞肿瘤

原发性肺淋巴瘤(primary pulmonary lymphoma，PPL)是一类少见的肺部肿瘤，占肺部恶性肿瘤的0.5%～1%。由于肺部也是其他部位淋巴造血组织肿瘤最易侵犯的器官之一。因此，除肺血管内大B细胞淋巴瘤外，诊断原发性肺淋巴瘤时需要在发病或诊断后3个月内没有肺外淋巴造血疾病的证据。几乎所有类型的淋巴细胞组织细胞肿均可在肺部发生，其中最为常见的类型是结外边缘区黏膜相关淋巴组织淋巴瘤。由于肺部的淋巴细胞组织细胞肿瘤的诊断常常是利用穿刺活检材料完成的，受取材的大小和部位的限制，尤其是需要特征性的结构(血管内大B细胞淋巴瘤)和异型细胞的形态和数量(肺淋巴瘤样肉芽肿病的诊断和分级)进行诊断时，往往会给诊断带来困惑和挑战。因此，取材方式、材料的大小及免疫组化的正确应用，对于正确的诊断至关重要。

1. 结外边缘区黏膜相关淋巴组织淋巴瘤(MALT淋巴瘤) 肺结外边缘区黏膜相关淋巴组织淋巴瘤(pulmonary extranodal marginal zone lymphoma of mucosa-associated lymphoid tissue，MALT lymphoma)是一种结外淋巴瘤，由形态学上异质性的小B细胞、单核样B细胞及散在的免疫母细胞和中心母细胞构成。肿瘤细胞常浸润至支气管黏膜上皮，形成淋巴上皮病变。

2. 弥漫性大B细胞淋巴瘤 肺弥漫性大B细胞淋巴瘤(pulmonary diffuselarge B-cell lymphoma，DLBCL)是肿瘤性大B淋巴样细胞弥漫性增生，瘤细胞核大小等于和(或)大于正常巨噬细胞的核，或超过正常淋巴细胞的两倍。肺原发性DLBCL也包含有其他不同的形态和病因的侵袭性B细胞淋巴瘤，中老年人EBV阳性大B细胞淋巴瘤也可发生在肺内。

3. 淋巴瘤样肉芽肿病 肺淋巴瘤样肉芽肿病(pulmonary Lymphomatoid granulomatosis，LYG)是一种以血管中心性和血管破坏性EBV相关性B细胞淋巴组织增生性疾病，由EBV阳性的B细胞和大量反应性T细胞组成。EBV阳性的B细胞的数量和细胞异型性决定其组织学分级和预后。

4. 血管内大B细胞淋巴瘤(intravascular largeB-cell lymphoma，IVLBCL) 是罕见地结外侵袭性大B细胞淋巴瘤，淋巴瘤细胞生长在局部小血管内，特别是毛细血管。

5. 肺朗格汉斯细胞组织细胞增生症(pulmonarylangerhans cell histiocytosis，PLCH)是由朗格汉斯细胞增生及相关性肺间质病变引起的疾病。可有BRAF基因的突变，认为是肿瘤性病变。朗格汉斯细胞表达S100、CDla和Langein。

6. Erdheim-Chester病(Erdheim-Chester disease，CD) 是一种罕见的黄色肉芽肿

性组织细胞增生症，是一种多系统侵犯的疾病。病变常累及骨和富含脂质的脏器，也可发生于肺，常可引起肺间质纤维化，是一种具有恶性潜能的肿瘤。

7. Rosai - Dorfman 病(Rosai - Dorfman disease，RDD) 是一种良性非朗格汉斯细胞组织细胞增生性疾病，主要特征是窦组织细胞增生伴淋巴结肿大以及组织细胞质内可见吞噬淋巴细胞。多发生于淋巴结，也可结外累及或单独发生于淋巴结外包括肺。

六、其他间叶性肿瘤

1. 先天性支气管周肌成纤维细胞肿瘤(congenita pribrochial myofibroblastic tumor，CPMT) 是一种同质的和支气管周围从肥胖到梭形细胞的均匀增生，并排列成宽而交错的束，表现为富于细胞和明显的核分裂活性。

2. 弥漫性肺淋巴管瘤病(diffuse pulmonarylymphangiomatosis，DPL) 是一种沿肺、胸膜及纵隔的正常淋巴管分布的淋巴管腔隙和平滑肌的弥漫性增生。

3. 肺动脉内膜肉瘤(pulmonary artery intimal sarcoma，PAIS) 起源于弹性肺动脉的内膜，可能是由完全未分化或显示异源成分如骨肉瘤和软骨肉瘤构成。根据细胞的不同起源分为两型：内膜型和管壁型。肺动脉肉瘤绝大多数是肺动脉内膜肉瘤，起源于内膜的多潜能间叶细胞，伴不同的细胞分化而管壁肉瘤极罕见。

4. 原发性肺黏液肉瘤伴 EWSR1 - CREB1 易位 原发性肺黏液肉瘤(primany pulmonay myxoid sarcoma，PPMS)是起源于气管的恶性肿瘤。主要呈分叶状结构，瘤细胞轻度非典型性，圆形或短梭形，在明显的黏液样间质中排列成网状和条索状。肿瘤具有 EWS-RI - CREBI 融合基因。罕见，好发于成人，年龄为 24～68 岁。女性发病多于男性。

（赵　鹏）

第五节　异位性肿瘤

肺内的异位性肿瘤(tumours of ectopic origin)是罕见的肺原发性肿瘤，需要排除肺外相同肿瘤的肺内转移可能之后才能做出诊断。

一、生殖细胞肿瘤

肺内生殖细胞肿瘤(germ cell tumours)是指在肺内发生的起源于生殖细胞的异质性肿瘤，最常见的为肺畸胎瘤。诊断标准为排除性腺和其他性腺外部位的生殖细胞肿瘤转移。

二、肺内胸腺瘤

肺内胸腺瘤(intrapulmonary thymoma)是上皮性肿瘤，组织学上与纵隔胸腺瘤相同，起源于肺内异位的胸腺组织。

三、黑色素瘤

黑色素瘤(melanoma)是起源于黑色素细胞的恶性肿瘤。确定是肺原发性的黑色素瘤需排除以前和同期的皮肤、眼或其他黏膜起源,排除隐匿性的转移后才能做出肺原发的诊断。免疫组化显示 s – 100、Melan – A、HMB45 和 SOX10 阳性。

四、脑膜瘤

脑膜瘤(meningioma)与附于颅内硬脑膜内表面的脑膜(蛛网膜)细胞肿瘤相同,原发于肺而中枢神经系统无肿瘤。

(赵　鹏)

第六节　转移性肿瘤

肺转移性肿瘤(metastasis to the lung)是指肿瘤细胞由肺外部位(经血道或淋巴道)向肺播散,在肺内形成的肿瘤。

肺是转移性肿瘤最常见的部位,可见于肺的任何部位,常见于肺下叶。乳腺癌、肾癌、结肠癌、子宫内膜癌和其他肿瘤可以在支气管内呈孤立性肿块。肺转移性肿瘤通常预后较差,但有些孤立性转移或转移病灶少且仅局限于肺的患者,在原发病灶和转移灶切除后可长期存活。

免疫组化结果在鉴别诊断上具有重要价值,可帮助判断转移的原发部位。肺转移性腺癌(除黏液性癌)其 TTF – 1、Napsin A 一般为阴性,CK7 是变化的。结肠腺癌表达 CK20 和 CDX2。乳腺癌表现为 ER、PR、GCDFP15、GATA3 和(或)乳腺球蛋白阳性。卵巢癌常标达 CA125、N – cadherin、Vimentin、ER 和 inhibin – α。前列腺癌 PSMA、PSA 和 AR 阳性。黑色素瘤 S – 100、HMB45 和 Melan – A 阳性。转移肉瘤显示不同的细胞分化谱系。但没有免疫组化标记可帮助区别鳞状细胞癌的转移性或原发性。

(赵　鹏)

参 考 文 献

[1] Travis WD, Brambilla E, Burke AP, et al. WHO classification of tumours of the lung, pleura, thymus and heart. 4th ed. Lyon: LARC Press, 2015

[2] 王恩华,张杰,等. 临床病理诊断与鉴别诊断——气管、肺、胸膜及纵隔疾病. 北京:人民卫生出版社,2018

[3] 刘彤华. 诊断病理学(第3版). 北京:人民卫生出版社,2012

［4］ Juan Rosail. Rosai Ackerman. 郑杰，译. 外科病理学(第10版). 北京：北京大学医学出版社，2014

［5］ Youden DR，Cramb SM，Baade PD. The Interational Epidemiology of Lung Cancer：geographical distribution and secular trends. J Thorac Oncol，2008，3(8)：819 - 831

［6］ Kadota K，Vllna Vargas J，Yoshizawa A，et al. Prognostic significance of adenocarcinoma in situ, minimally invasive adenocarcinoma, and nomucinous lepidic predominant invasive adenocarcinoma of the lung in patients with stage I disease. Am J SurgPathol，2014，38(4)：448 - 460

［7］ Karachaliou N，Pilotto S，Lazzari C，et al. Cellular and molercular biology of small cell lung cancer：an overview. TranslLungCancer Res，2016，5(1)：2 - 15

［8］ Kristine E，Konopka. Diagnostic Pathology of Lung Cancer. Semin Respir Crit Care Med，2016，37(5)：681 - 688

［9］ Filossoa PL，Renab O，Guerreraa F，et al. Clinical management of atypical carcinoid and large - cell neuroendocrine carcinoma：a multicentre study on behalf of the European Society of Thoracic Surgeons(ESTS) Neuroendocrine Tumours of the Lung Working Group. European Joumal of Cardio Thoracic Surgery，2014，48(1)：55 - 64

［10］ Hendifar AE，Marchevsky AM，Tui R. Neuroendocrine Tumors of the Lung：Curent Callenges and Advances in the Diagnosis and Management of Well - Differentiated Disease. J Thorac Oncol，2017，12(3)；425 - 436

［11］ Baghai - Wadji M，Sianati M，Nikpour H，et al. Pleomorphic Adenoma of the trachea in an 8 - year - old boy：a case report. J PdiatSurg，2006，41(8)：e23 - 26

［12］ Rami - Porta R，Bolejack V，Crowley J，et al. IASLC Staging and Prognostic Factors Comittee，Advisory Boards and Participating Institutions. The IASLC Lung Cancer Staging Project：Proposals for the Revisions of the T Descriptors in the Forthcoming Eighth Edition of the TNM Classification for Lung Cancer. J Thorac Oncol，2015，10(7)：990 - 1003

［13］ Song DH，Choi IH，Ha SY，et al. Epithelial - myoepthelial carcinoma of the tracheobronchial tree：the prognostic role of myoepithelial cells. Lung Cancer，2014，83(3)：416 - 419

［14］ Moran CA，Suster S，Koss MN. Acinic cell carcinoma of the lung("Fechner tumor"). A clinicopathologic，immunohistochemical，and ultrastructural study of five cases. Am J Surg Pathol，1992，16(11)：1039 - 1050

［15］ Tryfon S，Dramba V，Zoglopitis F，et al. Solitary papillomas of the lower airways：epidemiological，clinical，and therapeutic data during a 22 - year period and review of the literatures. J ThoracOncol，2012，7(4)：643 - 648

［16］ Lagana SM，Hanna RF，Borczuk AC. Pleomorphic(spindle and squamous cell)carcinoma arising in a peripheral mixed squamous and glandular papilloma in a 70 - year - old man. Arch Pathol LabMed，2011，135(10)：1353 - 1356

［17］ 王建，刘勇，张功亮，等. 结外 Rosai - dorfman 病 8 例临床病理分析. 诊断病理学杂志，2016，23(12)：905 - 908

［18］ Morgan DE，Sanders C，McElvein RB. et al. Intrapulmonary teratoma：a case report and review of the literature. J thorae imaging，1992，7(1)：70 - 77

［19］ Petscavage JM，Richardson ML，Nett M，et al. Primary pulmonary malignant meningioma with lymph node and liver metastasis in a centenary woman, an autopsy case. Vichows Areh，2013，462(4)：481 - 485

［20］ Kadota K，YehYC，Sima CS，etal. The cribriform pattern identifies a subset of acinar predominant identifies with poor prognosis in patientients with stage I lung adenocarcinoma：a conceptual proposal to classify cribriform predominant tumors as a distinct histologic subtype. Mod Pathol，2014，27（5）：690 – 700

［21］郑晓涛，李靖煦，关玉宝，等.周围型肺不典型类癌的 CT 表现.广东医学,2017,38(13):2005 – 2008

［22］Xiaodong Teng，Ming Zhao，Maode Lai.［Update of pathological diagnosis of pulmonary neuroendocrine tumor］. Zhejiang da xue xue bao. Yi xue ban. Journal of Zhejiang University. Medical sciences，2016，45（1）：36 – 44

［23］Ozkaya Neval，Rosenblum Marc K，Durham Benjamin H，et al. The histopathology of Erdheim – Chester disease：a comprehensive review of a molecularly characterized cohort. Mod Pathol，2018，31（4）：581 – 597

［24］Von Ahsen Inga，Rogalla Piere，Bullerdiek Jö rn. Expression patterns of the LPP – HMGA2 fusion transcript in pulmonary chondroid hamartomas with t（3；12）（q27 approximately 28；q14 approximately 15）. Cancer Genet. Cytogenet,2005,163(1):68 – 70

［25］Yekeler Ensar，Dursun Memduh，Yildirim Abdurrahman et al. Diffuse pulmonary lymphangiomatosis：imaging findings. Diagn Interv Radiol，2005，11（1）：31 – 34

［26］夏波，俞钢，洪淳，等. 先天性支气管周围肌纤维母细胞瘤一例. 中华儿科杂志，2015，53（11）：864 – 865

［27］Alobeid B，Beneck D，Sreekantaiah C et al. Congenital pulmonary myofibroblastic tumor：a case report with cytogenetic analysis and review of the literature. The American journal of surgical pathology，1997，21（5）：610 – 614

［28］杜明华，高古城. 弥漫性肺淋巴管瘤病研究进展. 中华结核和呼吸杂志，2009，32（9）：698 – 700

［29］Anderson Todd，Zhang Lei，Hameed Meera，et al. Thoracic epithelioid malignant vascular tumors：a clinicopathologic study of 52 cases with emphasis on pathologic grading and molecular studies of WWTR1 – CAMTA1 fusions. Am J Surg Pathol,2015,39(1):132 – 139

［30］Slade Ingrid，Bacchelli Chiara，Davies Helen，et al. DICER1 syndrome：clarifying the diagnosis，clinical features and management implications of a pleiotropic tumour predisposition syndrome. J Med Genet，2011，48（4）：273 – 278

［31］Messinger Yoav H，Stewart Douglas R，Priest John R，et al. Pleuropulmonary blastoma：a report on 350 central pathology – confirmed pleuropulmonary blastoma cases by the International Pleuropulmonary Blastoma Registry. Cancer，2015，121（2）：276 – 285

［32］Hartel Paul H，Fanburg – Smith Julie C，Frazier Aletta A，et al. Primary pulmonary and mediastinal synovial sarcoma：a clinicopathologic study of 60 cases and comparison with five prior series. Mod Pathol，2007，20（7）：760 – 769

第六章　肺癌标志物及临床意义

第一节　概　述

　　肿瘤标志物通常是指肿瘤细胞在发生、增生、转移或复发过程中产生的，正常细胞缺乏或含量极微的特异性或相对特异性的物质，也指宿主细胞针对肿瘤细胞所产生的正常细胞成分，但在质和量上与正常状态或良性疾病时明显不同的一类物质的统称。肿瘤标志物自发现至今已有 100 多年的历史，从 20 世纪 60 年代开始，其在临床上开始被广泛应用，在肿瘤的诊断、发现及治疗中发挥了重要的作用。随着现代物理、化学及生物技术等的快速发展，各种新型肿瘤标志物逐渐被发现，特异性和灵敏度也不断提高。现阶段人类对中、晚期肿瘤尚无良策，但如果能早期诊断，80% 以上的肿瘤可被早期发现，可显著提高肿瘤治愈的概率。肿瘤标志物对于疾病的早期诊断、鉴定及预防、治疗过程中的监控可起到帮助作用，对肿瘤高危人群的预警、早期筛查、辅助诊断、预后和疗效预测等方面均具有重要的应用价值。

　　肺癌是起源于上皮组织的恶性肿瘤，在我国各种恶性肿瘤中的发病率和死亡率均排名第一，其男女发病率的比例约为 2∶1。绝大多数肺癌早期无明显症状，容易被忽视，临床发现时往往已是中期和晚期，治疗效果较差，患者的 5 年生存率也较低。肿瘤标志物对肺癌诊断的价值已经得到广泛的重视和应用，但截至目前，尚未发现肺癌特异性的标志物。用于检测的肺癌标志物均为肿瘤相关物质，分类也没有统一标准。有代表性的肺癌标志物分类主要包括抗原或抗体、血液蛋白表达谱、核酸表达谱、循环肿瘤 DNA、micro RNAs、DNA 甲基化等。根据其来源和分布可分为：①原位性肺癌相关标志物；②异位性肺癌相关标志物；③胎盘和胎儿性肺癌标志物；④病毒性肺癌标志物；⑤肺癌癌基因、抗癌基因及其产物等。根据性质又分为抗原抗体及蛋白类、酶及同工酶类、分子生物学标志物类、激素类、其他类等，下面介绍临床常用的肺癌标志物及临床意义。

（姚如永　王明钊）

第二节　常见肺癌标志物及临床意义

一、抗原、抗体及蛋白类

在人类发育过程中，许多原本只在胎盘期才有的蛋白类物质，随胎儿的出生而逐渐停止合成和分泌。因某种因素的影响，特别是肿瘤等异常状态时，会使机体一些已经"关闭"的胚胎期基因激活，重新开启并重新生成和分泌。另外，肺癌细胞表面的抗原物质或者是肺癌细胞所分泌的物质是抗原、抗体及蛋白类物质，这类标志物出现为肺癌的诊疗带来了方便。

1. 癌胚抗原（carcinoembryonic antigen，CEA）　于1965年首先被发现，是一种人类胚胎抗原决定簇的酸性糖蛋白，为非特异性肿瘤标志物，也是目前应用最广的肿瘤标志物之一。30%～70%的肺癌患者可出现CEA升高，血清CEA升高程度与肺癌病灶的广泛程度有关，其动态变化能反映患者对治疗的反应和预后，CEA进行性升高者多预后不良，下降后再升高者多是肺癌复发的标志。临床上不同病理类型肺癌之间CEA的阳性率不同，CEA对（非小细胞肺癌，NSCLC）的敏感性为40%～65%，其中腺癌最高，对（小细胞肺癌，SCLC）的敏感性较差，约为30%。研究结果显示它在肺腺癌中升高明显，其次依次是小细胞肺癌、肺鳞癌，这可能与肺癌细胞的分化程度或使用的抗体有一定关系。CEA测定有助于辅助诊断、判断预后和疗效检测，但其假阳性和假阴性都较高，临床上多与其他标志物联合检测。

2. 鳞状细胞癌相关抗原（squamous cell carcinoma associated antigen，SCC）　是1977年从子宫组织中提取和发现的一种糖蛋白，对多种鳞癌都有不同程度的特异性和敏感性。研究表明，SCC在肺鳞癌中的阳性率为40%～90%，敏感度为30%～80%，特异度为80%～100%，但对其他类型肺癌的临床意义不大。SCC与肿瘤的分期呈正相关，随肿瘤扩散和转移而增高，晚期肺鳞癌患者的阳性率显著高于早期患者；初始SCC水平与肺鳞癌患者的生存期密切相关，可作为判断肺鳞癌预后和检测疾病进展的指标之一。

3. 细胞角质蛋白（cell keratin protein）　是由微丝、中间微丝及微管构成的蛋白类物质，主要分布于上皮细胞内的微丝网状结构中，其主要的生理功能是保持细胞结构的完整性。根据其分子量、双向二维电泳中等电点的不同等可以分为20多种不同的类型，该蛋白在正常细胞、肿瘤细胞、细胞培养中分化不同的上皮细胞中均有表达。细胞角蛋白19片段（CYFRA21-1）、组织多肽抗原（tissue peptide antigen，TPA）、组织多肽特异性抗原（tissue peptide specific antigen，TPS）都是细胞角蛋白的标志物。研究报道肺癌患者中，CYFRA21-1阳性率为50%～60%，对肺鳞癌的敏感性最高，其次是腺癌。CYFRA21-1在肺癌中含量丰富，尤其是NSCLC患者的血清及胸腔积液中CYFRA21-1浓度升高，其敏感性随病情进展而增高，与肺癌的分期呈正相关，其敏感性也较高。肺鳞癌中CYFRA21-1的阳性率60%～80%，敏感性50%～70%，而肺腺癌敏感性则降低，为30%～

50%。CYFRA21-1 与肺癌的临床治疗反应具有很好的相关性，对治疗有效的患者，血清 CYFRA21-1 水平会明显降低。CYFRA21-1 水平与肺癌患者的生存期也密切相关，血清 CYFRA21-1 水平高者往往预后不良，是肺癌生存及复发的一种独立预后因素。

TPA 是细胞角蛋白 8、18、19 片段的一部分，其表达增高说明细胞增生活跃。肺癌患者血清中 TPA 检测的敏感性为 30%~60%，特异性为 65%~90%。随着肺癌临床分期的进展，患者 TPA 水平逐渐增加，预示着肿瘤的进展，但与肺癌的组织类型无关，且 TPA 对小细胞肺癌不敏感。TPS 是一种检测人细胞角蛋白 18 相关的抗原决定簇，与其他已知的肿瘤标志物相比，其更能反映肿瘤细胞的活性。血清 TPS 水平的连续检测可早期发现肿瘤，并可对肿瘤的复发、疗效监测及预后判断提供重要的依据。1993 年 TPS 被用于肺癌临床，研究发现，NSCLC 患者血清中 TPS 检测的敏感性约为 40%，特异性为 90%。在伴淋巴结转移的 NSCLC 患者及在治疗中病情仍有进展的患者，血清 TPS 均明显增高。TPS 还是肺癌患者重要的预后因素之一，随着 TPS 水平的增高，肺癌患者的生存期也相应缩短；治疗前 TPS 高的患者，能预示对治疗的不敏感和预后不良。

4. 碳水化合物抗原（糖蛋白类抗原，glycoprotein antigen，CA） 是一系列存在于细胞膜上、与肿瘤相关的大分子糖蛋白类抗原，主要有 CA199、CA50、CA242、CA125 等。研究报道，CA199 及 CA50 检测肺癌的敏感性为 40%~55%，特异性为 65%~70%。治疗前 CA199 与病期呈正相关，但与预后无关，治疗后约有 20% 的患者 CA199 浓度降低。CA50 是一种唾液酸类糖蛋白，约 70% 的肺癌患者血中可升高。有远处转移的肺癌患者，其血清 CA50 常高于无转移者。CA242 是一种唾液酸化的新型黏蛋白类糖类抗原，在非小细胞肺癌中的敏感性及特异性分别达到 30% 和 96%。肺鳞癌患者血清 CA242 水平显著低于非鳞癌的患者，发生远处转移者的 CA242 浓度高于未转移者，且从 Ⅰ~Ⅳ 期，随着分期而浓度逐渐增加，但对预后的预测意义不大。CA125 是重要的卵巢癌相关性抗原，对肺癌患者而言，CA125 水平与 TNM 分期呈正相关，血清 CA125 高者均为肺癌的晚期患者，其生存期比正常者缩短，复发的可能性增高。CA125 在非小细胞肺癌尤其晚期患者升高者预后差，易发生浸润和转移。

5. β₂ 微球蛋白 是 1996 年从肾脏患者尿中分离出的一种蛋白质，是人体白细胞抗原分子的一个 β 轻链。β₂ 微球蛋白在多种血液系统性疾病和实体恶性肿瘤中升高，并与 CEA 浓度呈现负相关现象。肺癌患者血清 β₂ 微球蛋白的阳性率为 15%~90%。肺癌患者中，β₂ 微球蛋白的阳性率在腺鳞癌、鳞癌、腺癌、小细胞肺癌中依次降低。研究显示，β₂ 微球蛋白测定值随肺癌患者病情的进展而降低，并随病情的控制可恢复至正常状态。

6. 铁蛋白（ferritin） 是一种脱铁蛋白组成的具有大分子结构的糖蛋白，是人体中普遍存在的铁储备蛋白，在铁的储存和代谢方面发挥重要的作用。近年来，作为肺癌标志物协助诊断和预后检测。在肺癌患者中，发现约有 1/3 的患者铁蛋白增高，这与肿瘤细胞的合成和分泌铁蛋白的能力异常有关，也可能与肿瘤细胞本身的坏死有关。另外，治疗所导致的组织损伤和细胞破坏，细胞质内的铁蛋白释放增加，以及肝功能受到损伤后对铁蛋白的清除减少等都会导致铁蛋白的增加。

二、酶及同工酶类

酶及同工酶是最早出现和使用的肿瘤标志物之一。肿瘤状态时，机体的酶活力发生较大的变化,肿瘤细胞或组织本身诱导其他细胞和组织产生异常含量的酶。加之肿瘤细胞代谢旺盛,细胞通透性增高,使得肿瘤细胞内的酶进入血液,抑或因肿瘤使得某些器官功能异常而导致酶的产生、灭活或排泄障碍。还有肿瘤组织会压迫某些空腔脏器而使某些通过这些空腔排出的酶反流回血液。上述种种原因都会导致酶及同工酶的活力或浓度发生变化。在肿瘤标志物中,根据酶的来源可将其分为两类:①组织特异性酶:因组织损伤或变化而使储存在细胞中的酶及同工酶释放,如前列腺特异性抗原等;②非组织特异性酶:主要是肿瘤细胞代谢加强或影响了周围分泌酶的正常组织等。

1. 神经元特异性烯醇化酶(neuronal specific enolase,NSE) 是糖酵解途径中的关键酶,此酶不仅存在于中枢神经内,还存在于各种末梢神经内分泌细胞和某些肿瘤细胞内。NSE 在肺癌特别是在小细胞肺癌中具有高水平表达及高阳性率,并可反映疾病病程、病期、肿瘤负荷,帮助判定疗效,对监测肿瘤复发、转移也有重要意义。研究表明 NSE 对小细胞肺癌既有较高的灵敏度也有较高的特异性,小细胞肺癌患者 NSE 阳性率为 60% ~ 80%,而非小细胞肺癌患者阳性率仅仅约为 <20%,NSE 在小细胞肺癌的诊疗方面显著优于其他肿瘤标志物。NSE 还是肺癌化疗效果观察及随访的有效指标,对化疗产生反应者 NSE 会下降,完全缓解者 NSE 可达正常水平。目前,NSE 是 SCLC 最敏感、最特异的肿瘤标志物之一。

2. 谷胱甘肽转移酶 谷胱甘肽 - S - 转移酶 - π(GST - π)在非小细胞肺癌患者中多明显升高。此酶升高显示肿瘤对放化疗不敏感,预后差。目前一些研究显示,GST - π 可作为检测 NSCLC 的肿瘤标志物,其治疗前血清浓度水平可作为预测肺癌对含铂联合化疗方案疗效的一项参考指标。经化疗部分缓解者的治疗前平均血清 GST - π 浓度显著低于对化疗无反应者。治疗前血清 GST - π 浓度高于阈值的患者对含铂联合化疗方案的有效率显著降低,而低者部分缓解率则显著增高。谷胱甘肽转硫酶(GSTM)还可解除致癌物的活性,因此该酶的活性可作为判断癌易感性的指标之一。研究分析肺癌患者肿瘤切除标本中,GSTM 的遗传多态性结果,发现肺癌患者中,GSTM1 缺陷者的发生频率显著高,达到 60% 左右,说明 GSTM1 基因缺陷可能是肺癌易感的因素之一。

3. 芳烃羟化酶(arylhydrocarbon hydroxylase,AHH) 属于细胞色素氧化酶,存在于多种细胞的滑面内质网上。AHH 的主要功能是将 PAH 类化合物代谢成环氧化合物并最终转变成终末致癌物。终末致癌物与 DNA 分子结合,诱导细胞 DNA 碱基突变,导致细胞恶性转化,因此 AHH 活性高的个体显然更易受到致癌物的攻击。用个体 AHH 活性水平作为评价机体代谢致癌物为终末致癌物的能力,从而有可能选择出对致癌物敏感、易发生肺癌的高危人群。外周血淋巴细胞 AHH 活性显著升高对肺鳞癌有较好的灵敏度及特异性,可用于肺癌的临床诊断、病情监测和预后估计。国外于 1973 年首先报道了肺癌患者血淋巴细胞中的 AHH 活性水平高于健康人和患其他肿瘤的患者,提示了用 AHH 作为评价肺癌危险性的标记。国内 1987 年报告了肺癌小鼠体内 AHH 活性变化,并观察到肺癌患者组织中 AHH 的水平高于非肺癌患者,且与吸烟量呈正相关,说明高 AHH 的个体患肺癌的可能性较高。

4. 端粒酶 是一种特殊的反转录酶,能以自身 RNA 为模板,反转录合成具有重复特性的 DNA 序列,染色体末端的端粒 DNA 得以保持端粒的长度,从而使体细胞能无限分裂。端粒酶是目前公认的肿瘤标志物，在肺癌中端粒酶活性高达80%以上，在小细胞肺癌早期即可发现端粒酶的升高，在非小细胞肺癌患者则多出现于中晚期。研究发现在肺癌的极早期，甚至在吸烟或有吸烟史的患者癌前期就可检测到，因此检测端粒酶的活性对肺癌的早期诊断具有重要的临床价值。端粒酶反转录酶(hHERT)已被证实与端粒酶活性密切相关，其表达水平可反映端粒酶活性高低。

5. 肿瘤 M2 型丙酮酸激酶　丙酮酸激酶(pyruvate kinase，PK)是糖酵解途径的一个关键酶，PK 有 4 种不同的同工酶，分别为 L 型、R 型、M1 型和 M2 型。在肿瘤细胞中优先表达 M2，且随着 M2 表达的上调，该酶的结构从传统的三聚体型转变为二聚体型，后者对磷酸烯醇式丙酮酸的亲和力较弱，从而导致肿瘤细胞新陈代谢的改变，使肿瘤细胞能在有限的营养供应下也能进行增生。近年研究发现，血清中 M2 的检测对肺癌的早期诊断、预后判断和疗效评价方面非常有价值。Schneider 等测定肺癌患者血浆中 M2 水平，结果显示 M2 敏感性达 60% 左右。在 NSCLC 中，M2 敏感性更是高达 65%，其浓度与肺癌的组织学类型无关，但与肺癌的临床分期明显相关。值得一提的是，部分健康人及非恶性疾病的患者，尤其是急性炎症患者，血清 M2 也会升高，使其应用价值因此受到疑质和限制，其作用尚需进一步的临床验证。

三、分子生物学类

肺癌的基因诊断是 20 世纪生物医学发展的重要特点之一。肺癌的发生发展是一个遗传易感因素占重要地位，涉及一系列基因[癌基因和(或)抑癌基因]异常改变的复杂过程。由正常细胞向癌细胞恶性转化进程中的启动阶段、促进阶段、进展阶段等整个演变过程，均涉及癌基因的激活、突变、扩增及过度表达；抑癌基因的失活、功能异常以及某些染色体片段的丢失等，导致了细胞动力学周期正常演进的紊乱，细胞增生失控、无限生长和恶性转化形成癌肿。近年来，随着分子生物学的迅猛发展，研究肺癌发生发展中的分子事件，对基因等标的物进行检测分析，临床已经建立了一种比较理想的肺癌早期诊断分子生物学检测指标。

目前，与肺癌相关的癌基因主要有 myc 基因家族(C - myc，N - myc，L - myc)、ras 基因家族(K - ras，H - ras，N - ras)和 Her - 2/neu 基因等。研究表明，myc 家族几乎与所有小细胞肺癌和许多非小细胞肺癌的发生有关；ras 家族基因突变与不良预后有关，其通过特定部位的密码子发生突变而活动，有 ras 突变的肺癌患者较无突变者生存期缩短；Her - 2/neu 基因编码一种特异的跨膜电位酪氨酸激酶 p185，在非小细胞肺癌中，该基因通过 p185 蛋白的表达，启动细胞生长分化信号，细胞分化越差，p185 阳性率越高，该基因的过度表达与肺癌特别是肺腺癌侵袭转移及多重耐药性有关。临床常见的与肺癌有关的其他癌基因还有 C - myb、C - fos、bcl - 2、C - erbB2 等。

与肺癌相关的抑癌基因主要有 p16、Rb、p53 基因等。研究发现，p53 的缺失或点突变、p16 在人类肿瘤发生发展中可能作为早期的激发事件。Rb 是最早分离出来的抑癌基因，其编码产物在细胞周期调控中发挥重要作用。p16 为最新发现并克隆的抑癌基因，其失活在多数肿瘤中存在。从分子病理学角度看，肺癌的发生演变首先是 3P 等位基因丢失，接着出现 9p 区域基因变异，最后才出现 p53 基因或 ras 基因改变。NSCLC 中的 70% ~ 80% 发生 p16 缺失，而 Rb 缺失仅为 20% 左右；而 SCLC 中超过 95% 以上有 Rb 缺失突变，提示 p16 基因在肺癌发生发展中起着极为重要的作用，p16、Rb 基因不但有可能用作肺癌早期诊断的重要检测指标，还可用作 SCLC 与 NSCLC 早期分型诊断的重要依据之一。

1. p53 基因　是与人类恶性肿瘤相关性最高的肿瘤抑制基因，其编码产生 P53 蛋白，P53 蛋白参与了细胞周期调控、DNA 修复、细胞分化和凋亡等一系列生物过程。在肿瘤的发生、发展中，p53 基因突变十分常见。超过 90% 的小细胞肺癌患者组织标本中可检测到 p53 基因的突变，非小细胞肺癌患者 60% 左右会发生突变。p53 基因突变常发生在肿瘤发生的早期，因此若能及时获取标本，对早期诊断有帮助。p53 基因突变者多对放化疗有不同程度的抵抗，此类患者也多易发生肿瘤的转移，可以作为治疗效果和预后判定的指标之一。p53 基因突变可在肿瘤组织、痰、血清、肿瘤边缘组织中检测到，p53 基因突变可能是人类肺癌发生的关键基因之一。

2. KRAS 基因　KRAS 突变主要见于非小细胞肺癌，其中又以腺癌最多见，占腺癌的 30% ~50%。检测 KRAS 基因突变是估计肺腺癌复发、判断预后的良好指标之一，研究显示有 KRAS 突变的肺癌患者往往预后较差。目前针对 KRAS 突变的在研靶向药物主要有 Antroquinonol 和 AZD6244，其中 AZD6244 主要作用于 RAS 基因下游调控因子 MEK1/2，而 Antroquinonol 直接作用于 RAS，为该通路中讯息传递上游因子，调控整个 RAS 通路。

3. p16 基因　片段小，特异性强，易于标记，可作为非小细胞肺癌和其他肿瘤的标志物用于诊断和治疗。将合成的野生型 p16 基因替代突变型基因能够阻止癌细胞的生长，为肺癌的治疗提供了一种新的途径。

4. EGFR 基因　EGFR 是一种细胞膜表面的糖蛋白受体，具有酪氨酸激酶活性，是原癌基因 C2erb21（HER21）的表达产物，EGFR 在肺癌中的分布和表达情况研究较多，结论已经比较明确。Chandrika 等研究发现肺鳞癌组织中 EGFR 和 erbB22 的表达明显高于正常肺组织，而且 EGFR 在正常肺组织、癌前病变和肺癌组织中的表达是逐级升高的。同时发现 EGFR 在细胞膜和细胞质中均高表达，细胞质中 EGFR 的表达与肺鳞癌的预后有关，而细胞膜上 EGFR 的表达与肺鳞癌的预后无关。Polosa 等在对肺癌组织中 EGFR 表达的研究中的结果亦证实支气管上皮细胞的细胞膜高表达 EGFR。大多数研究证实，在正常肺组织中 EGFR 的表达很低。在肺癌中，SCLC 无 EGFR 过度表达，NSCLC 尤其鳞癌 EGFR 过度表达的发生率较高。

5. 多药耐药基因（MDR）　其编码 P - 糖蛋白（P - 170）位于细胞膜上，有药物泵作用，能够将进入细胞内的药物泵出细胞外而使细胞产生耐药，这种耐药针对多种药物均有发生。许多非小细胞肺癌的初期和小细胞肺癌的后期都会发生 MDR 耐药性。MDR 阳性即表示肺癌的耐药，而且为多药耐药。如 P - 170 在未治疗的非小细胞肺癌中的阳性表达率可达 55% 左右，但未治疗的小细胞肺癌中多阴性表达。

6. 循环肿瘤 DNA（ctDNA）　作为肿瘤晚期生物标志物的价值近年来逐渐得到确认，但其在肺癌早期诊断中的作用仍不十分明朗。在一项非小细胞肺癌的研究中，ctDNA 在肺癌中的作用已被证实，同时在该研究还发现了常见的 ctDNA 突变。在健康对照组和非小细胞肺癌患者的验证队列中，ctDNA 的诊断灵敏度和特异性分别为 85% 和 96%，肿瘤体积和患者 ctDNA 的数量也有一定的相关性。ctDNA 可检测到所有晚期非小细胞肺癌病例，但只有约 50% 的早期案例中能够检测到 ctDNA。Abbosh 等报道了 48% 的 ctDNA 总体敏感性，该研究在 96 例非小细胞肺癌患者中设置了两个单核苷酸变异的阈值，结果发现Ⅰ期腺癌的敏感性为 15%，Ⅱ期或Ⅲ期鳞癌的敏感性则达到了 100%，显示了良好的应用前景。

7. 循环 microRNAs　MicroRNAs（miRNAs）是基因表达必不可少的调节因子，循环 miRNAs 在健康对照组和肺癌患者的血液中均存在，且对 RNAse 的降解有较强的抵抗力，这种稳定性意味着 miRNAs 有可能作为诊断生物标志物。miRNAs 还可以进入血液中的微泡（exosomes），从血小板或吞噬单核细胞分泌。研究表明，血浆 miRNA 的表达与肺癌有关。Wozniak 等比较肺癌患者与对照组循环血浆 miRNAs，确定了有差异表达的 24 个 miRNAs。另一项研究在 85 名健康对照组和 90 名患者中观察了两种特异性 miRNAs miR944 和 miR3662 的表达，发现这两种 miRNAs 在非小细胞肺癌患者中分别比健康对照组高四倍以上，而这两个 miRNAs 在鳞状细胞癌和腺癌之间的表达并无显著性差异。miRNAs 预示着早期检测非小细胞肺癌的前景，但现在需要独立的、设计良好的、高性能的验证研究来确认它们的作用。miRNAs 能够反映肿瘤与宿主之间的相互作用，已成为癌症诊断和预后的潜在生物标志物。

8. DNA 甲基化　是表型修饰的一种，与癌症的发生密切相关，尤其是 CpG 岛区的启动子超甲基化可能会导致抑癌基因的转录沉默，从而影响肿瘤发生的进程。由于 DNA 甲基化几乎在所有癌症中均有发现，并且多发生在癌前或者癌症早期阶段，因而有望成为癌症早期诊断的理想标志物。大量研究显示，通过对特定基因甲基化情况进行检测，可有效提高肺癌的诊断效能。研究结果显示，肺癌和非肺癌对照的患者肺泡灌洗细胞中矮小同源盒基因（SHOX2）和 RAS 相关家族 1A（RASSF1A）基因甲基化检测具有明显的差异，两基因联合检测对肺癌辅助诊断的灵敏度和特异性可分别达到 71%～85% 和 90%～98%，这种方式对早期肺癌辅助诊断和肺部小结节良恶性鉴别较传统细胞学方法具有突出优势。

四、激素类

激素是一类由特异的内分泌腺体或散在体内的分泌细胞所产生的生物活性物质，当这类具有分泌激素功能的细胞癌变时，就会使所分泌的激素量发生异常，常称这类激素为正位激素异常。而异位激素则是指在正常情况下不能生成激素的那些细胞，转化为肿瘤细胞后所产生的激素，或者是那些能产出激素的细胞癌变后，分泌出的是其他激素细胞所产生的激素。

1. 前胃泌素释放肽（ProGRP）　是一个相对稳定的激素胃泌素释放肽（GRP）的前体，作为脑肠肽一种的释放肽前体，存在于人胎儿肺的神经内分泌细胞内，是近年来新发现的一种 SCLC 肿瘤标志物。人类的 GRP 主要存在于胃肠道、呼吸道以及中枢神经系统中。一些研究认为，小细胞肺癌的肿瘤细胞释放 GRP，并且 GRP 可能会刺激 SCLC 细胞生长。ProGRP 尚未纳入肿瘤诊疗的指导原则中，它不仅可用于 SCLC 的早期诊断，还有助于判断治疗效果及早期发现肿瘤复发。研究表明，ProGRP 在 NSCLC 的阳性率约是 30%，在 SCLC 的阳性率约是 70%。从组织学分类来看，ProGRP 对 SCLC 最敏感，其他类型则次之。ProGRP 和 NSE 联合应用于 SCLC 时，阳性率可高达约 90%，且 ProGRP 可与 NSE 联合监测 SCLC 的疗效。

2. 降钙素(calcitonin，CT)　是由甲状腺滤泡细胞 C 细胞合成、分泌的一种单链多肽激素，故又称甲状腺降钙素，是由 32 个氨基酸组成。CT 的前体物是一个由 136 个氨基酸残基组成大分子无活性激素原，可迅速水解成有活性的 CT。人类 CT 的半衰期只有 4～12 分钟，正常情况下它的靶器官是骨、肾和小肠，主要作用是抑制破骨细胞的生长、促进骨盐沉积、增加尿磷、降低血钙和血磷。目前，甲状腺髓样癌患者的 CT 一定会升高，因为降钙素的半衰期较短，所以降钙素可作为观察临床疗效的标志物，研究显示，肺癌患者可因高血钙或异位分泌而使血清 CT 增加。

五、其他类

肿瘤干细胞的概念于 2001 年被正式提出，具有自我更新、多分化潜力、高增值能力、耐药性等特点。除了与干细胞拥有许多共同的细胞表面抗原标记外，肿瘤干细胞还有一些特异的细胞表面抗原标记，这些标记通常与恶性肿瘤中致癌、转移、复发相关的标记相似，与肿瘤发生、发展、转移及复发有一定关系。

综上，作为当前肿瘤学研究的热点之一，肿瘤标志物还存在着明显的缺陷，如灵敏度和特异度不高，存在漏诊和误诊的可能；某些肿瘤的特异性标志物仍然不明确，在临床中难以识别。根据临床评价标准，理想的肿瘤标志物需具有以下几个特征：①必须由恶性肿瘤细胞产生，并可在血液、组织液、分泌液或肿瘤组织中检测到；②在正常组织或良性肿瘤含量较低；③某一肿瘤的肿瘤标志物能在罹患该肿瘤的大多数患者中检测出来；④临床上尚无明确肿瘤诊断之前就能检出；⑤肿瘤标志物的量能反映肿瘤的大小；⑥在一定程度上能有助于估计治疗效果、预测肿瘤的复发和转移。目前的肿瘤标志物都不能单一的完全确诊肿瘤，必须与临床紧密结合，才能做出早期诊断，并对治疗效果、预后、转移潜能等做出预测。未来的肿瘤标志物将针对各种肿瘤都能达到极高的早期诊断率，并且能够准确预测患者肿瘤转移、预后和生存期等。随着技术的进步，通过各种手段发现更多、更有效的肿瘤标志物，在肿瘤的预防、诊断、治疗和预后中发挥应有的、重要的作用。

(姚如永　王明钊)

参 考 文 献

[1] Cagle PT，Allen TC，Olsen RJ. Lung cancer biomarkers：present status and future developments. Arch Pathol Lab Med，2013，137(9)：1191－1198

[2] Kerr KM，Bubendorf L，Edelman MJ，et al. Panel Members. Second ESMO consensus conference on lung cancer：pathology and molecular biomarkers for non－small－cell lung cancer. Ann Oncol，2014，25(9)：1681－1690

[3] Mok TS. Personalized medicine in lung cancer：what we need to know. Nat Rev Clin Oncol，2011，8(11)：

661 - 668

[4] Travis WD, Brambilla E, Riely GJ. New pathologic classification of lung cancer: relevance for clinical practice and clinical trials. J Clin Oncol, 2013, 31(8): 992 - 1001

[5] Sholl LM. Biomarkers in lung adenocarcinoma: a decade of progress. Arch Pathol Lab Med, 2015, 139 (4): 469 - 480

[6] Fan X, Liu B, Xu H, et al. Immunostaining with EGFR mutation - specific antibodies: a reliable screening method for lung adenocarcinomas harboring EGFR mutation in biopsy and resection samples. Hum Pathol, 2013, 44(8): 1499 - 1507

[7] Chatziandreou I, Tsioli P, Sakellariou S, et al. Comprehensive molecular analysis of NSCLC: clinicopathological associations. PLoS One, 2015, 10(7): e0133859

[8] Sholl LM, Aisner DL, Varella - Garcia M, et al. LCMC Investigators. Multi - institutional oncogenic driver mutation analysis in lung adenocarcinoma: the Lung Cancer Mutation Consortium experience. J Thorac Oncol, 2015, 10(5): 768 - 777

[9] Choi YL, Soda M, Yamashita Y, et al. ALK Lung Cancer Study Group. EML4 - ALK mutations in lung cancer that confer resistance to ALK inhibitors. N Engl J Med, 2010, 363(18): 1734 - 1739

[10] Cabillic F, Gros A, Dugay F, et al. Parallel FISH and immunohistochemical studies of ALK status in 3244 non - small - cell lung cancers reveal major discordances. J Thorac Oncol, 2014, 9(3): 295 - 306

[11] Sholl LM, Weremowicz S, Gray SW, et al. Combined use of ALK immunohistochemistry and FISH for optimal detection of ALK - rearranged lung adenocarcinomas. J Thorac Oncol, 2013, 8(3): 322 - 328

[12] Paik JH, Choe G, Kim H, et al. Screening of anaplastic lymphoma kinase rearrangement by immunohistochemistry in non - small cell lung cancer: correlation with fluorescence in situ hybridization. J Thorac Oncol, 2011, 6(3): 466 - 472

[13] Pekar - Zlotin M, Hirsch FR, Soussan - Gutman L, et al. Fluorescence in situ hybridization, immunohistochemistry, and next - generation sequencing for detection of EML4 - ALK rearrangement in lung cancer. Oncologist, 2015, 20(3): 316 - 322

[14] Ying M, Zhu XX, Zhao Y, et al. KRAS mutation as a biomarker for survival in patients with non - small cell lung cancer, a meta - analysis of 12 randomized trials. Asian Pac J Cancer Prev, 2015, 16(10): 4439 - 4445

[15] Shepherd FA, Domerg C, Hainaut P, et al. Pooled analysis of the prognostic and predictive effects of KRAS mutation status and KRAS mutation subtype in early - stage resected non - small - cell lung cancer in four trials of adjuvant chemotherapy. J Clin Oncol, 2013, 31(17): 2173 - 2181

[16] Jänne PA, Shaw AT, Pereira JR, et al. Selumetinib plus docetaxel for KRAS - mutant advanced non - small - cell lung cancer: a randomised, multicentre, placebo - controlled, phase 2 study. Lancet Oncol, 2013, 14(1): 38 - 47

[17] Bergethon K, Shaw AT, Ou SH, et al. ROS1 rearrangements define a unique molecular class of lung cancers. J Clin Oncol, 2012, 30(8): 863 - 870

[18] Mazières J, Zalcman G, Crinò L, et al. Crizotinib therapy for advanced lung adenocarcinoma and a ROS1 rearrangement: results from the EUROS1 cohort. J Clin Oncol, 2015, 33(9): 992 - 999

[19] Jiang T, Gao G, Fan G, et al. FGFR1 amplification in lung squamous cell carcinoma: a systematic review with meta - analysis. Lung Cancer, 2015, 87(1): 1 - 7

[20] Ricciardi GR, Russo A, Franchina T, et al. NSCLC and HER2: between lights and shadows. J Thorac Oncol, 2014, 9(12): 1750 - 1762

［21］ Shigematsu H, Takahashi T, Nomura M, et al. Somatic mutations of the HER2 kinase domain in lung adenocarcinomas. Cancer Res, 2005, 65(5): 1642 – 1646

［22］ Knowles PP, Murray – Rust J, Kjaer S, et al. Structure and chemical inhibition of the RET tyrosine kinase domain. J Biol Chem, 2006, 281(44): 33577 – 33587

［23］ Drilon A, Wang L, Hasanovic A, et al. Response to Cabozantinib in patients with RET fusion – positive lung adenocarcinomas. Cancer Discov, 2013, 3(6): 630 – 635

［24］ Zhen Z, Giordano S, Longati P, et al. Structural and functional domains critical for constitutive activation of the HGF – receptor(Met). Oncogene, 1994, 9(6): 1691 – 1697

［25］ Schmidt L, Duh FM, Chen F, et al. Germline and somatic mutations in the tyrosine kinase domain of the MET proto – oncogene in papillary renal carcinomas. Nat Genet, 1997, 16(1): 68 – 73

［26］ Beau – Faller M, Ruppert AM, Voegeli AC, et al. MET gene copy number in non – small cell lung cancer: molecular analysis in a targeted tyrosine kinase inhibitor naïve cohort. J Thorac Oncol, 2008, 3(4): 331 – 339

［27］ Garnett MJ, Marais R. Guilty as charged: B – RAF is a human oncogene. Cancer Cell, 2004, 6(4): 313 – 319

［28］ Karakas B, Bachman KE, Park BH. Mutation of the PIK3CA oncogene in human cancers. Br J Cancer, 2006, 94(4): 455 – 459

［29］ Kawano O, Sasaki H, Endo K, et al. PIK3CA mutation status in Japanese lung cancer patients. Lung Cancer, 2006, 54(2): 209 – 215

［30］ Thomas A, Rajan A, Lopez – Chavez A, et al. From targets to targeted therapies and molecular profiling in non – small cell lung carcinoma. Ann Oncol, 2013, 24(3): 577 – 585

第七章　临床表现

　　肺癌的临床表现呈现出多样性。如果检查者能对患者进行细致的问诊及体格检查，部分患者可有相关的症状或体征。由于多数肺癌的肿瘤学特性较为活泼，大约有 2/3 的肺癌患者存在转移性表现或合并系统性疾病。但值得注意的是，近年来随着肺癌筛查的普及，早期肺癌患者的比例开始逐年升高，这些患者往往无任何临床表现，而仅仅是具有影像学表现。经典的肺癌临床表现大致可分为肺内表现、肺外胸腔内表现和胸腔外表现。

第一节　肺内表现

　　肺内表现多为呼吸道症状，包括咳嗽、呼吸困难、喘鸣、咯血、肺炎表现等。

一、咳嗽

　　大约75%的非小细胞肺癌患者可有咳嗽症状，但是并不具有特异性。一些长期吸烟的健康人也可出现这一症状。如果近期出现咳嗽，并且迁延不愈，同时患者为 50 岁以上并具有吸烟史时，应高度警惕肺癌可能。

二、呼吸困难

　　非小细胞肺癌患者中 50% ~60% 可出现呼吸困难。引起呼吸困难的原因多种多样，包括阻塞性或外压性因素。大气管阻塞导致的呼吸困难提示病变可能为气管腔内型病变，常见于鳞状细胞癌。巨大肿瘤或者转移性肿大的纵隔淋巴结压迫气管导致的呼吸困难常见于小细胞肺癌。此外，肺实质受压也可导致呼吸困难，常见于大量恶性胸腔积液引起的继发性肺不张。有时肿瘤引起的大量心包积液或者上腔静脉受压也可造成呼吸困难的临床表现。临床上相对少见的弥漫性支气管肺泡癌，即炎性肺癌，可造成肿瘤范围内及其周围大面积范围内的肺泡功能不全，从而引起呼吸困难。

三、咯血

　　大多数非小细胞肺癌咯血量都不大，多主诉痰中带血。咯血发生率在 25% ~40%。但是，对于某些病理类型的肺癌，如鳞状细胞癌和小细胞肺癌，咯血的发生概率升高。

（沈　毅　邱　桐）

第二节　肺外胸腔内表现

胸壁或纵隔结构可因肿瘤或转移的肿大淋巴结直接侵犯而出现相应的临床表现。

一、胸痛

周围型肿瘤浸透脏层胸膜后，可侵犯对应的壁层胸膜、肋间肌、肋骨或神经等，便可引起胸壁的疼痛感。这种躯体型疼痛往往较为强烈。放射性痛可因神经脉管受累引起。出现这种类型疼痛的肺癌可见于肺上沟瘤侵犯胸廓出口。胸廓出口受累可引起典型的肺上沟瘤三联征：①肩部疼痛：肿瘤直接侵犯肌肉或肋骨；②患侧上肢放射性疼痛：肿瘤累及 C_8 和 T_1 神经根；③霍纳综合征：肿瘤累及星状神经节引起的患侧眼睑下垂、瞳孔缩小和面部无汗。

二、纵隔受累引起的临床表现

不同纵隔结构受累可导致不同的临床表现。膈神经受累可出现慢性呃逆或膈肌麻痹。并且，由于膈神经起源于 $C_3 \sim C_5$，该神经受累后可出现肩部的牵扯性疼痛。喉返神经受累最常见于左侧，可引起饮水呛咳或声音嘶哑。肿瘤累及右侧纵隔淋巴结后可引起上腔静脉综合征，患者可出现静脉引流部位的充血表现，例如颈部上肢的水肿和肿胀、面部水肿。上腔静脉综合征是一个缓慢形成的过程，因此查体时有时可见到扩张的代偿浅静脉。相比于非小细胞肺癌，该综合征在小细胞肺癌中更常见。心包侵犯可导致有症状的心包积液，甚至心脏压塞。食管受压有时可见，多因肿大的纵隔淋巴结压迫导致。椎体受累常见于靠近后纵隔的肿瘤，导致背部疼痛。

（沈　毅　邱　桐）

第三节　胸腔外表现

一、副瘤综合征

副瘤综合征是一组通过激素介导的原发性肿瘤或转移瘤所引起的相关症状和体征的总称，肺癌也可出现副瘤综合征，常见与小细胞肺癌。非小细胞肺癌常引起的恶病质也属于副瘤综合征，表现为甲状旁腺样激素分泌而引起的顽固的高钙血症、肥大性肺性骨关节病（HPO）等。另外，高达 2/3 的患者可有不同程度的体重下降和厌食。甚至对于没有出现恶病质的患者，也可因蛋白质、糖的代谢紊乱以及肌肉分解代谢的出现体重下降和厌食表现。此外，体重下降、厌食和神经肌肉症状也可由肿瘤引起的抗利尿激素、促肾上腺皮质激素（ACTH）、降钙素或甲状旁腺激素的释放导致。副瘤综合征临床较为少见，有些可在肿瘤切除后消失。

二、骨关节改变

骨关节改变包括肥大性肺性骨关节病（HPO）和杵状指。HPO 是长骨末端的骨膜炎性增生改变，可见于胫骨、腓骨、桡骨，表现为骨关节的压痛和肿胀。不同于其他副瘤综合征，HPO 更多见于非小细胞肺癌。碱性磷酸酶常常升高，但肝功能一般正常。杵状指出现在约 35% 的非小细胞肺癌患者中。HPO 常合并杵状指，但出现杵状指的患者可没有 HPO。

三、内分泌样改变

最高大约 46% 的小细胞肺癌患者可合并抗利尿激素分泌异常综合征，但该现象也可出现在非小细胞肺癌中。患者可表现为低钠血症，从而可出现厌食、恶心、呕吐、昏迷、嗜睡和痉挛发作。这些表现也可因小细胞肺癌释放的心房钠尿肽引起。这两种原因可通过检验血中的 ADH 来区别。

高钙血症大约出现在 10% 的肺癌患者中。然而，其中仅有 15% 的患者是由甲状旁腺激素或其他类型激素引起的。因此，一旦患者合并高钙血症，应注意高钙血症有可能是由骨转移造成，建议行全身骨扫描或 PET 检查。所有细胞类型中，鳞状细胞癌最常分泌甲状旁腺激素。在肿瘤切除后，相应的血钙水平可能回到正常。当出现术后复发时，血钙也可能会相应升高。

库欣综合征是由移位的 ATCH 样物质分泌引起的，小细胞肺癌患者比非小细胞肺癌患者更容易出现。这种异常的皮质醇分泌现象不能通过地塞米松抑制。由于 ACTH 水平的快速升高，库欣综合征的体征通常难以察觉，而相应症状的出现则是由代谢异常引起的，包括低钾血症、代谢性碱中毒和高糖血症。

神经系统副瘤综合征最常见于小细胞肺癌和鳞状细胞癌，通常认为是由免疫机制介导的。肿瘤细胞可表达通常只有神经细胞才表达的一些抗体。与内分泌系统副瘤综合征不同，这些患者常在肿瘤晚期时才会出现相应表现，包括周围神经系统可出现感觉异常、运动神经元异常、自主神经紊乱；中央神经系统可出现小脑功能障碍、痴呆、脑干脑炎、脑脊髓炎。体重下降常伴随这些临床表现。其中周围神经病最为常见，发生率大约 16%。有研究指出，合并神经系统副瘤综合征的患者中，56% 为小细胞肺癌、22% 为鳞状细胞癌、16% 为大细胞肺癌、5% 为腺癌。

Lambert - Eaton 肌无力综合征最常见于小细胞肺癌，可导致肌无力和肌肉易疲劳、鸭步和口干。该征是由异常分泌的 IgG 抗体造成，作用于电压门控钙通道，从而阻断了运动终板突触前的乙酰胆碱释放。这些异常的 IgG 是由肿瘤细胞本身分泌的。该表现可早于肿瘤本身的临床症状出现。手术切除肿瘤后，该症状可能改善。

（沈 毅 邱 桐）

第四节　转移性表现

肺癌常转移到脑、脊髓、骨、肝、肾上腺、不同肺叶以及皮肤或软组织。

一、中央神经系统转移

在诊断肺癌时即出现中央神经系统转移的发生率大约有 10%。之后，10%～15% 的其他患者可出现该部位的转移。尽管这些转移灶本身不引起相应症状，但是可因转移瘤占位而引起颅内压升高的表现。除此之外，有些患者可有麻木感或癫痫发作，但较少见。

二、骨转移

25% 的患者可出现骨转移。其中大约 55% 的患者出现在中轴骨上，例如脊柱、骨盆、胸骨和肋骨。转移部位的疼痛是骨转移患者的主要症状。

三、肝和肾上腺转移

肝转移通常无明显症状，往往在行 CT 检查时发现。肾上腺转移通常在 CT 检查或 PET 检查时发现，通常也无明显症状。因肾上腺转移造成的 Addison 病或 Conn 病即使在双侧都转移的患者中也非常少见。

四、皮肤和软组织转移

皮肤和软组织转移大约出现在 8% 的晚期肺癌。这些转移瘤通常位于皮下，一般无疼痛感。有时转移瘤会侵蚀皮肤而出现慢性伤口。

五、非特异性转移表现

肺癌患者合并转移性肿瘤时也可出现厌食、体重下降、疲劳和不适，这一点常常会被忽视，误认为是原发灶或副瘤综合征引起的。因此在出现上述症状时，应注意肿瘤转移的可能性。

（沈　毅　邱　桐）

参 考 文 献

［1］Alexander Patterson G, Joel D Cooper, Jean Deslaurier, et al. Pearson's Thoracic & Esophageal Surgery, 3rd Edition. Philadelphia: ELSEVIER, 2008: 751-753

［2］黄孝迈. 现代胸外科学. 北京：人民军医出版社，1991

［3］孙玉鹗. 胸外科手术学. 北京：人民军医出版社，2004

［4］Harvey I Pass, David P Carbone, David H Johnson, et al. Principles & Practice of Lung Cancer, 4th edition. Philadelphia: Wolters Kluwer/Lippincott, Williams & Wilkins, 2010

[5] Walter FM, Rubin G, Bankhead C, et al. Symptoms and other factors associated with time to diagnosis and stage of lung cancer: a prospective cohort study. BJC, 2015, 112(Suppl 1): S6 – S13

[6] 中华医学会. 临床诊疗指南: 胸外科分册. 北京: 人民卫生出版社, 2009

[7] 曹子明, 张美尧. 肺外症状为主要临床表现的肺癌(附 47 例临床分析). 中华肿瘤杂志, 1993, 6(5): 458 – 460

[8] 陈刚. 肺癌合并副瘤综合征. 中国肺癌杂志, 2014, 17(9): 706 – 708

第八章　诊断和鉴别诊断

第一节　诊　断

肺癌是世界上患病率与致死率最高的肿瘤之一，当前在临床上对于肺癌的诊断往往都在疾病的中晚期，这是导致肺癌患者治疗效果差，预后不良的主要因素之一。对于肺癌患者，早期发现、早期诊断、早期治疗是使肺癌得到良好有效治疗的保证。

一、影像学诊断

1. 胸部 X 线正侧位片　因其价格低廉，操作方便成为早期筛查的方法之一，可发现大部分肺内病灶。早期中心型肺癌胸片可无异常表现，早期周围型肺癌往往因为周围组织干扰而不能及时发现。当肿瘤生长至一定直径后才能明显从胸片上显示。中心型肺癌往往因肿物侵犯阻塞支气管而导致阻塞性肺炎、肺不张，严重者可导致一侧肺不张。侵犯肺门周围淋巴结则可导致肺门周围阴影增粗，不张的上叶肺可与肺门肿块联合形成"反 S 征"。膈神经受到压迫时可见膈肌上抬。隆突下淋巴结转移则可见气管分叉出融合增粗阴影、气管分叉角度增大等征象。晚期周围型肺癌往往可见一巨大阴影于正侧位胸片上，较容易做出判断。晚期病灶还常常伴有胸腔积液，侵犯肋骨的肺癌往往可以发现肋骨侵犯，肋骨影像边缘不整。虽然 X 线胸片可以发现大部分肺内病灶，但因其诊断效率低，灵敏度及特异性也相对较低，现已不作为临床诊断的主要方法，仅用于大规模人群的筛查。

2. 电子计算机体层扫描（CT）　随着科学技术的进步，电子计算机体层扫描（CT）现已成为胸部病灶常用的检查方法，其灵敏度、特异性以及诊断效能均较 X 线胸片高。CT 避免了病变与正常组织之间的重叠影响，可以发现常规胸片所不能识别发现的一些隐蔽部位的病灶，如近肺门的周围型病灶、脊柱旁病灶、近心脏的病灶，以及肺尖处的病灶。高分辨 CT（HRCT）具有扫描层数多、分辨率高的优点，对于现在我们所说的磨玻璃样结节（GGO）具有良好的检出率。CT 不仅具有以上特点，在明确病灶的影响学特征，评估病灶的生长范围以及与周围组织关系，评估周围淋巴结的转移情况上相对传统 X 线胸片具有明显优势。增强 CT 在评估病灶与周围血管之间的关系上具有相当重要的作用。肺癌常见的 CT 征象有：毛刺征、分叶征、空泡征、支气管充气征、血管切迹、肿瘤滋养动脉、集束征、胸膜牵拉征以及偏心空洞。早期肺癌在 CT 上表现为磨玻璃样结节（GGO）。中心型肺癌往往表现肺门肿块影、肺炎(斑片影)、肺不张、管腔狭窄、管壁增厚等。随着技术的发展，LDCT(低剂量螺旋CT)因其辐射量小、检查方便、检出率相对较好，现已作为肺部病灶的筛查的首选方式。

3. 正电子发射体层扫描(PET)　肺癌的核医学检查方法近年来也有长足的进步。针对肿瘤细胞高代谢的生理特点，用放射性核素标记脱氧葡萄糖，使肿瘤细胞因与周围组织摄取率的不同而显像。恶性肿瘤因其代谢率增高，表现为局部放射性物质浓聚。PET往往可以用来进行肺结节的鉴别、分期、转移的检测、治疗疗效的评价、复发转移的监测等。但PET对于病灶的定位尚有不足之处。近年来，PET/CT将PET与CT相结合，互相吸收对方的优点，弥补了PET在定位上的不足，现已成为检测肺癌转移病灶的重要方法。PET-MRI作为近年新出现的融合影像技术，其临床应用价值尚未得到充分证实。与CT相比，MRI具有软组织对比分辨力高、无辐射、多参数成像、能够提供更多功能信息的优势，PET与MRI的融合对于肺癌的潜在应用价值可能要优于PET/CT。

4. 磁共振检查(MRI)　MRI并非肺癌常用的检查方法。近年来国内外有文献报道在临床上使用MRI进行肺癌诊断的，然而因为缺乏大样本、大数据的临床研究，MRI对于实体肿瘤的诊断效力仍待进一步研究的证实。但对于肺癌侵犯血管及神经组织，MRI因其特性显示出比CT更强的诊断效用。对于因碘剂过敏或其他原因不能进行增强CT检查的患者，仍可选用MRI进行进一步的临床检查。

5. 超声检查　对于肺癌的分期具有重要意义。肺结节患者常需进行颈部淋巴结超声、腹部超声(肝脏和肾上腺)的检查，以明确是否有转移病灶。对于有胸腔积液的晚期患者，胸部超声检查也具有一定的价值。现在胸部超声辅助下胸腔穿刺活检也作为诊断肺癌的手段之一广泛应用过与临床。

6. 骨扫描　采用^{99m}Tc标记的二磷酸盐进行骨代谢显像是检查肺癌骨转移的常用筛查手段。

二、病理学诊断

1. 痰液细胞学检查　肺癌脱落的细胞可以随痰液排出，痰液细胞学检查中找到肺癌细胞可以作为肺癌诊断的标准之一。中央型肺癌，特别是伴有大量痰液、痰中带血甚至血痰的患者，均应进行痰液细胞学检查。对于临床可疑的肺癌病例，应连续3天进行3次痰液细胞学检查。该方法对于临床分期较晚的肺癌检出率较高，故临床上常用其作为确诊的辅助指标之一。近年来应用于临床的痰液基薄层细胞学检查对比传统痰涂片检查有更高的阳性率，为肺癌的诊断提供了可靠的依据。

2. 支气管镜检查　是临床常用的内镜检查之一，其目的是为了检出气管以及支气管内侧的病灶，并取得病理学证据(获取证据的方式包括直视下的钳检、盲检、肺泡灌洗等)，另外还有对病灶进行定位，指导手术方案地制定，发现气管内可能出现的原发癌灶等功能。对于临床疑诊为肺癌的中心型病灶，均应进行支气管镜活检。对于临床分期较晚的周围型病灶，也应积极进行支气管镜检查。近年出现的免疫荧光电子支气管镜技术能进一步提高对肉眼所不能观察到的原位癌及隐性肺癌的诊断。大量的临床数据研究提示，免疫荧光电子支气管镜能明显提高小细胞肺癌的检出率，对于其他病理类型的肺癌检出率较传统普通支气管镜也有较大提升。

3. 支气管超声内镜针吸活检技术(EBUS)　该技术是随着超声技术的发展，出现的超声与传统支气管镜相结合的产物。针对支气管腔外的淋巴结及肿瘤组织，在超声探头的引导下，通过支气管镜纤维管行细针穿刺，取得组织标本，获取病理证据。与传统的支气管镜相比，超声内镜能够直接由微创的方式进行纵隔及肺门部的淋巴结活检，与纵隔镜和胸腔镜相比，创伤小，恢复快。国内外文献报道，该技术具有很高的诊断特异性和敏感度。近年来，该项技术在国内外医院已迅速普及，具有代替纵隔镜及胸腔镜成为获取纵隔及肺门淋巴结病理的金标准的潜力。

(1)食管超声内镜针吸活检技术(EUS)：与超声支气管镜相似，该技术是将超声技术与传统食管镜技术相结合，对于诊断食管肿物的外侵及获取食管旁淋巴结的病理结果，对食管肿瘤进行临床分析具有很大的帮助，与传统的纵隔镜相比，该技术创伤轻微，并发症少，避免了损伤食管床可能导致的乳糜胸等严重的并发症。国内外大量文献报道，超声食管镜对于食管肿瘤术前分期，制定手术方案具有重要的作用，有潜力成为食管癌术前诊断的金标准之一。

(2)经皮穿刺肺活检技术：是直接经皮肤在超声或 CT 的介入引导下，用细针穿刺至病灶所在位置，获取组织标本，进行病理检查和临床诊断的方法技术。该技术已经广泛应用于临床。对于经过 CT 筛查发现肺部结节的患者，可以进行经皮肺穿刺活检取得病理结果从而明确诊断，对临床医生制订治疗方案具有重要的参考价值。该方法具有很高的诊断灵敏度和特异性，也是诊断肺癌的金标准之一。但同时应注意经皮肺穿刺活检术较易发生气胸等并发症，有部分病灶并不时刻进行经皮穿刺活检，而且有胸膜转移的风险，所以在适应证的把控上应更加严格。

(3)支气管镜磁导航技术(ENB)：是将传统支气管镜与电磁定位技术相结合的新一代支气管镜检查和治疗手段，可以实时准确对常规支气管镜无法到达的外周肺结节或纵隔及肺门淋巴结进行定位，又可以进行肺组织活检，或经支气管肺针吸活检，获取病变组织行病理检查，同时还可以介导局部放射治疗。与传统支气管镜相比，ENB 对于肺病灶的检查适用范围更加广泛，对于周围小病灶的术前定位和病理获取相比于传统方式具有明显优势。ENB 可以明显缩短检查时间，提高检出率。

(4)纵隔镜技术：是一种微创的手术方式，通过局部小切口向纵隔内直接进镜观察。可以在直视下对纵隔的淋巴结进行观察和活检，可直接获取淋巴结组织进行病理活检，也可进行淋巴结清扫。由于取材量大，所以诊断准确度高，仍是该部位淋巴结转移诊断的标准之一。但对于身体一般状况较差，不能耐受全身麻醉的患者，该方法的应用则受到限制。随着微创技术的发展，纵隔镜检查近年来已逐渐被 EBUS、ENB 等新兴的诊断技术所取代。但其作为淋巴结转移的诊断方法之一，在当今的临床实践中仍占据一席之地。

(5)胸腔积液检查：对于伴随有胸腔积液症状的肺癌患者，抽取胸腔积液行病理检查，发现肺癌细胞存在的证据，也是诊断肺癌的方法之一。但其应用仍有一定的局限性，其诊断效率对比其可能出现的气胸、感染等并发症决定了其并不能作为首选的诊断方式。

(6)转移病灶的病理检查：主要针对颈部 B 超提示的颈部淋巴结转移的情况，可以在超声引导下行颈部淋巴结穿刺活检，获取相应的病理结果，对于判断肺部原发病灶的性质有一定的辅助价值。在原发病灶已经丧失手术机会，而直接穿刺活检又风险极大时，该方式可以作为诊断标准的首选。

（7）电视胸腔镜检查：在其他检查不能获取病理结果的时候，可以考虑在电视胸腔镜辅助下行全面的胸腔检查，对于胸膜处的病变、肺周围小病灶、肺弥漫性病变、纵隔淋巴结等进行病理活检，并根据病理结果行根治性切除手术。在当今胸外科中，此方法已经广泛开展并投入临床应用，成为手术微创化趋势下的首选。

（罗宜人　金翔凤）

第二节　鉴别诊断

肺癌按肿瘤的发生部位，不同的临床分期，具有不同的临床表现，在临床工作中，常与以下疾病进行鉴别。

一、肺结核

肺结核是由结核分枝杆菌感染人体后所引起的肺部感染性疾病。19世纪后期至20世纪中期，手术一直是肺结核的主要治疗方案。随着抗结核药物的出现，现在肺结核的外科手术适应证逐渐减少，但外科手术治疗（包括肺叶切除或全非切除）仍是治疗某些难治性肺癌的可选方式之一。

1. 急性粟粒样肺结核　多见于抵抗力较差的青少年人群，肺叶内广泛存在粟粒样结节，大小不均等，分布不均匀，显微镜下呈干酪样改变，X线和CT检查能清晰的显示出广泛存在的病灶。该类型结核病较易与临床上称为弥漫性细支气管肺泡癌混淆。结核患者有明显的全身毒性症状，而肺癌患者一般无明显不适症状。另外，抗结核药物治疗患者症状明显改善也可以作为鉴别诊断的标准之一。

2. 肺结核球　是一种多起病于青年期抵抗力较强人的结核病。常常因为机体自身免疫力较强，结核杆菌不能大范围的播散种植生长，局限于肺内形成干酪样病灶。结核菌被机体清除后，干酪样物质逐渐机化形成密度较大的实性结节。该结节在CT及X线表现上与周围型肺癌极其相似，故应鉴别。该病灶常见于上叶尖后段以及下叶背段。影像学检查往往显示病灶内部密度不均，常有钙化灶或者稀疏区。病灶周围也有可能存在"卫星"灶，即其他散在的结核病灶。

3. 肺门淋巴结结核　在影像学上表现为肺门团块影，易与中心型肺癌混淆，误诊为中心型肺癌。该病常见于中青年，且具有明显的结核感染的症状，很少有咯血的症状。

4. 肺结核与肺癌同时存在　随着大量的临床统计资料的发表，临床上肺结核与肺癌同时存在的病例逐年增多。两者在影像学上的表现极其相似，往往有些早期肺癌的患者因此误诊为结核，故掌握着两种疾病的鉴别诊断显得尤为重要。对于早前感染过结核的患者，在原有的肺结核病灶旁边或其他肺叶出现密度较浓的块状阴影、肺叶不张、一侧肺门阴影增粗，以及在抗结核药物疗程中病灶未缩小反而有所增大的情况应引起高度重视。需要进行痰培养或者行支气管镜检查以明确病理结果，加以鉴别。

二、肺部炎症

1. 肺脓肿 是肺部严重感染后，在机体免疫系统的作用下，形成的对感染病原体的纤维包裹。其影像学表现为空洞，周围有纤维结缔组织包裹成环，大部分有液气平。该表现与肿瘤中心液化坏死形成的空洞性肺癌相似，因此要加以鉴别。肺脓肿在急性期有严重的感染症状，发热、咳嗽、痰量大、呈脓性痰，影像学上空洞壁较薄，内壁光滑，常常有液气平，脓肿周围的肺组织常伴有炎性改变。支气管造影空洞多可充盈，常伴有支气管扩张症。

2. 支气管肺炎 中心型肺癌导致的阻塞性肺炎，常误诊为支气管肺炎，应加以鉴别。支气管肺炎往往起病急，常继发于上呼吸道感染、发热等急性感染症状较严重。影像学表现为边界模糊的斑片影或斑点状阴影，密度不均匀，且一般不局限于单一的肺叶。经抗生素治疗后，症状往往消退较快，肺部阴影的吸收也很快。

三、肺部其他肿瘤

1. 肺部良性肿瘤 此类肿瘤包括错构瘤、纤维瘤、软骨瘤、平滑肌瘤、血管瘤、脂肪瘤、支气管囊腺瘤或乳头状瘤等有时需要与原发性肺癌进行鉴别。一般肺部的良性肿瘤在形态上比较致密，密度均匀，可见钙化点。周围比较光滑，无分叶征、胸膜牵拉征等恶性征象，与周围组织呈压迫性生长而非侵袭性生长。一般病程较长，生长过程缓慢，没有明显的临床症状，临床上通过定期复查胸部 CT 可以很好地鉴别肺部的良性肿瘤与恶性肿瘤。

2. 支气管腺瘤 是指起源于气管、支气管腺体或导管的一类肿瘤，包括类癌、腺样囊性癌和黏液表皮样癌，是一种低度恶性的肿瘤，常引起肺支气管阻塞。流行病学统计的发病年龄较肺癌早，女性多见。临床表现与肺癌十分相似，也可表现为咯血。临床影像学的资料上也显示其与恶性肿瘤之间有相似之处。经支气管镜检查取病理活检是最常用的诊断方式。另外对于支气管镜未能明确诊断的患者，行胸腔镜辅助下开胸探查活检术也是可行的。

3. 硬化性血管瘤（之前称之炎性假瘤） 是慢性非特异性炎症疾病引起的瘤样改变，青壮年居多，患者多无症状。影像学上表现为边界清楚的结节状阴影，阴影近侧可伴指向肺门的粗大纹理，为炎症吸收不全所致。

4. 肺的转移性肿瘤 肺是恶性肿瘤常见的转移部位，常见的有肺转移的原发恶性肿瘤有胃肠道、泌尿生殖系统、肝脏、甲状腺、乳腺、骨、软组织、皮肤的癌肿和肉瘤等。恶性肿瘤发生肺转移的时间早晚不一，有的在 3 年内出现转移，有的 5 年以后才出现转移。甚至有些患者在临床检查中，肺转移灶先于原发病灶被发现。随着肿瘤治疗后生存期的延长和定期复查，肺转移瘤的发生率也在逐年增加。少数病例可有发热、咯血等临床症状，但大部分患者并没有特异的临床表现，在影像学上，肺转移瘤多为多发、大小不一、密度均等、轮廓清楚的类圆形病灶。少数患者可为单一病灶。仅仅根据影像学资料往往难以明确诊断，通常要结合原发灶的病史，必要时可以获取病理以明确诊断。

（罗宜人　金翔凤）

参 考 文 献

[1] 李文强，李天资，罗维贵，等．胸部 X 线"三阻征"与早期中央型肺癌．实用放射学杂志，2007，23（11）：1455－1456

[2] 曹恩涛，肖湘生．CT 计算机辅助检测与诊断对肺癌早期诊断的应用与进展．国际医学放射学杂志，2016，39（1）：55－60

[3] Sverzellati N，Silva M，Calareso G，et al．低剂量 CT 肺癌筛查：比较 1 年期和 2 年期筛查的性能表现．国际医学放射学杂志，2017，（1）：101

[4] 郭佑民，金晨望．CT 新技术在肺癌早期诊断及疗效评估中的应用．国际医学放射学杂志，2018，（6）：627－628

[5] 梁清华，林明明，张军．影像组学在肺癌中的研究进展．国际医学放射学杂志，2018，（6）：650－652

[6] 范丽，望云，夏艺，等．PET/MRI 在肺癌中的潜在临床应用价值．国际医学放射学杂志，2016，39（3）：285－290

[7] 夏艺，范丽，管宇，等．肺癌 MR 功能成像的研究进展．国际医学放射学杂志，2018，41（4）：422－426

[8] 向之明．磁共振增强扫描在肺癌诊断中的应用．国际医学放射学杂志，2000，（1）：26－29

[9] 孙加源，韩宝惠，张俭，等．超声支气管镜引导下的经支气管针吸活检对肺癌的诊断价值．中国肺癌杂志，2010，13（5）：432－437

[10] 朱韧，徐建芳，张海平．全身骨扫描在临床诊断肺癌骨转移中的作用．中国癌症杂志，2008，18（5）：389－392

[11] 马宁．痰液基薄层细胞学技术与传统涂片方法诊断肺癌的价值对比．临床医学研究与实践，2017，2（23）：140－141

[12] 李瑞光，杨波，白合尼莎．纤维支气管镜刷片与支气管肺泡灌洗液 ThinPrep 技术细胞学检测在肺癌诊断中的应用．中国内镜杂志，2015，21（4）：341－343

[13] 郭伟峰，黄弘，何约明．荧光支气管镜对中央型原发性肺癌患者诊断和治疗的指导价值．中国内镜杂志，2015，21（11）：1152－1156

[14] 杨拴盈，卜丽娜．支气管内超声技术在胸部肿瘤中的应用现状和前景．中国肺癌杂志，2010，13（5）：393－395

[15] Fielding D，Bashirzadeh F，Nguyen P，et al．EBUS－TBNA 在肺部疾病（包括肺癌分期）中的作用综述．中国肺癌杂志，2010，13（5）：410－417

[16] 金艺凤，产翠翠，田静，等．超声与 CT 引导下经皮肺穿刺活检诊断周围型肺癌的临床应用价值．临床超声医学杂志，2016，18（6）：415－417

[17] 徐杰，于亚倩．CT 引导下经皮肺穿刺活检在周围性肺病变中的临床应用．中医临床研究，2017，9（20）：30－31

[18] 孙加源，韩宝惠，陈海泉．电磁导航支气管镜系统在呼吸系统疾病诊治中的应用现状与展望．中国癌症杂志，2015，25（10）：832－837

［19］张红. 电磁导航支气管镜及其临床应用进展. 中国医学前沿杂志(电子版)，2017，9(12)：4－7

［20］赵辉，王俊，刘军，等. 纵隔镜手术在临床 N_2 期肺癌中的应用价值. 中国肺癌杂志，2008，11 (5)：672－674

［21］亓立勇，亓翠玲，王雁冰. 肺炎型肺癌与局灶性肺炎的多层螺旋 CT 鉴别诊断价值及病理对照分析. 实用医学影像杂志，2013，14(6)：415－418

［22］张蔚，陈勇，孙宾，等. 支气管内膜结核与中央型肺癌的 CT 鉴别诊断. 实用放射学杂志，2008，24(7)：905－907

第九章 临床诊断技术

第一节 X 线检查

胸部普通 X 线检查具有经济、快捷、较高的清晰度和对比度等特点，目前仍是临床最常用的检查方法。计算机 X 线摄影 (computed radiography, CR) 和数字 X 线摄影 (digital radiography, DR) 技术的临床应用，极大提高了 X 线胸片图像的清晰度和对比剂，对肺内病变特别是结节性病变的检出率明显优于传统 X 线胸片，因此 X 线胸片在健康普查、发现病变及随访等方面仍起着重要作用（图 9 - 1）。

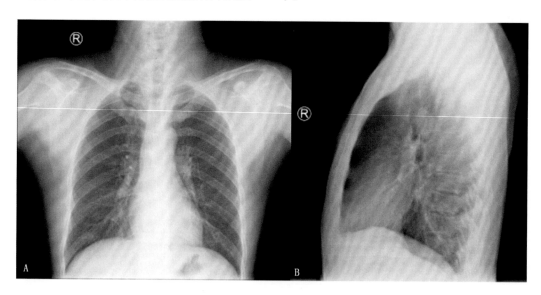

图 9 - 1　传统 X 线胸片正侧位

注：双侧透亮的肺野，可见以肺门为中心放射状走行的肺纹理阴影。中心为纵隔，心脏占据大部位置。正侧位可见肋骨、胸椎及纵隔遮盖部分肺野。

一、胸部 X 线解剖

1. **肺野**　胸廓内纵隔两侧含气的透亮区。为了便于标明病变位置，人为地把一侧肺野纵行分为三等分，即内、中、外带。又分别在第2、第4肋骨前端下缘做水平线，将肺野分为上、中、下三部分。

2. 肺纹理　指肺门向肺野呈放射状分布的树枝状影，主要包括肺动脉、静脉、淋巴管及支气管影。

3. 肺门　是肺动静脉、支气管、神经、淋巴结及其周围结缔组织构成。肺动脉、肺静脉大分支是主要组成部分。

4. 纵隔　位于两肺之间，上自胸廓入口，下至膈肌，前方为胸骨，后方为胸椎。主要包括心脏、主动脉、肺动脉干、气管、食管、胸腺、脂肪和淋巴结等。

5. 其他结构　膈肌、骨骼、胸壁软组织等。

二、肺癌X线征象

1. 周围型肺癌(图9-2)

(1)直接X线征象：周围肺野孤立性圆形或类圆形结节、肿块影，边缘清楚或模糊，轮廓不规则，常见分叶或切迹，部分病灶可见毛刺及胸膜凹陷征，多见于腺癌。一般密度均匀，较大肿块内可见厚壁偏心性空洞，内壁凹凸不平，少数肺癌空洞壁较薄，空洞内偶见气液平，空洞型肺癌多见于鳞癌。部分肺癌可见结节状、斑点状钙化。

(2)间接X线征象：周围肺癌阻塞支气管时，可出现节段性肺炎或肺不张。

2. 中央型肺癌(图9-3)

(1)直接X线征象：中心型肺癌早期可无异常征象。常见的直接征象是支气管狭窄，随着病灶逐渐增大可见肺门及其附近的结节或肿块影。

(2)间接X线征象：肺癌阻塞支气管引起阻塞性改变，表现为阻塞性肺气肿、阻塞性肺炎或阻塞性肺不张。肺叶、肺段的肺气肿常常是中央型肺癌的早期中央型肺癌的唯一征象，表现为局限性透亮度增高。阻塞性肺炎时受累的肺叶、肺段容积减小，表现为斑点、斑片及索条状阴影。癌肿完全阻塞支气管后出现肺不张，受累的肺叶、肺段容积明显减小，表现为楔形、三角形致密阴影，邻近叶间裂向病变移位。也可为一侧肺不张，纵隔向患侧移位。出现阻塞性肺炎、肺不张时，往往肿块边界显示不清或不能显示。

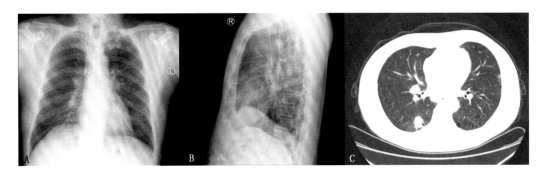

图9-2　右肺周围型肺癌

注：A. 肿瘤位于正位片右肺门下方；B. 侧位与胸椎重叠，隐约可见；C. CT显示肿瘤位于右肺下叶背段

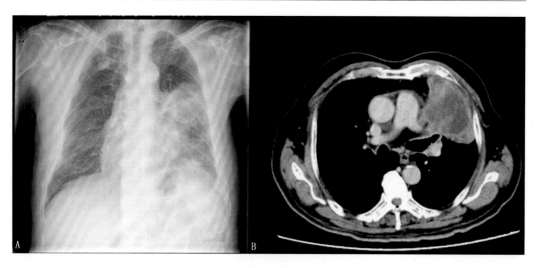

图 9 - 3　左肺中央型肺癌

注：A. 左肺门团块影，边缘光滑；B. CT 示肿瘤位于左肺门及左肺上叶，上叶支气管截断，肿瘤内大片状坏死

三、胸部 X 线检查的前景

透视最大的优点是可动态观察病变，但是不能永久保留图像，患者接受 X 线剂量大等原因，已被逐渐淘汰。

X 线胸片一般只能显示 1cm 以上的实性结节，对于更大的磨玻璃结节或小于 1cm 的实性结节不能显示，另外约 1/3 的肺组织被纵隔、膈肌、肋骨遮盖不能显示，因此早期肺癌的漏诊、误诊率在 85% ~ 100%。虽然高潜伏摄影、CR、DR 优于传统 X 线胸片，但漏诊、误诊仍较高。X 线胸片发现的肺癌，一般属于中晚期病变，并难以定性。随着胸部低剂量 CT 肺癌筛查技术的应用，患者接受的辐射剂量大大减低，且能够发现 <5mm 的微结节，在肺癌早期阶段（Ⅰ期）被发现，获得根治机会。因此 X 线胸片在肺癌筛查方便会被逐渐替代，但 X 线胸片辐射剂量低，方便快捷，在青少年查体、肺部感染等疾病及病变随访方面仍具有一定优势，特别是危重患者不能搬动做 CT 时，移动床旁 X 线胸片起到不可替代的角色。

（王家臣）

第二节　CT 检查

CT 检查在肺癌的定位、定量、定性、临床分期及疗效评价方面起着至关重要的作用。近年来随着多层螺旋 CT 技术的迅速发展，其检测肺结节的敏感性进一步提高，特别是低剂量肺癌筛查的广泛开展，越来越多的亚临床早期肺癌被发现，由于缺乏典型的影像特征，其定性诊断困难。因此要充分利用 CT 多种重建技术及增强扫描来更好的显示病变的特征，提高肺癌的诊断率。

一、多层螺旋 CT 检查技术

1. 高分辨率 CT(HRCT)　重建层厚≤1mm、骨算法、大矩阵重建，适于观察支气管、肺间质及磨玻璃病变，对结节或肿块的边缘及对周围结构的影响观察清楚，亦易于观察癌性淋巴管炎及胸膜转移等(图9-4)。

2. 靶扫描或靶重建　以病灶为中心，小视野、大矩阵，选择合适的重建算法，多种窗宽、窗位技术更能清楚的显示病灶边缘及内部结构，对小病灶及磨玻璃密度肺癌征象的评价尤为重要(图9-5)。

3. 后处理重组技术(MPR、MIP、VR 等)　多层螺旋 CT 是各向同性扫描，其薄层图像可任意方向及其他各种方式的重组，可立体全方位观察病变，准确显示病变与邻近气管、血管、胸膜等结构的毗邻关系及其侵犯的范围、方式等(图9-6)。

4. 增强扫描　可分辨肿块与阻塞性肺不张，辨别肺门、纵隔内肿大淋巴结，观察病变血供情况及与周围血管的关系，有助于定性诊断和分期(图9-7)。

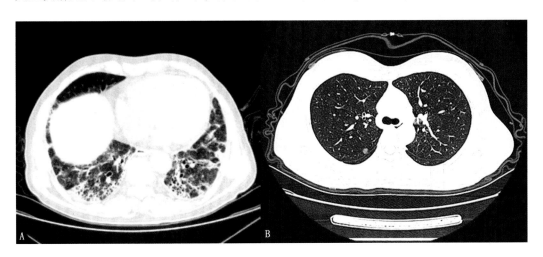

图9-4　高分辨率 CT

注：A. HRCT 清楚显示肺间质纤维化、支气管牵引性扩张；B. HRCT 显示磨玻璃小结节边缘清晰及与胸膜关系

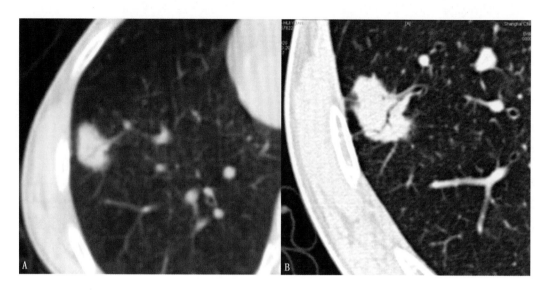

图 9 - 5　靶扫描或靶重建

注：A. 常规 CT 扫描显示结节边缘模糊，其内支气管隐约可见；B. CT 靶扫描显示结节边缘清楚及胸膜凹陷，结节内充气支气管清晰可见，内壁不光滑，上方支气管截断

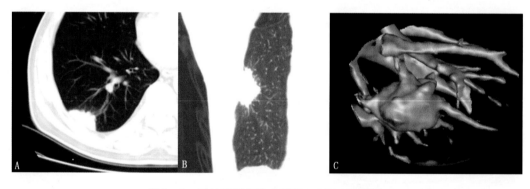

图 9 - 6　后处理重组技术（MPR、MIP、VR 等）

注：A. CT 横轴位显示病灶宽基底与胸膜相邻，内缘欠规整，与炎性病变较难鉴别；B. 与 A 同一患者，MPR 冠状位清晰显示病灶边缘不光滑及放射状细毛刺，有助于肺癌诊断；C. VR 重组可三位立体显示病变，显示病灶边缘多发棘状突起及周围支气管血管束集聚

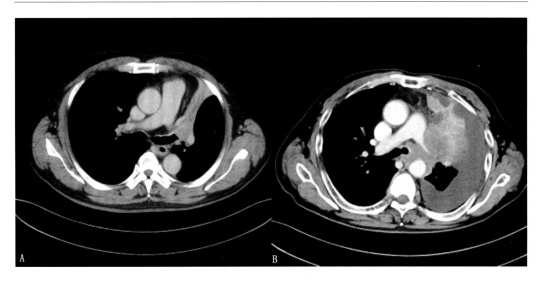

图 9 - 7 螺旋 CT 增强扫描

注：A. 左肺上叶中央型肺癌并上叶阻塞性不张，CT 增强显示肿瘤轮廓，分辨肿瘤与肺不张边界；B. 左肺中央型肺癌，CT 增强可分辨肿瘤与阻塞肺不张边界，并显示左肺动脉干受侵变窄、闭塞

二、周围型肺癌

周围型肺癌起源于肺段支气管以下的支气管黏膜上皮、支气管腺体或肺泡上皮，占肺癌总数的 30%～40%，是胸部影像研究的重点和难点。组织病理学上腺癌最多，其次为鳞癌、小细胞癌，其他发病率较低包括类癌、大细胞癌、肉瘤样癌等，组织类型不同影像表现可有较大差别。随着多层螺旋 CT 广泛应用，越来越多的磨玻璃结节被发现，其中大部分是肺腺癌，因其具有不同于实性肺癌的特征，故本章把实性软组织密度肺癌和磨玻璃结节肺腺癌分开阐述。

1. 实性软组织密度肺癌(图 9 - 8)

(1)形态：常为边界清楚的圆形、类圆形软组织密度病灶，直径≤3cm 为结节，直径 >3cm 称肿块。也可为不规则形、斑片状、条形、节段性实变等形态。

(2)内部结构：病灶内密度常常不均匀，空泡征、支气管充气征常见，较大肿块内可出现坏死、空洞，但钙化少见。①空泡征：病灶内 <5mm 的含气小囊腔影，病理基础为未被肿瘤侵犯的含气肺泡。单个或多个，边界清楚，主要见于 <3cm 以下的腺癌，靶扫描可较好显示；②支气管充气征：病灶内出现含气的支气管影，病理基础为癌组织沿支气管伏壁生长，而管腔仍通畅。良性病变中支气管壁无破坏，其内壁光滑，形态正常。恶性病变中支气管壁受侵犯，其内壁不光滑，管腔狭窄、截断，也可表现为支气管扩张或黏液栓塞。HRCT、MPR 多方位观察可较好显示，并区别空泡征；③空洞：病灶内较大而无管状形态的透亮影，病理为病变内组织坏死液化，经支气管排出后形成。空洞长径 >5mm，壁厚 >1mm；壁厚 1～3mm 为薄壁空洞，壁厚≥3mm 称厚壁空洞。癌性空洞多为远离肺门侧的偏心部位，洞壁较厚，洞壁厚薄不均，内壁凹凸不平，可有突出的壁结节。80% 以上肺癌空洞见于 3cm 以上的鳞癌，其他组织类型少见；长径 <2cm 肺癌坏死少

见，极少形成空洞。

（3）边缘特征：①分叶：指结节或肿块表面呈凹凸不平的多个弧形，形似多个结节融合而成，系肿瘤各个方向生长速度不同，或生长过程中受到支气管或血管阻挡造成。分叶征对周围型肺癌有重要诊断价值，绝大多数肺癌分叶明显；②毛刺：指结节或肿块边缘向周围放射状、无分支的细短线条影，系肿瘤收缩牵拉周围小叶间隔所致。以宽度2mm为界，分为粗毛刺和细毛刺；以毛刺突出肿瘤边缘5mm为界，分为长毛刺和短毛刺。细短毛刺高度提示肺癌，尤以腺癌常见。HRCT肺窗适于毛刺的观察；③棘状突起：结节或肿块边缘尖角样突起，基底部较宽，形态介于分叶与毛刺之间，病理是肿瘤向外浸润生长的结果。靶扫描纵隔窗、三维VR能较好的显示这种"杵状"结构；④胸膜凹陷：结节或肿块与脏层胸膜间线样、三角形或喇叭口样阴影，尖端指向结节，系胸膜受肿瘤收缩力的牵拉凹陷，凹陷内可有液体，此征象并非肺癌特有，只因肺腺癌瘤体内纤维增生较多，肿瘤收缩力明显，故胸膜凹陷征发生率较高；⑤支气管截断征：指充气支气管于结节或肿块边缘中断闭塞，此征象高度提示肺癌，支气管于结节或肿块内中断也可见于炎症、肉芽肿等良性病变，其鉴别参照支气管充气征；⑥血管集束征：指邻近血管向肿瘤聚拢，系肿瘤内纤维增生收缩牵拉邻近血管，使其走行改变，向肿瘤聚拢或肿瘤对穿过血管的包绕。

（4）强化特征：肺癌可均匀或不均匀强化，强化幅度一般恶性肿瘤高于良性肿瘤，低于炎性病变。强化幅度≤15HU提示良性结节，15～20HU要慎重。肺癌的强化幅度一般为20～60HU，强化持续时间较长，常在3分钟以上。肺癌病理组织类型不同，强化幅度也有差别，CT值测量要尽量避开坏死区。

（5）鉴别诊断

1）炎性假瘤（局灶性机化性肺炎）：多来自片状炎症，不完全吸收，留下边界不规则纤维性增生伴少量炎细胞浸润。常位于肺外围，形态多不规则，边缘毛糙模糊，有长毛刺，CT可见"桃尖征""平直征"，抗感染治疗病灶可有缩小。增强后多强化明显，一般高于肺癌。

2）结核球：好发于上叶尖后段、下叶背段。边缘多光滑清楚，无分叶或浅分叶。可有钙化、空洞（边缘性或裂隙样），大多有卫星灶，增强后无强化或包膜样环形强化。

3）错构瘤：是肺内最常见的良性肿瘤，40岁以上多见，男多于女。根据发生部位分叶中央型、周围型；根据病理类型分为软骨型、纤维型。球形或分叶状，边缘清楚。内部密度不均，CT值离散度较大但无空洞。含有脂肪成分有助于诊断，同时含有脂肪和钙化可诊断，特别是爆米花样钙化。增强后无强化或轻度强化。

4）硬化性肺泡细胞瘤：肺内的少见良性肿瘤，多发于中年女性。影像学表现为圆形或类圆形软组织结节，肺周边多见；边缘光滑，少数可有分叶，无毛刺；多数密度均匀，明显强化，空洞、钙化少见；血供丰富而内部没有正常血管及支气管穿行，血管贴着肿块走行出现"贴边征"，肿瘤内出血渗入周围出现晕征。

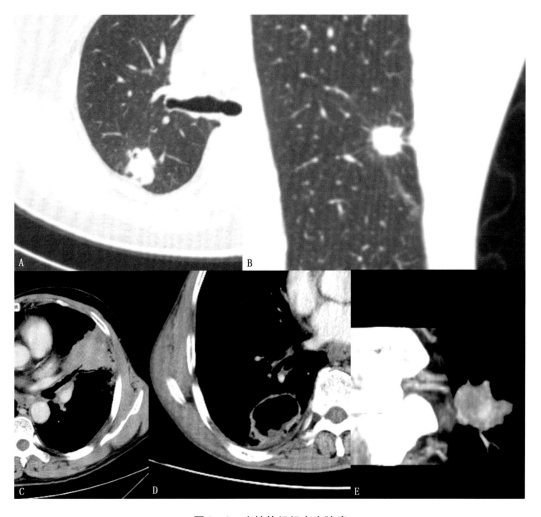

图9-8 实性软组织密度肺癌

注：A. 周围型腺癌，边缘分叶、胸膜凹陷及内部空泡征；B. 周围型腺癌，边缘放射状细毛刺及胸膜牵拉凹陷；C. 左肺上叶舌段肺腺癌，上方支气管进入肿瘤内截断，下方支气管穿行肿瘤边缘，支气管内壁不光滑；D. 右肺下叶鳞癌，空洞壁厚薄不均，内壁可见壁结节；E. 左肺下叶椎旁腺癌，边缘多发棘状突起

2. 磨玻璃结节肺腺癌 磨玻璃影（ground-glass opacity，GGO）是指在HRCT图像上肺内稍高密度影，不掩盖血管和支气管。根据病变分布范围分为局限性和弥漫性。当局限性GGO表现为直径≤30mm的结节形状时，称为磨玻璃结节（ground-glass nodule，GGN），根据磨玻璃结节是否含有实性成分分为纯磨玻璃结节（pure ground-glass nodule，pGGN）和混合性磨玻璃结节（mix ground-glass nodule，mGGN）。病理分类见表9-1。

（1）不典型腺瘤样增生（AAH）：HRCT表现：纯磨玻璃密度，直径一般<5mm，少数可达10mm，无恶性征象（分叶、毛刺、胸膜凹陷、空泡征、支气管充气征等）。AAH进展缓慢，长期随访不变，临床可不干预。

表 9 – 1　2001 年肺腺癌 IASLC/ATS/ERS 国际多学科分类

浸润前病变
　　不典型腺瘤样增生(AAH)
　　原位腺癌(AIS)
微浸润性腺癌(MIA)
　　贴壁生长为主,直径≤3cm,浸润灶≤5mm
浸润性腺癌
　　贴壁状为主,浸润灶 >5mm
　　腺泡状为主
　　乳头状为主
　　微乳头状为主
　　实性为主
浸润性腺癌变型

　　研究显示 GGN 的 HRCT 表现与组织病理学具有良好的相关性

　　(2)原位腺癌(AIS)

　　1)病理:局限性,直径≤3cm,沿肺泡壁贴壁样(鳞屑样)生长,无间质、血管或胸膜浸润。

　　2)HRCT 表现:纯磨玻璃或混合磨玻璃密度,密度较 AAH 略高;混合磨玻璃中的实性成分大多为肺泡塌陷,一般位于病灶中心,边界清楚,要注意与癌性浸润鉴别。病灶直径一般 >5mm,大多在 5 ~ 15mm,少数可达 15mm 以上,边缘偶有分叶。AIS 为浸润前病变,和 AAH 一样长期随访不变,以随访观察为主(图 9 –9A)。

　　(3)微浸润性腺癌(MIA)

　　1)病理:孤立性,直径≤3cm,以壁贴壁样(鳞屑样)生长为主且浸润灶≤5mm 的小腺癌。

　　2)HRCT 表现:混合磨玻璃为主,少数为纯磨玻璃,但密度较高;混合磨玻璃中的实性成分为癌性浸润,可中心或散在分布,边缘模糊,要注意与肺泡塌陷、病灶中的血管鉴别。直径大多在 10mm 左右,边缘可有 1 ~ 2 个恶性征象(分叶、毛刺、胸膜凹陷、空泡征、支气管充气征等)。MIA 临床上不建议长期随访,手术切除后 5 年生存率可达 100%(图 9 –9B)。

　　(4)浸润性腺癌(IAC)

　　1)病理:分为以壁贴壁样(鳞屑样)、腺泡样、乳头状、实性、微乳头状生长方式为主的亚型。

　　2)HRCT 表现:几乎均为混合磨玻璃,罕见有纯磨玻璃密度,CT 值多在 –300HU 左右,或者更高。直径一般 >10mm,边缘可有多个恶性征象(分叶、毛刺、脐凹、胸膜凹陷、空泡征、支气管充气征等)。结节中纯磨玻璃密度为贴壁生长肿瘤细胞,实性部分为浸润的肿瘤细胞,因此,实性部分的比例越小,预后越好(图 9 –9C,图 9 –9D)。

　　(5)鉴别诊断

　　1)一过性 GGN:主要见于炎性疾病、灶性出血、灶性水肿,此类病变边缘多较模糊,随访复查短期内可有变化。

　　2)持续性存在的 GGN:主要见于局限性纤维灶、肺腺癌,后者更常见,此类病变边界较清,进展较慢,短期复查无变化。

(6)临床处理策略：GGN 规范性随访：GGN 在肺癌筛查中的检出率约为 19%，其中 37%~70% 为一过性，且 pGGN 肺腺癌进展缓慢，较长时间随访可无变化，因此，GGN 病灶临床上不必急于处理，应进行规范性随访。2017 年 2 月，Fleischner 学会发布了 CT 偶发肺结节的处理指南，意在减少对 CT 偶发肺结节不必要的随访复查，为放射科和临床医师更好的管理该类患者提供指导(表 9-2，表 9-3)。

表 9-2 2017 年 Fleischner 学会 CT 偶发肺实性结节(类型)处理指南

实性结节 (类型)	<6mm (<100mm^3)	6~8mm (100~250mm^3)	>8mm (>100~250mm^3)	评论
孤立性				
低风险	不需常规随访	6~12个月行CT,之后18~24个月考虑CT	3个月考虑CT、PET/CT,或活检	结节<6mm无须进行常规随访,但某些高危患者,如形态可疑,上叶或两者兼具的,可在12个月行CT随访
高风险	可在12个月时行CT	6~12个月行CT,之后18~24个月行CT	同上	同上
多发性				
低风险	不需常规随访	3~6个月行CT,之后18~24个月考虑CT	3~6个月行CT,之后18~24个月考虑CT	采用高度怀疑肺癌结节进行处理,随访间隔根据大小和风险进行调整
高风险	可在12个月行CT	3~6个月行CT,之后18~24个月行CT	3~6个月行CT,之后18~24个月行CT	同上

表 9-3 2017 年 Fleischner 学会 CT 偶发肺亚实性结节(类型)处理指南

亚实性结节(类型)	<6mm(<100mm^3)	≥6mm(>100mm^3)	评论
孤立性			
磨玻璃	不需常规随访	6~12个月行CT确定稳定性,之后每2年行CT至5年	对于<6mm的可疑结节,考虑在2年和4年进行随访。若有实性成分或体积增加,考虑切除
部分实性	不需常规随访	6~12个月行CT确定稳定性,若无变化,并且实性成分<6mm,应每年行CT至5年	事实上,部分实性结节长到≥6mm前难以定性,对<6mm通常无须随访,持续性结节中的实性成分≥6mm,应高度怀疑肺癌

续表

亚实性结节（类型）	<6mm(<100mm^3)	≥6mm(>100mm^3)	评论
多发性	3~6个月行 CT,若稳定,考虑2年和4年行 CT	3~6个月行 CT,之后针对最可疑的结节执行随访原则	多发性 <6mm 的纯磨玻璃结节通常是良性的,但高危患者应在2年和4年进行随访

　　PET/CT 对 GGN,尤其 pGGN 作用有限,主要用于实性结节或部分实性结节(mG-GN,且实性成分 >8mm)的诊断和分期。GGN 较实性结节生长缓慢,但恶性概率高,有恶性演变倾向,因此 HRCT 随访至少3~5年或70岁以上,一旦病灶增大或出现新的实性成分,应积极手术,术后预后较好。

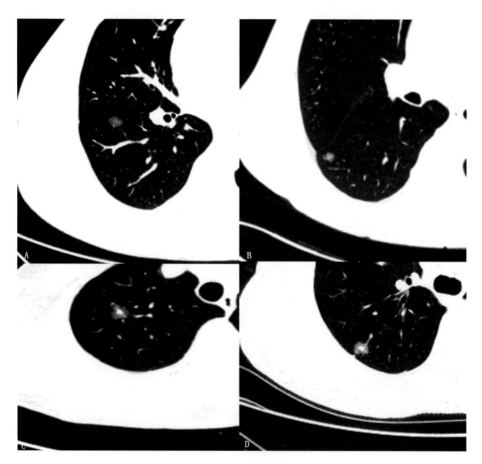

图 9 - 9　肺腺癌

　　注:A. 原位腺癌,约 10mm×13mm,密度较低,边缘光滑,无恶性征象;B. 微浸润腺癌,约 8mm ×12mm,磨玻璃密度较高,后缘局部凹陷;C. 浸润性腺癌,约 12mm×13mm,混合型磨玻璃结节,边缘分叶,中心实性成分边缘不光滑;D. 浸润性腺癌,约 9mm×12mm,混合型磨玻璃结节,边缘示胸膜凹陷,中心实性呈边缘模糊

三、中央型肺癌

中央型肺癌起源于肺段及段以上支气管黏膜上皮或腺体，占肺癌总数的60% ~ 70%，最常见的组织类型是鳞癌，其次是小细胞癌、腺癌、大细胞癌等。中央型肺癌起源于较大支气管，可较早出现临床症状，常有咳嗽、咯血或痰中带血、胸痛等，也可由阻塞性肺气肿、肺不张或阻塞性肺炎引起的胸闷、憋气等。

1. 直接征象　肺门支气管壁增厚，肺门结节或肿块及支气管阻塞。

早期原位癌局限性黏膜上皮内，支气管壁一般无明显增厚，CT可无阳性发现。随着病变的进展可表现为支气管壁不规则增厚，管腔不同程度变窄，病变范围一般比较局限，按肺癌的生长方式可为管内型、管壁型、管外型。管内型：癌肿向腔内生长，表现为支气管黏膜表面菜花状、息肉样隆起，管腔不同程度狭窄。管壁型：癌肿沿支气管壁浸润生长，表现为管壁增厚，管腔狭窄。管外型：癌肿穿透支气管壁向外生长为主，在肺内形成肿块，支气管在肿块之中。多种CT后处理技术及CT增强检查有助于发现较早期病变，减少漏诊。肺癌的不同生长方式均可进展为肺门结节或肿块，支气管阻塞，引起相应肺组织的阻塞性改变（图9-10A，图9-10B）。

2. 间接征象　①阻塞性肺气肿：多为早期表现，表现为一侧肺或肺叶、肺段透光度增加，肺纹理稀疏。是由于病变支气管狭窄引起活瓣性阻塞，导致呼入的气体不易排出。单侧肺或局限性肺叶、肺段的肺气肿，要警惕肺癌的可能，注意观察支气管有无病变。支气管异物亦可表现为阻塞性肺气肿，但常发生于儿童，一般有明确误吸史，无支气管增厚；②阻塞性肺炎：病变支气管进一步狭窄引起相应肺组织引流不畅，表现为肺容积不同程度减小，并见多发斑片状实变影，边缘模糊，可融合成片。阻塞性肺炎一般临床症状较轻，抗感染治疗效果不佳；③阻塞性肺不张：表现为病变支气管截断，肿块远侧肺组织萎缩不张，增强扫描不张肺组织明显强化，可见强化幅度低于不张肺组织的肿块影。

3. 转移表现　①肺门及纵隔淋巴结肿大：淋巴结转移可单发，但多发常见，并易融合。增强检查肿大淋巴结一般轻度至中度均匀性强化，鳞癌、腺癌淋巴结转移亦可见无强化坏死区，甚至环形强化，易于结核性淋巴结肿大混淆；小细胞肺癌淋巴结转移常多发，与原发病灶分辨不清，一般无明显坏死；②血性转移：表现为肺内多发结节，大小不等，随机分布，边缘多光滑；③肺癌性淋巴管炎：又称肺癌性淋巴管播散，系肿瘤组织沿淋巴管蔓延生长，表现为支气管血管束结节样、串珠状增粗，小叶间隔光滑或结节样增厚。需与肺结节病鉴别，结节病常对称性肺门淋巴结肿大，肿大淋巴结明显强化，无融合及坏死，肺内以支气管血管束增厚为主；④胸膜结节及胸腔积液：可表现为大量胸腔积液，无明显可见的胸膜结节；亦可表现为多发胸膜结节，而无胸腔积液（图9-10C至图9-10H）。

4. 鉴别诊断　①支气管内膜结核：发生在气管黏膜、黏膜下层的结核病变。CT表现为气管广泛不规则狭窄，狭窄与扩张相间存在，管壁出现钙化；可引起远端肺叶实变、不张，气管阻塞处一般无软组织肿块；②支气管良性肿瘤：少见，错构瘤、腺瘤等，表现为支气管阻塞或腔内结节，无邻近支气管壁增厚，纵隔内一般无肿大淋巴结；③支气管淀粉样变：多为单独发病，也可见于系统性淀粉样变，表现为气管支气管弥漫受累，管壁结节样增厚、钙化。

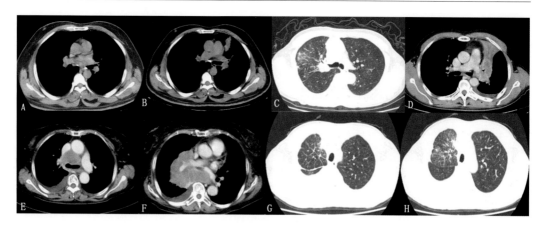

图9－10　CT征象

注：A：左肺上叶支气管开口处少许软组织密度影，误认为痰栓可能，建议患者复查；B：患者1年后复查，左肺上叶支气管开口壁增厚，支气管腔变窄，并上叶阻塞性肺炎。病理证实鳞癌；C：右肺上叶后段处鳞癌，并阻塞性肺炎；后段支气管开口阻塞，可见远侧肺内多发点片状影；D：左肺中央型肺癌并上叶阻塞性肺不张；上叶支气管狭窄、闭塞，远侧肺组织萎缩不张；E：右肺中央型小细胞肺癌，气管前间隙淋巴结转移肿大，右侧胸腔积液，无明显胸膜结节；F：气管隆突下淋巴结转移，与肺门肿瘤及转移淋巴结融合，G、H：右肺上叶癌性淋巴管炎（沿淋巴管播撒转移），支气管血管束及小叶间隔小结节样增厚

四、原发性弥漫性肺癌

原发性弥漫性肺癌常指弥漫性细支气管肺泡癌。结节为主型影像学上表现为两肺弥漫不对称分布的多发结节，随机分布或小叶中心分布，少见融合，可伴肺叶或肺段磨玻璃密度及实变，边界清楚。肺炎实变为主型表现为大片状肺叶或肺段磨玻璃密度及实变，其内可见支气管"枯树枝征"或含气囊腔，增强扫描可见"血管造影征"，并多伴结节影（图9－11）。

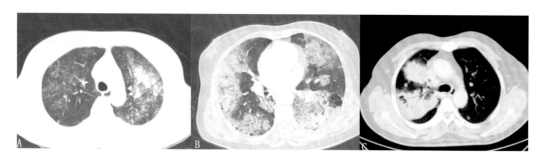

图9－11　原发性弥漫性肺癌

注：A. 双肺弥漫性腺癌：多发腺泡样结节，局部融合成斑片；B. 黏液腺癌：弥漫性磨玻璃密度，掺杂多发囊泡状低密度影（提示未被癌细胞完全充填的通气肺组织），左肺较大囊腔，内见分隔，可能为细支气管活瓣阻塞引起部分肺泡破裂融合，形成所谓的"假性空洞"；C. 右肺中分化腺癌：片状实变内支气管走行僵直，小分支减少，呈"枯树枝状"改变

（王家臣）

第三节　核医学检查

核医学是利用放射性核素及其标志物进行临床诊断、疾病治疗和生物医学研究的一门学科，其主要特征是在分子水平上的靶向显像和靶向治疗。随着 PET/CT、PET/MR 和 SPECT/CT 技术的进步，核医学显像在肺癌的诊断、分期、预后评估、疗效监测等方面具有广阔的应用前景。

一、核医学显像技术与设备

1. 发射型计算机断层扫描仪(emission computed tomography，ECT)　是一种利用放射性核素标记的显像剂引入人体后经代谢后在靶器官内或病变部位与正常组织之间形成放射性核素聚集的差异，探测放射性核素产生的辐射线(多是 γ 射线)可反映这种差异，通过计算机重建而成像。ECT 与前文所述的 X - ray CT 概念完全不同。

根据具体的成像原理不同，ECT 包括单光子发射型计算机断层扫描仪(single photon emission computed tomography，SPECT)和正电子发射型计算机断层扫描仪(positron emission tomography，PET)两种成像设备。

核医学 ECT 成像是一种具有较高特异性的功能成像和分子显像，主要提供器官、组织和病变的功能信息。能进行平面显像和断层显像、静态显像和动态显像、局部显像和全身显像。现代影像技术的发展又产生了融合影像设备，如 SPECT/CT、PET/CT、PET/MR 等，这些设备在提供功能信息的同时，还可以显示解剖结构和形态特征，因而产生"1 + 1 > 2"的效应，应用前景非常广阔。

(1)单光子发射型计算机断层扫描仪(SPECT)

1)成像原理：γ 衰变是核衰变的方式之一，放射性核素通过 γ 衰变可以产生不带电荷、运动速度快、电离能力小但穿透力很强的光子流，即 γ 射线。用于 SPECT 显像的放射性核素显像剂能够单纯发射 γ 射线，且不同的放射性核素显像剂在人体内有特定的靶向分布和代谢规律。将这种显像剂注入人体后，能特定的浓聚在被测脏器、靶组织中，与周围邻近组织之间形成放射性浓度差。用放射性测量仪器在体外可以检测、记录到注入人体内显像剂所发射的 γ 射线，从而可以显示出被测脏器、靶组织的形态、位置、大小及功能代谢。

2)技术原理：γ 相机是探测 γ 射线进行成像的设备，由探头、电子学线路、显示记录装置及检查床 4 部分组成。核心部分是探头，探头由准直器、闪烁晶体、光电倍增管和电子线路构成。当 γ 射线打到闪烁晶体上，由于光电效应、康普顿效应或电子对生成效应，可以产生能够激发闪烁物质发出荧光的荧光光子。准直器只允许与准直孔角度相同的 γ 射线作用于闪烁晶体，从而保障了图像的分辨率和图像的定位。经准直器滤过的荧光光子在光电倍增管的阴极侧转化成光电子，放大后于阳极侧转化成电信号，经后续电子线路进行成像。

SPECT 是在 γ 相机基础上发展而成，实际上由 γ 相机、旋转探头和计算机及其辅助设备组成。SPECT 可以把 γ 相机在体外不同角度采集到的体内放射性核素分布的二维影像数据进行衰减校正后，经计算机处理重建为三维数据，一般用于图像重建的方法主要有滤波反投影法(filtered back projection，FBP)和有序子集最大期望值法(ordered subsets expectation maximization，OSEM)。这样就可以清除 γ 相机带来的重叠干扰，从而得到某一体层内的放射性分布图像。

（2）正电子发射型计算机断层扫描仪(PET)

1）成像原理：富含质子的一类放射性核素(如 ^{18}F、^{11}C、^{13}N、^{15}O 等)，多余的质子在转变为中子的过程中释放正电子即正电子衰变(β^+ 衰变)，或称为 β^+ 粒子，其在较短的时间内与邻近的核外自由电子碰撞，发生湮灭辐射，转变为两个能量相等(511keV)、方向相反的 γ 光子。PET 显像正是应用了这样的原理，把能够发射正电子的放射性核素引入人体内，利用探测器在体外探测体内经湮灭辐射转变成的互成180°的 γ 光子对，从而来反向寻找湮灭辐射发生的位置，经计算机重建形成断层信息，得到正电子核素在体内的分布情况。

2）技术原理：PET 的基本结构与 SPECT 相似，都是由探头、电子学线路、显示记录装置、显像床、计算机及其辅助设备等组成。最大的不同点在于单光子探测时需要准直器来排除不适合成像的光子，而正电子探测的方式为电子准直，采用符合探测，不需要使用准直器。成对符合探测器可同时探测湮灭辐射所产生的两个 γ 光子，每个探测器在接收到 γ 光子后产生一个电脉冲，该电脉冲信号输入到符合线路中进行符合甄别。一共有 3 种符合形式，真符合、随机符合和散射符合。真符合满足符合线路，即原始数据。通过对原始数据校正后，同样地，选择 FBP 或 OSEM 等重建方法，经计算机处理重建，即可得到 PET 影像。

2. 影像技术　医学图像融合可以把不同的医学影像或用不同方法获得的同一类型的医学影像进行空间上的匹配或叠合，使两个或多个图像数据集融合到一幅图像上。

CT、MRI 主要反映组织器官的解剖结构和形态变化，密度和空间分辨率较好，同时也能够反映其功能变化，但不如 ECT；ECT 主要反映组织器官的功能、血流和代谢变化，也能反映其形态，但空间分辨率较 CT、MRI 差。CT、MRI 与 ECT 通过影像融合技术可以得到 SPECT/CT、PET/CT、PET/MR、SPECT/MR，两者高度互补，将组织器官的生理、生化和功能变化与精确的解剖结构相结合，充分发挥其优势，为临床诊断提供了更加全面、客观、准确的诊断依据。

SPECT/CT 是将 SPECT 和 CT 这两种设备安装到一起，两者定位坐标系统互相校准，通过医学图像融合技术，实现了解剖与功能代谢的融合；同样地，PET/CT 具有 PET 和 CT 各自的全部功能，实现了 PET 与 CT 的同机融合，充分发挥两者的优势；PET/MR 是目前最先进的影像融合设备，实现了在同一设备上同时进行 PET 和 MR 信号采集，一次扫描即可得到 PET 和 MR 的全身图像。融合影像设备应用前景广阔。

二、临床应用

1. ^{99m}Tc – MDP SPECT 或 SPECT/CT 骨扫描

（1）骨显像原理：骨组织是由有机物、无机盐和水等化学成分组成，其中无机物是由占骨组织干重 2/3 的矿物质构成。这些矿物质的主要成分是具有多微孔结构的羟基磷灰石晶体$[Ca_{10}(PO_4)_6(OH)_2]$，通过离子交换和化学吸附两种方式，全身骨骼可以从体液中获得磷酸盐和其他元素来完成自身的代谢更新。骨显像正是利用了骨的这一特性：将放射性核素标记的特定骨显像剂经静脉注射后，显像剂会随血液流经全身骨骼。通过与羟基磷灰石晶体发生离子交换、化学吸附及与骨骼有机成分胶原相结合，显像剂会沉积在骨组织中，然后利用 SPECT 即可显示显像剂在骨骼中的分布情况，从而获得全身骨骼的影像。

^{99m}Tc – MDP(亚甲基二磷酸盐)能够被骨组织高摄取、快速摄取，且在血液和软组织中清除快，因而是最常用的骨显像剂。骨组织各部位摄取显像剂的多少与骨的局部血流灌注量、无机盐代谢更新速度和成骨细胞活跃的程度相关。根据这些因素，在不同的病理变化过程中骨组织摄取显像剂的多少也不同，因而在骨显像的影像中形成了放射性浓聚区或稀疏缺损区。核医学医师通过对这些异常影像的分析，可为临床提供定位、定量及定性的诊断依据。

(2)肺癌骨转移瘤：骨骼是恶性肿瘤转移的好发部位，尤其是肺癌、乳腺癌、前列腺癌这些亲骨性肿瘤，骨转移甚至是其首发症状或体征。放射性核素骨显像可以比 X 线检查提前 3~6 个月发现骨转移病灶。^{99m}Tc – MDP 全身骨扫描是临床上诊断骨转移灶的常规方法，灵敏度约为 90%，但特异性差，约为 66%，骨折、骨质增生、骨炎等良性病变也可表现为放射性浓聚，即出现假阳性。肺癌的骨转移是通过直接扩散、淋巴转移和血道转移三种途径实现的，以肋骨、胸椎最多见，其次为骨盆、腰椎等其他部位。典型的肺癌骨转移类型可分为广泛播散、直接扩散和"冷区"改变 3 种。广泛播散是肺癌骨转移最常见的类型，骨显像影像表现为全身骨骼多处的放射性浓聚；肺癌直接扩散至胸壁时，会使肋骨受累，在相应部位同样出现放射性浓聚；"冷区"改变则提示溶骨性破坏，影像上表现为放射性缺损，即出现假阴性。

2. ^{18}F – FDG PET/CT

(1)成像原理：糖代谢有两种途径，即在线粒体内氧化磷酸化和糖酵解，正常细胞在有氧条件下糖酵解被抑制，而恶性肿瘤细胞即使在氧气充足下，糖酵解反而活跃，肿瘤细胞这种有氧糖酵解的代谢特征称为瓦博格效应(Warburg effect)，表现为葡萄糖摄取率高、糖酵解活跃、产能效率低、代谢产物乳酸含量高。肿瘤细胞这一糖代谢特征可用于肿瘤显像。^{18}F 标记的氟代脱氧葡萄糖(^{18}F – fluorodeoxyglucose，^{18}F – FDG)类似于天然葡萄糖分子，将^{18}F – FDG 注入人体后可以示踪葡萄糖摄取和磷酸化的过程。^{18}F – FDG能被细胞膜的葡萄糖转运蛋白(GLUT)识别，进入糖酵解途径，被肿瘤细胞高活性的己糖激酶(HK)磷酸化生成^{18}F – FDG – 6 – PO_4。^{18}F – FDG – 6 – PO_4 不能继续参与糖酵解途径而滞留于细胞内，^{18}F 进行湮没辐射产生的 γ 光子可被探测，因而，^{18}F – FDG PET/CT可以灵敏的显示体内肿瘤组织。

(2)^{18}F – FDG PET/CT 在肺癌中的应用：^{18}F – FDG PET/CT 显像能同时提供病灶解剖形态信息和功能代谢信息，在肺癌早期诊断、临床分期、疗效评价、预后预测及肿瘤生物靶区定位中有其他影像学手段无可替代的价值。

1)良恶性鉴别：肺结节是指影像学表现为直径≤3cm 的局灶性、类圆形、密度增高的实性或亚实性肺部阴影，可为孤立性或多发性，不伴肺不张、肺门淋巴结肿大和胸腔积液。按照肺结节数量分类，单个病灶定义为孤立性，2 个及以上的病灶定义为多发性。孤立性肺结节（solitary pulmonary nodule，SPN）为边界清楚、密度增高、直径 ≤3cm 且周围被含气肺组织包绕的软组织影。多发性肺结节常表现为单一肺结节伴有一个或多个小结节，一般认为 >10 个的弥漫性肺结节多为恶性肿瘤转移或良性病变（感染或非感染因素导致的炎症性疾病）所致；按照肺结节大小进行分类，肺结节中直径 <5mm 者定义为微小结节，直径为 5 ~ 10mm 者定义为小结节。肺结节按照密度可分为实性肺结节（solid nodule）和亚实性肺结节（subsolid nodule），后者又包含纯磨玻璃结节（pure ground - class nodule，pGGN）和部分实性结节（part solid nodule）。亚实性肺结节中包括纯磨玻璃结节、磨玻璃密度和实性密度均有的混杂性结节（mixed ground - glass nodule，mGGN），后者也称部分实性结节。如果磨玻璃病灶内不含有实性成分，称为 pGGN；如含有实性成分，则称为 mGGN。

大部分肺癌在影像学上表现为肺内孤立性结节或肿块，局部病灶直径 >3cm 者称为肺肿块，肺癌的可能性相对较大，较容易鉴别其性质。肺结节与其他许多肺内良性病变，如结核瘤、炎性假瘤、机化性肺炎、真菌感染、细支气管囊肿、动静脉畸形、肺不张等，均可表现为肺孤立性结节，不易鉴别，故早期明确孤立性肺结节的良、恶性质具有重要意义。

高分辨率 CT 可以清楚的显示肺内病灶及周围组织的解剖结构，是目前鉴别肺内孤立性结节病变良恶性的主要影像学依据。对于 <2cm 的 ^{18}F - FDG PET 呈低代谢或无代谢的肺结节，用薄层 CT 观察形态比观察代谢更重要。多层螺旋 CT 作为肺癌最常用的鉴别手段，能从解剖形态和病灶血供特征等方面对病性质做出判断，但对形态特征不典型的病灶则缺乏优势。

^{18}F - FDG PET/CT 除了具备上述 CT 的优点外，更重要的是其可显示病灶代谢的情况，即恶性孤立性肺结节在图像上显示为高代谢，在孤立性肺结节的鉴别诊断中有很高的价值。^{18}F - FDG PET/CT 图像可进行半定量分析，常见代谢参数包括靶组织/非靶组织的 ^{18}F - FDG 摄取比值（T/NT）、标准化摄取值（standardized uptake value，SUV）、肿瘤代谢体积（metabolic tumor volume，MTV）和糖酵解总量（total lesion glycolysis，TLG）。SUV 描述的是 ^{18}F - FDG 在靶组织中的摄取情况，基本定义为静脉注射 ^{18}F - FDG 后局部感兴趣区单位体积组织摄取 ^{18}F - FDG 的放射性活度与全身平均 ^{18}F - FDG 放射性活度的比值，在影像工作站手动勾画感兴趣区后由计算机软件自动计算得出。SUV 最常用的指标是最大标准摄取值 SUVmax，指的是 ^{18}F - FDG PET 图像中感兴趣区最大像素摄取值，因为其受部分容积效应的影响小，在小病灶中更适用，是鉴别肿瘤良恶性的有效指标。代谢体积 MTV 是指肿瘤组织中具有代谢活性组织的体积，是集代谢和体积为一体的半定量参数，可反映异常代谢的肿瘤细胞数量，可用于疗效评估。糖酵解总量 TLG 以肿瘤代谢体积为基础，既能反映肿瘤代谢活性又能反映肿瘤代谢体积，主要用于疗效评估。

^{18}F - FDG PET/CT 显像是评价肺部结节最可靠的无创性诊断方法。目前，普遍认为 SUVmax 为 2.5 时诊断肺癌的灵敏度、特异性和准确性较高。Cronin 等人对多种影像手段诊断肺孤立性结节的准确性进行 Meta 分析，结果显示 PET 的汇总灵敏度为 95%，特异

性为 82%。对于 <8mm 的肺实性结节，由于其恶性的可能性低且活检有难度，^{18}F – FDG PET/CT 对此类结节灵敏度不够，对于此类结节不推荐功能显像，而建议 CT 随诊。在部分实性肺结节中，^{18}F – FDG PET/CT 诊断肺癌灵敏度在 48% ~89%，且需要降低 SUV 诊断截止点来提高灵敏度，故对于 pGGN 和 ≤8mm 的部分实性肺结节一般不推荐 ^{18}F – FDG PET/CT 检查；对于不能定性的直径 >8mm 的实性肺结节建议进行功能显像，推荐 PET/CT 扫描区分良恶性。

综上，pGGN 不推荐 PET/CT 检查，单发 mGGN >8mm 可考虑 PET/CT 检查，多发 GGN 且主导病灶为 mGGN 者建议 PET/CT 检查。

目前各指南对 pGGN 和 mGGN 随访策略尚未统一。对 GGN 随访影响最大的 4 个指南分别是美国国家综合癌症网络（National Comprehensive Cancer Network，NCCN）、Fleischner 学会、美国胸科医师协会（American College of Chest Physicians，ACCP）和亚洲共识。

NCCN（2019. V1）临床实践指南：①对于直径 ≤5mm 的 mGGN：每年复查 LDCT 直到患者不再需要治疗；②直径 ≥6mm 且实性成分 ≤5mm 的 mGGN：6 个月复查 LDCT 或考虑 PET/CT；实性成分 6~7mm 的 mGGN：3 个月复查 LDCT 或考虑 PET/CT，PET/CT 如果判断为低肿瘤风险则 3 个月复查 LDCT，如果为高肿瘤风险选择进一步活组织检查或手术切除；③实性成分 ≥8mm 的 mGGN，选择胸部增强 CT 或 PET/CT，PET/CT 如果判断为低肿瘤风险则 3 个月复查 LDCT，如果为高肿瘤风险选择进一步活组织检查或手术切除治疗；④对于直径 ≤19mm 的 pGGN 选择每年复查 LDCT，如果复查病灶直径增大 >1.5mm，改为每 6 个月复查 LDCT，直到患者病灶不再需要治疗；⑤对于直径 ≥20mm 的 pGGN 每 6 个月复查 LDCT，如果病灶稳定，每年复查 LDCT，如果病灶增大 >1.5mm，可以选择继续 6 个月复查、活组织检查或手术治疗。第④、第⑤条 NCCN 指南纯磨玻璃结节不推荐 ^{18}F – FDG PET/CT。

Fleischner 学会 2017 年 GGN 诊疗指南：①对直径 ≤6mm 的 pGGN 及 mGGN 低危患者均不需要随访，高危患者（形态可疑或长期吸烟、肺癌家族史等）可选择进行 2 年和 4 年随访；②对于直径 ≥6mm 的 pGGN，建议先进行 6~12 个月随访，然后每 2 年随访 1 次，直到 5 年；③直径 ≥6mm 的 mGGN，其中实性成分 <6mm，建议先 3~6 个月随访，之后每年随访，至少 5 年。实性成分 ≥6mm，应考虑先 3~6 个月评价结节进展，对于形态特别可疑结节、持续生长的实性成分或实性成分 >8mm，建议 PET/CT，活检或者手术切除。同样，Fleischner 学会纯磨玻璃结节不推荐 ^{18}F – FDG PET/CT。

2013 年 ACCP 肺部结节评估指南：对于直径 ≤5mm 的 pGGN 不需要进一步检查评估，对于直径 >5mm 的 pGGN，应每年复查胸部 CT，且至少监测 3 年。直径 ≤8mm 的 mGGN，第 3、第 6、第 12、第 24 个月选择薄层 CT 平扫随访，随后 2 年内，每年随访。直径 >8mm 的 mGGN，第 3 个月行 CT 复查，如果病灶持续存在，可进一步选择 PET/CT、活组织检查或手术切除。

2016 年亚洲肺结节共识指南：对于直径 ≤5mm 的 pGGN，需告知患者连续性 CT 监测的重要性，建议每年 CT 检查。直径 >5mm 的 pGGN，建议至少 3 年内每年复查 CT。对于直径 ≤8mm 的 mGGN 建议第 3、第 6、第 12 个月做 CT 检测，之后每年 1 次。直径 >8mm 的 mGGN 每 3 个月复查 CT，另外可考虑抗感染治疗，如果随访期间结节增大，进一步选择活组织检查(活检前可考虑行 PET/CT)或手术切除。

综上所述,通过复习这些指南标准纯磨玻璃密度结节不推荐^{18}F – FDG PET/CT 检查。单发或多发的实性密度结节,无论大小都推荐^{18}F – FDG PET/CT 检查,但受到 PET 灵敏度限制,体积过小(直径≤5mm)的 SPN 应用 PET/CT 要慎重。混杂密度结节看大小,直径 >8mm 或内部实性成分≥6mm,可推荐使用^{18}F – FDG PET/CT 检查。PET/CT 检查流程复杂、医疗费用高,且^{18}F – FDG PET 有一定的假阳性和假阴性,在肺结节或肺肿瘤定性诊断时,要做到科学合理使用及患者知情同意。

2)分期:目前肿瘤的治疗仍以手术、放疗和化疗为主,手术和化疗主要控制局部病变或局限性的转移,对于广泛的转移,仅化疗有效。因此,治疗前如何准确评价肿瘤分期尤其重要。肿瘤 TNM 分期是对恶性肿瘤累及范围的缩写,分期系统描述的解剖范畴有如下 3 个基本评价指标:T 指肿瘤原发灶的大小;N 指有无区域淋巴结转移;M 指有无远处转移。TNM 分期规则仅限于有组织学证据及组织学分型的恶性肿瘤,原发性肺癌的 TNM 分期结果是临床治疗决策和预后评估的直接依据。

美国临床肿瘤指南(NCCN)将 PET/CT 显像作为肺癌临床分期检查非创伤性检查方法之一(包括Ⅰa 期病例)。PET/CT 具有一次检查获得全身代谢和解剖图像的优势,通过“一站式”显像可以发现肿瘤有无区域淋巴结转移或远处转移。因其准确的分期诊断,PET/CT 肺癌分期诊断能够为肺癌的诊断和治疗节约费用:①PET/CT 显像可在常规 CT 阴性患者中发现纵隔淋巴结受累,避免不必要的外科手术;②CT 提示纵隔淋巴结受累,如果 PET 显像阴性则术前不必行纵隔镜;③PET/CT 显像能够发现远处转移,避免不必要手术及其并发症治疗产生的费用。在 PET/CT 显像后也可避免不必要的其他检查费用,并可提供个体化的治疗方案。因此,PET/CT 在肺癌临床分期与再分期中是首选影像检查方法。

PET/CT 可以结合 CT 提供的解剖信息和 PET 提供的生物学信息,综合评价肺癌对胸壁、周围血管支气管及纵隔的侵犯情况,从而提高了 T 分期的准确性。

对于 N 分期,CT 主要通过淋巴结的大小来判断是否转移,一般以 10mm 为标准,但有些转移淋巴结体积并不增大,因此 CT 在小的淋巴结是否有肿瘤转移、肿大的淋巴结是否由肿瘤转移或是炎症增生所引起这些方面存在不足。PET 在淋巴结分期上优于 CT,但存在淋巴结定位困难,特别是在当肿瘤病灶引起解剖结构发生改变的患者,单个异常放射性浓聚的淋巴结就更加难以定位。而 PET/CT 对纵隔淋巴结的分期则优于单独 CT 或 PET 的分析。

在 M 分期上,PET/CT 可以发现常规影像学检查不能发现的远处转移灶,从而决定肺癌是否可切除,确定合理的治疗方案。CT 上诊断不明确的病灶,如果 PET/CT 上为阴性,则该病灶通常不是转移灶。^{99m}Tc – MDP 全身骨扫描是临床上诊断骨转移灶的常规方法,灵敏度约为90%,但缺乏特异性。美国 NCCN 关于肺癌的诊疗指南中指出,对于肺癌骨转移的诊断,PET/CT 可以取代^{99m}Tc – MDP 全身骨扫描。在肺癌肾上腺转移方面,一般肺癌肾上腺转移 CT 表现为双侧的肾上腺肿大或肿块,如果为单侧,CT 需排除腺瘤的可能。PET/CT 能有效诊断肺癌肾上腺转移,以肾上腺放射性摄取高于肝脏作为诊断标准,准确性可达 92% 以上。但 PET/CT 不适合脑内转移瘤的诊断,因为正常脑组织呈葡萄糖高摄取,使得 PET 诊断脑转移灵敏度低,MRI 是诊断脑转移的最佳方法。

3)疗效监测与预后评价：PET/CT 半定量分析的代谢参数在肺癌应用中有重要价值，不仅是肺癌诊断的重要指标，也在早期评价治疗疗效、鉴别复发和残余肿瘤组织及预测预后方面发挥着重要作用。肺癌手术、化疗、放疗等治疗后，如果出现咳嗽、咯血、胸痛等临床症状或常规平扫 CT 发现异常或肿瘤标志物上高等情况都应该选择[18]F－FDG PET/CT 检查，判断肿瘤复发或转移效果最佳。

测量治疗前后肿瘤体积的大小是评估治疗方案最常用的方法，但该方法存在不足：有些肿瘤在治疗时体积并不会明显缩小，而是在治疗一段时间后肿瘤体积才会发生明显变化，并不能早期反映治疗效果。[18]F－FDG PET/CT 通过对肿瘤代谢参数的监测，能够灵敏的反映肿瘤组织葡萄糖的代谢变化，往往在病灶解剖结构发生改变之前就可以准确反映肿瘤的治疗效果。观测治疗前后肿瘤组织对[18]F－FDG 的摄取变化可以反映肿瘤治疗的疗效：若治疗方案有效，肿瘤细胞将被抑制或杀死，其对[18]F－FDG 的摄取会比治疗前减少，相关代谢指标下降。因此，相关代谢指标可以作为肿瘤在体监测化疗敏感性与耐药性的影像标志物，预测肿瘤化疗反应性，评估肿瘤疗效，指导个体化用药方案的选择。

[18]F－FDG PET/CT 可在两方面评价肿瘤治疗疗效：一是在肿瘤治疗方案完成后，判断残余肿瘤组织是否仍存在活性；二是在肿瘤治疗方案进行中，通过观测代谢参数的变化，早期预测治疗方案是否有效。PET 评估实体瘤疗效标准（PET Response Criteria in Solid Tumors，PERCIST 1.0）将肿瘤治疗疗效分为 4 类：完全代谢缓解（complete metabolic response，CMR）、部分代谢缓解（partial metabolic response，PMR）、代谢稳定（stable metabolic disease，SMD）和代谢进展（progressive metabolic disease，PMD）。以往常用代谢参数 SUV 来评价肿瘤治疗疗效，但由于体质量是 SUV 计算时的重要参数，脂肪对[18]F－FDG 摄取较少，会导致 SUV 偏高，现推荐采用除外脂肪含量因素的瘦体重标准摄取值（standard uptake lean body，SUL）和病灶感兴趣区内单一最小单元（1.2cm×1.2cm）的峰值 SUL（SULpeak）作为评价病灶疗效的指标。CMR 是指可测量病灶的[18]F－FDG 摄取完全消失，SULpeak 与周围血池本底基本相似；PMR 是指可测量病灶的[18]F－FDG 摄取较基线[18]F－FDG PET/CT 的摄取值（SULpeak）至少降低 30% 以上，绝对值降低大于 0.8SUL 单位，且无新病灶出现；PMD 是指可测量病灶的[18]F－FDG 摄取较基线[18]F－FDG PET/CT 的摄取值（SULpeak）至少增加 30% 以上，绝对值增加大于 0.8SUL 单位，或出现新病灶。SMD 是指非 CMR、PMR 及 PMD。

[18]F－FDG PET/CT 代谢参数指标治疗前后的变化（如放化疗前后 SUV、MTV 和 TLG 差值）能很好地评价肺癌疗效，且其显示的代谢反应与组织病理反应、生存期等均存在密切相关性。CMR 患者的生存期比 PMR 患者更长，而 PMR 患者生存期比无反应者（SMD 或 PMD）更长。准确评价肺癌患者的预后，可很大程度上避免无效或低效治疗。

4)放射治疗：是利用放射线对恶性肿瘤进行局部治疗的一种物理治疗方法，主要过程包括肿瘤靶区定位、靶区边界勾画、剂量估算和评估，实施治疗及剂量验证等步骤。为了使治疗效果有效，其基本原则要求靶区的受照剂量最大而靶区周围正常组织受照剂量最小，即实现适形放射治疗（conformal radiotherapy，CRT）和调强适形放射治疗（intensity modulated radiotherapy，IMRT），因此，靶区定位和边界勾画是治疗实施的关键。

目前，肿瘤靶区定位和边界勾画主要依赖 CT、MRI 等解剖结构性成像技术，所得到的靶区称为"物理靶区"。但实际上由于肿瘤的浸润性生长，CT、MRI 往往不能确切的反映肿瘤和正常组织真正的边界，在靶区边界勾画的过程中，很容易将正常组织纳入或将肿瘤组织遗漏，导致治疗效果不佳，造成肿瘤复发。SPECT/CT、PET/CT 等分子影像技术的出现可以有效地解决这一问题，其通过应用不同的核素显像探针和成像技术，在传统物理靶区的基础上，融合肿瘤组织的生物学特性信息（乏氧及血供；增生、凋亡及细胞周期调控；癌基因和抑癌基因改变；浸润及转移特性等生物学行为信息），得到生物靶区体积（biological target，BT），从而达到更准确的适形勾画和治疗。

PET/CT 显像可以清楚地显示肿瘤病灶具有生物学特性信息的位置、大小及与周围正常组织的关系，通过放射治疗计划系统进行对生物靶区的勾画和治疗剂量的选择，最大限度的保护病灶周围正常组织而不遗漏肿瘤病灶范围，使放射治疗更加精准有效。目前，临床上常用的确定靶组织体积的方法是固定阈值法，其将超过一定放射性计数的组织作为靶组织的边界，靶组织内最大放射性计数百分数作为本底阈值，从而得到靶组织体积。一般认为将靶区阈值定义为 36% ~44% 可以近似准确地反映肿瘤靶区体积。确定好靶区后，依照放射治疗计划再完成定义靶区的放射剂量估算、评估、实施治疗及剂量验证等其他步骤。

^{18}F – FDG PET/CT 可以提高肿瘤靶区勾画的准确性，改变放射治疗计划中的靶体积，如对于肺癌伴阻塞性肺炎和肺不张的靶区，CT 往往很难确定其原发灶边界，而 ^{18}F – FDG PET/CT 有助于界定肺癌伴阻塞性肺炎和肺不张的靶区。有资料显示，通过 ^{18}F – FDG PET/CT 可以改变 53% 伴有肺不张肿瘤患者的体积。^{18}F – FDG PET/CT 使患者放射治疗计划更加精确，从而减少正常肺组织接受较高辐射剂量，降低放射性肺炎、放射性食管炎等放疗反应的发生。关于放射治疗后疗效的评估，^{18}F – FDG PET/CT 除了可以通过对比放疗前后肿瘤组织的代谢情况来评价治疗，还可以鉴别放疗后局部组织纤维化或瘢痕组织与肿瘤残余或复发的情况，是恶性肿瘤放疗后非常重要的监测手段。

随着医学影像技术的发展，特别是融合影像技术的"大行其道"，以分子显像或功能显像为代表的 PET 和以形态特征和血供特点为代表的 MSCT 相结合产生的多模态影像设备 PET/CT，在肺癌的诊断、分期与再分期、治疗后的疗效监测和疗效评价、预后评估等方面具有广阔的应用空间。临床医生应该掌握这些核医学影像技术的原理、特点，做到科学合理使用，真正造福于广大肺癌患者。

（王振光　苗文杰）

第四节　支气管镜检查

支气管镜包括硬质支气管镜和软性支气管镜两大类，后者又称可弯曲支气管镜，分为纤维支气管镜（简称纤支镜）和电子支气管镜两类。从 20 世纪初开始，硬质支气管镜作为气管病变诊断和治疗的重要手段沿用了将近 70 年。20 世纪 70 年代纤维支气管镜问世，临床上以其柔软、可弯曲、管径细、可伸入更远部位等多项优点，很快在气管病变诊断和治疗方面占据了优势。20 世纪后叶，随着微电子技术发展，电子支气管镜应运而生，它采用电荷－耦合器件（CCD）取代了传统纤维支气管镜的导光束，使内镜图像更清晰逼真，目前许多单位的支气管镜室配备有电子支气管镜，但便携式纤维支气管镜由于其方便移动，继续在门诊、病房、ICU 和床旁辅助检查治疗上发挥着重要作用。目前硬质支气管镜在各种复杂气管病变介入治疗、钳取较大气管异物及抢救大咯血等方面，仍然具有一定优势和应用前景，但软性可弯曲支气管镜可在直视下进行活检、刷检、灌洗和拍照摄影，具有窥视范围广、操作简便安全、创伤小、可局麻、患者痛苦少、易接受等优点，尤其在呼吸道病变的诊断方面已得到越来越广泛的应用。

一、常规可弯曲支气管检查的适应证与禁忌证

1. 适应证

（1）不明原因的咯血，尤其是 40 岁以上有吸烟史患者，持续 1 周以上的咯血或痰中带血。支气管镜检查有助于明确出血部位和出血原因。在大咯血时一般不宜进行检查，痰中带血时检查易获阳性结果。

（2）不明原因的慢性咳嗽，支气管镜对于诊断支气管结核、气管良性或恶性肿瘤、异物吸入等具有重要价值，对于支气管扩张症等慢性炎性疾病也有一定辅助诊疗价值。

（3）不明原因的局限性哮鸣音，支气管镜有助于查明支气管狭窄的部位及性质。

（4）不明原因的声音嘶哑，可能因喉返神经引起的声带麻痹和气管内新生物等所致。

（5）对于痰中发现癌细胞或可疑癌细胞，应常规进行支气管镜检查。

（6）X 线胸片和（或）CT 检查异常者，提示肺不张、肺部块影、阻塞性肺炎、肺炎不吸收、肺部弥漫性病变、肺门和（或）纵隔淋巴结肿大、气管支气管狭窄以及原因未明的胸腔积液等。

（7）临床已诊断肺癌，决定行手术的治疗前检查，对指导手术范围及估计预后有参考价值。肺癌术后复查，为判断手术效果也酌情进行支气管镜检查。

（8）胸部外伤、怀疑有气管支气管裂伤或断裂，支气管镜检查常可明确诊断。

（9）肺或支气管感染性疾病（包括免疫抑制患者支气管肺部感染）的病原学诊断，如通过气管吸引或冲洗、保护性标本刷或支气管肺泡灌洗（BAL）获取标本进行培养及药敏检验等。

（10）其他方面：例如明确有无食管－气管瘘，清除气管内异常分泌物、异物、痰栓、血块等，配合气管内局部放疗或化疗或粒子植入，对插管困难者引导气管插管，对气管内肿瘤进行热消融或冷消融治疗，引导放置气管支架，代替胸腔镜对疑难的胸腔积液进行诊断或寻找自发性气胸的瘘口，代替鼻腔镜或喉镜做鼻咽或喉部检查等。

2. 禁忌证　支气管镜检查现已积累了丰富的经验，其适用的禁忌证范围亦日趋缩小，或仅属于相对禁忌。但在下列情况下进行检查发生并发症的风险显著高于一般人群，应慎重权衡利弊，决定是否进行检查。

（1）活动性大咯血：支气管镜检查过程中若麻醉不充分，可引起患者咳嗽，有可能加剧活动性大咯血；支气管镜的管腔较小，难以有效地将气管内大量的血液及时吸引出来，严重时可致窒息死亡；此外，在活动性大咯血时，支气管树内大部或全部区域均可见鲜红血液，而难以确定出血部位。因此，目前多不主张在活动性大咯血时行支气管镜检查。

（2）严重心、肺功能障碍。

（3）严重心律失常。

（4）全身情况极度衰竭。

（5）不能纠正的出血倾向，如凝血功能严重障碍。

（6）严重的上腔静脉阻塞综合征，因支气管镜检查易导致喉头水肿和严重的出血。

（7）新近发生心肌梗死，或有不稳定心绞痛。

（8）疑有主动脉瘤。

（9）气管明显狭窄，估计支气管镜不易通过，且可导致严重的通气受阻。

（10）尿毒症，活检时可能发生严重的出血。

（11）严重的肺动脉高压，活检时可能发生严重的出血。

（12）新近有哮喘发作者宜在缓解后 2 周进行检查。

二、支气管镜检查的术前准备

1. 支气管镜消毒　按照内镜清洗消毒管理规范对支气管镜充分消毒，并保存在储镜柜内，当天使用前再次消毒一次。

2. 术前检查　①详细询问患者病史，了解血压情况及用药情况，当天测量血压及进行心、肺体检；②常规肺 CT 检查，酌情肺强化 CT，以确定病变部位并了解局部血运状况；③对拟行活检检查者，常规做出、凝血时间和血小板计数等检查；④对疑有呼吸功能不全者常规做肺功能检查；⑤常规做乙型肝炎指标、丙肝抗体、梅毒抗体以及 HIV 的检查；⑥常规做心电图检查。

3. 患者准备　①向患者详细说明检查的目的、意义、大致过程、常见并发症和配合检查的方法等，同时应了解患者的药物过敏史，术前停用抗凝药及抗血小板药；②术前禁饮食 4～6 小时；③根据需要在术前 30 分钟可用少许镇静药和胆碱能受体阻断药，如地西泮和阿托品肌内注射；咳嗽较剧烈者可用哌替啶肌内注射；④多数患者尤其老年人常规鼻导管给氧下进行检查；⑤注意取下活动义齿；⑥酌情建立静脉通道，体质弱者可以静脉推注 50% 葡萄糖 40ml 预防低血糖；⑦征得家属与患者的同意并签署知情同意书。

三、支气管镜检查在诊断方面的具体应用

支气管镜检查过程中要关注几个问题：①麻醉方面一般选利多卡因局部麻醉，较丁卡因安全。可以利用 1%～2% 利多卡因雾化吸入、气管内喷洒或滴注等，气管内注入总量一般不超过 300mg 或不超过 8mg/kg；②患者体位多选用仰卧位，酌情亦可选用半卧位或坐位；③支气管镜插入途径一般选经鼻或经口插入，气管插管或切开者可经插管做支气管镜检查。根据不同诊断目的需进行不同的检查操作，具体内容如下。

1. 支气管镜下常规观察　应有顺序地全面窥视可见范围的鼻、咽、喉、气管、隆突和各级支气管，然后再重点对可疑部位进行观察。应特别重视对亚段支气管的检查，以免遗漏小的病变。

2. 经支气管镜活检（Transbronchial Biopsy，TBB）　广义上包括经支气管镜病灶活检、支气管黏膜活检、经支气管镜肺活检（transbronchial lung biopsy，TBLB）及经支气管镜针吸活检（transbronchial needle aspiration，TBNA）。活检是在支气管镜检查中最常用的一种操作技术，大多数肺部及气管疾病，如肿瘤、间质性肺病、肉芽肿性疾病以及某些感染性疾病需要通过支气管镜活检采集取本，再经病理学和细胞学检查探明病因，获得诊断。为了实现该目标，可根据病灶的形态及部位，选用多种活检器材，经由可弯曲支气镜的活检通道进行活检取材。

(1)经支气管镜活检的适应证与禁忌证

1)适应证：①气管、支气管腔内的病变：如支气管癌、中心型肺癌并支气管壁浸润、支气管结核、支气管淀粉样变、结节病等可通过支气管镜检查来发现病变并进行病灶活检；②肺部弥漫性病变：支气管镜直视下不可见的肺弥漫性病变、肺间质性病变及各种炎症性病变等，常通过经支气管肺活检来获得病变的组织；③肺内局灶性病变：支气管镜直视不可见的周围型肺肿块或结节、局限性肺浸润性病变，如周围型肺癌、转移瘤、表现为孤立性结节的肺癌、结核球、炎性病变及真菌结节灶等。这些局限性病变常常需要借助超细支气管镜或经 X 线或超声引导等手段进行病灶活检；④支气管腔外病变：一些在气管镜直视下不能窥见或仅表现为外压性表现的支气管腔外病变，如纵隔内或肺门区域病变、肿大的淋巴结、团块、结节病灶等，可采用经支气管壁针吸术，获取细胞学或组织学标本。

2)禁忌证：经支气管镜活检的禁忌证同一般支气管镜检查的禁忌证，但具体操作时还要注意一些禁忌：病变不能除外血管畸形所致者；怀疑病变为肺包虫囊肿者。

(2)经支气管镜活检的操作方法

1)经支气管镜活检(TBB)：狭义指单纯针对支气管腔内直视下进行的活检术，如支气管黏膜活检和支气管内病灶活检，主要用于各种支气管腔内和黏膜病变。

具体操作为：在病变部位应用活检钳钳夹组织，注意尽量避开血管，夹取有代表性的组织。一般对病灶进行 3~4 次活检足够，继续增加活检次数，诊断阳性率也不会增加。为提高活检钳活检的阳性率，一次检查中可使用两种或两种以上的器具(如毛刷、活检钳、穿刺针及刮匙等)，可提高诊断的阳性率；也可采用辅助方法对所取组织进行检查，如活检组织现场印片染色评估(ROSE 技术)，但不作为常规推荐使用。

目前常用的活检钳有四种类型：①可活动的锯齿缘鳄口活检钳：两个叶片能左、右各转 90°，可以灵活地用于钳取支气管侧壁上的病变；②普通锯齿缘鳄口活检钳：用于大多数能看到的病变；③标准型活检钳：可用于穿透支气管的肺活检，对组织的损伤轻，发生出血的并发症少；④带针椭圆形活检钳：针可固定于支气管侧壁，用于钳取支气管侧壁上的病变。目前尚无比较性研究表明何种类型活检钳在管腔内病变的活检中更具优势，甚至活检钳尺寸对气管内肿瘤活检诊断的影响也缺乏相应研究评估。活检钳的选择在很大程度上取决于术者的经验和习惯。通常，大活检钳、带锯齿缘的鳄口钳取得的标本较大，因而病理诊断的误差相对来说较少。一般认为用边缘光滑的有孔钳出血的机会少。至于新型电凝活检钳("热活检钳")目前尚缺乏循证据证实其能减少活检操作相关的出血事件。至于刮匙，可作为活检钳的一种补充手段，主要用在一些外周管径相对较细的支气管腔内病变的取材。由于在这些部位活检钳常无法打开，操作时需在 X 线透视的帮助下进行取材。

活检时最常见的两个并发症是出血和气胸。通常，出血量为轻中度，多数情况下可自行停止，有时也会出现致命的大出血。因此，对于病情危重的患者、具有凝血功能障碍或血液病患者应尽可能避免做此检查。活检出血时可用下列方法止血：①经支气管镜注入冰盐水；②经支气管镜注入稀释的肾上腺素（肾上腺素 2mg，加入生理盐水 20ml 内，每次可注入 5~10ml）；③经支气管镜注入稀释的凝血酶（凝血酶 200U 加入生理盐水20ml 内，注意该制剂不能注射给药）；④必要时同时经全身给止血药物，此外出血量大者应使患者患侧卧位，保持支气管镜在位，连续负压吸引，并输血、输液，如上述措施均无法止血，最后可进行支气管动脉栓塞术或开放手术等；⑤支气管镜的负压抽吸系统一定要可靠有效，以保证及时将出血吸出，不使其阻塞气管。

2）经支气管镜肺活检（TBLB）：主要用于肺部弥漫性病变及周围型肺内局灶性病变。分为无 X 线引导和经 X 线引导两种方法。

TBLB 多在 X 线透视监视下施行，经支气管镜的活检孔伸入活检钳，将活检钳送到预定的外周肺病灶处进行活检。活检标本阳性率与病灶大小有较大关系。该技术克服了常规支气管镜只能对 3~4 级支气管内的组织取材的缺点，可对支气管镜直视范围内难以见到的外周肺病变进行取材。在没有 X 线透视条件时，盲目进行 TBLB 对弥漫性肺部病变也可获得较高阳性率。

检查步骤：支气管镜消毒、术前检查、患者准备和局部麻醉等与常规支气管镜检查大致相同，但有几点需特别注意：①术前对病灶的定位应尽可能准确；②麻醉要求比常规支气管镜检查高，增加镇静、镇痛，要保证患者能较安静地接受检查；③对于可能发生的气胸、大出血等应做好充分的抢救措施。支气管镜进入气管后，应按常规顺序对可见范围进行普查，然后依术前定位将活检钳由选定的支气管口插入，在 C 形臂 X 线透视下经支气管缓慢推进至末端肺组织（图 9-12），直至遇到阻力或患者局部有轻微痛感时停止推进，并将活检钳后退 1~2cm 于患者吸气时打开活检钳，呼气末进行钳夹。若为弥漫性肺病变，也可在无 X 线监视条件下盲目采取标本，术者根据触觉及患者胸痛的反应来控制活检钳的深度。注意 TBLB 发生气胸及出血的机会较多，其他并发症与常规支气管镜检查相似。

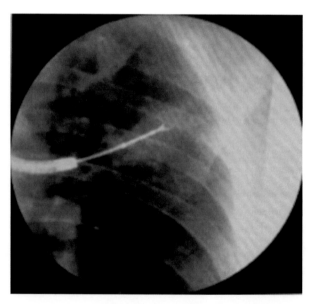

图 9-12　X 线透视下经支气管镜肺活检（TBLB）

其他注意事项：①对于紧贴胸膜的病变,理论上讲经支气管活检可以降低出血发生,但却增加了气胸的发生率。此时经皮肺穿刺较 TBLB 容易得到较为理想的标本；②对于穿刺病理结果一定要结合其他资料全面分析,以判断其代表性及可信度；③对于肺部弥漫性病变应根据影像学表现挑选病变较密集的部位做 TBLB,但应尽量避开纤维化严重的区域。除非必要,一般不在右肺中叶或左肺舌叶进行 TBLB 活检。

3)经支气管镜针吸活检(TBNA)：主要是在气管腔内对腔外某一病灶或淋巴结进行穿刺,穿刺针透过气管壁后进入纵隔或肺门,以获取纵隔或肺门区贴近气管壁的病变组织,目前应用也较为广泛。TBNA 也可用于外周结节或中央气管内病灶的穿刺活检。TBNA 分为普通支气管镜下 TBNA(C – TBNA)和超声支气管镜引导下 TBNA(EBUS – TBNA)两种,具体详见本书后续章节。

3. 经支气管镜刷检　对气管内可疑部位利用毛刷进行刷检送细胞学检查,同时行抗酸染色以寻找抗酸杆菌,刷检的局限性在于只能获得黏膜表面的细胞学样本,不能用于黏膜下或壁内病变的刷检取材。与钳取活检相比,刷检的优势在于可以获得较大范围黏膜上的细胞样本。毛刷目前有一次性的和可回收利用的,为避免污染和交叉感染,推荐用一次性的细胞刷。另外尚可采用保护性标本刷(protected specimen brush, PSB)获取标本做细菌培养。PSB 主要用于重症或医院获得性肺炎的病原学诊断,尤其是呼吸机相关性肺炎或免疫抑制宿主肺部感染的病原学诊断。

(1)PSB 的适应证及禁忌证

1)适应证：①免疫缺陷患者的肺部感染；②呼吸机相关性肺炎的病原学诊断；③肺炎治疗效果不佳或肺炎延迟吸收,病原体不明的难治性肺炎；④怀疑有厌氧菌感染或有阻塞因素存在者；⑤肺部感染与非感染疾病难以鉴别；⑥非侵入性检查结果阴性或临床难以解释者。

2)禁忌证：同常规支气管镜检查。

(2)PSB 的操作技术：PSB 检查所用毛刷有单套管和双套管保护刷两种,常使用聚乙二醇制作保护塞。具体操作步骤如下内容。

1)支气管镜至直视有分泌物或至 X 线监视有病变的肺段支气管开口后,经支气管镜活检孔插入保护性毛刷。

2)将保护毛刷伸出支气管镜末端 2~3cm,再推出内套管,顶掉毛刷末端的保护塞,内套管伸出外套管末端 1~2cm 后再推出毛刷,采集标本。

3)依次退回毛刷或内套管,再将整个毛刷从支气管镜活检孔中拔出。

4)用 75% 酒精擦拭外套管末端,然后用无菌剪刀将毛刷前面部分剪掉,伸出毛刷,将毛刷头剪掉至于 1ml 生理盐水中充分震荡,使毛刷中的标本脱落。若要重复使用毛刷,可不剪掉毛刷而直接将毛刷头伸入试管中充分震荡。

5)将标本做细菌定量培养。PSB 定量培养一般以 >10cfu/ml 为阳性诊断标准。

4. 经支气管镜冲洗及肺泡灌洗

(1)支气管冲洗：可经活检孔道注入生理盐水 20ml(10~30ml 也可)后经负压吸出送细菌培养、真菌培养或抗酸杆菌检查,酌情送抗酸杆菌培养。对感染严重、分泌物黏稠者可反复冲洗以达到清除黏稠或脓性分泌物的目的,并可局部注入抗生素,配合全身给药治疗。

（2）支气管肺泡灌洗（bronchoalveolar lavage，BAL）：是一项经支气管镜进行的无创操作技术，在疾病诊断中已经被广泛的接受。通过向肺泡内注入足量的灌洗液并充分吸引，得到支气管肺泡灌洗液（bronchoalveolar lavage fluid，BALF），在肺泡水平分析以下重要信息，如免疫细胞、炎症细胞、细胞学和感染微生物病原学资料，辅助进行呼吸道疾病的诊断、病情观察和预后判断。

支气管肺泡灌洗术分全肺灌洗和肺段肺泡灌洗。全肺灌洗是治疗肺泡蛋白沉积症的标准治疗方法；肺段灌洗是常规用于疾病诊断的方法。

1）BAL 的适应证：①弥漫性实质性肺疾病的诊断：如结节病、过敏性肺炎、隐源性机化性肺炎、特发性肺纤维化等，BALF 具有一定的诊断价值；②肺部特殊感染：对于免疫抑制患者（如肾移植、肝移植、骨髓移植等患者）的机会性感染，BAL 可以帮助得到病原体，如人肺孢子菌肺炎，其 BALF 的阳性率优于普通痰涂片；③针对某些特殊疾病：可提供强有力的线索，如急性嗜酸粒细胞性肺炎和弥漫性肺泡出血、肺泡蛋白沉积症等，如红色逐渐加深的 BALF 提示弥漫性肺泡出血，而白色混浊的 BALF 提示肺泡蛋白沉积症；④判断某些疾病的病程和治疗疗效：如特发性间质性肺炎（idiopathic interstitial pneumonia，IIP）中，特发性肺纤维化（idiopathic pulmonary fibrosis，IPF）和非特异性间质性肺炎（nonspecific interstitial pneumonia，NSIP）的 BALF 的改变有重要的差别。NSIP 的 BALF 的细胞分类以淋巴细胞增多为主，伴有轻度的中性粒细胞和嗜酸粒细胞增多，预后较好。IPF 的灌洗液以中性粒细胞增多为主，常预后不佳。

2）BAL 的禁忌证：同常规支气管镜检查。

3）BAL 的操作方法：①操作前准备：局部麻醉、心电血压及脉搏血氧饱和度的监测；②完成气管及各级支气管的观察，然后进行 BAL，最后进行活检或刷检，这样操作可减少医源性出血对肺泡灌洗液中细胞和蛋白成分的影响。也有主张活检后进行 BAL，可能有助于提高 BALF 中病理细胞或病原微生物的检出率；③BAL 的部位：通常选择影像学表现最显著的部位；对于病灶局限者选择病变肺段 BAL；对于弥漫性病变，右肺中叶和左肺舌叶是最佳的部位；④BAL 的液体注入：支气管镜置入并嵌顿在选定的肺段，当气管镜嵌顿于支气管的第三或第四级亚段，可获得最佳的肺泡灌洗回收量。注入 37℃ 或室温无菌生理盐水。通常经支气管镜的活检孔用注射器注入灌洗液，每次注入 20 ~ 60ml（常规进行 4 ~ 5 次），直到总共灌洗 100 ~ 300ml。灌洗液过少（<100ml）则增加气管和支气管污染的可能，例如大气管的炎性细胞能使灌洗细胞分类结果产生偏倚；⑤BAL 的回吸收：第一管灌洗液注入后，需立即用 50 ~ 100mmHg 负压吸引回收灌洗液，也可用针筒柔和回抽，通常回收率为 40% ~ 60%。负压过强能使远端的气管陷闭或损伤气管黏膜、减少回吸收量或者改变 BAL 液的性状。对于怀疑肺泡出血的患者，通常在同一部位进行 3 管液体的灌洗。观察回收的 3 管灌洗液的颜色呈逐渐加深；⑥合格的 BALF 标本：BALF 中没有大气管分泌物混入；回收率 >40%；存活细胞占 95% 以上；红细胞 <10%（除外创伤/出血因素），上皮细胞 <3%；涂片细胞形态完整，无变形，分布均匀；⑦BAL 与支气管冲洗和全肺灌洗的不同：支气管冲洗主要用于大气管，通常要求注入生理盐水量为 10 ~ 30ml，目的是清除气管分泌物并进行细菌学或脱落细胞学等检查。全肺灌洗是

用于治疗肺泡蛋白沉积症的一种独特的治疗方法，需要在全身麻醉下，通过双腔气管内导管注入大量(30～50L)的无菌盐水，用于清洗肺泡蛋白沉积症患者的一侧全肺。

四、支气管镜检查术中、术后的注意事项

1. 并发症及其抢救　支气管镜检查总的说来是十分安全的，但也确有个别病例因发生严重的并发症而死亡。并发症的发生率约为 0.3%，较严重的并发症的发生率约为 0.1%，死亡率约为 0.01%。支气管镜检查室必须配备有效的抢救药品和器械。术中常见的并发症及其预防和处理措施如下：

(1)麻醉药物过敏或过量：丁卡因过敏反应的发生率高于利多卡因，要在正式麻醉之前先用少许药物喷喉，如出现明显的过敏反应，不能再用该药麻醉。气管注入麻醉药后约有 30% 吸收至血循环，因此，麻醉药不宜用量过多，例如利多卡因每次给药量以不超过 300mg(2% 利多卡因 15ml)为宜。对发生严重过敏反应或出现毒副反应者应立即进行对症处理，如使用血管活性药物、抗抽搐药物、对心跳过缓者应用阿托品、心跳停止者进行人工心肺复苏、喉水肿阻塞气管者立即行气管切开等。

(2)插镜过程中发生心搏骤停：多见于原有严重的器质性心脏病者，或麻醉不充分、强行支气管镜插入者。一旦发生应立即拔出支气管镜，就地施行心肺复苏。

(3)喉痉挛或喉头水肿：多见于插镜不顺利，或麻醉不充分的患者，大多在拔出支气管镜后病情可缓解。严重者应立即吸氧，给予抗组胺药，或静脉给予糖皮质激素。

(4)严重的支气管痉挛：多见于哮喘急性发作期进行检查的患者，应立即拔出支气管镜，按哮喘严重发作进行处理。

(5)术后发热：多见于年纪较大者，除了与组织损伤、灌洗时液体吸收等因素有关外，尚可能有感染因素参与。治疗除适当使用解热镇痛药外，应酌情应用抗生素。

(6)缺氧：支气管镜检查过程中动脉血氧分压(PaO_2)下降十分常见，进行支气管镜检查时 PaO_2 一般下降 10～20mmHg，故对原来已有缺氧者应在给氧条件下，或在高频通气支持条件下施行检查。

(7)出血：施行组织活检者均有出血。少量出血经吸引后可自行止血，或用肾上腺素 2mg + 生理盐水 20ml 局部灌注 5～10ml 止血。出血量大于 50ml 的出血须高度重视，要积极采取措施。

2. 术后注意事项　支气管镜检查术后患者应安静休息，一般应在 2 小时之后才可进食饮水，以免因咽喉仍处于麻醉状态而导致误吸。术后有声嘶及咽部疼痛者，可行雾化吸入。应注意观察有无咯血、胸痛、呼吸困难、发热等症状。对疑有结核或肿瘤者术后可连续几日进行痰细胞学检查或痰抗酸杆菌检查，其阳性率较一般痰送检标本高。

五、总结

尽管新的诊断工具和技术的出现极大提高了支气管镜检查的诊断检出率及诊断敏感性，但传统活检技术在临床工作中的地位仍然十分重要，它可以帮助呼吸内镜医师明确诊断绝大多数气管内病变、周围型肺部病变和肺门纵隔病变。熟悉掌握各项技术单独或联合应用的优缺点，有利于医生在临床工作中及时根据病灶的影像表现，快速制订最优的活检方案。对患者行支气管镜检查和操作都需要认真全面地研究患者的 CT 片，以明

确病灶的位置和特征，选择最恰当的活检器械。需要强调的是，实施任何活检操作前，必须综合考虑患者的全身状况，根据患者的个体情况评估操作的风险和获益可能，权衡利弊。只有综合运用临床、影像和支气管镜技术才能最大限度上发挥支气管镜检查的诊断效能，取得最可靠的诊断结果，并将相关医疗费用和并发症的发生风险降至最低。

（程兆忠　高　靖）

第五节　经支气管镜穿刺肺活检技术

经支气管针吸活检术（TBNA）是一种目前被广泛应用的支气管镜检查技术，采用可弯曲的穿刺针，经支气管镜活检通道进入气管内，然后穿透气管壁对气管支气管腔外病变，如结节、肿块、肿大淋巴结以及肺部的病灶等进行针刺吸引，以获取细胞或组织标本进行细胞学和病理学检查。普通或常规经支气管针吸活检（C - TBNA）是指依据 CT 图像，不经气管内超声引导，直接将穿刺针插入支气管树相应部位。因该技术不能获得病灶以及穿刺针穿透支气管壁时的直接图像，一些学者将该方法定义为"盲法 TBNA"。但 CT 平扫图像已经准确显示了病灶与气管支气管树的定位关系，因此并非真正意义上的"盲法"，故而将之称为"传统 TBNA"或"标准 TBNA"更为恰当。20 世纪 80 年代初期，美国 Ko - Pen Wang 教授首次将该技术应用于临床，并且发表数篇论文，阐述了 TBNA 在肺癌分期和纵隔病变诊断中的可行性、安全性和有效性。

一、TBNA 适应证

1. 纵隔或肺门占位性病变及肿大淋巴结的诊断。
2. 对已知或怀疑肺癌的患者进行分期。
3. 坏死性或黏膜下的管腔内病变的诊断。
4. 周围性肺实质的结节样病灶采样。
5. 纵隔良性囊性病灶（如囊肿及脓肿等）的诊断及引流。

二、TBNA 定位法

1. 常规方法

（1）术前细致阅读胸部 CT 片，确认 CT 扫描片隆突、各支气管分嵴及主动脉弓等结构，将其中某一结构作为标记点。

（2）依据 CT 扫描的层距测出病灶与标记点间的距离，并根据病灶在 CT 片上的位置确定进针角度（进针方向）及深度。

（3）确定管腔内相应的穿刺点，按 CT 片测得的病灶与标记点之间的距离以及所定的进针角度进针。如一肿大淋巴结位于气管右侧，在 CT 扫描片上测出该肿大淋巴结与隆突间的距离为 15mm 且位于 2 点钟位置，在管腔内则可将气管内距隆突水平 15mm 约 2 点钟位置确定为穿刺点；同样，有一隆突下肿物距左上分嵴 10mm（肿物位于分嵴下）、

3 点钟位置,则可将左主支气管内距左上分嵴 10mm(向下)、3 点钟位置作为穿刺点。

2. WANG 氏 TBNA 穿刺定位法 Ko-pen Wang 教授根据美国癌症联合会(AJCC)对胸内淋巴结的分组方法,进一步细分为 11 组,并确定了各组淋巴结的穿刺位点(图 9-13)。

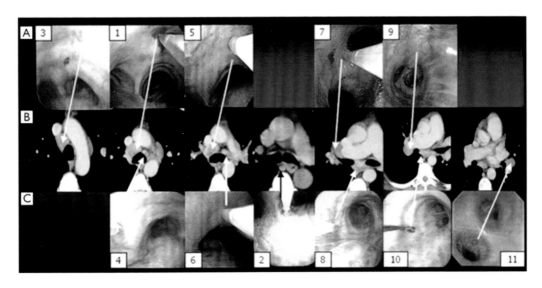

图 9-13 WANG 氏 TBNA 穿刺定位法

穿刺点定位时,无论是在 CT 扫描或在支气管镜下,均应注意下列 4 个层面:

(1)隆突平面(气管下端近隆突处):该层面可以看到隆突与左右主支气管,其周围集中了 6 组可进行穿刺活检的淋巴结(包括前、后隆突淋巴结,气管左、右侧旁淋巴结和左、右主支气管淋巴结)。前、后隆突处于相对应的位置,即前隆突位于左右主支气管交汇点的上方,而后隆突淋巴结则位于下方。由于食管位于左侧,通常后隆突的位置稍偏右,有时刚好位于右主支气管开口平面的后壁。前隆突穿刺点通常选为第 1~第 2 气管环间,12~1 点钟位置,此位置有时会因刺入血管而抽出血液,但一般无并发症产生;后隆突相对前隆突在气管后壁 5~6 点位置,此组淋巴结与食管相连,为避免刺入奇静脉食管隐窝(右肺背段,称肺脊)引起气胸及刺伤食管,因此只有当 CT 片明确提示此处有肿大淋巴结时方考虑进行穿刺。

气管右侧旁淋巴结是临床上易被肿瘤或炎症波及的常见部位,位于奇静脉弓水平上和上腔静脉后方,选择隆突上 1~2cm 或 2~4 气管环 1~2 点钟作为穿刺点,可避免刺伤奇静脉弓。奇静脉弓下为纵隔胸膜与气管相连接处,如果无明确提示淋巴结肿大,则应尽量避开此处,以免刺破胸膜引起气胸。如气管壁有外压表现,则可接在受压处穿刺气管左侧旁淋巴结实际上包括气管左侧下端淋巴结和主-肺动脉窗淋巴结,这些淋巴结通常围绕气管左侧下端。位于主动脉弓下、左肺动脉之上,近支气管转角处,穿刺点从隆突尖作一水平线至左主支气管外侧壁,9 点钟位置,此点向上 1~2 气管环则为左肺动脉之上和主动脉弓之下的位置,有时穿刺点可依据淋巴结位置变化而做相应上或下一气管环的调整。此组淋巴结贴近大血管,许多操作者会心存畏惧,其实只要定位准确、技术过关，穿刺仍是相当安全的。左右主支气管淋巴结的定位相对较简单，分别位于左右主支气管的第 1～第 2 气管环 12 点位置，须记住的是，这里的气管环是从隆突往支气管的远端数。总之，气管右侧旁淋巴结位于气管前上腔静脉后间隙，而前、后隆突淋巴结则位于前、后隆突腔中，气管左侧旁淋巴结位于主动脉－肺动脉窗内，只要穿刺时定位准确，通常不会损伤到大的血管。

（2）右主支气管平面（右主支气管近右上支气管分嵴处）：该层面包括隆突下淋巴结与右上肺门淋巴结组，隆突下淋巴结位于左右主支气管之间的空隙，如果 CT 扫描片提示有淋巴结肿大而支气管镜检查未见隆突变形，可将穿刺点定位于右上支气管开口水平的 9 点处，亦可在左主支气管同一水平位 3 点处进行穿刺；若支气管镜检查发现隆突变形，则可在变形的任何部位进行穿刺。右上肺门淋巴结位于右上支气管开口的上方或分嵴处，穿刺点最好定在侧壁即分嵴上 3 点位置，应避开分嵴的上方，即中间支气管开口的上壁，因右肺动脉干由此通过并在分嵴处分为若干分支。

（3）中间支气管平面（右中间支气管近右中叶分嵴处）：该层面包括右下肺门淋巴结与隆突远端淋巴结，由淋巴结环绕中间支气管下端所构成。右下肺门淋巴结位于中间支气管近右中叶支气管开口水平的上壁与侧壁，穿刺点为右中叶开口上壁 12 点或中间支气管下端平中叶开口的 3 点处，该组淋巴结处有较多血管，因此极易在穿刺时抽出血液，但较少造成大出血。隆突远端淋巴结是位于心脏下贴近左心房的一组淋巴结，穿刺点在右中间支气管下端平中叶支气管开口水平 9 点，有时可适当下移至中叶支气管与中间支气管的分嵴处下方。

（4）左主支气管平面（左主支气管近上、下叶支气管分嵴处）：左上下叶分嵴处的淋巴结称为左肺门淋巴结。穿刺点应为左下支气管外侧壁平背段开口水平 9 点处，穿刺针若太靠后，则有可能刺入左肺动脉降支。通常，左肺门穿刺抽出血液的概率低于右下肺门淋巴结组。

3. 穿刺技术

（1）穿刺针：目前，市面上有多种类型的 TBNA 穿刺针，直径 19～22G 不等。所有 TBNA 穿刺针的共同特点：①远端是可回缩带斜面的金属穿刺针；②中间为弹性导管，由塑料或金属构成，连接金属穿刺针的塑料导管或金属丝位于其中而与操作部相接，远端有一金属环；③近端是操作部，控制远端穿刺针进出外套管，并有一侧孔用于负压抽吸。多为日本 Olympus 公司和美国 MILL－ROSE 公司的产品。Olympus 公司生产的穿刺针为 21～24G、针长 4～15mm，其中 8mm 以下的穿刺针主要用于穿刺气管内肿物或黏膜下穿刺，而用于纵隔或肺门淋巴结穿刺的穿刺针长约 13mm，分为 N1C 和 N2C，针与塑料导管相连，而导管直接与尾端相连，由此连接注射器利用抽吸产生负压取样，外鞘为 120cm 长的软金属套管，使用时将穿刺针推出，再将内芯嵌入外套即可。N1C 称为细胞学穿刺针，N2C 为组织学穿刺活检针，主要区别是 N2C 的穿刺针前端有一缺口，在有负压的情况下，组织被吸入缺口后，抽拉穿刺针时缺口处可切割组织，但是这种针很细小，取得活组织的概率极低，基本上仍属于细胞学穿刺针。在穿刺抽吸时，由于穿刺针连接塑料导管而直接与尾端相连，负压不易泄漏，且不易吸入气管内的分泌物从而造成污染和影响结果判断。21/22G 穿刺针适用于获取细胞学标本，19G 穿刺针适用于获取组织学标本。目前应用最广泛的19G组织学穿刺针由内外芯构成，外芯为19G穿刺针，可以切割组织；内芯为21G穿刺针，可收缩，一方面使穿刺针容易穿透组织，另一方面避免黏膜组织堵塞针头，当穿刺针进入病变部位后，需将内芯缩进外芯。有些穿刺针具有一个侧孔，可以增加获取的标本量，但其究竟能否提高标本质量或提高检出率，目前尚缺乏循证医学证据。

（2）穿刺步骤：按上述方法确定穿刺点后，支气管镜经口或经鼻进入气管，到达预定穿刺点后，将穿刺针由活检通道进入气管内，当支气管镜的远端看到穿刺针的金属环时，推出穿刺针活检部并锁住固定进行穿刺。不同的穿刺部位采用的方法各异，如果预穿刺的病灶位于隆突附近，则可将穿刺针活检部推出并锁住固定，然后将穿刺针逐渐后退直至仅看到穿刺针的针尖为止，调整合适的角度，将支气管镜前伸至目标区，然后将穿刺针穿入两气管环间预定穿刺点的气管黏膜内。在这一阶段，穿刺针以尽可能垂直的角度透过气管壁；如果穿刺部位较远如隆突远端，则保留穿刺针活检部位于保护套内，金属环位于视野内，将支气管镜前送至目标位附近，然后推出穿刺针活检部。在推出活检部时，一定要注意保持气管镜前端与气管黏膜的距离，不能因推出穿刺针而损伤非穿刺部位的黏膜。同样，穿刺结束时应将穿刺针活检部退回至保护套内，然后从活检通道拔出穿刺针。值得注意的是：①穿刺针进入活检通道前，先推出穿刺针活检部，检查穿刺针活检部的进出状态，然后将活检部完全退入导管的金属环内；②穿刺针通过活检通道时，尽可能使支气管镜前端处于自然状态并位于可视范围内的气管中央部分。这些都是保护气管镜非常重要的步骤。

TBNA成功与否除了定位准确外，如何准确有效地将穿刺针透过气管壁进入纵隔或肺门部病灶内十分关键。由于所用穿刺针相当长，连接部分又是软性结构，远距离操作，穿刺针应避开气管环、以较好的角度透过相当坚韧的气管壁各层，并非易事，操作者必须掌握相关操作技巧，充分利用支气管镜来辅助穿刺针，使施加在穿刺针远端的力度能尽可能集中于针尖，相关穿刺技巧主要依靠操作者本人在实践中不断体会和积累经验。

（3）穿刺方法（图9-14）

1）突刺法：在鼻或口端固定支气管镜，手在支气管镜活检孔上方5cm处捏住穿刺针一的尾端，用一较大的力度将穿刺针快速刺向预定穿刺点，反复此动作，直到透过气管壁为止。

该法主要依靠穿刺针本身的力度，穿透气管壁，获取组织学标本的概率稍高。但尚存不足：由于在穿刺针尾端给予一个较大的力度前送穿刺针，但若穿刺针碰到较大阻力（碰到软骨环等）而不能透过气管壁时，则会往后弹，两种方向的力度在活检孔上方相遇，可能导致穿刺针的导管部折曲，损伤穿刺针；再若未能掌握好穿刺针的鞘退入镜内的深度，当穿刺针在快速前送出鞘时，有可能刺破支气管镜活检通道而损伤支气管镜。

2）推进法：穿刺针尖刺入气管黏膜内，调整气管镜弯曲端角度，使穿刺针尽可能与气管壁垂直，操作者左手在活检孔处将穿刺针的尾端固定在支气管镜上，右手以一定的恒力将支气管镜连同穿刺针前送，直至穿刺针透过气管壁。该法主要依靠气管镜的力度，操作时穿刺针导管部在支气管镜内弯曲，可使支气管镜连同穿刺针形成一个整体，如此操作无论对穿刺针或支气管镜，都是一种较安全的方法。

3）咳嗽法：一种辅助方法，不能单独使用，通常在使用突刺法或推进法时，若遇到阻力，穿刺针难以透过气管壁时可要求患者咳嗽，使气管壁撞击穿刺针针尖，增加穿刺针的力度，这是一种被动方法，一定要在定位十分明确，而且肿物在 13mm 以上才能实施，否则有可能损伤纵隔内的脏器。

4）金属环贴近气管壁法：穿刺针通过支气管镜活检通道进入气管后，活检部不推出，而是将穿刺针的金属环端紧贴在气管黏膜上，将支气管镜固定在患者口或鼻端，嘱助手将穿刺针推出，依靠穿刺针尖的力量来透过气管壁。但该法透过气管壁的概率较低，若未能透过气管壁，则可采用推进法。

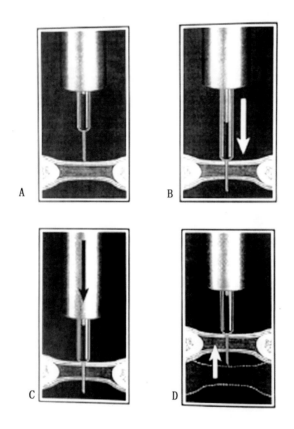

图 9 - 14　各种穿刺方法

（4）注意事项：①术前必须行胸部增强 CT 扫描，以明确病灶的具体位置，避免穿刺针刺入血管造成损伤；②对左、右肺门淋巴结，慎重使用组织学穿刺针；③确定穿刺针已完全透过支气管壁非常重要，以免仅获得一些黏膜上皮细胞和组织液，影响结果判断；④抽吸活检时，在保证穿刺针位于气管黏膜内的前提应维持负压（采用 60ml 注射器抽吸至 30～40ml，持续 20 秒），穿刺针不断地从不同方向进出病灶，促使细胞从结节或肿物上脱落而被吸入穿刺针内，以增加所获标本的概率；⑤首次抽吸时发现穿刺针导管内有血，可能刺入了纵隔内血管，应及时拔出穿刺针，重新选择穿刺点；⑥确保穿刺针在病灶内，才能进行组织穿刺活检；⑦细胞学穿刺活检针拔针前，应解除负压以免吸入气管内的分泌物污染标本；而组织学穿刺活检针拔针前则应维持负压，以免丢失组织标本；⑧穿刺不同部位不同组织，尤其是不能肯定所穿刺淋巴结是否为肿瘤转移灶时，最好用另一根穿刺针，以免造成肿瘤的人为种植；⑨细胞学方法包括涂片术和液基术，前者是将标本直接喷涂在玻片上，用另一片玻片涂匀，并置于95%乙醇中固定；后者是用3ml Hanks液或0.9%生理盐水冲洗穿刺针，冲洗标本置于液基内送检。有条件的单位现场染色涂片（ROSE技术），能提高阳性检出率，减少抽吸穿刺的次数；⑩组织学方法如果获取的是条形状组织，则直接用10%甲醛溶液固定送病理学检查；如果为碎片样组织块，可采用"果冻法"处理，即将碎片聚拢，滴1~2滴患者自身的血液，将碎片凝集成块，有利于包理病理检查。

TBNA穿刺标本的处理同样十分关键。如果是细胞穿刺针，可直接将标本喷涂在玻片上，用另一玻片涂匀，立即置于95%乙醇溶液中固定。如穿刺物中出现组织小块，可用小镊子夹取，移入甲醛液中固定。如果是组织穿刺针，可直接将标本转移到甲醛液中固定。

传统TBNA在肺癌分期中的诊断价值在不同文献报道中差异较大，但20世纪90年代以后的文献报道诊断敏感性均高于70%，平均值为78%。影响TBNA敏感性的因素很多，包括病灶大小、位置和性质、抽吸次数、穿刺针的类型、恶性肿瘤发生率以及操作者的经验技巧等。TBNA诊断阳性率与淋巴结的大小相关，当淋巴结直径<1cm时，TBNA阳性率仅为15%；当淋巴结直径为2.0~2.5cm时，TBNA阳性率约为80%，但当淋巴结直径>2.5cm时，TBNA阳性率不再增加。淋巴结的位置也是影响TBNA诊断率的因素。TBNA在右气管旁、隆突下淋巴结的诊断阳性率要高于左支气管旁淋巴结。此外，针吸次数与TBNA的诊断率也有正相关性。当针吸次数≤4时，随着活检次数的增加，诊断率明显升高；当针吸次数>4时，随着活检次数的增加，诊断率仅轻微上调；当针吸次数>7时，诊断率不再升高。因此，临床工作中需至少获取4份淋巴结针吸标本，以获得最佳诊断率。少有关于细胞穿刺针和组织穿刺针诊断效能比较的研究，但有学者认为组织穿刺针获取的标本量更多，诊断率高于细胞穿刺针。在影响TBNA检出率的众多因素中，不得不提的是操作者的能力和经验。进行TBNA操作必须经过专门的训练、掌握专业技术知识，据相关文献报道，勤于练习可以大大提高检出率。由于初次尝试TBNA的结果往往不理想，在很长一段时间，这项技术普及都受到影响，甚至现在还有很多支气管镜医师不愿意进行该项操作。

TBNA不仅可以帮助肺癌分期，还可用于气管内未见病灶，但CT片提示有纵隔侵犯的肿瘤。对于此类病例，TBNA是唯一获取诊断标本的方法。一项针对肺癌患者的大型临床研究结果显示，18%~35%的病例由TBNA独立诊断。除了进行肺癌的诊断与分期。TBNA可获取气管周围的纵隔病灶标本，提供细胞组织学诊断依据。传统TBNA对结节病的诊断十分重要，可将支气管镜检查确诊结节病的诊断率提高至90%，尤其适用于I期患者。此外，TBNA也适用于淋巴结结核、隐球菌病、组织胞浆菌病、淋巴瘤、胸腺瘤、转移性间皮瘤、胸腔外肿瘤转移以及良性肿瘤等疾病的诊断。

传统TBNA诊断特异性很高，可达96%~100%，很少有假阳性诊断的报道。为降低气管内肿瘤细胞污染穿刺针的风险，穿刺取样时，应先穿刺淋巴结，然后穿刺肿瘤组织。

穿刺点应避开肿瘤可能侵犯的气管黏膜，并且从病灶区域撤出穿刺针前，应释放负压。

传统 TBNA 缺乏实时监测，存在损伤纵隔内大血管的风险，但是既往文献很少有并发症的报道，传统 TBNA 仍然属于一项非常安全的活检技术。极少数病例出现气胸、纵隔内血肿和气管大出血等。TBNA 操作的严重不良事件为可能损伤支气管镜，在穿刺针进出支气管镜工作孔道时，确保穿刺针完全退回针鞘内，可有效避免对气管镜工作孔道的损伤。

近年来，随着 EBUS - TBNA（支气管腔内超声引导下的 TBNA）的出现和普及，纵隔内病灶的诊断率以及肺癌分期的准确性都有极大提高。但是，传统 TBNA 技术仍旧重要，不可荒弃。传统 TBNA 可在绝大多数呼吸科支气管镜室内操作，而 EBUS - TBNA 则需要相应设备支持。EBUS - TBNA 仪器价格较高，而且维修成本高，并且 EBUS - TBNA 穿刺针价格明显高于传统 TBNA 穿刺针。

总之，传统 C - TBNA 能够提高支气管镜检查的诊断效能，是每个支气管内镜医师必须掌握的常规技能。对 C - TBNA 技术的实践操作及反复练习在呼吸内镜的培训内容中不可或缺。

三、TBNA 对中央支气管腔内病变及外周型病灶的价值

对于中央支气管内病变，经支气管针吸活检（TBNA）也是获得组织标本的常用方法。TBNA 用作气管镜下可见病灶活检取材的主要优势在于：穿刺针可穿透气管黏膜深层及支气管壁周围组织，使得获取的标本或病变组织具有壁内和黏膜下的有效组分。TBNA 技术还有其他的优势如：①创伤小，即使对于血供丰富的病灶，出血风险也很低；②对于黏膜被覆较厚的病灶，活检钳难以获得有效标本、而 TBNA 可达到理想效果；③对于坏死性病灶，TBNA 可穿透坏死层，获取深层有效标本；④可精确定位穿刺部位，明确肿瘤的浸润范围，对肺癌患者进行术前分期。

对于中央支气管病变，如果将 TBNA 联合其他活检技术，可以明显提高支气管镜诊断的阳性率。这一点在对黏膜下支气管周围病灶活检取材的研究方面尤为明显。实际上，钳取活检联合 TBNA 应当为中央支气管内病灶活检取材的最佳方式，两者联用可以获取气管壁不同层面的组分即黏膜表层、黏膜下和支气管周围组织。然而，目前尚无关于钳取活检联合 TBNA 的成本效益的大样本病例的前瞻性研究，也没有证据证明对所有中央气管病灶在活检时常规联用 TBNA 会增加成本。据笔者的临床工作实践，TBNA 的应用主要局限于以下情况：①支气管镜检查提示黏膜下或支气管周围受累；②病变外观提示病灶血管丰富，钳取活检前用穿刺针测试出血风险；③有大量坏死组分，病变表现为白色坏死组织；④第一次钳取活检结果阴性，再度行支气管镜检查。

绝大多数研究结果显示，对周围型肺部病变进行 X 线透视下活检操作时，与活检钳活检和支气管刷检相比，经支气管针吸活检对恶性肿瘤诊断的敏感性更高。当病变未累及表面黏膜，又或病变位于细支气管周围时，钳取活检或刷检往往无法检出病变，而穿刺针则能穿透病灶，因而可以提高检出效率。相反，对于良性病变，活检钳活检的诊断效能要优于其他的活检器械，如支气管刷检和针吸活检，这些活检方式只能取得细胞学标本。良性病变的诊断更加依赖于组织病理学证据，而非细胞学检查。多种活检方法联合应用的诊断效能要优于单用一种活检方法。针吸活检对恶性病变的诊断效能最高，而

活检钳活检是诊断良性病变的最佳方式，两者联合应用可能是最优方案。在与其他活检方法联用时，应先进行针吸活检的操作，因为钳检或刷检可能会引起出血，使得更多血性成分被吸入进入穿刺针，从而降低检出效率。

病灶与支气管树间的位置关系也是影响经支气管外周肺结节活检诊断效能的重要因素。如病灶位于支气管树外，而不与支气管相通，那么即使在仪器引导下进行经支气管活检，检出阳性率仍然很低。针对该情况，可在术前对患者的 CT 片仔细观察，寻找"支气管征"，以预测经支气管活检的成功概率。"支气管征"是一种可在薄层 CT 上观察到的影像学改变，提示病灶在支气管远端或支气管被病灶包绕。有文献证实，经支气管活检在"支气管征"阳性患者中诊断阳性率要高于"支气管征"阴性的患者。

虽然说经支气管对外周型病变进行活检的并发症发生率稍高于中央气管活检，但其整体发生率并不高。最常见的并发症是出血和气胸。一般情况下，出血发生率为 1% ~ 4%，但对于免疫抑制的患者、尿毒症患者、机械通气患者、肺动脉高压者及凝血功能异常人群，出血风险会大大增高。处理措施可参照前文中对中央型气管病变经支气管活检并发症的处理。除此之外，如出血发生在外周小气管，可将支气管镜末端填塞出血气管，促进血凝块形成；也可经支气管镜工作通道向出血支气管内填塞球囊导管(4~7F)压迫止血。

由于经支气管针吸活检具有较高敏感性，我们建议对外周病灶活检时常规应用经支气管针吸活检联合其他活检方法，可以提高诊断阳性率。由于活检钳活检在良性病变的诊断中表现出较好的诊断效能，因此针吸活检联合活检钳活检是当前最佳方案之一。

(程兆忠　韩伟忠)

第六节　支气管超声内镜针吸活检技术(EBUS)

支气管内超声(endobronchial ultrasound, EBUS)：用于显示支气管壁及其邻近的周围结构的诊断性技术称为支气管内超声，应用超声支气管镜能清晰显示支气管壁的多层结构，支气管周围 4cm 以内的邻近纵隔组织，在不确定肿瘤侵及气管壁的深度的范围上，优于一般的影像学检查方法。超声图像的质量主要取决于探头是否与支气管壁完全贴合，超声波穿透的深度以及不同结构的空间分辨率。目前常用的支气管内超声分为两种：①超声引导下的支气管针吸活检术(EBUS - TBNA)；②支气管超声导向鞘引导肺活检术(EBUS - GS - TBLB)常用技术。

一、超声引导下的支气管针吸活检术

超声引导下的支气管针吸活检术(endobronchial ultrasound trans bronchial needle aspiration, EBUS - TBNA)是用超声支气管镜或将微超声探头经支气管镜进入气管、支气管管腔，通过实时超声扫描，获得气管、支气管管壁各层次以及周围相邻脏器的超声图像，并以穿刺针透过气管、支气管壁，获取纵隔内肿物或淋巴组织的组织学或细胞学标本的技术。

1. 适应证

（1）纵隔与肺门占位性病变及肿大淋巴结的诊断。

（2）对已知或怀疑的肺癌患者进行纵隔及肺门淋巴结分期。

（3）坏死性或黏膜下的管腔内病变的诊断。

（4）周围肺实质的结节性病灶的诊断。

（5）肺上沟瘤。

（6）纵隔良性囊性病灶（如囊肿及脓肿等）的诊断及引流。

（7）经典 TBNA 穿刺未获阳性结果者。

2. 禁忌证

（1）同常规支气管镜检查的禁忌证。

（2）重度气管狭窄。

（3）麻醉药过敏、不能使用其他药物代替者。

（4）所选穿刺点若有明显感染者不适宜进行 EBUS - TBNA。

（5）操作者对 EBUS - TBNA 技术不熟练。

3. 所需器材

（1）超声支气管镜及专用超声处理器:BF - UC160F - OL8 一种纤维与电子混合支气管镜,拥有独立的可同时利用摄像和光学纤维技术的光学系统,能获得与常规电子镜相似的清晰图像,其前端装有一枚电子凸阵扫描传感器,用于扫描并获得超声图像。BF - UC260FW 新一代超声光纤电子支气管镜,可通过超声接头 MAJ - 1722 与 EU - C2000 兼容,通过超声接头 MAJ - 1597 与通用型超声内镜图像处理装置 EU - ME1 兼容(图 9 - 15,图 9 - 16)。

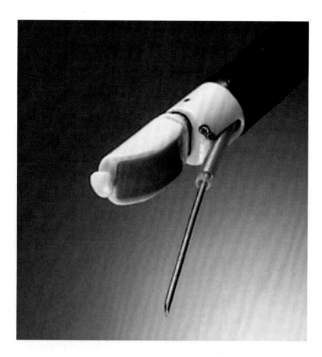

图 9 - 15　超声支气管镜前端

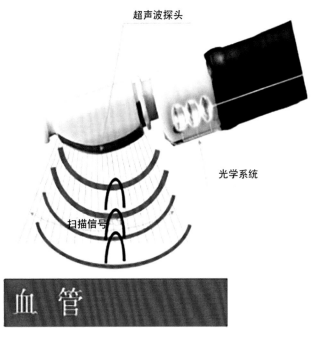

图9-16 超声支气管镜探头原理

（2）EBUS-TBNA专用吸引活检针：其套装内包括22G穿刺针、穿刺针手柄、一次性接头活检阀及20ml Vaclok负压注射器：EBUS-TBNA专用穿刺针为一次性使用的吸引针，可以固定于支气管镜的工作孔道，其尖端为回声增强波纹设计，配有内芯，且具有不同的调节旋钮作为保护装置（图9-17，图9-18）。

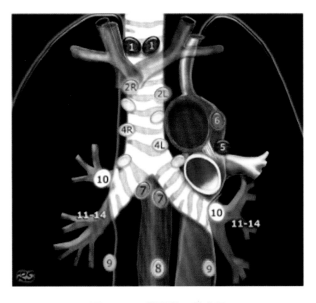

图9-17 纵隔淋巴结分区

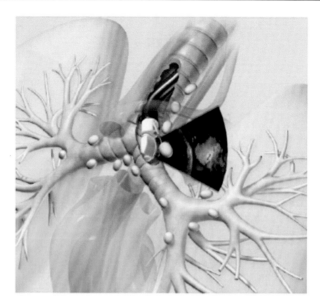

图 9 - 18　EBUS - TBNA 模拟图

（3）其他辅助器材：包括 EBUS - TBNA 专用水囊（MAJ - 1352，Olympus）与水囊安装器，抽取 0.9% 氯化钠溶液的 10ml 注射器及连接水囊通道的延长管等。

4. 术前准备

（1）与常规气管镜检查及活检相同，患者需行胸部增强 CT 或 PET/CT 检查，造影剂过敏者行胸部薄层 CT + 三维重建检查，以明确病变大小、位置及与毗邻组织关系；进行完善的心肺功能、凝血功能检查。

（2）术前禁饮食 4 小时以上，术后 2 小时方可进食、水。

（3）术前建议静脉通路，检查室内备好止血药、急救车等必要的抢救设备及药品。

（4）安装水囊，将专用水囊固定在内镜尖端超声探头上，并注入 0.9% 生理盐水确认无漏气后，排尽 0.9% 生理盐水及水泡，备用（纵隔 7 组、10 组、11 组及部分 4 组区域病灶或淋巴结可不用水囊）。

（5）调整负压注射器至 20ml 真空负压状态，备用。

5. 麻醉方式　超声支气管镜采用经口或经鼻插入，多数可在常规支气管镜局部麻醉基础上完成，部分不耐受患者，可加用咪达唑仑 1 ~ 2mg + 芬太尼 25 ~ 50μg 静脉镇静条件下进行，高龄、基础疾病多及体质弱者适当减量，极少数不耐受者，可采用全麻下经喉罩、气管插管及硬质支气管镜完成。

6. 术中监护　操作中常规心电、血压、氧饱和度监测，鼻导管给氧，全麻者需机械通气。

7. 操作步骤

（1）首先进行常规支气管镜检查，以发现可能的气管病变，评价气管腔内情况并进行分泌物的清理。

（2）经鼻、经口或人工气管（喉罩、气管套管、硬质支气管镜等）进镜，经鼻进镜时超声扫描侧面测对鼻腔，防治鼻黏膜损伤，根据笔者体会，70% ~ 80% 患者可完成经鼻进镜,由于经鼻进镜时固定较好,易于穿刺操作,且避免经口进镜时牙齿损伤支气管镜。

(3)超声支气管镜进入,打开超声处理器,观察超声图像是否清晰,根据术前判断目标区域,达到目标位置,控制操纵杆使超声支气管镜超声面与气管壁贴合以获得超声图像,变换位置使穿刺目标最大径显示在超声图像中央位置,部分区域贴合不好者,可向水囊内注入生理盐水 0.5 ~ 1ml 以获得满意图像。

(4)利用 MEASURE 键测量病灶大小确定穿刺深度,多普勒模式下探测病灶及周围血供情况。

(5)将支气管镜前端调直,依次插入活检针装置并固定装置。

(6)再次确认穿刺点及病灶位置、血供情况,根据测量深度进行穿刺,每个目标病灶常规穿刺 3 次,每次应不同方向进针。

(7)穿刺后退出针芯,接负压吸引装置,在超声图像指导下,直视下反复进行穿刺操作。

(8)退出穿刺针装置,留取样本。

(9)标本处理:可直接将标本喷涂在玻片上,挑出组织块用甲醛溶液固定送检,用 3ml 生理盐水冲洗穿刺针,固定穿刺液送细胞学检查,有条件单位可进行 ROSE 技术(rapid oil - site cytopathologic examination)现场检查以提高阳性率。

8. 并发症 EBUS - TBNA 并发症很少,发生率仅有 0.8%,且均为发热、咳嗽、痰血、咽痛、鼻出血、恶心、呕吐等轻微并发症,熟练掌握胸部解剖学知识、术前全面认真阅读 CT 片及多加练习操作能避免大出血、纵隔损伤、气胸等危险,笔者团队 4 年来完成 EBUS - TBNA 600 例,无大出血、纵隔损伤及气胸出现。

9. 总结 EBUS - TBNA 以可视、可控、精准、阳性率高、安全等特点对肺癌及呼吸介入领域产生了重大深远影响,目前已应用于纵隔和肺门病变的诊断、肺癌分期、标本分析病理学检测等领域,同时,随着相关技术的发展,在治疗领域可应用于 EBUS 下精准放射性粒子植入、药物注射、消融等方面,也有极好的前景,但是由于设备昂贵、超声镜管径粗、可弯曲度小等劣势,限制了该技术的普及,对于儿科及较远端的病灶如 12 组淋巴结穿刺应用受限。隆突下淋巴结活检手术图片见图 9 - 19。

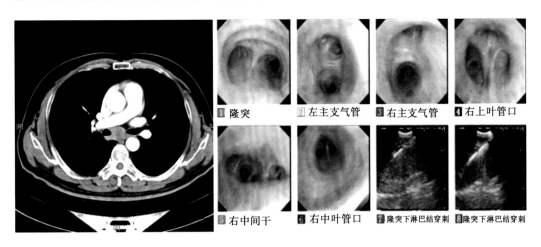

图 9 - 19 隆突下淋巴结穿刺

二、支气管超声导向鞘引导肺活检术

支气管超声导向鞘引导肺活检术(endobronchial ultrasound transbronchial lung biopsy,EBUS‐GS‐TBLB):是通过支气管镜通道引入引导鞘包裹的超声支气管镜探头,并逐渐靠近病变位置以获得 EBUS 图像,用活检钳或支气管刷通过引导鞘取得病理标本的技术。该技术对肺外周病变的诊断率超过70%,且不良反应发生率较低。

1. 适应证

(1)肺外周病变定位、引导活检。

(2)配合电磁导航技术病灶适时定位。

2. 禁忌证

(1)同常规支气管镜检查的禁忌证。

(2)怀疑血管瘤或血管畸形者。

(3)麻醉药过敏、不能使用其他药物代替者。

(4)操作者对 EBUS‐GS‐TBLB 技术不熟练者。

3. 所需器材 可弯曲支气管镜、内镜超声系统、2.0mm(1.8mm)的30(20)MHz 腔内超声探头和引导鞘套装、水囊(图9‐20 至图9‐23)。

4. 术前准备

(1)与常规气管镜检查及活检相同,患者需行胸部增强 CT 或 PET/CT 检查,造影剂过敏者行胸部薄层 CT + 三维重建检查,以明确病变大小、位置及与毗邻组织关系;进行完善的心肺功能、凝血功能检查。

(2)术前禁饮食4小时以上,术后2小时方可进食、水。

(3)术前建议静脉通路,检查室内备好止血药、急救车等必要的抢救设备及药品。

(4)安装水囊,将专用水囊固定在内镜尖端超声探头上,并注入0.9%生理盐水确认无漏气后,排尽0.9%生理盐水及水泡,备用。

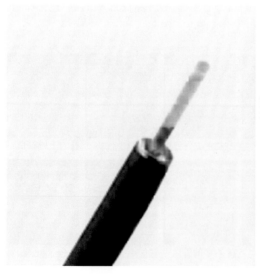

图9‐20 EBUS‐GS 前端

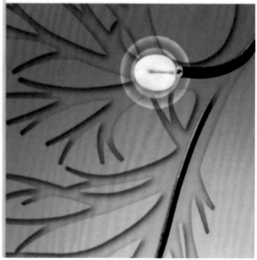

图9‐21 EBUS‐GS 模拟图

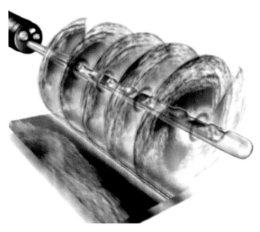

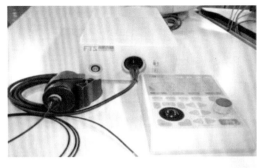

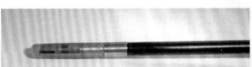

图 9 - 22　EBUS - GS 原理　　　　　图 9 - 23　超声小探头

5. 麻醉方式　多数可在常规支气管镜局部麻醉基础上完成,部分不耐受患者,可加用咪达唑仑 1 ~ 2mg + 芬太尼 25 ~ 50μg 静脉镇静条件下进行,高龄、基础疾病多及体质弱者适当减量,极少数不耐受者,可采用全麻下经喉罩、气管插管完成。

6. 术中监护　操作中常规心电、血压、氧饱和度监测,鼻导管给氧,全麻者需机械通气。

7. 操作步骤

(1)术前按照操作指南将活检钳和细胞刷放入引导鞘中,标记位置并将 EBUS 探头置入引导鞘中,固定探头位置。

(2)气管镜进入气管到达术前判断的病灶所在位置,充分清理分泌物。

(3)通过支气管镜通道引入引导鞘包裹的 EBUS 探头,并逐渐靠近病变位置以获得 EBUS 图像。

(4)操作过程中不断根据 EBUS 图像调整探头和引导鞘,尽量选择病灶完全包绕探头的位置。

(5)确定找到合适的 EBUS 图像后,将气管镜固定在患者鼻腔处,并将引导鞘外部固定在气管镜活检通道入口,从鞘内撤去探头而引导鞘保留在原位,活检钳或支气管刷通过引导鞘取得病理标本。

(6)标本处理:同常规支气管镜活检刷检。

8. 并发症　除常规支气管镜检查和经支气管镜肺活检的常见并发症外,超声探头可造成支气管壁损伤,需要操作轻柔。

9. 总结　EBUS 的临床应用使得肺外周病变可视化,极大地提高了活检组织的准确性和精确性,减低了常规盲检的盲目性,从而显著提高了周围型肺癌的阳性诊断率。其优势:①超声探头通过纤维支气管镜活检通道直接送入气管病变部位,能对气管、主支气管壁的组织学结构进行声像分层,具备了"显微结构扫描"的能力;并且能够对支气管壁及其邻近约 4cm 范围内的组织结构(包括纵隔)进行超声显像,将内镜检查的视野范围从气管腔内扩展到腔外、从大气管延伸到直径约 2mm 的外周小气管,扩充了内镜医生的视野和工作范围;②可以通过超声探头的声像探查表现,判断病变的组织供血情况、估计血管的大小、计算病变内的血管与管腔的距离,从而通过异常声像图的不同位置观察,避开血管最丰富的位置进行活检,显著提高了操作者对出血并发症发生的预见性,极大地提高了肺周围病变活检的安全性和准确性。隆突下淋巴结活检手术图片见图9-24。

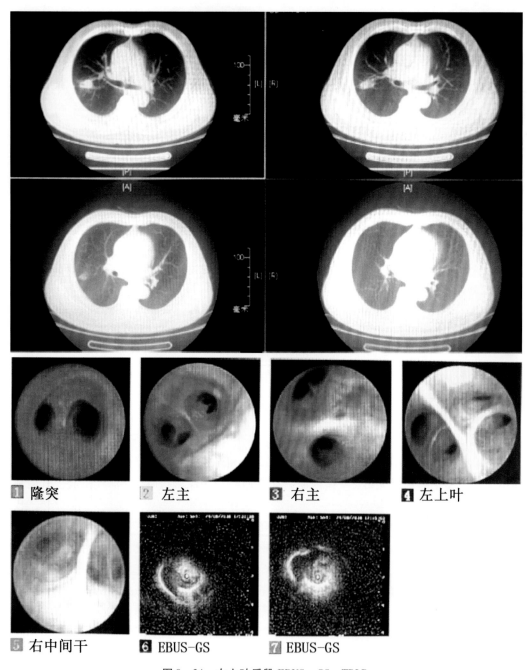

图9-24 右上叶后段 EBUS-GS-TBLB

(杜春华 孙家兴)

第七节　食管超声内镜针吸活检技术(EUS)

一、概述

经食管超声内镜引导下细针穿刺抽吸和活检术(EUS-FNA)是肺癌诊断与分期的新技术。每年全世界大于 100 万的患者被诊断为肺癌，并且有 1/3 伴有纵隔转移。准确的诊断与分期对患者的预后与治疗都非常重要。非小细胞肺癌(NSCLC)患者，伴有纵隔淋巴结转移或纵隔肿瘤浸润(Ⅲ期)时，最好选择放化疗，而没有局部进展的患者首选手术切除肿瘤。目前 NSCLC 患者纵隔组织分期，基本上依靠外科方法，主要是纵隔镜检查。当前的指南认为，EUS-FNB 联合 EBUS-TBNA 是一种微创的方法，能够代替手术对淋巴结转移进行分期。

本章，主要评估 EUS-FNA 对肺癌的诊断及分期，同时讨论 EUS 对患者治疗的重要性，尤其要讨论这些影像学检查在避免手术分期的作用及超声内镜在 NSCLC 分期中的地位。

二、检查过程

EUS 评估纵隔应按照标准的方式进行，要检查从食管能够探查到的所见纵隔淋巴结位点。应当按照解剖标志(血管)描述淋巴结，并根据 TNM 分期方法给出淋巴结的个数。初步定位后，大的(短径 >10mm)或者图像下可疑的淋巴结应给予活检取应标本，首先穿刺对侧淋巴结(N_3)，再穿刺同侧淋巴结(N_2)。

三、肺内肿瘤活检

EUS 可以扫查到位于食管周围的肺内肿瘤。一旦 EUS 扫查到原发病灶，就可以对肺内肿瘤进行实时超声内镜引导下活检。邻近主动脉的左上叶肺肿瘤通常可以被 EUS 扫查到。在一项包含 18 例邻近食管的肺内肿瘤患者的回顾性研究中，所有患者都被 EUS 探测到，并获得了组织学诊断。在一项包含 32 例邻近食管可疑肺癌患者的前瞻性研究中，所以病变均被 EUS 扫查到，97% 的患者确诊为肺癌。

EUS-FNA 检查项目：腹腔干、左肾上腺、肝左叶(可选择)、隆突层面以下食管周围区域(8L/R 区)、隆突下(7 区)、主肺动脉窗/肺动脉干(4L/5)、气管周围(2R 及 2L)、可见的肺肿瘤纵隔浸润(T_4)。

一旦原发肿瘤确定，还需要评估部分患者是否有肿瘤纵隔浸润，如确定肿瘤是否累及纵隔膜，是否累及大血管及脊椎。通常认为 T_4 期(Ⅲ B 期)患者不适合手术切除。目前，肿瘤纵隔浸润靠术中评估，因为 CT 评估纵隔浸润敏感性及特异性不高(<75%)，而 PET 因解剖分辨率有限，对评估 T_4 期肿瘤价值不大。在一项包含 308 例患者的回顾性研究中，EUS 评估 T_4 期肿瘤的敏感性、特异性、阳性预测和阴性预测分别为 88%、98%、70% 和 99%。大多数患者的肿瘤浸润仅依靠 EUS 影像评估的。肿瘤浸润大血管或

心脏较浸润纵隔容易判断,因为浸润血管或心脏时增加了肿瘤和血液之间的对照,并且还可以使用多普勒信号。前面提到的研究中,仅有少数 EUS 诊断为 T_4 期癌者通过手术得到证实,因而 EUS 诊断 T_4 期肿瘤的确切价值有待于进一步研究。

总之,邻近食管周围的肺内肿瘤可以被 EUS 探查到,并且可以安全地通过 EUS - FNA 获取病变标本。除了提供组织诊断外,EUS 还可以探查纵隔肿瘤浸润,尤其是浸润血管。

四、EUS 纵隔淋巴结分期

1. 诊断范围　NSCLC 区域淋巴结分期按 TNM 分期。只有邻近食管或位于血管旁的淋巴结可以被 EUS 探查到。EUS 可以探查到下列区域的淋巴结:左下气管旁(4L 区)、A - P 窗(5 区)、主动脉旁(6 区)、隆突下(7 区)、下段食管周围(8 区)及肺韧带周围(9 区)。位于 A - P 窗的淋巴结可以被 EUS 扫查到,但是考虑到受肺动脉的干扰,并不是总能对这一区域的淋巴结穿刺获取标本。主动脉旁淋巴结位于主动脉的另一侧,可以很好地被 EUS 扫查到。这一区域的淋巴结可以有选择地经主动脉穿刺,获得组织学诊断,否则,这一区域的淋巴结只有纵隔镜或胸腔镜才能获取。由于受气管及主支气管内气体的影响,EUS 不能显示上气管旁(2 区)及右下气管旁淋巴结(4R 区)。EUS - FNA 可以用于评估已确诊或可疑肺癌患者的纵隔结节或纵隔肿瘤怀疑为肺癌的患者。除了对淋巴结进行活检,EUS - FNA 还可以对左肾上腺及邻近食管的肺内肿瘤进行活检。

2. EUS 与 EUS - FNA 的比较　纵隔淋巴结特异性的超声图像特点[大小(短径 > 10mm)],圆形,均匀的低回声,边界清晰与肿瘤浸润有关,这些特征预测恶性淋巴结的敏感性、特异性、阳性预测值、阴性预测在分别为 78%、71%、75%、79%。弹性成像是一种新技术,在超声内镜检查时,可以用来预测组织机械特性。文献报道,弹性成像区分纵隔淋巴结良恶性的准确性为 85%。弹性成像的临床价值仍在进一步研究,它能够帮助选择适合的淋巴结进行穿刺。EUS - FNA 准确性较单独 EUS 影像检查的准确性要高。因此,在淋巴结被确定为恶性前需要对其进行 FNA,因此对 NSCLC 进行分期时需要使用线阵超声内镜,而不是环扫超声探头。淋巴结分期中有几种不同类型的穿刺针(19G、22G 及 25G),而 22G 穿刺针公认的标准类型。

推荐的每个淋巴结的穿刺针数,由是否有细胞学家在场决定。如细胞学家不在场,为获得最佳穿刺结果,推荐每个淋巴结穿刺 3 针或 5 针。穿刺淋巴结的部位(中心或边缘)及是否使用负压与穿刺结果没有相关性。除了常规细胞学检查外,EUS - FNA 还可以获取细胞块,然后进行免疫组织化学检查。纵隔淋巴结 EUS - FNA 是安全的,并发症如纵隔炎发生率很低。

3. 纵隔分期的准确性　很多学者对已明确或可疑肺癌的纵隔淋巴结分期进行了研究。一项对 EUS - FNA 对肺癌纵隔淋巴结的分期做了一项 Meta 分析,共纳入 18 项研究,结果显示敏感性为 83%(95% 可信区间 CI 96% ~98%)。有淋巴结肿大的患者,敏感性为 90%(95% 可信区间 CI 78% ~87%),特异性为 97%(95% 可信区间 CI 84% ~94%)。另一项纳入部分相同研究的 Meta 分析中,1003 例患者有 61% 表现有纵隔淋巴结肿大,结果 EUS 的敏感性为 84%,假阴性率为 19%。尽管大多研究都提到阳性预测值,仅有一项研究的阳性结果通过手术病理证实。虽然,EUS - FNA 的假阳性结果报道很少,但是,当原发肿瘤紧邻淋巴结时可能出现假阳性结果。很多研究都选择 CT 显示纵隔较大淋巴结（>1cm）的患者，因而这个结果只适用于这类患者。较少研究专门针对较小淋巴结（短径<10mm），敏感性在 35%～93%。有关较小淋巴结的 Meta 分析显示总的敏感性为58%（95% 可信区间 CI 39%～75%）。有些学者认为对下纵隔的淋巴结穿刺，可以使用凸线性 EBUS 探头。

诱导化疗后纵隔再分期是 EUS-FNA 越来越普遍的适应证。对那些成功降级的患者，准确的再分期是非常重要的，因为降级后手术切除病灶，他们将更大获益。EUS-FNA 纵隔再分期的敏感性（75%）较治疗前分期的敏感性低，主要是由于小的肿瘤残余没能获取正确的标本。包括 28 例局部进展的 NSCLC 患者的一项研究显示，EUS 纵隔在分期的准确性和阴性预测值均为 92%，高于 FDG-PET。

五、评估远处转移

大约 40% 的肺病患者伴有远处转移，主要转移至肝、脑、骨、肾上腺。在这些肺癌最常见转移部位中，位于肝左叶及左肾上腺的转移灶可以被 EUS 扫查到，并可以穿刺活检。在一项研究中，严格选择左肾上腺增大的患者（伴或不伴有肺癌），EUS 发现有 42% 的患者为左肾上腺恶性转移瘤。40 例伴有肺癌（可疑肺癌）的左肾上腺增大的患者，通过对左肾上腺分析，EUS-FNA 改变了 70% 患者的 TNM 分期结果。肺癌患者 EUS 检查时，是否应该常规检查左肾上腺尚有争议。播散性肺癌患者，常常伴有肝转移。经腹部超声是检查肝转移的标准方法。也有学者报道经过食管 EUS-FNA 对肝转移进行评估。与经腹部超声肝活检相比，EUS-FNA 是否有其他优点，目前还不确定。

六、超声内镜对患者治疗影响

超声内镜对患者治疗的影响取决于所研究的对象是否有纵隔转移、原发灶的位置、纵隔受累程度及受累部位。

七、避免纵隔镜检查

在一项纳入 84 例可疑恶性纵隔肿物的患者的前瞻性研究中，EUS 使得 48% 的患者避免了靠开胸手术或纵隔镜检查来确定淋巴结转移，使得 68% 的患者避免了靠纵隔镜检查来确定淋巴结转移。在一项包括 59 例患者的研究中，原本所有患者都安排纵隔镜检查，EUS-FAN 确定了 39% 的患者为纵隔淋巴结转移，而最终仅有 22% 的患者接受了纵隔镜检查。

在一项纳入 242 例 NSCLC（可疑）伴有纵隔淋巴结肿大的患者的前瞻性研究中（所有患者均适合纵隔镜检查或纵隔切开术），70% 的患者通过 EUS-FNA 明确诊断为淋巴结转移、肿瘤浸润或其他病变，因而避免了外科干扰。Talebian M 等常规对 152 例 NSCLS（未经过 CT 选择）患者进行 EUS-FNA 检查，大约 50% 的患者避免了外科分期。

在一项对可切除的 NSCLC 患者的随机研究中，EUS 大大减少外科分期的必要性。在其他研究中，EBUS 使得近一半 CT 显示伴有纵隔淋巴结肿大的患者避免了外科分期。PET 显示可疑纵隔淋巴结转移的患者，通过 EBUS 检查使得 71% 以上的患者避免了外科分期。包括 PET 在内的肺癌分期方法中，EUS 检查减少了外科分期，使得患者的费用减少了 40%。

减少不必要的开胸手术在一项纳入 108 例 NSCLC 患者的前瞻性研究中，与纵隔镜（20%）相比，EUS 联合纵隔镜发现纵隔浸润或纵隔淋巴结转移概率大大提高（36%）。假如考虑到使用 EUS，6 例开胸手术的患者，其中 1 例可以避免。此外，一项纳入 104 例患者的随机研究中，与选择性地对部分患者进行 EUS 分期相比，常规 EUS – FNA 分期可以使 16% 的患者避免不必要的开胸手术。

八、超声内镜与其他纵隔分期方法的比较

如何对 EUS – FNA 及 EBUS – TBNA 和其他纵隔分期方法进行比较呢？重点是要对那些提供淋巴结大小（胸 CT）或代谢活性（PET）的影像学技术与那些能够获取病变组织的分期方法（TBNA，纵隔镜、纵隔切开术或电视辅助胸腔镜检查）进行比较。

在纵隔分期中，EUS – FAN 的敏感性（88% vs 57%）及特异性（91% vs 82%）较胸 CT 均高。EUS – FNA 和 PET 在诊断纵隔淋巴结转移的敏感性（88% vs 84%）和特异性（91% vs 89%）相差不多。

一项研究对 EUS – FNA 与 PET 确定病变不可切除性方面进行了直接比较，两者的敏感性（63% vs 68%）及阴性预测值（68% vs 64%）相差不多，而 EUS 的特异性较 PET 高（100% vs 72%）。很显然，考虑到 FDG – PET 阳性预测值的价值有限，PET 阳性的淋巴结需要通过组织病理证实。通过 EUS 或 EBUS 分析 PET 阳性淋巴结是一种微创 NSCLC 纵隔分期方法，敏感性大约为 90%。

所有的活检技术都具有不同的诊断范围，不幸的是，没有哪种方法可以对所有 T_2 ~ T_3 期的纵隔淋巴结位点进行活检。对于不同的活检技术，敏感性及特异性的评估基于它们能够到达的特定范围进行的，而不是把整个纵隔作为一个整体。纵隔镜可以对上下气管区域及隆突下腹侧部分淋巴结进行评估，敏感性为 78%。EUS 可以作为纵隔镜的补充，因为它可以对 7 区腹侧及背侧淋巴、A – P 窗淋巴结、下段食管周围淋巴结（8 区）及肺韧带淋巴结（9 区）进行评估。研究发现电视辅助胸腔镜检查对位于 5 区和 6 区的淋巴结评估准确性较 EUS – FNA 高。

由于受气管内气体的干扰，EUS 不能探查到上气管旁及右气管旁的淋巴结。由于 EUS – FNA 和纵隔镜的检查范围互补，联合 EUS – FAN 和纵隔镜检查与单独使用 EUS – FAN 或纵隔镜相比，可以大大增加纵隔淋巴结转移患者的数量。EBUS – TBNA 与纵隔镜的诊断范围类似［气管旁（2L、4L、2R、4R）及隆起下（7 区）］，但是 EBUS – TBNA 还可有对肺门区域（10 区）的淋巴结进行评估。Ernst A 等将 EBUS 与纵隔镜进行了比较，发现 EUS 略有优势。当联合 EUS 和 EBUS，可以对所有纵隔淋巴结位点进行观察。

九、完整超声内镜下分期

EUS – FNA 联合 EBUS – TBNA，能扫查到纵隔内所有淋巴结位点。EBUS 可见对气管周围区域（2R、4R、2L、4L）淋巴结进行评估，EUS 可以对下纵隔（8 区和 9 区）淋巴结进行评估。两种方法均可对隆突下（7 区）及左气管旁（4L 区）淋巴结进行评估。Herth 等发现 EUS 和 EBUS 对隆突下区域还有其他价值。Vilmann 等建议完整的肺癌纵隔分期应该联合运用 EUS – FNA 和 EBUS – TBNA 对患者进行检查。

两项小样本实验对 EUS – FNA 联合 EBUS – TBNA 的价值进行了研究。Wallace 等通

过联合这两种检查对 138 例肺癌（可疑）患者进行分期，发现淋巴结分期的敏感性为 93%，阴性预测值为 97%。Szlubowski A 等联合 EUS – FNA 和 EBUS – TBNA 对 120 例 CT 检查未发现纵隔淋巴结肿大的 NSCLC 患者进行完整纵隔分期，敏感性为 68%，阴性预测值为 91%。Hwangbo B 等单独使用 EBUS 对 84 例患者进行超声内镜下完整纵隔分期。

十、EUS 及 EBUS 在肺癌分期中的重要性

如何定位超声内镜（EUS 或 EBUS 或两者联）在肺癌诊断与分期位置呢？超声内镜的优点是：它是一种确定纵隔淋巴结转移或纵隔肿瘤浸润的微创方法。超声内镜与 PET 是互补的，PET 在排除进展期病变时具有较高的阴性预测值。

很明显，超声内镜在局限性肺癌分期的运用，取决于所具有的设备、EUS 及 EBUS 方面的专业知识、操作者的经验、相关的影像学检测（例如 PET/CT）以及外科方面的专业知识。目前的指南推荐运用 EUS 或 EBUS 确定纵隔转移。目前，提倡在 NSCLC 分期时较早使用 EUS 或 EBUS，尤其对那些事先高度怀疑纵隔转移的患者。

在具有超声内镜和 PET 的医院，对于适合手术切除的肺癌（可疑）患者，建议按照下列方案对患者进行检测：在 PET/CT 检测之后，给予气管镜检测（包括常规"盲视"下 TB-NA）。那些具有中心型肿瘤或伴有肿大（>1cm）或 PET 阳性的纵隔淋巴结的患者，需进一步给予 EUS 或 EBUS（首选）和纵隔镜检测（当 EUS 或 EBUS 不能够提供纵隔转移或肿瘤浸润的证据时）。周围型肺癌患者，且不伴有肿大或 PET 阳性的纵隔淋巴结时，可以直接给予开胸手术，因为这类患者纵隔转移的可能性很小。

对于没有 PET 的中心，推荐使用 EUS 或 EBUS 对患者进行分期，当超声内镜未发现纵隔转移时，再给予纵隔镜检查。联合 EUS 和纵隔镜较单独使用其中之一者，可以大大提高分期的准确性。NSCLC 的完整超声内镜下分期值得期待，目前仍在研究之中。

十一、展望

大量证据表明 EUS – FAN 和 EBUS – BTNA 可以准确地对 NSCLC 进行诊断和分期。通过对纵隔淋巴结转移及肿瘤浸润的诊断，超声内镜作为一种微创的方法，可以替代外科分期，因而可以作为供很多患者选择的诊断方法。尽管研究显示超声内镜检测是安全的，仍建议在操作过程中监测并发症的可能性。此外，不同的纵隔组织活检方法还存在患者选择偏移。内镜（图像的改进）和穿刺针（大口径 EBUS 活检针）仍在进一步研发之中。当能获得超声内镜时，推荐先对患者进行超声内镜下分期。单独使用 EBUS 是否能够对患者进行完整检测（EUS 联合 EBUS），仍需要进一步研究。

靶向治疗，即给予不同亚型的 NSCLC 患者特异性治疗，将会在 NSCLC 的治疗中起到更重要的作用。研究者需要确定，EUS 和 EBUS 穿刺活检获得的细胞块是否能够像淋巴结外科活检那样提供足够多的分子信息（EGFR、K – ras 等驱动基因情况）。

由于肺癌的发病率较高，大量患者适合超声内镜下纵隔分期。EUS 及 EBUS 从专业学术机构到大型地方医学的传播，需要形成技术的通用性。成功的超声内镜检测需要在设备、穿刺针、人员培训及细胞学专家方面投入。为了达到这一目的，肺癌病区的专门工作人员应包括：能完成肺部手术的、胸科和外科医生，应当知道 EUS 的适应证，并可选择用于外科分期。此外，应当培训能施行 EUS 和 EBUS 操作的专家。实际上，胃肠病

学专家并不熟悉肺癌分期，而胸外科医生又不会操作 EUS，这可能成为一个障碍，然而通过专门培训及 EUS 操作实施策略，胸外科医师可以做出与专科人员类似的结论。需要 EBUS – TBNA 方面的培训数据，在 50 项调查后，一个研究报道了稳定的诊断要求。EUS 和 EBUS 在短时间内保证对 NSCLC 患者正确施行诊断和分期尚面临挑战。

（毛　涛）

第八节　经皮穿刺肺活检技术

目前影像学引导下的肺部活检大多在 CT 引导下进行，这主要是由于 CT 的空间分辨率和密度分辨率高、检测时间短，定位准确性高，还可进行多种后处理图像重建，如多平面重建和三维重建等帮助穿刺定位，使穿刺操作更为方便、快速；同时还因为 CT 导引下穿刺活检的创伤小、并发症少、患者的住院周期短、费用远低于手术开胸探查和胸腔镜检查，尤其是对于一些纤维支气管镜无法到达部位病变的定性尤为适宜。CT 引导下肺穿刺活检可分为细针抽吸活检和切割活检。细针抽吸活检为细胞学检查，其优点为并发症少，但仅能进行细胞涂片检查，无法进行组织学检查。为取得组织学标本，目前较多采用切割活检。

一、适应证

1. 肺内孤立性结节病灶，经正规抗感染治疗或经一定时间观察后病变无变化或稍有增大时。

2. 肺内多发性结节，影像学检查和其他方法不能确定是原发性肿瘤，还是转移瘤，是多源性肿瘤，还是肺肿瘤的肺内转移。

3. 从影像学观察肺内为转移瘤，但原发灶不明，为确定肺内病变的组织学类型、寻找原发灶提供线索。

4. 影像学诊断为肺恶性肿瘤，但需有组织学分型，以便为化疗、放疗或手术治疗提供依据，如做肿瘤细胞药敏实验、基因突变检测等。

5. 一侧肺有恶性肿瘤，另侧肺出现结节性或肿块性病灶。

6. 胸部以外器官有恶性肿瘤，经治疗后病情缓解，随之发现肺内结节病灶，活检以确定转移瘤还是肺内原发肿瘤。

7. 进行免疫抑制治疗的患者，肺内出现结节病灶，穿刺活检鉴定是肿瘤还是炎症。

8. 肺部实变　影像学或其他方法疑为炎症，穿刺活检为了取得病原学诊断。

9. 肺部浸润性病变　特别是局限性浸润性病变，其他检查方法无法定性时。

二、禁忌证

1. 绝对禁忌证

（1）凝血功能严重障碍，不能纠正者。

（2）呼吸功能衰竭。

（3）咳嗽不能控制、不能控制呼吸、患者不能合作且病灶较小或病变靠近重要器官、大血管。

（4）肺内病变疑为肺包虫病或血管性病变。

（5）恶病质患者。

2. 相对禁忌证

（1）肺气肿，患者呼吸功能减退。

（2）肺心病、肺动脉高压。

（3）设计的穿刺针道上有肺大疱、囊肿性病变。

（4）肺内、纵隔内或胸腔内化脓性病变。

三、穿刺技术

1. 传统穿刺方法

（1）根据胸部CT片明确病灶的位置及与邻近结构的关系，确定患者体位及进针部位。

（2）将体表定位器置于初步确定的进针部位，胸部CT扫描，选取无肋骨或肩胛骨阻挡，离病灶距离最近，能避开大血管、明显的支气管、肺大疱、叶间裂及病灶坏死区的体表位置为进针点，测量好由此进针的角度和深度。

（3）常规消毒、铺洞巾，2%利多卡因局部浸润麻醉。选取合适活检针，根据定位角度和深度进针，采用分段进针法，在进入胸膜腔之前行胸部CT扫描确认进针方向和深度，并酌情调整。在针尖接近胸膜时嘱患者屏气，按既定方向和深度迅速进针，然后再行CT扫描明确针尖位置，如位置不对，则根据扫描所见，判断拟改变的角度和深度加以调整，直至针尖位于病灶边缘内侧。

（4）当活检针的针尖位于病灶边缘内侧时即可行活检。活检方法则根据活检针不同而异。常使用切割针，采用活检枪活检法。活检前活检枪深度切割长度、加载动力，当活检针芯抵达病灶边缘内侧，将针芯固定到活检枪上，打开保险，启动扳机，活检后迅速拔针。取得条形标本立即固定送细胞学检查。必要时就近另选穿刺点重复穿刺活检。

（5）活检后注意观察患者有无胸闷、气急、咳嗽、咯血、呼吸困难、神志改变等表现，常规胸部CT扫描，观察有无气胸、肺出血等并发症。如有气胸和肺出血，一般在活检后数分钟内即可被发现；如正常返回病房后卧床休息，1～2小时常规胸透检查，并酌情处理。

2. 同轴穿刺技术 对于肺内较小病灶，尤其是直径小于2cm的结节，由于病变随呼吸上下运动，传统的穿刺方法往往较难一次取得满意的标本量，若反复穿刺，必将造成对肺及胸膜的损伤，导致肺内出血及气胸，一旦出现气胸，病变即随肺压缩而位置发生改变，穿刺将无法继续进行。同轴穿刺技术是利用引导针在皮肤和病变之间建立一条通道，然后活检针经该通道直接到达病变，通过调整引导针方向，可多次多点取材，从而提高诊断率，为免疫组化、基因检测等提供充足的标本（图9-25）。

同轴活检系统的优点：①套管针的长度较活检针的长度短，且没有粗大的把手，便于操作和调整角度及深度；②套管针和活检枪分离，当套管针位于肿块组织边缘后，经其内芯插入活检枪，可以重复多次、变换不同的角度取材，即一次穿刺，多次取材；③既能得到满意的组织数量，又不增加气胸及出血等并发症的发生率。

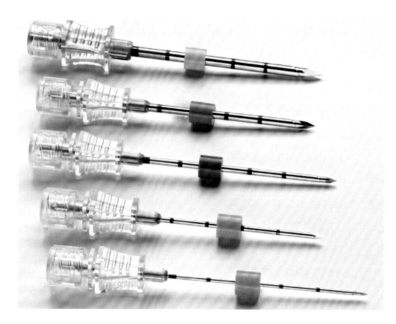

图 9 - 25　同轴套管针

3. 并发症及影响因素　CT 引导下肺穿刺活检的主要并发症是气胸和出血，这两个并发症与某些特定的因素有关，如病灶大小、病灶深度及穿刺的次数等。已经有部分研究评价了这些因素并尝试用这些因素预测具有何种特征的患者在穿刺过程中或穿刺后更容易出现并发症。关于气胸发生率和病灶深度的相关性仍然存在很多争议，研究认为病变深度与气胸和出血的发生率显著相关，当穿刺过程中患者呼吸的时候，更长的进针路径可能导致更大的概率撕裂胸膜和正常肺组织。另一种观点认为胸膜下的病灶与更高的气胸发生率有关，而不是距离胸膜更远的病灶，因为当病灶较浅的附着于胸膜时，穿刺针很容易误入胸膜腔，导致气体进入。另外的研究表明气胸发生率与病灶大小没有显著关联。

较小的病灶和较远的穿刺距离与更高的出血发生率有关，尤其是中度出血的发生率会明显升高，即越小的病灶出血风险越大。关于这一点的解释是越小的病灶穿刺难度越大，导致穿刺路径需要调整的次数增加，导致穿刺时间延长，因而出现并发症的概率增加。另外，更长的肺内穿刺路径导致肺内出血的发生率增加，因为更长的穿刺路径常常意味着病灶更加靠近肺门，进而肺血管的分布密度增高、血管的管径增大，因此出血的概率和数量都会增加。

其他少见并发症包括空气栓塞、感染、癌细胞针道种植等。CT 引导下的肺活检虽然比较安全，操作相对比较简单，但其仍为一种有创性检查，存在一定的风险，其并发症可能会威胁患者的生命，故在穿刺前应严格掌握适应证，并进行穿刺前的知情同意告知。

（蒋　刚）

第九节 支气管镜磁导航技术

目前，国内外有多种导航系统可以应用于肺外科的手术治疗当中，包括电磁导航支气管镜、LungPro、LungPoint 等，其中电磁导航支气管镜系统进入我国时间相对较早，在胸外科领域应用相对广泛，具有一定的应用前景。本章就以电磁导航支气管镜系统为例，简要介绍导航系统在肺外科手术中的应用。

一、系统简介

电磁导航支气管镜(electromagnetic navigation bronchoscopy，ENB)系统是依托支气管实现的新一代支气管镜检查系统，其核心技术包括电磁导航技术、虚拟导航技术、三维CT 重建技术。从设备组成来看，该系统可分为以下几个关键设备：

1. 气管镜 是该技术的基础支持设备，用于引导电磁导航导管进入相应的支气管内，一般要求其工作通道管径能通过直径 2mm 以上的鞘管，具备负压吸引功能。

2. 电磁定位板 产生低频弱磁场，对导航探头进行实时的三维定位，该设备应用电磁原理，产生覆盖患者胸部的弱磁场，无电离辐射(图 9 - 26)。

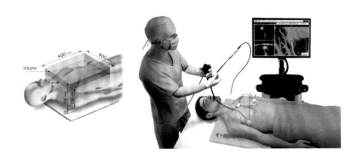

图 9 - 26 电磁定位板

3. 三联体传感器 三个传感器放于患者胸部，用于探测患者的呼吸运动和身体移动，减少因呼吸而造成的定位误差(图 9 - 27)。

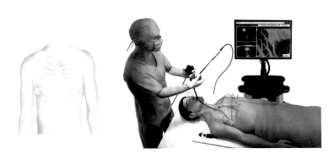

图 9 - 27 三联体传感器

4. 定位导管(LG)　尾端为操作手柄，控制探头朝 8 个方位进行转弯、360 度转向；定位导管头端为电磁感应器，其内含有电磁感应器，实现实时的定位、定向。该感应器每秒 166 次感应位置信息，直径约 1.9mm(图 9 - 28)。

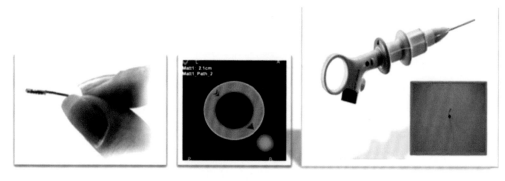

图 9 - 28　定位导管

5. 扩展工作通道(EWC)　该导管外径 2.6mm，可伸入到达肺外周区域 12 ~ 14 级支气管，几乎全肺到达。同时，该导管内径为 2.0mm，兼容常规活检工具、共聚焦显微镜、R - EBUS 超声小探头、微波消融探针、射频消融探针、冷冻消融探针等，是"诊断、探查、治疗"多功能平台(图 9 - 29)。

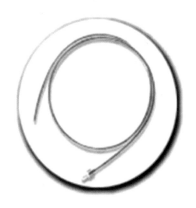
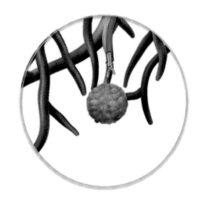

图 9 - 29　扩展工作通道

二、操作步骤

电磁导航的目的即是通过电磁引导定位导管，将扩展工作通道送至目的部位，之后可通过扩展工作通道进行各种手术操作。电磁导航可分为 3 个内容。

1. CT 扫描　操作前患者需要接受胸部 CT，并将 DICOM 图像导入电磁导航系统中。

2. 术前计划　使用术前计划软件，对导入的 CT 图像进行 3D 支气管树的自动重建，标记目标后，全自动或半自动形成术前规划路径。在 V7 版本中，术前计划可通过 MIP 视图(图 9 - 30)显示大、小血管，从而规避出血；通过 Airway Finder 功能(图 9 - 31)，实现三维 CT 视角，更容易找到路径。在完成路径规划后，可显示虚拟导航过程(图 9 - 32)，对后续的术中导航具有一定帮助。

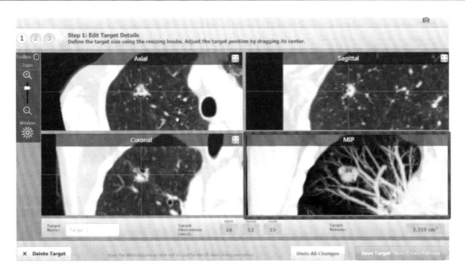

图 9 - 30　MIP 路径规划界面

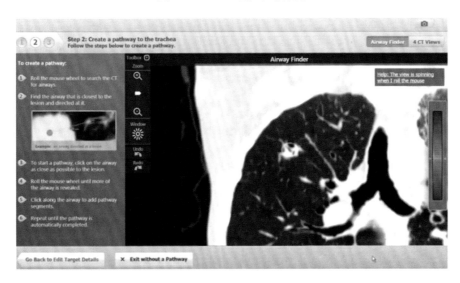

图 9 - 31　Airway Finder 功能

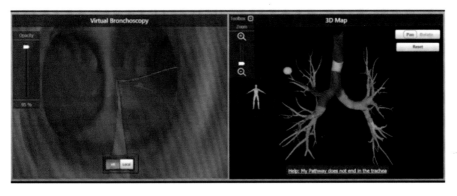

图 9 - 32　路径规划与虚拟导航

3. 术中导航 进入软件的手术操作界面,操作过程中实现实时导航(图 9 - 33),术者将定位导管和扩展工作通道一并送至目标附近,定位满意后撤出定位导管,并将扩展工作通道作为工作平台(图 9 - 34)。

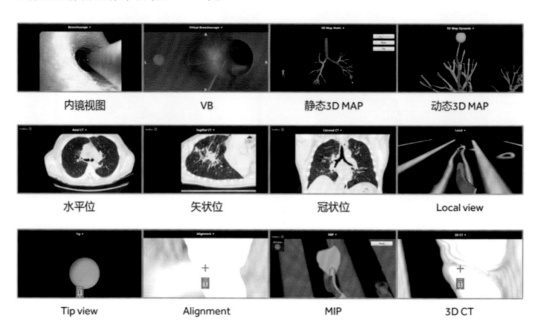

内镜视图　　　　　VB　　　　　静态3D MAP　　　　动态3D MAP

水平位　　　　　矢状位　　　　　冠状位　　　　Local view

Tip view　　　　Alignment　　　　MIP　　　　3D CT

图 9 - 33　12 种术中实时导航界面

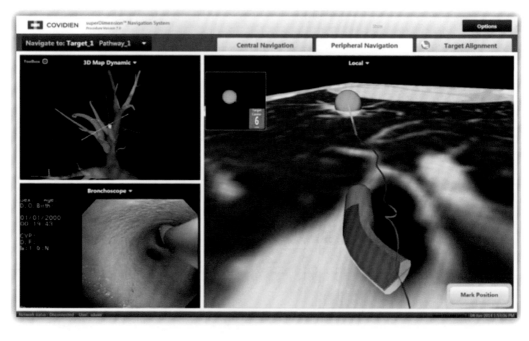

图 9 - 34　术中显示病变、定位导管及路径

三、临床应用

电磁导航支气管镜在近年来逐步应用在胸外科肺手术中，多家医院或中心均有相关的临床研究和文献报道。综合来看，电磁导航支气管镜系统可以应用于术前肺结节的诊断、术中肺结节的定位以及肺结节的微波消融治疗 3 个方面。

1. 术前肺结节的诊断 肺结节的活检诊断是目前 ENB 最主要的应用方面。患者可以在全麻气管插管或局麻下接受该操作。通过扩展工作通道，可对病变进行活检钳夹取组织、穿刺针穿刺活检、毛刷刷检查或局部灌洗等。结合 R – EBUS、透视等多种检查手段，能有效提高活检成功率。同时，随着快速现场评价（ROSE），病理科医生在操作现场及时进行涂片检查，可有效缩短诊断时间，提高诊断效率。

2. 术中肺结节的定位 多家医院和中心已报道应用 ENB 进行肺结节定位并行手术治疗的经验。通过扩展工作通道，将定位标志物置于肺结节旁，术中根据定位标志物的位置从而确定肺结节的位置，术中可进行诊断性切除手术。目前，定位标志物最常用亚甲蓝，也有报道亚甲蓝联合生物蛋白胶、荧光染色剂（吲哚菁绿）等方法。我院曾报道矢量定位方法，定位标志物使用定位导管本身，避免了额外药物的使用，定位精确，效果较好。

3. 肺结节的微波消融治疗 经皮穿刺的微波消融治疗目前发展较好，而应用电磁导航等技术的腔内微波消融治疗目前尚处于临床研究阶段，少数医院或中心报道过小样本的回顾性研究。随着技术的发展及临床经验的积累，电磁导航微波消融有可能成为电磁导航的一个重要的应用领域。

以目前的临床经验来看，电磁导航支气管镜系统对肺外周病变，更适用于肺中外 2/3 区域、常规纤维支气管镜、R – EBUS 难以到达之处、经皮肺穿刺活检难度高或不适合的患者。对于 2cm 以下的结节诊断具有一定优势。对于难以定位的 GGO 可进行定位、染色或植入标记，辅助手术。对于双肺多病灶，可实现一次性进行、多点多次采样。更重要的是，内镜下对肺内微小病变的微创治疗是 ENB 的应用发展方向，有希望成为手术治疗的后备方案。

（矫文捷　邱　桐）

第十节　纵隔镜技术

纵隔镜临床应用已近 50 年，Carlens 在 1959 年提出的胸骨上窝气管前筋膜的切口进行的。它使得外科医生可以获取同侧乃至对侧纵隔的完整淋巴结情况。经颈纵隔镜应在全麻下进行，在门诊患者中也是一种非常安全的术式。许多年过去了，它仍然是可手术肺癌患者纵隔分期技术的金标准。

自 1995 年来，电视辅助技术的发展也应用到了纵隔镜方面，称为电视辅助纵隔镜

（VAM）。VAM 可以显著地提高纵隔镜技术的可视化和教学技术。在 2007 年，欧洲胸外科医师学会（ESTS）公布了一项整合了影像学、内镜学以及外科技术在内的术前纵隔分期指南。指南认为，电视纵隔镜技术相对于传统纵隔镜来说仍然有着很多的优势：它有更大和更清晰的图像，可以向培训人员和其他学者分享操作的过程，以及为未来的教学和研究记录宝贵的资料，也可以在保证检查的安全性和准确度的前提下提高教学质量。不仅如此，它可以直接进行淋巴结的清扫，而不仅仅是活检和取样。这对于隆突下淋巴结来说是可行性非常高的技术。在移除了 7 组淋巴结之后，可以很清晰地暴露食管。因此 ESTS 对于 VAM 的推荐级别很高。

近年来，视频辅助纵隔镜（VAM）已成为胸部肿瘤纵隔淋巴结转移状态的金标准。但随着 PET/CT 和超声活检技术的发展（如 EUS 和 EBUS），纵隔镜在非小细胞肺癌分期方面的作用需要重新定义。Sergi 教授认为对于中央型肺癌，N_1 淋巴结受累或肿瘤大小超过 3cm 病变的患者，推荐常规进行术前纵隔分期检查。EBUS - FNA 和 EUS - FNA 是被纳入肺癌分期指南中的，但其阴性结果并不能完全排除纵隔淋巴结转移的可能。而电视辅助纵隔镜淋巴结清扫术可以大大提高患者肺癌术前分期的准确性，研究者认为值得推广。因此，对于采用这些检测技术未能明确诊断的纵隔淋巴结肿大或者 EBUS 活检阴性的病例或者需要额外组织活检的病例，纵隔镜依旧是最佳选择。

一、并发症

John 综合 4059 例纵隔镜检查的资料，其并发症为 2.7%，死亡率为 0.25%。但焦小龙行 22 例双侧纵隔镜检查中，其并发症高达 25%，有皮下气肿、伤口感染、复张性肺水肿，并报告一例死亡。也有在纵隔镜检查的通道上有肿瘤种植情况。但随着镜检的开展，大家经验增多，并发症、死亡率也逐渐减少。大多材料介绍手术并发症低于 2.5%，死亡率低于 0.5%。

王俊介绍纵隔镜检查常见并发症包括：

1. 出血　肿瘤或淋巴结创面及滋养血管出血。小出血可电凝、银夹、钛夹或压迫止血，大出血则需开胸止血。

2. 喉返神经损伤　左肺淋巴结（四区）活检可能伤及喉返神经，因此活检时应少用电凝。

3. 气胸　通常发生在右侧，胸骨旁纵隔镜易致胸膜破损，术中放置引流管即可。

4. 气管、支气管损伤　肿瘤致密粘连或侵犯大气管。操作要轻柔，尽量避免开胸。

5. 食管穿孔　少见，破裂应当进行修补。

6. 偏瘫　罕见，常发生在左侧，由于纵隔镜压迫头臂干动脉（无名动脉），导致右脑缺血可能发生。

7. 其他　包括乳糜胸、切口种植、切口或纵隔感染、膈神经损伤及空气栓塞等。

二、纵隔镜检查及治疗的适应证与禁忌证

1. 适应证

（1）诊断方面：①纵隔淋巴结活检：主要用于肺癌、转移癌、头颈部肿瘤、淋巴瘤、炎症性和肉芽肿性疾病、结节病、结核病及尘肺等；②纵隔肿瘤、囊肿及异位器官的诊断：胸腺、胸腺瘤、胸腺癌、囊性淋巴管瘤、生殖细胞肿瘤、异位至纵隔的甲状腺肿瘤或甲状旁腺肿瘤。

纵隔镜在肺癌分期中具有重要意义，如发现对侧淋巴结转移，则已经处于 N_3 阶段，则可避免手术。吴一龙指出常规纵隔镜对一小部分纵隔淋巴结转移可从剖胸探查中获益。

（2）治疗方面：可切除合并重症肌无力的胸腺瘤，甲状腺、甲状旁腺及纵隔囊肿，对小的病变更为方便。

2. 禁忌证 纵隔镜仍为一有创手段，随着科技的发展，纵隔镜检查已无绝对禁忌证。如以往认为上腔静脉综合征为禁忌证，目前认为在气管前分离疏松组织如无曲张静脉则成功机会较大。Pearson 检查 23 例上腔静脉综合征均获得了成功。但出血仍为一较大危险。王俊认为纵隔镜有些禁忌证如下：①严重颈关节炎，颈椎强直不能后仰者；②小儿或身体十分矮小者，其颈纵隔隧道不能容纳纵隔镜检查者；③气管切口造口者。此外，王俊还提出一些注意事项：①术者熟悉纵隔解剖，减少不必要损伤；②因使用全麻，要与麻醉师密切配合。一般静脉注射异丙酚麻醉，收效快，不良反应少；③患者平卧，头抬高，防止静脉充盈，并防止损伤后造成气栓。颈部宜过伸，以利于操作；④操作时手指触诊很重要，可了解纵隔肿块、淋巴结有无固定，有无外侵。手指分离可防止偏右伤及奇静脉及右喉返神经；⑤发现可疑血管，用细长针穿刺确诊；⑥咬检时出血可用纱布、止血纱布压迫出血部位，也可用生物蛋白胶及其他有凝血作用的材料止血；⑦镜检医师和胸外科医师密切配合。偶有严重出血则立即剖胸止血。肺门病变纵隔镜检查的阳性率可达85%，纵隔结节阳性率几乎可达100%。纵隔镜检查确定淋巴瘤则可避免不必要的剖胸探查手术。

（徐林浩 王滋宗）

参 考 文 献

［1］崔志潭，严加和，郑光礼．X 线解剖学．北京：北京医科大学中国协和医科大学联合出版社，1991

［2］王俊．胸腔镜和纵隔镜手术图谱．北京：人民卫生出版社，2001

［3］陈曦，饶隽．X 线平片与多层螺旋 CT 诊断周围型肺癌的对照分析．影像研究与医学应用，2017，（6）：86 – 87

［4］葛虓俊，滑炎卿，张国桢．肺部低剂量 CT 的应用进展．中国医学影像学杂志，2010，18（3）：225 – 227

［5］刘士远，于红．积极推进胸部低剂量 CT 扫描的临床应用．中华放射学杂志，2010，44（1）：6 – 7

［6］刘士远、陈起航，吴宁．实用胸部影像诊断学．北京：人民军医出版社，2012

［7］蒋梅花、杨拴盈，周丹菲，等．X 线胸片对高危人群肺癌筛查价值的系统评价．国际呼吸杂志，2011，31（22）：1694 – 1699

［8］中华医学会放射学分会心胸学组．低剂量螺旋 CT 肺癌筛查专家共识．中华放射学杂志，2015，49（5）：328 – 335

［9］肖湘生，李成州，刘士远，等．肺癌的 CT 诊断．中国医学计算机成像杂志，2001，7（3）：167 – 170

[10] 刘士远，陈起航，吴宁．实用胸部影像诊断学．北京：人民军医出版社，2012

[11] 李惠民，肖湘生，刘士远，等．螺旋 CT 靶扫描对肺部小结节的诊断价值．临床放射学杂志，2001，20(6)：424 – 427

[12] 梁琰，张永强，李展展，等．MPR 在中央型及周围型肺癌诊断中的价值研究．中国 CT 和 MRI 杂志，2018，16(12)：57 – 59、65

[13] Lee JC, Park CM, Lee SM, et al. Transient part – solid nodules detected at screening thin – section CT for lung cancer：comparison with persistent part – solid nodules. Radiology, 2010, 255(1)：242 – 251

[14] Felix L, Serra – Tosio G, Lantuejoul S, et al. CT characteristics of resolving ground – glass opacities in a lung cancer screening programme. European Journal of Radiology, 2011, 77(3)：410 – 416

[15] Lee HY, Choi YL, Lee KS, et al. Pure Ground – Glass Opacity Neoplastic Lung Nodules：Histopathology, Imaging, and Management. American Journal of Roentgenology, 2014, 202(3)：W224 – W233

[16] Travis WD, Brambilla E, Noguchi M, et al. International Association for the Study of Lung Cancer/American Thoracic Society/European Respiratory Society：international multidisciplinary classification of lung adenocarcinoma：executive summary. Proceedings of the American Thoracic Society, 2011, 8(5)：381 – 385

[17] 杨越清，高杰，金梅，等．纯磨玻璃密度肺腺癌内异常空气支气管征预测病理亚型的价值．中华放射学杂志，2017，(7)：489 – 492

[18] 景瑞，赵绍宏，蔡祖龙，等．纯磨玻璃密度浸润性肺腺癌 CT 表现．中国介入影像与治疗学，2014，11(6)：353 – 356

[19] 曹捍波，张永奎，王善军，等．肺部混合磨玻璃结节实性成分的 CT 表现．中国医学影像学杂志，2015，23(8)：587 – 595

[20] 刘晨鹭，蔡庆，沈玉英，等．微小磨玻璃结节样肺腺癌 HRCT 与病理新分类对照分析．临床放射学杂志，2018，37(5)：760 – 763

[21] 卢涛，陈韵彬，刘向一．肺磨玻璃结节的 HRCT 征象及病理分期对比分析．中国 CT 和 MRI 杂志，2017，15(7)：40 – 43

[22] 高丰，葛虓俊，李铭，等．不同病理类型肺部磨玻璃结节的 CT 诊断．中华肿瘤杂志，2014，36(3)：188 – 192

[23] 宋利明．螺旋 CT 增强扫描对于中央型肺癌的诊断价值分析．中国 CT 和 MRI 杂志，2016，14(7)：61 – 63

[24] Akihiko Kitami, Yoshito Kamio, Shoko Hayashi, et al. One – dimensional mean computed tomography value evaluation of ground – glass opacity on high – resolution images. Gen Thorac Cardiovasc Surg, 2012, 60(7)：425 – 430

[25] Macmahon H, Naidich DP, Goo JM, et al. Fleischner 学会 2017：CT 扫描偶发肺结节处理指南．国际医学放射学杂志，2017，(5)：98 – 99

[26] 安锐，黄钢．核医学(第 3 版)．北京：人民卫生出版社，2015

[27] 王荣福，安锐．核医学(第 9 版)．北京：人民卫生出版社，2018

[28] 黄钢，王辉．住院医师规范化培训核医学科示范案例．上海：上海交通大学出版社，2016

[29] 张熙曾．纵隔肿瘤学．北京：中国医药科技出版社，2004

[30] 胡娜，王云华．[18]F – FDG PET/CT 代谢参数在肺癌中的应用．中华核医学与分子影像杂志，2018，38(1)：59

[31] Bury T, Barreto A, Daenen F, et al. Fluorine – 18 deoxyglucose positron emission tomography for the detection of bone metastases in patients with non – small cell lung cancer. European Journal of Nuclear Med-

icine and Molecular Imaging, 1998, 25(9): 1244 – 1247

[32] Sergi Call, Carme Obiols, Rami – Porta R, et al. Video – Assisted Mediastinoscopic Lymphadenectomy for Staging Non – Small Cell Lung Cancer. Ann Thorac Surg, 2016, 101(4): 1326 – 1333

[33] 中华医学会呼吸病学分会肺癌学组, 中国肺癌防治联盟专家组. 肺结节诊治中国专家共识(2018年版). 中华结核和呼吸杂志, 2018, 41(10): 763

[34] 程远, 王振光, 杨光杰, 等. ^{18}F – FDG PET/CT 孤立性肺结节恶性风险预测模型的建立及效能评价. 中华核医学与分子影像杂志, 2019, 39(3): 129 – 132

[35] 葛欢, 王振光, 刘思敏, 等. 表现为纯磨玻璃密度结节的浸润性肺腺癌的 PET – CT 特征分析. 中华放射学杂志, 2017, 51(6): 422 – 426

[36] 金发光. 支气管镜的发展与展望. 现代实用医学, 2012, 24(4): 361 – 364

[37] Bolliger CT, Mathur PN, Beamis JF, et al. ERS/ATS statement on interventional pulmonology. Eur Respir J, 2002, 19(2): 356 – 373

[38] 中华医学会呼吸病学分会支气管镜学组. 纤维支气管镜(可弯曲支气管镜)临床应用指南. 中华结核和呼吸杂志, 2000, 23(3): 134 – 135

[39] 中华人民共和国卫生部. 呼吸内镜诊疗技术管理规范(2012 年版). 中国医学前沿杂志, 2013, 5(3): 70 – 72

[40] 中华人民共和国卫生部. 内镜清洗消毒技术操作规范(2012 年版). 中国护理杂志, 2004, 4(3): 11 – 12

[41] 唐广林. 电子支气管镜在支气管扩张症中的应用. 医学综述, 2010, 16(20): 3193 – 3195

[42] 中华医学会呼吸病学分会. 支气管肺泡灌洗及灌洗液的细胞计数分类技术规范. 中华结核和呼吸杂志, 1994, 17(1): 10

[43] 张杰. 支气管镜操作麻醉方式及无痛支气管镜的相关问题. 中华结核和呼吸杂志, 2015, 38(3): 162 – 163

[44] 中华医学会呼吸病学分会. 支气管镜诊疗操作相关大出血的预防和救治专家共识. 中华结核和呼吸病杂志, 2016, 39(8): 588 – 591

[45] 张红, 王广发, 章巍, 等. 应用硬质支气管镜治疗中心气管狭窄的有效性和安全性研究. 中华结核和呼吸杂志, 2015, 38(9): 675 – 679

[46] 韩红. 电子支气管镜的安全使用及护理. 中国医师杂志, 2006(增刊): 132 – 133

[47] 陈文彬, 戚朝明, 朱辉. 经支气管针吸对支气管腔外肺癌的诊断价值. 中华结核和呼吸杂志, 1992, 15(3): 144 – 146

[48] 荣福. 经支气管针吸活检临床应用指南. 广东: 香港医药出版社, 1999

[49] 侯刚, 王玮, 李振华, 等. 经支气管针吸活检术在伴有纵隔淋巴结肿大的肺及纵隔病变中的诊断价值研究. 中国全科医学, 2011, 14(22): 2513 – 2514

[50] Harrow EM, Abi – Saleh W, Blum J, et al. The utility of transbronchial needle aspiration in the staging of bronchogenic carcinoma. American journal of respiratory and critical care medicine, 2000, 161(2Pt1): 601 – 607

[51] Medford AR, Agrawal S, Free CM, et al. A prospective study of conventional transbronchial needle aspiration: performance and cost utility. Respiration: International Review of Thoracic Diseases, 2010, 6(6): 482 – 489

[52] 李凯述, 刘明涛, 姜淑娟, 等. 经支气管镜针吸活检联合现场细胞学对肺癌诊断的临床价值. 中国肺癌杂志, 2014, (3): 215 – 220

[53] 葛玉香. 经支气管纵隔淋巴结穿刺术的护理配合体会. 齐鲁护理杂志, 2001, 7(5): 330 – 331

［54］温雪萍，颜志军，李艳，等．支气管镜对纵隔肿大淋巴结穿吸活检的应用．上海第二医科大学学报，2005，25(3)：315-316

［55］Folch，Erik E. Anciano，Carlos，et al. Electromagnetic Navigation Bronchoscopy for Peripheral Pulmonary Lesions：One - Year Results of the Prospective，Multicenter NAVIGATE Study. Journal of Thoracic Oncology，2019，14(3)：445-458

［56］Qiu T，Yu B，Xuan Y，et al. Vectorial localization of peripheral pulmonary lesion guided by electromagnetic navigation：A novel method for diagnostic surgical resection without dye marking. Thorac Cancer，2018，9(4)：502-504

［57］Luo K，Lin Y，Lin X，et al. Localization of peripheral pulmonary lesions to aid surgical resection：a novel approach for electromagnetic navigation bronchoscopic dye marking. European Journal of Cardio - Thoracic Surgery，2017，52(3)：516-521

［58］张华楠，王超超，张媛，等．支气管超声下经引导鞘肺活检术诊断肺周围性疾病的价值．山东大学学报(医学版)，2017，55(4)：34-38

［59］Kikuchi E，Yamazaki K，Sukoh N，et al. Endobronchial ultrasonography with guide - sheath for peripheral pulmonary lesions. Eur Respir J，2004，24(4)：533-537

［60］Kurimoto N，Miyazawa T，Okimasa S，et al. Endobronchial ultrasonography using a guide sheath increases the ability to diagnose peripheral pulmonary lesions endoscopically. Chest，2004，126(3)：959-965

［61］王昌惠，范理宏．呼吸介入诊疗新进展．上海：上海科学技术出版社，2015

［62］白冲，李强．呼吸内镜培训教程．上海：上海世界图书出版公司，2015

［63］Lucidarme O，Howarth N，Finet JF，et al. Intrapulmonary lesions：percutaneous automated biopsy with a detachable，18 - gauge，coaxial cutting needle. Radiology，1998，207(3)：759-765

［64］Tsudaka H，Satou T，Iwashima A，et al. Diagnostic accuracy of CT - guided automated needle biopsy of lung nodules. AJR Am J Roentgenol，2000，175(1)：239-243

［65］Yeow KM，See LC，Lui KW，et al. Risk factors for pneumothorax and bleeding after CT - guided percutaneous coaxial cutting needle biopsy of lung lesions. J Vasc Interv Radiol，2001，12(11)：1305-1312

［66］Wu CC，Maher MM，Shepard JA. Complications of CT - guided percutaneous needle biopsy of the chest：prevention and management. AJR Am J Roentgenol，2011，196(6)：678-682

［67］Moore EH. Technical aspects of needle aspiration lung biopsy：a personal perspective. Radiology，1998，208(2)：303-318

［68］Saji H，Nakamura H，Tsuchida T，et al. The incidence and the risk of pneumothorax and chest tube placement after percutaneous CT - guided lung biopsy：the angle of the needle trajectory is a novel predictor. Chest，2002，121(5)：1521-1526

［69］Laurent F，Michel P，Latrabe V，et al. Pneumothoraces and chest tube placement after CT - guided transthoracic lung biopsy using a coaxial technique：incidence and risk factors. AJR Am J Roentgenol，1999，172(4)：1049-1053

［70］Klein JS，Salomon G，Stewart EA. Transthoracic needle biopsy with a coaxially placed 20 - gauge automated cutting needle：results in 122 patients. Radiology，1996，198(3)：715-720

第十章　肺癌分期和外科指征

目前世界各国临床应用的国际抗癌联盟（Union for International Cancer Control，UICC）第七版肺癌 TNM 分期标准是 2009 年颁布的，至 2015 年已有 6 年多没有修订了，在过去的 6 年多时间里，肺癌的诊断和治疗研究领域取得了巨大的进展和长足的进步，特别是薄层高分辨 CT 及正电子发射计算机断层显像（positron emission tomography/computer tomography，PET/CT）的广泛应用，筛查出大量早期肺癌患者，随着胸腔镜技术广泛应用于临床，手术治疗更加微创化，手术切除更加精准，同时伴随着分子遗传学研究进展，中晚期肺癌也步入了个体化分子靶向治疗时代。因此，旧的分期标准已暴露出一些问题，难以满足目前的临床需求，迫切需要对其进行修订。正是在这样的大背景下，2015 年，国际肺癌研究学会（International Association for the Study of Lung Cancer，IASLC）对肺癌分期系统进行了更新，制订了第八版国际肺癌 TNM 分期标准，目前第八版肺癌分期修订稿已发表于《Journal of Thoracic Oncology》，基于此国际抗癌联盟（UICC）最新版肺癌 TNM 分期标准计划于 2017 年 1 月正式颁布实施，它是推动新一轮肺癌诊断和治疗发展的重要指导性文件。下面本文对新版分期修订稿的具体内容进行详细解读。

一、新版分期数据采集更加合理

新分期标准所采纳的数据资料来自 16 个国家的 35 个数据库，包含了自 1999—2010 年的 9 4708 例肺癌病例，囊括了回顾性及前瞻性研究数据，其中可用于分析的有效病例 77 156 例，非小细胞肺癌（NSCLC）70 967 例（92%），小细胞肺癌（SCLC）6189 例（8%），与第七版不同的是 NSCLC 所占的比例明显增加，由原来的 84% 提高到 92%，而 SCLC 由 16% 降到 8%，这也符合当今肺癌流行病学趋势。病例来源分布方面，第七版分期中纳入研究的 81 495 例病例，欧洲 58%、北美 21%、亚洲 11.5%、澳洲 9.3%，而第八版分期纳入病例中欧洲 49%、亚洲 44%、北美 5%、澳洲 1.7%、南美 0.3%，虽然欧洲仍是数据采集的主要来源，但较前明显下降，与此同时亚洲病例数明显增加，其中中国、日本、韩国等亚洲国家贡献了大量病例，由于近十年来亚洲肺癌发病率呈逐年上升趋势，因此新分期的制定考虑到了亚洲肺癌患者的人群特征，同时首次增加了南美洲病例也使病例分布更加均匀合理。新分期能够更好地反映近十年来全球肺癌诊断和治疗情况，具有更高的权威性及实用性，对肺癌的临床治疗及预后判断具有更高的指导价值。

二、新版 TNM 分期主要变更内容

1. T 分期　①将 T_1 分为 T_{1a}（≤1cm），T_{1b}（>1 至 ≤2cm），T_{1c}（>2 至 ≤3cm）；②T_2

分为 T_{2a}($>3 \leqslant 4cm$)和 T_{2b}(>4 至 $\leqslant 5cm$);③重新分类大于 5cm 且小于或等于 7cm 的肿瘤分为 T_3;④重新分类超过 7cm 或更大的肿瘤为 T_4;⑤支气管受累距隆突小于 2cm,但不侵犯隆突,和伴有肺不张/肺炎则归为 T_2;⑥侵犯膈肌分为 T_4;⑦删除纵隔胸膜浸润这一 T 分期术语。

2. N 分期　继续使用原 N 分期方法。但提出了转移淋巴结的位置:nN(单站与多站),存在和不存在跳跃式淋巴结转移,pN_{1a}、pN_{1b}、pN_{2a1}、pN_{2a2} 和 pN_{2b} 可能对预后的评价更为精确。

3. M 分期　将 M_1 分为 M_{1a}、M_{1b} 和 M_{1c}:①M_{1a} 局限于胸腔内,包括胸膜播散(恶性胸腔积液、心包积液或胸膜结节)以及对侧肺叶出现癌结节归为 M_{1a};②远处器官单发转移灶为 M_{1b};③多个或单个器官多处转移为 M_{1c}。

4. TNM 分期　①ⅠA 起分为 ⅠA_1、ⅠA_2 和 IA3;②T_{1a}、bN_1 由 ⅡA 期改为 ⅡB 期;③T_3N_1 由ⅢB 期改为ⅢA 期;④T_3N_2 由ⅢA 期改为ⅢB 期;⑤$T_{3\sim4}N_3$ 更新为ⅢC 期;⑥M_{1a} 和 M_{1b} 更新为 IVa,M_{1c} 更新为ⅣB。

其总表为:IASLC 第八版 TNM 分期修订稿(表 10 - 1)。

表 10 - 1　修订后的 TNM 分期

		N_0	N_1	N_2	N_3
T_1	T_{1a}	ⅠA_1	ⅡB	ⅢA	ⅢB
	T_{1b}	ⅠA_2			
	T_{1c}	ⅠA_3			
T_2	T_{2a}	ⅠB	ⅡB	ⅢA	ⅢB
	T_{2b}	ⅡA			
T_3	T_3	ⅡB	ⅢA	ⅢB	ⅢC
T_4	T_4	ⅢA			
M_1	M_{1a}	ⅣA			
	M_{1b}				
	M_{1c}	ⅣB			

(1)T 分期

T_X:未发现原发肿瘤,或者通过痰细胞学或支气管灌洗发现癌细胞,但影像学及支气管镜无法发现。

T_0:无原发肿瘤的证据。

T_{is}:原位癌。

T_1:肿瘤最大径 $\leqslant 3cm$,周围包绕肺组织及脏层胸膜,支气管镜见肿瘤侵及叶支气管,未侵及主支气管。

T_{1a}:肿瘤最大径 $\leqslant 1cm$。

T_{1b}：肿瘤最大径 $>1cm$，$\leqslant 2cm$。

T_{1c}：肿瘤最大径 $>2cm$，$\leqslant 3cm$。

T_2：肿瘤最大径 $>3cm$，$\leqslant 5cm$；侵犯主支气管（不常见的表浅扩散型肿瘤，不论体积大小，侵犯限于支气管壁时，虽可能侵犯主支气管，仍为 T_1），但未侵及隆突；侵及脏层胸膜；有阻塞性肺炎或者部分或全肺肺不张。符合以上任何一个条件即归为 T_2。

T_{2a}：肿瘤最大径 $>3cm$，$\leqslant 4cm$。

T_{2b}：肿瘤最大径 $>4cm$，$\leqslant 5cm$。

T_3：肿瘤最大径 $>5cm$，$\leqslant 7cm$。直接侵犯以下任何一个器官，包括：胸壁（包含肺上沟瘤）、膈神经、心包；同一肺叶出现孤立性癌结节。符合以上任何一个条件即归为 T_3。

T_4：肿瘤最大径 $>7cm$；无论大小，侵及以下任何一个器官，包括：纵隔、心脏、大血管、隆突、喉返神经、主气管、食管、椎体、膈肌；同侧不同肺叶内孤立癌结节。

（2）N 分期

N_X：区域淋巴结无法评估。

N_0：无区域淋巴结转移。

N_1：同侧支气管周围及（或）同侧肺门淋巴结以及肺内淋巴结有转移，包括直接侵犯而累及的。

N_2：同侧纵隔内及（或）隆突下淋巴结转移。

N_3：对侧纵隔、对侧肺门、同侧或对侧前斜角肌及锁骨上淋巴结转移。

（3）M 分期

M_X：远处转移不能被判定。

M_0：没有远处转移。

M_1：远处转移。

M_{1a}：局限于胸腔内，包括胸膜播散（恶性胸腔积液、心包积液或胸膜结节）以及对侧肺叶出现癌结节（许多肺癌胸腔积液是由肿瘤引起的，少数患者胸液多次细胞学检查阴性，既不是血性也不是渗液，如果各种因素和临床判断认为渗液和肿瘤无关，那么不应该把胸腔积液纳入分期因素）。

M_{1b}：远处器官单发转移灶为 M_{1b}。

M_{1c}：多个或单个器官多处转移为 M_{1c}。

三、新版 TNM 分期调整部分详细解读

1. T 分期解读及修改依据

（1）更加强调肿瘤大小对预后的影响：Rami – Porta 学者研究发现肿瘤大小是影响肺癌患者预后的重要因素。根据 NSCLC 患者原发肿瘤大小不同，将其分为 $\leqslant 1cm$、$1 \sim 2cm$、$2 \sim 3cm$、$3 \sim 4cm$、$4 \sim 5cm$、$5 \sim 6cm$、$6 \sim 7cm$ 这 7 个组别观察其术后预后差别，研究发现对于 $\leqslant 5cm$ 的前五组，每增加 $1cm$，各组的 5 年生存率存在明显差异（$P < 0.001$），而最后两组生存差异不大，因此将其合并为 T_3（肿瘤最大径 $>5cm$，$\leqslant 7cm$）。由于肿瘤最大径 $\leqslant 3cm$ 及 $>3cm$ 生存差异很大（$P < 0.001$），因此将 3cm 仍作为 T_1、T_2 的分界点，前三组 T_1 又依次分为 T_{1a}、T_{1b}、T_{1c}，中间两组 T_2 分又为 T_{2a} 及 T_{2b}，每个分期间隔为 $1cm$。同时研

究发现肿瘤最大径 >7cm 患者预后与七版分期的 T_4 患者生存率类似,因此新版将 >7cm 归为 T_4。

(2)主支气管受累距隆突的距离不再作为 T 分期的依据:第七版分期中将肿瘤累及主支气管距离隆突≥2cm 归为 T_2,累及主支气管且距离隆突 <2cm 但未累及隆突者为 T_3。而研究却发现,在所有的研究人群中,累及主支气管且距离隆突≥2cm 与其他因素 T_2 预后一致,生存差异并无统计学意义,而累及主支气管且距离隆突 <2cm 但未累及隆突者,预后明显好于其他因素 T_3,因此新版分期对于主支气管受累,只要未侵犯隆突,无论距离隆突多远均归为 T_2。

(3)肺不张/阻塞性肺炎的范围不再作为 T 分期依据:第七版 TNM 分期将肿瘤导致的部分肺不张或阻塞性肺炎归为 T_2,若导致全肺不张则归为 T_3。而在所有研究人群中发现:合并部分肺不张或阻塞性肺炎患者预后与其他因素 T_2 预后一致,但合并全肺不张或阻塞性肺炎患者预后明显好于其他因素 T_3,因此新版分期无论肺不张或阻塞性肺炎范围大小、累及全肺与否均归为 T_2。

(4)侵犯膈肌及纵隔胸膜的 T 分期调整:第七版 TNM 分期将肿瘤直接侵犯膈肌及纵隔胸膜均归为 T_3。最新研究发现膈肌浸润患者要比其他 pT_3 患者预后更差,类似于 pT_4 患者,因此新版 TNM 分期将侵犯膈肌归为 T_4。对于纵隔胸膜浸润,研究者认为需要进行手术切除或胸腔镜活检后才能进一步确认,和壁层胸膜不同,纵隔胸膜受累没有明显征象,当发现纵隔胸膜受累时往往肿瘤已越过胸膜侵犯到胸膜内组织或脏器,而且病理界定有一定困难,在病理分期中,极少见仅单独纵隔胸膜受侵而没有浸润到纵隔内组织的情况,因此将纵隔胸膜浸润纳入临床分期并不可靠,故而在新版分期中删除了纵隔胸膜受累的 T 分期因素。

2. 关于 N 分期——增加了病理亚分期　由于以往不同 N 分期之间生存率差异已经能够很好地反映肺癌患者分期与预后的关系,因此新版分期建议继续沿用原来第七版 N 分期。但研究却发现对于同一级别的 N 分期中,临床分期与病理分期生存率差异较大,而病理分期往往更能够反映真实的分期情况,研究发现淋巴结转移站数及是否存在跳跃性转移对预后会产生重要影响,伴有多站转移及存在跳跃性转移患者预后明显变差,因此推荐将原来的 N_1 细分为 N_{1a}(单站转移)和 N_{1b}(多站转移);N_2 分为 N_{2a1}(无 N_1 转移,直接跳跃到 N_2 的淋巴结)、N_{2a2}(有 N_1 淋巴结转移,同时发生单站 N_2 淋巴结转移)和 N_{2b}(多站 N_2 淋巴结转移)。

3. M 分期调整——将寡转移引入肺癌分期　新版 M 分期对第七版的 M_{1b} 进行了较大调整,使之更加细化,与第七版分期最大区别在于引入了远处寡转移病例,其研究结果主要来自西德癌症医学中心 Eberhardt 等的研究。他们对 225 例单一远处器官出现的单一转移病灶、229 例单一远处器官出现的多发转移病灶以及 247 例远处多个器官出现的多发转移三组患者进行预后分析,发现远处单个器官的单发转移组中位生存时间为11.4 个月,明显好于其余两组的 6.3 个月,显示转移灶数目与患者预后密切相关,而且转移灶数目比转移器官数更有预后价值。因此新版分期将转移器官及转移灶数目纳入分期系统,七版的 M_{1b} 重新调整为 M_{1b}(单个远处器官的单发转移,即寡转移)和 M_{1c}(单个器官多发转移或多个器官多发转移)。对于 M_{1a},由于研究发现胸腔内单发转移与多发转移预后无统计学差异，因此仍然沿用原来的 M_{1a} 分期。新的 TNM 分期中 M_{1b} 的预后与 M_{1a} 类似，明显优于 M_{1c}。

4. TNM 分期更加细化　新版 TNM 分期将原来的 Ⅰ A 期进一步细分为 Ⅰ A_1、Ⅰ A_2 及 Ⅰ A_3 期，T_{1a}、bN_1 由 Ⅱ A 期改为 Ⅱ B 期；T_3N_1 由 Ⅱ B 期改为 Ⅲ A 期；T_3N_2 由 Ⅲ A 期改为 Ⅲ B 期；$T_{3\sim4}N_3$ 更新为 Ⅲ C 期；M_{1a} 和 M_{1b} 更新为 Ⅳa，M_{1c} 更新为 ⅣB，相对更复杂更细致的临床分期使判断预后更加准确，对选择合理的个体化治疗更有针对性（表 10 - 1）。

总之，修订后的 TNM 分期能够更好的显示患者的预后，在当前精准医学理念的大背景下，新分期标准使肺癌的诊断、治疗以及预后判断更加精准。

四、新版 TNM 分期的局限性

虽然第八版 TNM 分期较第七版更加全面，能够更好的反应患者的预后，但仍然存在一些问题。

1. 新版分期数据采集的局限性　新版分期虽然增加了亚洲人群比例，但主要为日本病例，中国作为肺癌大国，病例数较少，而且主要为上海和广东病例，不具备代表性。另外虽然首次将南美病例纳入研究，但仍然缺乏非洲、俄罗斯及印度患者的数据。同时由于欧亚人种的个体差异性较大，对治疗的反应及耐受性存在一定差异，其生存率也受到一定影响，例如研究发现对于 pN_0 分期的患者，5 年生存率就存在明显的地域性差异，亚洲患者预后最好，5 年生存率高达 79%，而欧洲患者预后最差，仅为 54%，之间相差了 25 个百分点，然而新的分期并没有考虑到人群特征及地域性差异，也没有进行人群特征校正分析，更没有在本次 N 分期中体现，虽然这种差异随着 pN 分期的增加而最终消失，但是对于不同地域患者生存率及预后判断可能存在一定偏差。

2. 肺癌驱动基因状态及肺癌分子分型并未在新分期中体现　近年来肺癌分子遗传学研究取得了显著进展，基于遗传特征的分子分型的广泛应用于临床，使中晚期肺癌的治疗步入了个体化分子靶向治疗时代，大大改善了部分中晚期肺癌患者的预后，提高了患者远期生存率。然而体现靶向治疗敏感性的肺癌驱动基因（EGFR、ALK 及 ROS1 等）状态，免疫指标 PD - L1 表达水平等分子生物学标志均未在第八版分期中有所体现。

除此之外，由于地域发展不平衡及样本量的限制，部分病例在统计肿瘤大小、淋巴结转移状况、转移灶器官及个数以及治疗方案的选择方面都存在一定偏差，加上放化疗病例数偏少，由此也导致数据统计上的偏差。另外虽然 PET/CT 已在大多数国家及地区应用于临床，但由于价格昂贵并没有作为常规检查项目，因此其研究结果也并未纳入新版分期。尽管如此，新版分期相比 UICC 第七版分期还是有了明显的改善和提高，更能适应目前的临床需求。

五、肺癌的引流淋巴结分组及名称

见图 10 - 1。

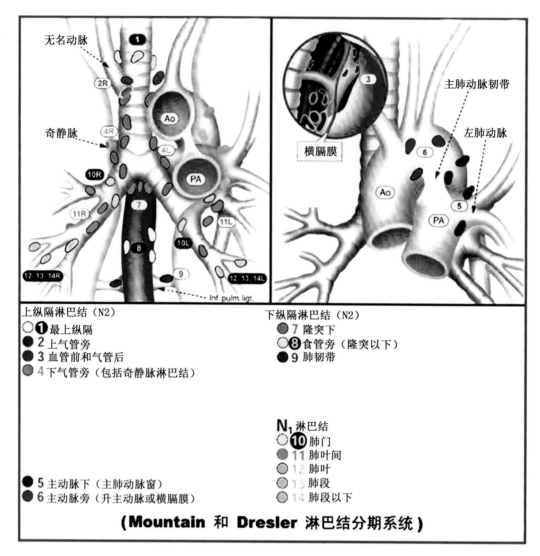

上纵隔淋巴结（N2）
- ⚪❶ 最上纵隔
- ⬤ 2 上气管旁
- ⬤ 3 血管前和气管后
- ⚫ 4 下气管旁（包括奇静脉淋巴结）

下纵隔淋巴结（N2）
- ⬤ 7 隆突下
- ⚫❽ 食管旁（隆突以下）
- ⚫ 9 肺韧带

N₁ 淋巴结
- ⚪❿ 肺门
- ⬤ 11 肺叶间
- ⚪ 12 肺叶
- ⚪ 13 肺段
- ⚪ 14 肺段以下

- ⚫ 5 主动脉下（主肺动脉窗）
- ⚫ 6 主动脉旁（升主动脉或横膈膜）

(Mountain 和 Dresler 淋巴结分期系统)

图 10-1 肺癌的引流淋巴结分组及名称

注：1(锁骨上淋巴结)：位于胸骨上切迹与锁骨上；2R(右上气管旁淋巴结)：位于气管与无名动脉根部交角与肺尖之间；2L(左上气管旁淋巴结)：位于主动脉弓顶与肺尖之间；3P(后纵隔淋巴结)：位于气管分叉之上，也称上段食旁淋巴结；4R(右下气管旁淋巴结)：位于气管与无名动脉根部交角与奇静脉头端之间；4L(左下气管旁淋巴结)：位于主动脉弓顶与隆突之间；5(主肺动脉窗淋巴结)：位于主动脉弓下、主动脉旁及动脉导管侧面；6(前纵隔淋巴结)：位于升主动脉和无名动脉前方；7(隆突下淋巴结)：位于气管分叉的根部；8M(中段食管旁淋巴结)：位于气管隆突至下肺静脉根部之间；8L(下段食管旁淋巴结)：位于下肺静脉根部与食管胃交界之间；9(下肺韧带淋巴结)：位于下肺韧带内；10R(右气管支气管淋巴结)：位于奇静脉头端与右上叶支气管起始部之间；10L(左气管支气管淋巴结)：位于隆突与左上叶支气管起始部之间；11(肺叶间淋巴结)：叶支气管开口之间；12(肺叶淋巴结)：紧邻叶支气管淋巴结；13(肺段淋巴结)：段支气管周围淋巴结；14(肺次段淋巴结)：紧邻亚段支气管淋巴结

六、肺癌的手术适应证

治疗肺癌的治疗方法中，除ⅢB及Ⅳ期外，应以手术治疗或争取手术治疗为主导，依据不同期别、病理组织类型，酌情加放射治疗、化学治疗、免疫治疗和中医中药治疗等的综合治疗。而小细胞肺癌的治疗的指征、方案有待临床实践不断修正完善。关于肺癌手术术后的生存期，国内有报道3年生存率为40%~60%；5年生存率为22.9%~44.3%，手术死亡率在3%以下。

就肺癌手术适应证而言，由于分期决定着NSCLC的疗效，因此术前需要精准分期。除组织诊断外，分期手段应包括胸（或胸腹）CT、腹（或腹、双锁骨上区）B超、脑MRI（或至少脑CT）、骨扫描（有症状者加做骨MRI或骨CT）、纤维支气管镜，有条件者可加做PET/CT。怀疑有纵隔淋巴转移的患者可行支气管超声内镜（EBUS）、纵隔镜明确有无转移。通常Ⅰ、Ⅱ期NSCLC为早期肺癌，大多数据证实手术疗效较好，5年生存率分别为ⅠA期73%、ⅠB期58%、ⅡA期46%、ⅡB期36%。但目前ⅢA期病变手术疗效则具争议。

1. 外科手术是已被公认的治疗肺癌首选方法，到目前为止根治性切除仍是唯一有可能使肺癌患者获得治愈，从而恢复正常生活的治疗手段。

（1）病例选择具有下列条件者，一般可作为外科治疗的选择对象。

1）临床分期为Ⅰ、Ⅱ及ⅢA期的非小细胞肺癌，也就是T分级不超过T_3，肿瘤仅侵袭膈肌、胸壁、胸膜、心包、接近隆突伴全肺不张。淋巴结上限为N_2，同侧纵隔内有转移，但尚未扩散到更远处，也就是说癌组织未向胸内邻近脏器或组织侵犯扩散者，如主动脉、上腔静脉、食管和癌性胸液等。无远处转移（M_0）者，包括实质脏器，如肝、脑、肾上腺、骨骼、胸腔外淋巴结等。

2）小细胞肺癌要求更严，分期限于Ⅰ期及Ⅱ期。至于手术中确立的N_2病变，如果能达到根治性切除，则不应放弃手术努力。小细胞肺癌术后一律辅助化疗。

3）尚无病理佐证的肺内阴影，根据病史、体检、影像学等表现，癌的可能性较良性病变为大时，应该劝说患者接受手术探查。如开胸后直视下大体仍不能肯定性质，可以快速病理或细胞学检查。对于诊断不明确的肺内块影应该采取比较积极的态度，尽早手术探查。术中快速病理检查可以作为确切诊断以及手术切除范围的可靠根据。若良性病变予以局部切除，既去除病变，又消除了患者思想负担，这是无可非议的。

4）对于病期已经偏晚（部分T_4，或N_3，甚至M_1-孤立性脑转移）的患者，在其无法控制肺内并发症时，也可以施行姑息性手术，这是万不得已的例外情况。

5）无喉返神经、膈神经麻痹；无严重心肺功能低下或近期内心绞痛发作者；无重症肝、肾疾患及严重糖尿病者。

（2）具有以下条件者，一般应慎做手术或需做进一步检查治疗。

1）年迈体衰，心、肺功能欠佳者。（事实上高龄并非手术禁忌证。对于70岁以上甚至80岁以上的高龄患者，生理年龄小、无严重合并症、心肺功能良好者应该尽量争取手术。当应尽量避免全肺切除术，70岁以上患者行全肺切除术后的病死率远高于低龄全肺切除患者的病死率。）

2）小细胞肺癌除Ⅰ期外，宜先行化疗或放疗而后再确定能否手术治疗。

3)X线所见除原发灶外，纵隔亦有几处可疑转移者（单纯性脑转移应先处理脑转移瘤再考虑是否行肺切除术）。

4)3个月内有心肌梗死史，左侧房室完全传导阻滞者不宜外科手术。

2. 剖胸探查术指征　凡无手术禁忌证，明确诊断为肺癌或高度怀疑为肺癌者，可根据具体情况选择术式。若术中发现病变已超出可切除的范围，但原发癌仍可切除者宜切除原发灶，这称为减瘤手术，但原则上不作全肺切除，以便术后辅助其他治疗。

3. 肺癌手术切除的命名与含义

（1）姑息性切除（P）：凡手术切除时，胸腔内仍有残存癌（病理组织学证实），或手术时认为切除彻底，如支气管残端肉眼观察正常，但显微镜下有残存癌细胞者，称为姑息性切除术。凡胸腔内有可疑残存癌组织处，术中一律用金属标记，以便术后辅以放射治疗。

（2）根治性切除（R）：根治术是指将原发癌及其转移淋巴结完全切除干净。肺癌根治术，不仅要求术者肉眼下达到根治，更重要的是淋巴结完全清除和支气管残端在显微镜下也无癌细胞残留。为了达到这一目的，特将肺癌根治术分为如下四个等级。根1（R1）：原发癌和1站淋巴结切除者。根2（R2）：原发癌和1、2站淋巴结切除者。根3（R3）：原发癌和1、2、3站淋巴结切除者。根4（R4）：原发癌和1、2、3、4站淋巴结切除者。应该指出的是，上述4个等级的根治是指手术清除淋巴结的范围，并不代表根治术后的效果。

4. 肺癌术式的选择　根据1985年肺癌国际分期法，对0、Ⅰ、Ⅱ和Ⅲ期的肺癌病例，凡无手术禁忌证者，皆可采用手术治疗，通常可获得最佳长期生存率及根治率。手术切除的原则为：彻底切除原发灶和胸腔内有可能转移的淋巴结，且尽可能保留正常的肺组织，全肺切除术宜慎重。其此外，通过系统性淋巴结切取活检或切除清扫，也有助于对疾病进行准确的病理分期，进而根据分期制定后续治疗及判断预后。

根治术评价等级包括：R0指全部切缘在肉眼及镜下均未见到肿瘤细胞，最高级别淋巴结组内未见肿瘤细胞转移；R1指切缘在镜下可见癌残留或者最高级别淋巴结组内有癌转移；R2指肉眼可见明显癌残留。常见手术方式包括肺楔形切除术、肺段切除术、肺叶切除术、全肺切除术及袖式切除术。此外，通过系统性淋巴结切取活检或切除清扫，也有助于对疾病进行准确的病理分期，进而根据分期制定后续治疗及判断预后。

（1）楔形切除术：推荐肺楔形切除术的指征包括：①ⅠA期肺癌（病灶直径<2cm）肺腺癌；②病灶位于外周（CT影像上外1/3带）；③CT影像上具有磨玻璃样特征表现（实性成分<50%）。结合研究发现选择楔形切除的患者通常心肺功能有限，或者病灶较小且呈周围型分布。胸腔镜辅助肺楔形切除术与传统开胸术比较，患者术后住院时间缩短，而且术后并发症发生率降低。

楔形切除术要求切缘大于2cm或者超过病灶的直径，术后复发率与肿瘤大小及有无淋巴结受累情况相关。

（2）肺段切除术：推荐肺段切除术的指征包括：①ⅠA期肺癌肺腺癌（病灶直径<2cm）；②病灶位于肺叶中、外带（CT影像上肺野中1/3或外1/3带）；③CT影像上具有磨玻璃样特征（实性成分<50%）；④倍增时间超过400天。对于其他Ⅰ、Ⅱ期NSCLC伴心肺功

能损，或者同时性或异时性肺癌的患者可以采取妥协性肺段切除术。常用肺段切除术式包括简单肺段和复杂肺段切除术，前者包括背段、舌段、左侧固有段切除术，后者有上叶前、尖、后段切除术、下叶各基底段切除术等。目前临床上出现根据 GGO 大小、位置和性质采取联合肺段或联合亚肺段切除术较少应用术式，对于较小 GGO（直径＜1cm）既能做到有效切除又能保留更多肺功能储备。

从外科病理分期角度评价，肺段切除术中也可以对肺门、主支气管周围及要对"前哨淋巴结"段支气管周围淋巴结（12 组）进行切除活检，如活检淋巴结有转移则应选择肺叶切除。目前多项有关肺段切除术的前瞻性临床实验正在进行当中，从初步结果来看肺段切除也能可以达到肺叶切除的治疗效果。

（3）肺叶切除术：其指征包括 ⅠA ~ ⅢA 的非小细胞肺癌患者。对于部分 ⅢA 患者目前仍有争议，对于孤立性周围型肺癌局限于一个肺叶内，无明显肿大的纵隔淋巴结肿大，可行肺叶切除术。对于孤立 N_2 阳性的 NSCLC 可以直接手术，特别是鳞癌患者指征可以放的更宽一些。此外肿瘤如果累及两叶或中间支气管，可行上、中叶或下、中叶两叶肺切除。近年随着胸腔镜辅助技术问世，胸腔镜肺叶切除术得到普及。

胸腔镜辅助肺叶切除术具有如下优势：术后疼痛减轻；胸腔引流减少并且拔管时间提前；术中出血减少；肺功能损减程度较轻；术后住院时间缩短；恢复正常活动速度加快。这项新技术不仅提高患者长期生存率还使得患者术后辅助放化疗耐受性进一步提高，推迟化疗率降低，全剂量耐受率提高。

（4）袖状肺叶切除和楔形袖状肺叶切除术：这种术式多应用于右肺上、中叶肺癌，如癌瘤位于叶支气管，且累及叶支气管开口者，可行袖状肺叶切除；如未累及叶支气管开口，可行楔形袖状肺叶切除。旨在保证切缘距离充分的前提下，尽可能保留健康的肺组织。肺癌手术过程中需行支气管成形的占 3% ~ 13%，并且相应地降低了全肺切除率。研究结果表明袖式切除同全肺切除相比，肿瘤学预后未受影响，而术后并发症发生率、死亡率及长期生存率均得到明显改善。

（5）全肺切除术：凡病变广泛，用上述方法不能切除病灶时，可慎重考虑行全肺切除。全肺切除术是指切除全部左侧或右侧肺脏，术后长期并发症包括肺动脉高压、肺气肿、右心负荷增加。全肺切除术仅当袖式切除技术难以实现时才予以考虑，同肺叶切除术相比，全肺切除术后并发症及死亡率均明显增加，并且长期生存率较差。术前肺功能评估提示弥散功能减低、合并心肺疾病、围术期过度液体输注及术前贫血均是致命的危险因素。

全肺手术选择上，主要以左全肺切除为主，尽量不做右全肺切除，因为右全肺切除常引发严重的右心功能不全，在 60 岁以上患者中死亡率明显增加。另外，从病理角度选择上，主要以鳞癌为主，因为中心型腺癌常伴有广泛淋巴结转移甚至血行转移，预后较差，相反鳞癌转移较局限，淋巴结能够清扫干净，术后配合化疗等辅助治疗，预后尚可，从我们治疗经验观察，肺癌左全肺术后 5 年生存率达到 50% ~ 70%。

（6）隆突切除和重建术：肺癌超过主支气管累及隆突或气管侧壁但未超过 2cm 时：①可做隆突切除重建术或袖式全肺切除；②若还保留一叶肺时，则力争保留，术式可根据当时情况而定。麻醉方法：一般以气管内插管，全身麻醉为宜，若有出血及分泌物较多者,应行双腔管插管,以保证气管通畅。

5. 再发或复发性肺癌的外科治疗

(1)多原发性肺癌的处理:凡诊断为多原发性肺癌者,其处理原则按第二个原发灶处理。

(2)复发性肺癌的处理:所谓复发性肺癌是指原手术瘢痕范围内发生的癌灶或是与原发灶相关的胸内癌灶复发,称为复发性肺癌。其处理原则应根据患者的心、肺功能和能否切除决定手术范围。

6. 磨玻璃结节(GGN)的外科处理　随着CT检查的普及,肺磨玻璃结节在临床上检出率明显增加。这也为如何处理这些结节提出新的课题。

磨玻璃结节(GGN)一般分为纯磨玻璃结节(pGGN)和混合密度磨玻璃结节(mGGN)。

(1)pGGN病理上多为不典型腺瘤样增生(AAH)或原位腺癌(AIS),CT值不超过 -600HU。因此大小不超过2cm的pGGN都可以随访观察,随访间隔从3~6个月,没有变化可以年度随访。如果随访过程中结节增大或密度增加,或者患者因心理因素要求治疗,均可外科介入,手术以解剖性肺段或楔形切除为主。

(2)mGGN病理上多为微浸润性腺癌(MIA)或者浸润性腺癌(IA),CT值为 -600 ~ -200HU,其中 -600 ~ -400HU者多为MIA,大于 -400HU者IA多见。初次发现mGGN不建议马上处理,一般观察3个月予以复查,以排除炎症可能。对于mGGN,实性成分大小和形态均是外科介入的重要依据:①实性成分大小,长径小于6mm者可以随访观察,对于6mm以上者可以考虑手术。因为实性成分大于6mm的mGGN恶性的可能性明显增加;②实性成分比例, <25%者以微浸润腺癌为主,癌肿发生转移扩散的概率很低,可以密切观察,而实性成分 >50%者以浸润性腺癌为主,癌肿转移扩散的概率明显增加,且随实性成分比例增加转移的概率也在增加;③mGGN形态,如果有毛刺、分叶和胸膜牵拉等恶性征象,提示病灶癌细胞增生旺盛,建议外科积极介入。

(田凯华　杨荣华　韩　斌)

参 考 文 献

[1] 赵珩. 胸外科手术学. 北京:人民卫生出版社,2017

[2] 顾恺时. 顾恺时胸心外科手术学. 上海:上海科学技术出版社,2003

[3] 赵玉沛. 外科学. 北京:人民卫生出版社,2015

[4] Hendrik C. Dienemann(德), Hans Hoffmann(德), Frank C(美). 姜格宁,张雷,周晓,译. 胸外科手术学. 上海:上海科学技术出版社,2017

[5] Robert J, McKenna Jr. Altas of Minimally Invasive Thoracic Surgery(VATS). 北京:北京大学出版社,2014

第十一章　手术麻醉

今天，即使对于最疑难的患者胸外科医生也可常规地实施复杂的手术，而在 1980 年以前，胸科手术严格限制在最简单和最短小的手术操作。胸外科手术这种戏剧性的进步与新的麻醉方法、设备和药品紧密相关。因此，胸外科医生随着胸外科手术的进展，尤其是胸腔镜微创手术的普及，相应的麻醉技术的提高，胸内手术麻醉的进展也不断为胸外科手术的进步创造条件。肺隔离技术是胸内手术麻醉常用的技术，此项技术在胸外科麻醉中具有里程碑的意义，为保证胸外科手术尤其是胸腔镜微创手术的术野安静创造良好的条件。

肺癌手术的麻醉是胸内手术麻醉的重要组成部分。青岛大学附属医院肺癌手术占胸外科手术的 80% 以上，肺癌手术的增加与肺癌发病率和人口老龄化有关，北京协和医学院肿瘤医院孙燕院士统计，近年来我国肺癌发病率在过去 30 年上升了 465%。目前，中国 60 岁以上老年人近 2 亿占总人口的 13.7%，因此，如何做好肺癌患者胸科手术的麻醉，提高老年患者肺癌手术围麻醉期的安全性和管理质量是麻醉医师面临的重要课题。

本章将从开胸对机体生理病理的影响、肺癌手术麻醉前的评估与准备、术中监测、肺隔离技术、有效的单肺麻醉和术后镇痛等方面着手阐述肺癌手术的麻醉要点，着重详述肺功能双腔管的选择和定位、肺癌胸腔镜手术麻醉的处理。

第一节　开胸对机体生理病理的影响

一、开胸后对呼吸的影响

正常人体在站立和仰卧位时，两侧肺的血流分配左侧占 45%，右侧占 55%；侧卧位时人由于重力和其他因素的作用，使两侧肺的血流分配发生了改变；非麻醉状态下右侧卧位时，左侧肺血流量占 35%，右侧占 65%；左侧卧位时，右侧血流量 45%，左侧占 55%。可见，侧卧位时下垂侧肺血流量要比对侧肺多。在这种情况下，尽管下垂侧肺受到因腹腔脏器挤压所致的膈肌位置升高的作用，但是在吸气时由于膈肌的收缩力量增强，幅度也增大，故下侧肺的通气量也在增大，所以通气/血流(V/Q)比值仍可接近正常，不会导致低氧血症的发生(图 11 – 1)。

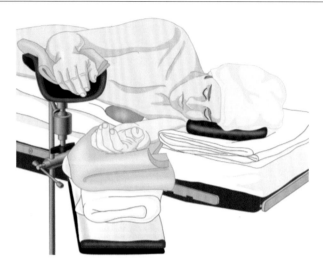

图 11 - 1　胸腔手术患者的侧卧位

1. 开胸侧肺萎陷　开胸手术时，开胸侧胸膜腔负压消失，开胸侧肺萎陷。开胸手术时开胸侧为正压，手术操作、压迫等使上肺膨胀不全，无通气或通气不足，因此，呼吸功能主要依赖于下侧肺(图 11 -2)。有的手术医生在食管癌胸腔镜手术时为获得良好的术野，采用开胸侧人工 CO_2 气胸，更加剧了开胸侧肺萎陷的程度。

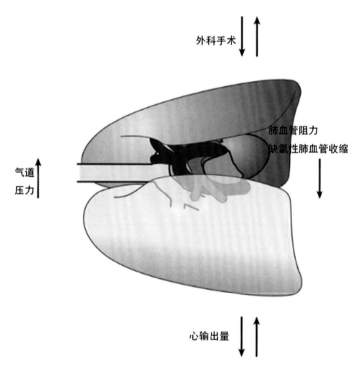

外科手术

肺血管阻力

缺氧性肺血管收缩

气道压力

心输出量

图 11 -2　开胸侧肺泡通气少或无通气而萎陷

胸腔手术患者多被置于侧卧位，腹内脏器将膈肌推向胸内，使之上升约 4cm，两肺功能余气量(unctional reserve capacity, FRC)各减少约 0.8L。下侧肺因体位及纵隔下移及重量的压迫及腹内压的增加肺 FRC 进一步减少约 0.4L。单侧肺通气较两侧肺通气量减少 22%，肺泡通气及弥散面积约减少正常面积的 50%，肺循环阻力增加。

开胸手术时，无气管内插管和人工呼吸可致开胸侧通气/血流灌注(ventilation/perfusion ratio, V/Q)比例失调，继而造成低氧血症、呼吸性酸中毒，进而影响循环功能。

2. 肺泡通气与血流(V/Q)比例异常

(1)开胸侧肺 VA/Q 比值异常：开胸侧肺泡通气少或无通气而萎陷，而肺血流未相应改变(减少)。随时间推移，流经无通气肺的血流无氧合，肺内分流(intrapulmonary shunt fraction, Qs/Qt)增加，Qs/Qt 指部分血流经过无通气的肺泡，得不到气体交换就混合于动脉血中，进入左心房。正常人肺内分流(Qs/Qt)仅是心输出量(cardiac output, CO)的 2% ~ 5%，年龄偏大者(> 55 岁)Qs/Qt 增加，老年人肺纤维性变呈气肿状态，末梢细支气管易塌陷，肺闭合量和残气量增加，导致 V/Q 比值失调。Qs/Qt 增加，未氧合血进入循环，造成静脉血掺杂，动脉血氧分压(PaO$_2$)下降。单肺通气时上侧肺无通气，形成额外分流。因为动脉血中混有低饱和度(氧含量)的静脉血，结果使动脉血氧饱和度下降。此种缺氧血不能用吸入高浓度氧纠正，当 Qs/Qt 为心排量的 30% 时，吸入纯氧只能使动脉氧分压达到 100mmHg。当 Qs/Qt 为心排量 50% 时，吸入纯氧，基本上不能使氧分压升高。此种缺氧处理上较为困难，只能用减少分流量或避免心排量降低，才能减少其严重程度。理论上单肺通气后可使正常的 Qs/Qt 几乎达到心排量的一半。但实际上较上述理论值低。因为有代偿机制缺氧性肺血管收缩使上侧肺动脉内血流量减少使通气/血流比改善，侧卧位时由于重力作用血液易于流通气较好的下侧肺，上侧肺 Qs/Qt 减少，通气/血流比改善。

双腔气管导管位置改变、手术操作和体位改变是分流量增加的常见原因。因为要求将右支气管侧孔保持对齐右上叶开口，因此，右侧双腔气管导管最不易保持正常位置。双腔气管导管位置改变的表现为单肺通气后短期内氧饱和度迅速降低，并可能伴有气管压的变化。

(2)缺氧性肺血管收缩(hypoxic pulmonary vasoconstriction, HPV)：肺内气体交换，取决于肺的通气和肺的血流以及 V/Q 比值。肺内的血流量及分布除受重力因素影响外，肺泡气的氧浓度亦可调节肺内的血流分布。早在 1946 年就有人提出，肺急性缺氧时可以导致肺血管收缩，即缺氧性肺血管收缩(hypoxic pulmonary vasoconstriction, HPV)。从而使缺氧部位的肺血管阻力(pulmonary vascular resistance, PVR)增加，血流量减少。Fishman 认为缺氧可直接作用于缺氧部位的肺血管平滑肌，使其收缩，这被以后许多观察证实。当将犬的一侧支气管结扎，或吸入低氧性气体时，导致局部肺泡缺氧，均可以使缺氧区的肺血管收缩，肺动脉压升高，血管阻力增加 141% 或更多，从而分布至缺氧部位的血流量减少 52%、70%。HPV 发生的主要部位是在肺毛细血管前小动脉。由于 HPV 作用，缺氧区域血流减少与肺动脉阻力的升高，使血流向通气良好的区域分布。缺氧性肺血管收缩单肺通气时缺氧性肺血管收缩在减少萎陷肺血流中起重要作用。因此，HPV 使 V/Q 比值失调缓解，肺内分流减少，因而低氧血症得到改善。是一种局部肺泡低氧诱导的机体自身保护调节机制。

1）HPV的发生机制：HPV是人体肺因急性低氧产生一种代偿性保护机制，其发生机制尚未完全明确。这一机制对减轻单肺麻醉低氧血症，提高麻醉安全性具有重要意义。HPV使非通气侧血流减少并使血流转向通气侧而使静脉血掺杂减少，HPV这一保护性机制可维持V/Q基本正常。麻醉状态下，HPV机制减弱或受抑制，开胸侧肺血流未能相应减少，使V/Q小于0.8，静脉分流增多，Qs/Qt增加。当行支气管插管，实施健侧肺单肺通气（单肺麻醉）时，开胸侧肺不再有通气，却仍有血流分布，形成所谓真性分流（V/Q=0）。吸入麻醉药、氨茶碱、异丙肾上腺素、肺血管扩张药或硝酸甘油、硝普钠等均有抑制HPV作用，使HPV反应时间延长1小时以上，同时肺内分流增加并伴低氧，SpO_2下降1.2%～3.6%。关于肺泡缺氧时发生HPV的机制目前尚不完全清楚。以往以为是神经自主反射的结果，或是低氧（主要是肺泡缺氧）直接与间接地作用于肺组织细胞，如血管内皮细胞、肥大细胞、血小板等，其合成与释放多种血管活性物质，如儿茶酚胺、组织胺、血管紧张素、5-羟色胺等使缺氧区肺动脉收缩，肺血管阻力增加。目前的研究提出，在肺泡缺氧时，刺激肺泡产生肽类内皮素（endothelin，ET），ET具有强烈而持久的缩血管作用；缺氧时肺泡产生的血栓素A2（thromboxan A2，TXA2）也有较强的缩血管作用，它间接介导HPV；此外，肺泡缺氧后产生血小板激活因子（platelet activating factor，PAF）、白三烯（leukotriene，LTS）、内皮细胞依赖收缩因子（endothelial cells contraction factor，EDCF）都具有收缩肺血管作用，共同参与HPV反应，究竟哪种特质起主要作用，目前还在进一步研究中。

2）HPV的发生时间：开胸侧肺泡低氧迅速启动HPV，可发生在缺氧后5分钟，60分钟达到最大限度，而且持续4个小时这种血流的转移其中50%可发生在缺氧后的2分钟，7分钟时即结束，Classer却认为60分钟时最为明显，Benumof在探讨影响HPV发生时间因素时指出，发生时间早与晚与造成缺氧的原因有关，如单肺吸入低氧性气体时，HPV发挥作用时间远较肺不张或肺泡塌陷所致的缺氧为迅速。

3）影响HPV的因素：HPV是肺泡氧分压下降后肺血管阻力增加的一种保护性反应。表现为HPV受生理因素、疾病状态与药物的影响。许多因素包括生理因素如肺血管阻力（pulmonary vascular resistance，PVR）、心排输出量（cardiac output，CO）、混合静脉氧分压（partial pressure of venous oxygen，PvO_2）、动脉血二氧化碳分压（partial pressure of carbon dioxide in arter，$PaCO_2$）等；影响肺血管的因素同样影响HPV。充血性心力衰竭、二尖瓣疾患、急慢性肺损伤等均可影响HPV；药物因素如全身性血管活性药、麻醉药等均可影响HPV反应。唯有它们都处于正常范围及用药得当时，HPV反应最为显著。肺血管处于高压或低压状态下均可削弱HPV反应，因为肺血管平滑肌比较单薄，难以拮抗血管压力的升高。

（3）非开胸侧（通气侧）肺泡通气与V/Q比例异常：侧卧位受重力影响下肺部血流多。纵隔和心脏重力压迫，麻醉肌肉松弛状态下膈肌失去收缩作用膈肌上升及腋下垫的支撑等，非开胸侧肺及胸壁的顺应性均受影响，通气量减少，通气不足，血流偏多，VA/Q<0.8。另外，通气侧通气不足发生部分肺小叶不张，残气量减少，Qs/Qt增加。下侧肺虽然通气，局部范围内仍有可能V/Q减少，Qs/Qt可达21%～39%。此时尽管改为双肺通气，肺内分流率仍可达11%～23%，如果进一步增加，即可出现低氧血症。其严重程

度取决于健侧肺功能状态及对麻醉状态的调控和恰当的处理。

3. 纵隔移动及摆动　开胸手术时存在不同程度的纵隔移动，严重时引起纵隔摆动。其原因为开胸侧胸腔由负压变成正压，推使纵隔向健侧移位。吸气相时健侧胸腔负压增加，促使纵隔向健侧推移，开胸侧萎陷肺仍保持正压，开胸侧肺内气体流向健侧，进一步使纵隔移向健侧；呼气相时健侧肺内压从负压转为正压，促使纵隔移向开胸侧。

纵隔摆动(mediastinal shift)：开胸后呼吸两相的转换引起严重的纵隔移动，称为纵隔摆动。纵隔摆动的幅度与呼吸动度及肺组织的弹性和顺应性有关。纵隔摆动造成呼吸困难与低氧，心腔大血管的扭曲致静脉回流受阻，回心血量减少，心排血量降低。气管内插管人工控制呼吸下可以消除纵隔摆动，但不能完全避免纵隔移动。

4. 反常呼吸(paradoxical respiration)及摆动气(swaying gas)　开胸引起纵隔摆动(mediastinal shift)，亦产生肺内气体的摆动。吸气时有部分气体从开胸侧肺被"吸"入非开胸侧肺，呼气时有部分气体从非开胸侧肺"呼"入开胸侧肺，这种情况称为反常呼吸。来往于两侧肺之间的气体称为"摆动气"。摆动气为无效腔气体(不参加交换)，气流量的多少取决于呼吸道内阻力及自主呼吸强度，气体量增加时可导致缺氧和二氧化碳蓄积。声门外呼吸阻力大于开胸侧支气管呼吸阻力的程度决定反常呼吸的严重程度。麻醉期间使用肌肉松弛药后行机械间歇正压通气，基本克服了反常呼吸和纵隔摆动的生理紊乱。

二、开胸后对循环功能的影响

1. 心排血量(cardiac output，CO)降低　原因：①胸膜腔负压消失致腔静脉回流减少，流向左心房的肺静脉血量减少，右室前负荷降低；②心脏随纵隔摆动，腔静脉入口处扭曲，阻碍腔静脉回流。特别是剧烈的摆动时使上、下腔静脉随心脏的摆动而来回扭曲，致使其静脉回流间歇性地受阻，造成回心血量减少。纵隔摆动时对纵隔部位神经的刺激也易引起反射性血流动力学改变，严重时可致心脏停搏；③萎陷肺血管床阻力增加，左心回心血量减少，左室前负荷降低；④通气血流比值(ventilation/perfusion ratio，V/Q)比例失调；⑤呼吸管理不善致缺氧和二氧化碳蓄积影响肺血流量；⑥手术操作直接压迫心脏及大血管使心排量降低。

心排量降低使血液经过组织时，组织吸收更多的氧，以满足组织的氧供的需要结果使局部静脉血的氧含量降低，使全身回心血液的氧含量降低。分流量不变时，回心静脉血氧含量低者进入动脉系统后，对动脉饱和度的影响大。若肺微血管氧含量为20ml%，分流量为50%，混合静脉血氧含量为15ml%，则动脉血氧含量计算应为17.5ml%。当混合静脉血氧含量为10ml%，其他条件不变，动脉血氧含量应为15%，降低到原有量的85%。

2. 心功能与心律失常　原因：①心排血量减少，血压下降影响心肌血供；②呼吸紊乱致低氧二氧化碳蓄积；③手术操作对心脏或大血管的直接刺激，压迫、牵拉。室上性心动过速常见，严重者有室性心律失常，甚至心搏骤停。

3. 低氧血症　开胸侧肺不同程度的肺内分流(Qs/Qt)，可影响PaO_2，甚至发生低氧血症。临床上有时发现当全侧肺切除或一侧肺动脉结扎后PaO_2可迅速升高，Qs/Qt比值及肺泡-动脉血氧分压差($A-aDO_2$)显著改善。加重低氧血症的因素：①开胸及体位影响使非开胸侧存在小范围塌陷或肺不张($V/Q<0.8$)；②开胸侧肺因病变或手术牵拉而

影响 HPV；③麻醉药物抑制 HPV；④非开胸侧肺血管阻力增加，致血管不能舒张（如肺过度膨胀）。

三、开胸后其他病理生理改变

1. 开胸后胸膜腔及肺内压的改变及手术操作对肺门等部位的刺激导致呼吸、循环及内分泌的功能障碍。

2. 体热和体液的大量散失。

（罗友军）

第二节　麻醉前的评估与准备

胸科手术麻醉的危险性以及术后心肺并发症的发生率较一般手术为高。术后肺部并发症是全身麻醉后最常见的并发症，在围术期死亡原因中仅次于心血管并发症而居第二位。胸科手术患者多患有慢性肺部疾病，有不同程度的肺功能异常。据统计，术前肺功能异常者与肺功能正常者相比，其术后肺部并发症的发生率约高 23 倍。

肺部疾病大体上可以分为两类。一类为气管阻塞性疾病，以呼气气流速率异常为特点，如慢性阻塞性肺疾病、哮喘等；另一类为限制性肺疾病，以肺顺应性下降为特征，肺容量减少，如各种原因引起的肺水肿、肺间质疾病以及外源性原因所致者。它们均可发生低氧血症、高二氧化碳血症，可合并有感染。胸科手术在切除有病变的肺组织时不可避免地要切除一部分正常的肺组织，减少了肺泡的有效通气面积。

手术操作的直接创伤也可使保留下来的肺组织出现出血、水肿等情况而影响肺通气/血流比值，术后还可由于疼痛等妨碍患者深呼吸及排痰而导致分泌物坠积或肺不张。上述种种都是胸科手术患者术后肺部并发症发生率较高的原因。术前充分评估与准备，有助于减少麻醉过程的意外及术后并发症。

肺癌手术麻醉前的评估与准备旨在判断患者耐受手术麻醉的能力，确定患者接受手术的最佳时机，制订个体化麻醉方案，利于术中麻醉管理，减少术后并发症及判断手术后患者是否需要呼吸支持。肺癌手术患者多为老年人，老年患者的各个系统和器官均经历着退行性改变，储备功能降低并常合并心脑血管疾患。因此，良好的麻醉前的评估与准备尤其重要。术前评估应全面复习病史、体格检查、实验室检查与特殊检查，对患者各器官功能进行全面了解与评估。肺癌手术患者术前评估的重点应集中在呼吸系统与心血管系统。

一、呼吸系统术前评估

1. 呼吸系统功能评估　应通过呼吸系统疾病症状、体格检查与肺功能检查全面了解呼吸功能，评价手术效果、预测手术风险与术后是否需要呼吸支持及呼吸支持的时间。

肺癌手术的患者若伴有呼吸系统疾病的症状：如①呼吸困难：炎症、水肿、支气管痉挛等均可造成呼吸困难，呼吸困难的程度可反映呼吸系统病变的严重程度。平地步行、爬楼梯后呼吸困难或伴有气喘可反映呼吸功能状态及病变程度；②咳嗽：咳嗽、咳痰是呼吸道激惹的表现，多因感染、肿物刺激或压迫引起。术前应评估咳嗽与咳痰的性质，肿物压迫与刺激多引起干性咳嗽。咳嗽伴咳痰表明呼吸道炎症反应的存在，痰量判断对气管插管的选择有意义，痰量每天超过 50ml 必须用双腔管，以免术中患侧肺痰液流入及污染健侧肺；③感染：急性呼吸系统感染是择期手术的禁忌证。呼吸系统急性感染禁忌择期手术，术前需控制感染（如肺内分泌物的引流及控制感染），以免术后肺部感染加重或扩散；④慢性阻塞性肺疾患（chronic obstructive pulmonary disease，COPD）胸部术后发生呼吸道并发症可高达 80%。COPD 患者术前应做以下处理：①控制肺内感染；②控制支气管痉挛；③加强咳痰的训练。

2. 呼吸系统体格检查　患者的一般情况：①如有无发绀、营养不良、杵状指等；②判断气管插管的难度，胸部 X 线和 CT 检查对判断气管移位、受压的情况有帮助，还能明确肺不张和肺实变等情况；③观察呼吸频率与呼吸幅度。

3. 肺功能检查（PFTs）　用于判断呼吸功能受损的程度，为麻醉手术方案地制定提供最可靠的依据。肺功能评价首先评价全肺功能。指标包括动脉血气、肺活量（breathing capacity，VC）与肺容量（lung volume，LV）。如果有高碳酸血症（hypercapnia）、第 1 秒时间肺活量（forced expiratory volume in one second，$FEV_{1.0}$）低于肺活量（VC）的 49% 或低于 2L、最大通气量（maximal voluntary ventilation，MVV）低于预计值的 49%、残气量（residual volume；RV）超过肺总量（total lung capacity，TLC）的 49%、弥散功能降低 49% 等情况，提示全肺功能明显受损，手术风险增加，应继续评价单侧肺功能。单侧肺功能测定主要利用放射性核素测定单侧肺血流。若预计手术后 $FEV_{1.0}$ 低于 0.85L 或切除肺组织血流占肺总血流 70% 以上的情况下手术安全性明显降低。

4. 气管支气管镜检与造影　利于明确病变的性质与范围。对于中心型肺癌若术前有不同程度的通气障碍，术前纤维支气管镜检查，了解肿物的部位、大小及阻塞气管的狭窄程度。

5. 增加术后并发症的 4 项因素　①肺功能异常：术后肺并发症相对发病率最高；②吸烟：碳氧血红蛋白增加，血红蛋白氧合解离曲线左移；③老年（>60 岁）：$FEV_{1.0}$ 及 PaO_2 随年龄的增长而减少，功能余气量（functional reserve capacity，FRC）和闭合气量（closing volume，CV）则随年龄的增长而增加，对缺氧和二氧化碳蓄积的反射性反应减弱，术后肺功能的恢复较难较慢。上呼吸道保护性咳嗽反射较迟钝，术后对呼吸道分泌物的清除能力减弱；④体重超重（>20%）：呼吸做功增加，补呼气量减少，甚至可低于闭合气量，致肺泡－动脉血氧分压差（$A-aDO_2$）增大，PaO_2 偏低。

6. X 线、CT、MRI 等　有助于确定是否存在气管偏移，肺部浸润、渗出或者气胸的位置，以及疾病进程中邻近组织的受累情况。并可找到可能影响双腔管位置的气管阻塞处。

二、心血管系统术前评估

肺癌合并慢性呼吸系统疾患，尤其是 COPD 患者，常导致肺实质的明显破坏，肺间质破坏和纤维增生，肺实质弹性回缩丧失，形成间质性肺水肿。肺实质破坏引起肺血管也发生病变，表现为肺血管阻力（pulmonary vascular resistance，PVR）增高进而导致右心肥厚与扩大。心肌缺血与心脏扩大等体征，这些特征对麻醉药物的选择及术中处理有重要意义。这类患者麻醉期及术后低氧血症或呼吸循环衰竭发生率增高。评估患者心功能，检查心电图明确有无顺钟向转位，有无房室大的提示，有无肺性 p 波、传导阻滞、心肌缺血及二尖瓣狭窄。在患者的功能性损害中，如果他的心脏疾病和肺部疾病相互影响并出现问题，应先评价患者的心功能。预防性洋地黄治疗会使术后心力衰竭或室颤的风险降低的说法在临床上被证明无效。临床上 Goldman 心血管危险指数（cardiac risk index，CRI）评分应用较多（表 11 - 1）。危险指数 0 ~ 5 分为 CRI 评分 I 级，危险指数 6 ~ 12 分为 CRI 评分 II 级，危险指数 12 ~ 25 分为 CRI 评分 III 级，危险指数大于 25 分为 CRI 评分 IV 级。CRI 评分 III 级、IV 级的手术危险明显增加。

表 11 - 1　心血管危险指数评分

评分项目	分值
充血性心力衰竭	11分
近6个月内心肌梗死	10分
每分钟大于5次的期前收缩	7分
非窦性心律	7分
年龄大于70岁	5分
严重的主动脉瓣狭窄	3分
全身情况差	3分

注：引自《现代麻醉学》（第四版），第49章

三、心肺功能测定

1. 登楼试验（go up to upper floor test）　登四层楼，患者心率及呼吸频率在 10 分钟内完全恢复登楼前水平且无心律失常，提示可较好地耐受心胸手术。一般经验：正常 >10 层，全肺 >5 层，肺叶 >3 层，肺段 >2 层。

2. 屏气试验（breath holding test）　可简单评估患者在缺氧情况下的耐受力，屏气过程中，由于患者肺泡气中的 $PaCO_2$ 逐步增高，PaO_2 逐渐下降，肺部气体交换减少，造成机体缺氧。缺氧后机体引起一系列的如呼吸、循环和神经系统的反应。这种情况在老年人身上发生的尤为明显，虽然屏气试验的结果能够反映人体对缺氧的耐受能力，屏气时间长短与受试者的缺氧耐受能力和碱储备水平有关，敏感度较差，因此常用来作为手术承受能力的简单评估平静呼吸后屏气时间 <20 秒，或深呼吸数分钟后再深吸气时，屏气时间 <30 秒，提示心肺储备功能不足。

3. 吹火柴试验　患者在张口而不噘起嘴唇的口型下吹气，吹灭唇前 5 ~ 7cm 远的火柴火焰。能者，说明 $FEV_{1.0}$ 正常，否则可能存在气管阻塞性肺疾患。

4. 体力活动负荷试验　测定心功能，一定程度反映肺功能。患者在转速为 3MPH（3miles per hour），倾斜 10° 的条件下，不能坚持踏完 2 分钟，行全肺切除术的危险性很大。

5. 时间肺活量(time vital capacity, TVC)　最深吸气后做最大呼气, 呼气时间 > 5 秒, 可能存在气管阻塞性肺疾患。详见第 3 节成人肺功能(pulmonary function test, PFTs)检查。

(罗友军)

第三节　成人肺功能检查、诊断及临床意义

一、肺功能诊断

1. 医学参考值范围　由于影响因素众多, 世界各地肺功能参数的正常预计值公式不同。在成人中, 各参数符合正态分布, 其中健康人群低限(10wer limit of normal, LLN)和高限(upper limit of normal, ULN)分别是其最低临界值和最高临界值。理论上 LLN 和 ULN 是判断肺功能结果的最可靠标准, 目前被 ATS(美国胸科学会)、ERS(欧洲呼吸协会)和美国医学会采用。

由于 LLN 和 ULN 的局限, 目前评估肺功能损害程度的主要临床指南仍然采用传统实测值占预计值% 的老标准。在绝对值参数中, 残气容积(residual volume, RV)、功能残气量(functional residual capacity, FRC)、肺总量(total lung capacity, TLC)在 ±20% 以内为正常, 其他≥80% 为正常。

$FEV_{1.0}/FVC$(或 $FEV_{1.0}/FEV_{6.0}$ 或 $FEV_{1.0}/VC$)和 RV/TLC 是常用的两个相对值参数, 不能采用实测值占预计值80% 的比例, 目前也没有公认的正常百分比标准, 其中后者主要用于阻塞性通气障碍的辅助诊断, 对标准的要求不严格; 但前者是判断气流阻塞的必备指标, 无评价标准则比较困难, 实际肺功能报告多参考总体肺功能情况进行判断。比如 TLC 和 VC 正常(提示肺容积未下降), $FEV_{1.0}$ 占预计值% < 80% (通气功能下降), 若 $FEV_{1.0}/FVC$ 也下降(不考虑下降幅度), 则诊断为阻塞性通气功能障碍; 若 VC 和 $FEV_{1.0}$ 占预计值% 皆轻度下降(提示肺容积和通气功能皆下降), $FEV_{1.0}/FVC$ 也下降, 则诊断为混合性通气功能障碍, 因为在轻度阻塞性通气障碍患者, 慢呼吸时可以充分呼出气体, VC 不应该下降; 若 VC 下降则应合并限制性通气功能障碍。反向分析亦如此, 因为在限制性通气障碍患者肺容积下降, 呼气时间缩短, $FEV_{1.0}/FVC$ 应正常或升高, 下降则提示合并阻塞性通气功能障碍。肺疾病的临床指南也采用其他评价标准, 如 COPD 诊断的 GOLD 标准和我国的指南均采用 $FEV_{1.0}/FVC < 70\%$ 的固定值。气管激发试验的标准之一也是 $FEV_{1.0}/FVC \geqslant 70\%$ 的固定值。

众所周知, 小儿的肺容积小, 呼气时间短, $FEV_{1.0}/FVC$ 常在 90% 以上, 甚至达 100%; 健康年轻人的 $FEV_{1.0}/FVC$ 也多在 85% 以上; 随年龄增加而下降, 70 ~ 80 岁老年人可降至 70%。由于 $FEV_{1.0}/FVC$ 在我国没有任何公认的正常值标准; 而 GOLD 标准的影响广泛, 较多地区也以 $FEV_{1.0}/FVC < 70\%$ 的固定值作为阻塞性通气障碍的标准, 这必然在低年龄段人群中造成大量漏诊, 而在高年龄段人群中导致过度诊断。这种以固定值诊断的方法简单方便、易于推广, 但也失去一定的准确性。有学者指出, 这实际上是一

种简化的流行病学诊断而不是临床诊断。由于 COPD 是老年疾病，故该固定值诊断的准确率相对比较高。但我国的情况有所不同，由于大气污染严重，吸烟率高，COPD 的发病年龄降低，年龄较轻者的漏诊率高，对预后的影响比较大。气管激发试验主要用于支气管哮喘的辅助诊断，则问题更多。由于年轻人居多，正常 $FEV_{1.0}/FVC$ 较高。若降至 70% 则多已有明显的阻塞，进行激发试验的风险增高，此时宜选择气管舒张试验。

2. 目前国内肺功能参数的正常值标准

（1）RV、FRC、TIC 在 ±20% 以内为正常，其他 ≥80% 为正常。

（2）TLC 下降是诊断限制性通气功能障碍的主要标准，但该指标测定较烦琐，影响因素较多，故常选择 VC <80% 作为标准。

（3）$FEV_{1.0}/FVC$ 下降是诊断阻塞性通气功能障碍的必备条件，但无公认标准，原则上结合病史和其他肺功能参数、检查图形进行诊断，综合国外资料和我们的研究结果推荐 ≥92% 为正常。避免与 COPD 诊断的 GOLD 标准混淆。

（4）RV/TLC 主要用于阻塞性通气功能障碍的辅助诊断，可以无严格的标准。

以上摘自：《中华结核和呼吸杂志》2012 年 3 月

3. 通气功能障碍

（1）阻塞性通气功能障碍（obstructive ventilatiory defect）：指气流吸入或呼出受限引起的通气功能障碍。原则上以 $FEV_{1.0}/FVC$ 降低（不考虑幅度）伴 $FEV_{1.0}$ 占预计值% <80% 为诊断标准。若 $FEV_{1.0}/FVC$ 占预计值% 80% 也可以诊断为阻塞性通气障碍。在轻中度阻塞患者，VC 多正常，在中重度患者多下降，常合并 RV、FRC 和 RV/TLC 的升高。也常因气体分布不均和通气血流比例（V/Q）失调而出现 D_LCO 的下降。

（2）限制性通气功能障碍（restrictive ventilatory defect）：指肺扩张和回缩受限引起的通气功能障碍。其诊断标准是 TLC（或 VC）<80%，多有肺一氧化碳弥散量（diffusing capacity of the lung for carbon monoxide，D_LCO）下降，$FEV_{1.0}/FVC$ 正常或升高。常伴随 RV、FRC 的下降，RV/TLC 可正常、下降或升高。

（3）混合性通气功能障碍（mixed ventilatory defect）：指同时存在阻塞性和限制性通气功能障碍。其诊断要点是先明确阻塞存在，即 $FEV_{1.0}/FVC$ 下降，此时应该伴随 TLC 在正常上限、VC 正常（轻中度），或 TLC 升高、VC 降低（中重度），RV、FRC 在正常上限或升高，若 TLC、VC、FRC、RV 降低或在正常低限水平，则应诊断同时合并限制性通气功能障碍。当然也可先根据肺容积的变化诊断限制性通气功能障碍。再分析阻塞性通气功能障碍的存在，见上述。

正常与肺疾病的 F – V Loop 波形比较，从 F – V Loop 呼气波形来判断注意呼气相的下降支的形态：肺疾病或小气管病变其下降支呈凹陷形，阻塞或限制其 FVC 的容量也可减少。

4. 换气功能障碍　从上述各种通气障碍的特点可以看出，换气障碍常是通气障碍伴随的必然结果，无须特别注明换气功能障碍或 D_LCO 下降。但结合每升肺泡容积的一氧化碳弥散量（D_LCO/VA）常有一定的鉴别诊断价值，在肺实质或周围气管疾病，常同时有 D_LCO 和 D_LCO/VA 的下降；在肺实质疾病，D_LCO/VA 下降更明显。在单纯肺外结构病变、肺内孤立性病变、肺部分切除术等导致的限制性通气功能障碍，D_LCO 下降，但由于通气肺组织的结构正常或基本正常，D_LCO/VA 多正常。若肺容量、通气功能参数皆正常，仅有 D_LCO 下降，则肺功能诊断为肺通气功能正常或基本正常，换气功能障碍（或 D_LCO 下降），是肺血管病变的特点。

5. 小气管功能障碍（small airway dysfunction）　指反映小气管功能的参数，主要是用力呼出 50% 肺活量的呼气流量（FEF_{50}）、FEF_{75} 呼气中期流量（MMFF）下降而常规通气功能参数正常的病理生理状态。这是小气管轻微病变或肺组织弹性轻微下降的标志，常见于 COPD 的早期和支气管哮喘的缓解期，以及老年人和长期吸烟者。若同时出现 $FEV_{1.0}$/FVC 下降等改变，则诊断为阻塞性通气功能障碍；若同时出现 TLC、VC 下降则诊断为限制性通气功能障碍，而不能诊断为小气管功能障碍。

二、肺功能障碍分级

1. 肺通气功能障碍的分级　最大自主通气量（MVV）是反映通气能力的最科学指标，既往多用于反映通气功能障碍的程度。MVV 测定比较困难，但其和 $FEV_{1.0}$ 呈非常好的线性正相关，可用后者进行换算。这实际上并无多大价值，故目前直接用 $FEV_{1.0}$ 的实测值评价通气功能，而不再进行换算。不同国家或学术部门的分级标准不同，简述如下。

2000 年美国医学会的肺功能分级标准：轻度：60% ≤ $FEV_{1.0}$ 占预计值%（lower limits of normal，LLN）正常值下限；中度：41% ≤ $FEV_{1.0}$ 占预计值% ≤ 59%；重度：$FEV_{1.0}$ 占预计值% ≤ 40%。

2005 年 ATS/ERS 的标准为：轻度：70% ≤ $FEV_{1.0}$ 占预计值% LLN；中度：60% ≤ $FEV_{1.0}$ 占预计值% ≤ 69%；中重度：50% ≤ $FEV_。$ 占预计值% ≤ 59%；重度：35% ≤ $FEV_{1.0}$ 占预计值% ≤ 49%；极重度：$FEV_{1.0}$ 占预计值% < 35%。

相比较，美国医学会的 3 度分级方法比较合理，和弥散功能的分级标准一致，可操作性强。

上海和国内多数单位的分级方法与其相似，即：①轻度：60% ≤ $FEV_{1.0}$ 占预计值% < 80%；②中度：40% ≤ $FEV_{1.0}$ 占预计值% < 60%；③重度：$FEV_{1.0}$ 占预计值% < 40%。

2. 换气功能障碍的分级　各国对 D_LCO 的分级标准比较一致，皆采用 3 级分类法，我国的标准为：轻度：60% ≤ D_LCO 占预计值% < 80%；中度：40% ≤ D_LCO 占预计值% < 60%；重度：D_LCO 占预计值% < 40%。

D_LCO/VA 的分级相同。

3. 客观评价分级标准　肺功能异常的判断标准和分级标准选择的参数不一致，故少数情况下会出现 $FEV_{1.0}$/FVC 已明显下降（如 MVV 增大，其下降幅度常小于 VC 和 TLC）。目前的通气功能分级标准皆选择 $FEV_{1.0}$，使可操作性增强，但也出现一定的问题，故需灵活掌握。COPD 的肺功能分级标准采用 4 级分类法，与上述标准皆不同。多年的研究结果证明，肺功能情况及肺功能障碍的程度与受检者的运动能力、临床症状相关性比较弱，临床评估需综合考虑，但固定的标准还是必要的。

三、其他与肺功能障碍有关的概念

1. 气管阻塞（airway obstruction）　指气管病变导致气管管径缩小，气体呼出或吸入障碍，是阻塞性通气功能障碍的最常见原因。周围气管阻塞最常见，中心气管阻塞也不少见，且其最大呼气容积曲线（maximal expiratory flow - volume curve，MEFV）和最大吸气容积曲线(maximal expiratory flow – volume curve,MEFV)常有较明显的特征性改变。

(1)固定性大气管狭窄:指大气管狭窄,气管阻力不随吸呼气时相的变化而变化,最大呼气流量和吸气流量恒定,故 MEFV 和 MIFV 曲线呈对称的梯形,FEF_{50} 和用力吸入50%肺活量的吸气流量(FLF50)之比接近或等于1。因大气管横截面积非常小,轻微阻塞即可导致呼吸流量的显著下降。

(2)胸廓内非固定性大气管阻塞:胸廓内气管阻塞。且阻塞程度随吸、呼气时相的变化而变化。吸气时胸腔负压显著增大,气管扩张,气管阻力明显降低;而呼气时胸腔负压明显降低,气管回缩,气管阻力显著增大,因此在 MEFV 曲线上,PEF 显著下降,图形表现为不是很陡直的平台,而在 MIFV 曲线上,PIF 下降幅度要小得多。FEF_{50}/FIF50 明显 <1。

(3)胸廓外非固定性大气管阻塞:胸廓外气管阻塞,且阻塞程度随吸、呼气时相的变化而变化。吸气时胸腔负压增大,伴随阻塞部位上游气管的负压显著增大,从而导致阻塞部位出现气管回缩,阻力明显增大;而呼气时胸腔正压显著降低,阻塞部位上游气管正压显著增加,导致阻塞部位气管扩张,阻力显著降低,因此在 MIFV 曲线上 PIF 显著下降,图形表现为不是很陡直的平台,而在 MEFV 曲线上,PEF 的下降幅度要小得多。FEF_{50}/FIF50 明显 >1。

(4)一侧主支气管的不完全阻塞:因健侧支气管的阻力正常,呼气时流量迅速上升至较高的峰值,并迅速完成,故初始部分流量较大;而病变侧阻力显著增大,气体呼出显著减慢,故终末部分呈流量显著降低、时间较长的曲线;吸气相变化类似,初始部分流量大,吸气后期流量缓慢,呈"双蝶型"改变。

2. 气管陷闭(airway collapse) 正常情况下,气管随呼吸周期的变化而出现内径和阻力的周期性变化,但幅度不大,各部位气管始终处于开放状态。若疾病导致一定时间和一定吸、呼气时相内出现气管的完全闭合和气流停止,则称为气管陷闭。

(1)上气管陷闭:上气管肌肉具有一定基础张力保持气管开放。每次膈肌收缩前,神经放电引起上气管肌肉收缩。颏舌肌收缩牵动舌头向前固定咽壁,进一步保持上气管开放和抵抗吸气时咽腔内负压对上气管的陷闭作用。随后肋间肌收缩稳定胸壁,膈肌和肋间外肌收缩产生胸腔负压完成吸气。若上述结构和功能的完整性发生破坏,则可发生上气管的塌陷和气流停止,称为上气管陷闭。常见于阻塞性睡眠呼吸暂停综合征。

(2)小气管陷闭:小气管缺乏软骨环的支撑,主要依靠肺组织弹力纤维环的牵拉而保持开放,受吸、呼气时相的影响较大。若出现肺结构的破坏,肺弹力纤维的支撑作用显著减弱,则吸气时胸腔负压增大。小气管内径增大;呼气时胸腔负压显著降低,小气管塌陷和气流停止,称为小气管陷闭。小气管严重阻塞时也容易发生呼气相的陷闭。前者主要见于 COPD,后者常见于支气管哮喘。

3. 气流受限(airflow limitation) 又称气流阻塞(airflow obstruction),是一种功能概念,指气流吸入或呼出受限,是气管阻塞或气管陷闭的结果。

(1)呼气气流受限:指气管管径在呼吸运动中同肺组织失去协调,出现呼气相气管内径显著缩窄或提前关闭,导致呼出流量受限的病理生理状态。

(2)吸气气流受限:指气管管径在呼吸运动中同肺组织失去协调,出现开放不足,导致吸入流量受限的病理生理状态。

（3）可逆性气流受限：$FEV_{1.0}/FVC$ 占预计值% 降低时，可根据吸入气管舒张剂后 $FEV_{1.0}$ 的改善率、PEF 昼夜波动率或日变异率来判断气流阻塞的可逆程度。一般认为 $FEV_{1.0}$ 改善率≥12% 同时伴绝对值增加 200ml 为阳性，表示阻塞有可逆性；PEF 昼夜波动率≥20% 也提示气流阻塞有可逆性。

（4）不完全可逆性气流受限：若上述治疗后 FEV_1 改善率或 PEF 昼夜波动率达不到阳性标准则称为不完全可逆性气流受限，是诊断 COPD 的常用检查。

4. 肺过度充气（pulmonary hyperinflation） 呼气末肺容积异常增大的一种病理状态，肺泡间隔可以出现破坏（如肺气肿），也可以完整；可以是生理性代偿，也可以是病理性扩张；可以是局限性，也可以是双肺弥漫性。

（1）动态肺过度充气（DPH）：指潮气呼气末肺容积超过了由肺和胸壁的弹性回缩力所决定的 FRC，见于气流阻塞或呼气用力导致的气体陷闭，给予充分放松呼气肌或充足的时间呼气后，气体仍能呼出。主要见于支气管哮喘和 COPD 的急性发作期。

（2）静态肺过度充气（SPH）：指 FRC 的异常增加，且由肺和胸壁的弹性回缩力所决定，主要见于 COPD 的缓解期。可以单独存在，也可以与 DPH 同时存在。在后者，若给予充分放松呼气肌或充足的额外呼气时间，气体充分呼出后仍存在的过度充气状态即为 SPH。

（3）气体陷闭（air trapping）：呼气末气体不能充分呼出，而在肺内异常潴留的病理状态。常因急性气流阻塞而发生，也可在静态肺过度充气的基础上逐渐发生。

（4）气体陷闭容积：指在平静呼气末，给予充分放松呼气肌或充足的额外呼气时间后，继续呼出的气量。

（5）吸气末肺容积（final inspiratory volume）：气体陷闭容积与潮气容积之和，反映肺过度充气的程度，是指导支气管哮喘患者机械通气的指标。

5. 通气代偿（compensatory ventilation） 指通气功能障碍患者，通过代偿性呼吸增强、增快，VA 增大，使 $PaCO_2$ 不超过正常范围高限的病理生理状态。

6. 通气失代偿（decompensatory ventilation） 指严重通气功能障碍患者，VA 增大不足以克服通气阻力增加，出现呼吸性酸中毒的病理生理状态。

四、PFTs 的临床意义

在 PFTs 测定中，最大通气量（maximal voluntary ventilation，MVV）被用来评估能否耐受大手术的安全指标，1 秒率（% $FEV_{1.0}$）是特别有价值的，已被介绍作为预示潜在术后呼吸衰竭的筛选手段。术前小气管功能明显异常（% $FEV_{1.0}$ < 70%）会明显增加术后心肺并发症的发生率。上述表现以 60 岁以上的老年人更明显，因此，肺癌患者术前肺功能测定对于肺癌患者特别是 60 岁以上的老年人尤其重要，必要时还应结合血气分析。老年人出现肺气肿时多伴有肺通气功能减退，尤以% $FEV_{1.0}$、最大呼气中期流速（maximum midexpiratory flow，MMF）和 MVV% 的降低为明显，主要系肺泡弹力减退，气管阻塞合并呼吸肌衰弱，导致通气功能减退。其中 MMF 的临床意义比 FVC 及 MVV 更敏感，主要反映小气管的阻塞程度。MMF 下降，表明气管阻力大，肺静态回缩力减小，肺顺应性下降，肺通气功能有严重损害。这对肺气肿患者早期诊断有一定价值，可以作为判定肺气肿患者肺功能的主要指标，符合实际临床意义，其中% $FEV_{1.0}$ 和 MVV 反映阻塞性改变，VC 反映限制性改变，V50/V25 反映小气管阻力的增减。它们从 3 个方面反映了肺功能的基

本面貌,因此,通过这些指标将有助于我们判别其肺功能改变的类型,同时可以作为指导临床治疗的重要的辅助指标。

对正常肺功能者 PFTs 不一定必要,对有异常者检查则属必要。PFTs 的临床意义:①有助于诊断肺病变类型:肺癌合并慢性限制性疾病,如肺间质性、纤维性病变或过度肥胖;慢性阻塞性疾病,如肺癌合并慢性支气管炎、肺气肿等(表 11 - 2);②有助于了解病者是否能耐受开胸或全肺切除术。肺功能测定与手术危险性评估详见表 11 - 3,表 11 - 4。

表 11 - 2 呼吸系统疾病肺功能测定指标

项目	阻塞性疾病	限制性疾病
TLC	无改变或增加	降低
FRC	增加	减低
RV	增加	降低
VC	无改变或减少	减低
$FEV_{1.0}$	降低	无改变或降低
$FEV_{1.0}/FVC$	降低	无改变或增加
D_LCO	无改变或降低	降低

注:TLC——肺总量;FRC——功能余气量;RV——余气量;VC——肺活量;$FEV_{1.0}$——第一秒时间肺活量;$FEV_{1.0}/FVC$——第一秒时间肺活量与最大肺活量的比值;D_LCO——肺 CO 弥散功能

表 11 - 3 肺功能测定与手术危险性评估表

项目	肺功能测定	手术危险性大的指标
总肺功能	动脉血气	高碳酸血症
	肺量计	单侧 $FEV_{1.0} < 0.85L$
		$FEV_{1.0} < 2L$
		MVV < 50% 预计值
单侧肺功能	肺容积	RV/TLC > 50%
	左右分测肺功能	预计术后 $FEV_{1.0} < 0.85L$ 或大于 70% 的血流流向患侧

注:$FEV_{1.0}$——第一秒时间肺活量;MVV——最大自主通气量;RV——余气量;TLC——肺总量

表 11 - 4 三种肺切除术的肺功能最低安全标准

测定内容	单位	正常值	全肺切除	肺叶切除	肺段切除肺活检
MVV	L/min	> 100	> 70	40 ~ 70	40
MVV	预计值%	100	> 55	> 40	> 35
$FEV_{1.0}$	L	> 2	> 2	> 1	> 0.6
$FEV_{1.0}\%$	预计值%	> 100	> 55	40 ~ 50	> 40

注:MVV——最大自主通气量;$FEV_{1.0}$——第一秒时间肺活量

分侧肺通气功能及肺血流量测定:对双侧肺通气功能异常者应进行分侧肺功能及血

流量的测定。即以 ^{133}Xe 或 ^{99}Tc 行单肺血流测定，当分流至患侧的肺血流 > 70% 或健侧肺的 $FEV_{1.0}$ < 0.85L 时，表明患者难以耐受一侧全肺切除。

（罗友军）

第四节　血气分析

随着胸外科手术方法的改进、术中麻醉和护理水平不断提高，肺功能不全和高龄患者也能接受开胸手术。对降低开胸术后并发症发生有重要的临床价值。PFTs 用来评估外科手术，尤其是心胸外科手术适应证和围术期处理的重要方法，广泛应用临床。准确评估术前患者心肺功能可以预测手术患者对于手术的耐受程度及术后心肺并发症（PPC）发生率。通过肺功能检测，可以明确患者对于全身麻醉的耐受能力，能否耐受手术、能耐受何种手术、围术期内风险度的评估，以及预测手术后可能发生的并发症等。因此，肺功能已作为临床中非常常用的一种检测方法。肺功能是一项需要患者配合的检查，配合得好坏直接关系到检查的效果。只要仔细听好医务人员的指导，按医生的指导做用力或快速吸气与呼气等动作，一般可顺利完成肺通气、换气、弥散功能的测定。由于部分患者不能配合肺功能检测，有些患者尽管尽到最大努力仍不能达到标准，尤其对于严重气管阻塞患者往往难以达到标准，如果强求患者达到此标准，有些患者可能会出现如头痛、疲倦，甚至晕厥等明显不适症状，而且肺功能检查结果受患者主观因素的影响，肺功能检测在一些情况下并不能真实反映患者的肺功能、CO_2 和 O_2 交换能力。因此拟行较大的胸科手术者，或（及）估计病情较重者，术前需行 PFTs 同时应进行动脉血气分析。

血气分析可用于估计血液运输气体和肺部气体进行交换的能力，综合反映肺的通气和换气功能，并逐渐成为高龄患者术前心肺功能评估的必要的检测项目。血气分析可对血液中所含的各种气体成分、气体分压、H^+ 浓度进行直接测定，并由此推算出有关参数，评估患者血液与肺泡气体交换的能力，可以间接推算出心脏功能（Fick 法心搏出量测定）。

常规血气分析只是术前静态检测心肺功能的一项指标，不能评估患者心肺功能的代偿能力。目前动脉血动态血气分析可更加客观和准确的评估心胸外科手术适应证和围术期处理的重要方法，预测术后发生的心肺并发症是一项非常有价值的指标。研究发现安静状态下 $SaO_2 \leqslant 90\%$ 或者运动后 SaO_2 下降程度 ≥4% 或下降至 90% 以下是术后出现并发症的高危因素则患者对开胸手术承受能力较差，应当慎重考虑手术并发症的风险。

动态血气分析的方法：患者桡动脉穿刺留置动脉套管针，安静状态下采集动脉血并立即查血气，同时记录安静状态下受试者各项生命指标（P、R、BP、SaO_2）。嘱患者爬楼梯（根据患者情况爬楼 3 ~ 5 层），于运动后继续记录受试者各项生命指标（P、R、BP、SaO_2），并于运动后即刻、运动后 2 分钟、4 分钟、6 分钟采集动脉血并立即查血气。

动脉血气分析更加客观和准确预测患者术前心肺功能。其运动后即刻动脉血气分析的 SaO_2 是最有价值的一项指标，观察患者安静状态、采取运动后即刻的动脉血进行动脉血气分析；如果患者出现运动后下降程度 ≥4% 或下降至 90% 以下安静状态下的 $SaO_2<$ 90%，若患者对开胸手术承受能力较差，应当慎重考虑手术并发症的风险。结合 PFTs 检查当 $FEV_{1.0}/FVC<70\%$，$PaCO_2>6kPa(45mmHg)$，表明患者有轻度阻塞性通气功能障碍，提示术后早期(2~3 天)可能需行机械通气治疗；拟行全肺切除术者，如以下任一项异常则术后呼吸衰竭的发生率明显增加：①吸空气时 $PaCO_2>6kPa(45mmHg)$；②$FEV_{1.0}/FVC<50\%$ 或 $FEV_{1.0}<2L$；③MMV/预计值 $<50\%$。

（罗友军）

第五节　肺隔离技术

肺隔离技术(separation of the two lungs)是指在气管隆突或支气管水平将两侧肺的通气径路分隔开，可进行一侧单肺通气(one - lung ventilation，OLV)或两肺分别进行机械呼吸的技术。胸部手术开胸侧肺的萎陷或经单侧支气管插管进行肺通气，称为单肺通气或单肺麻醉。肺癌手术需要患肺部分或完全肺萎陷，电视辅助胸腔镜手术(video - assisted thoracoscopic surgeries，VATS)需要更满意的患肺塌陷。因此，肺隔离技术实施有效单肺麻醉的前提。肺隔离为肺癌手术操作创造理想的术野，方便手术操作，保护健侧肺。对于肺癌手术患者肺隔离无绝对禁忌。

实现双肺隔离通常有两种方法，第一种就是双腔支气管导管(double - lumen endobronchial tube，DLT)，第二种是可以阻断目标肺叶或肺段支气管使阻断远端的肺叶或肺段塌陷的设备。使用的阻塞设备有：①the Fogarty vascular embolectomy catheter[Edwards Lifesciences，Irvine，CA]；②a Wiruthan bronchial blocker[Willy Rusch AG，Kernen，Germany]；③a single - lumen endotracheal tube with an enclosed bronchial blocker(Torque Control Blocker Univent®)[Vitaid Lewinston，NY]；④the wire - guided endobronchial blocker[Arndt blocker；Cook® Critical Care，Bloomington，IN]。目前临床常用主要有 Univent、Arndt 与 Coopdech BB 三种阻塞器，有时在实际临床工作中我们选择普通单腔管直接插入需要通气侧，完成手术后将单腔管退到主支气管。各种技术有各自的优缺点，应根据患者病情与手术需要分别选用。本节将重点讲述 DLT 的结构、应用及相关问题的处理，简单介绍其他非隔离设备的原理和应用，并将各种非隔离设备的隔离效果和应用指征进行比较。

一、双腔支气管导管(double - lumen endobronchial tube，DLT)

1. DLT 的基本结构和型号　1949 年，Carlens 发明的 DLT 使肺隔离技术获得飞跃。20 世纪 50 年代末 Robertshaw 对 Carlens 型 DLT 进行改进，发明了右侧 DLT。20 世纪 80

年代,聚氯乙烯导管代替了橡胶导管。Mallinckrodt 公司、Portex 公司和 Sheridan 公司提供 DLT 的型号均包括 41Fr、39Fr、37Fr 和 35Fr 四种型号,此外 Mallinckrodt 公司还有左 32Fr DLT 和左 28Fr DLT 两种型号。Phoenix 公司提供 DLT 的型号分为 large(45Fr)、medium(39Fr)、small(35Fr)和 extra small(30Fr)。

目前临床最常用的是 Robertshow 型 DLT(我院采购的 DLT 为 Broncho - Cath, Mallinckrodt Medical Ltd, Athlone, Ireland),有右侧型管或左侧型管两种,其构造可简单概括为"一根管二个腔二个弯曲二个套囊"。右侧和左侧 DLT 的区别:右侧和左侧的 DLT 的差别在于其主支气管的长度不同。一般右上叶支气管从右主支气管的 2.1~2.3cm 处发出。右侧 DLT 的支气管腔必须送到隆突,让套囊能将支气管与气管腔隔离同时不能阻塞右上肺叶开口。左侧 DLT 常见的有 Rusch、Mallinckrodt、Sheridan 三种,主要区别在套囊,Rusch 与 Mallinckrodt 管的套囊内压低于 Sheridan 管的套囊内压。这些导管行肺隔离时的套囊内压较低,支气管套囊注气 1~3ml 后套囊内压在 15~20cmH$_2$O,正压通气气管峰压达 30cmH$_2$O 时无漏气现象,表明肺隔离良好。若套囊内容量超过 3ml 才能完成隔离时应调整 DLT 位置。注意左侧 DLT 可能进入右主支气管、左肺上叶或下叶的叶支气管(图 11-3)。右侧 DLT 常见的也有 Rusch、Mallinckrodt、Sheridan 三种,三种导管的共同特点是支气管套囊后导管侧壁有一侧孔,用于右上肺通气。右侧 DLT 行肺隔离时套囊内压较高,40~49cmH$_2$O,右侧 DLT 插入过深易导致右上肺不张(图 11-4)。Suzuki 等认为用生理盐水膨胀支气管套囊可降低但肺通气时 DLT 的错位率。

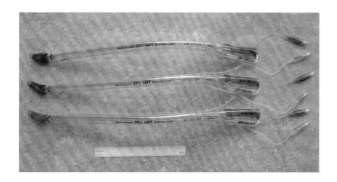

图 11-3 Mallinckrodt 公司左侧型 DLT

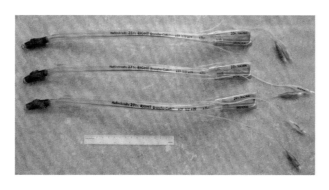

图 11-4 Mallinckrodt 公司右侧型 DLT

DLT 共同特点—根管腔内有大小相同的两个管腔,都设计有两个套囊(一个套囊为白色的主气管套囊,标以"T"-气管内导管字样;另一个套囊为浅蓝色的支气管的套囊,标以"B-支气管内导管)字样。支气管套囊设计为浅蓝色,有助于光导纤维支气管镜(fibreoptic bronchoscope, FOB)的识别。两个套囊各自分别与其远端的测试小气囊相连接。由于 DLT 横截面呈椭圆形,不适合以直径反映其规格,以导管的外周径值(Fr)标号。Fr = 导管外径(mm) ×3.14, Fr 为导管的外周径值。有 41Fr、39Fr、37Fr、35Fr 和28Fr 的 DLT,其相应管腔内的单腔内径分别为 6.5mm、6.0mm、5.5mm、5.0mm 和4.5mm。其中 28Fr DLT 只有左侧 DLT。临床上应该注意,它们有较高的通气阻力并容易被分泌物阻塞(图 11 -5)。

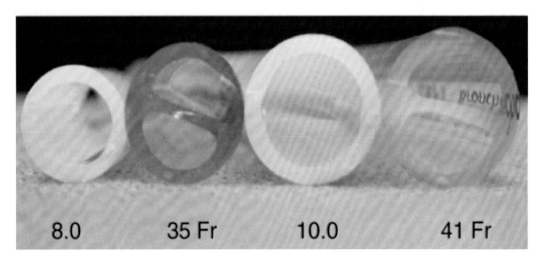

图 11 -5   Mallinckrodt 公司 DLT 的外径与单腔管对比

尽管 DLT 的制造工艺有很大进步逐渐扩大了 DLT 的用途,其固定的结构设计并不能完全适合每一位患者。由于个体差异,有的患者右上叶支气管有时短于 2.1cm 甚至直接从气管分出,这时将支气管与气管腔隔离同时不阻塞右上叶支气管出现困难。左主支气管长 4 ~5.0cm,这样允许有更长的空间调节支气管腔及其套囊。

2. 右侧和左侧 DLT 的选择   我们的一般原则:左右导管选择的标准是左开胸选右DLT,右开胸选左 DLT。型号(粗细)选择的的标准是在保证拟选的右侧或左侧 DLT 能顺利插入气管和支气管前提下,选择较粗的导管。也有不同的观点认为为了减轻气管插管的损伤可选择较细的 DLT,经 FOB 定位后发现较细和较粗的 DLT 对术中低氧血症的发生率和肺隔离效果并无差别。插入深度的标准是 DLT 导管前端能正确到达或经调整后能到达预定支气管。右侧主支气管短,使放置右侧 DLT 困难,支气管套囊可在 1cm 范围内移动并容易阻塞右上叶开口,由于这一危险而常选用左侧 DLT。尽管左侧 DLT 存在上述优势,临床实践证实有时并非完全如此。经过大量的临床操作,我们的建议是右侧胸内手术选用左 DLT,左侧胸内手术选用右 DLT 为好,优点是可以充分保障健肺的通气,加之 FOB 的常规应用右 DLT 的定位已不是问题。另外,尤其对于目前广泛开张的电视辅助胸腔镜手术(VATS)更须如此,选择对侧导管(左开胸选右 DLT,右开胸选左 DLT)有利于 VATS 气管隆突下淋巴结时暴露和操作。

3. DLT 型号(粗细)的选择　一般原则是以能顺利置入气管内并能正确到位的最大管径值的 DLT,目的是有利于通气、吸引和定位。以前的研究认为具有以下一项指征即可确认导管选用偏粗:若出现①导管插入时感觉有阻力;②FOB 引导管端亦无法进入支气管;③气管套囊注气 <2ml 既封闭良好;④支气管套囊注气 <1ml 甚至不注气就能达到两侧肺隔离良好。具有以下一项指征即可确认导管选用偏细:若出现①气管套囊注气超过 6ml 正压通气时才不漏气;②支气管套囊注气超过 3ml 两侧肺始能隔离。这些指征均为完成 DLT 插管后进行验证。如何在 DLT 插管前准确预知 DLT 的型号(粗细)很关键,可避免插管后再更换 DLT。

拟选 DLT 型号(粗细)的依据,Brodsky 等测定 70 例年龄 13 ~ 82 岁患者的气管内径值[男(20.9 ± 0.3)mm,女(16.9 ± 0.3)mm],按气管内径测量值选择 Mallinckrodt 左 DLT 时,认为测量值 ≥18mm 时可选择 41Fr,≥16mm 可选择 39Fr,≥15mm 可选择 37Fr,≤14mm 可选择 35Fr。Chow 等按 Brodsky 的方法选择 Mallinckrodt 左 DLT 时,发现选择合适的仅占 66.7%,导管过粗占 28.8%,导管过细占 4.5%,男性选择准确率(77.3%)大于女性(45.5%)。因此认为 Brodsky 设定的标准不适用于亚洲人,尤其是亚洲女性。

临床上大致的选择标准:女性身高 160cm 以下者选择 35Fr DLT,身高 160cm 以上者选择 37Fr DLT。男性身高 170cm 以下者选择 39Fr DLT,身高 170cm 以上者选择 41Fr DLT。除身高外,选择 DLT 还应考虑患者体型。欧阳葆怡等在麻醉前通过测量 2412 例患者胸部 X 线后前位平片锁骨胸骨端水平气管内径值,以国人气管内径值为选择 DLT 型号的依据。发现当气管内径测量值 ≥19mm 时选择 41Fr 或 45Fr DLT、≥17mm 时选择 39Fr、≥15mm 时选择 37Fr、≥13mm 时选择 35Fr、≥11mm 时选择 32Fr 或 30Fr、9 ~ 11mm 时选择 28Fr 较为合适。以气管内径值为选择 DLT 型号的依据,首次插管成功 2178 例次(90.3%),首次插管失败,更换导管再次插管成功 221 例次(9.2%),插管总成功率 99.5%。成年组插管成功的 2360 例选用的导管型号与气管内径测量值呈高度直线相关(r = 0.7956,P < 0.01),回归方程:导管法制号(Fr) = 27 + 0.7 × 气管内径测量值(mm)。叶靖等麻醉前通过多排计算机断层扫描(multidetector - row computed tomography,MDCT)建立的气管结构和支气管的三维(3D)图像,对气管支气管结构进行评估,这为胸外科单肺麻醉提供极为有用的影像信息。OkudaI 等对 100 例患者右主支气管三维图像的长度和直径进行测量发现:气管支气管结构与患者的体形外观如体格、身高无关。并发现几例包括短右主支气管 <1.0cm、右支气管的异常和气管狭窄的患者。3D 影像可显示气管结构的问题区域,并帮助麻醉医师选择适合气管结构变化最合适的支气管。因此,认为该技术有助于提高单肺麻醉的安全性能。

肺癌患者常规行胸部 CT 检查,我们的研究认为测量患者胸部 CT 胸骨端水平气管内径值及多层螺旋 CT 气管或支气管三维成像对 DLT 型号(粗细)选择和定位具有重大临床应用价值(图 11 - 6)。DLT 型号(粗细)选择的针对性强,可以做到 DLT 型号(粗细)选择个体化,避免更换导管防止浪费。

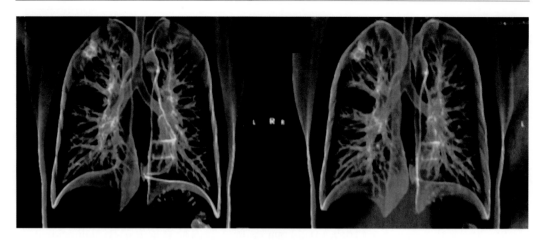

图 11 - 6　CT 气管和支气管三维成像

4. DLT 插管方法和技巧(图 11 - 7)　结合我们的临床经验，简述 DLT 插管法与插管力学分析及插管后的相关问题。DLT 配有硬质管芯有助于增加管子的硬度，以利于导向其通过声带和上呼吸道。由于 DLT 是一种相对较粗的气管内管，在放置前应润滑。选择的 DLT 太细时，需要将套囊过度充气使正压机械通气不漏气，这就增加了气管损伤的危险。主气管套囊充气常需要 6～8ml，而支气管套囊通常仅需要 2～3ml，已有报道，套囊过度充气可造成主支气管破裂。管芯可作为较长的支气管腔向隆突放置的最初导向。然而，很多麻醉医生可以不用管芯，将管子盲插放进主支气管。当支气管导管通过声门后，左管稍向左旋转，右管稍向右旋转，摆正导管向前缓缓推进至遇到阻力不能再进时利用双腔支气管导管的固有曲度让其自然回弹，然后再退出 0.5～1cm。导管到位率高的前提是 DLT 型号(粗细)地选择合适，偏细的导管容易插深。插管时特别注意不能强行置管，否则可能出现主支气管损伤。一种可行的技术是取出管芯，利用纤维支气管镜(FOB)引导置入 DLT 同时完成定位。

左 DLT 管端误入右支气管的处理：因解剖变异、右肺病变使纵隔发生移位或左上肺病变牵拉左支气管时，左主支气管与主气管的夹角可增大到 55°以上，左 DLT 管端容易滑入右支气管。左聚氯乙烯 DLT 管端误入右支气管的发生率明显高于橡胶类 DLT。遇到这种情况后先将套囊放气，导管后退至距门齿 20cm 处，将患者头右转 90°同时将左 DLT 逆时针旋转 90°再向下推进导管，导管易进入左侧支气管。左 DLT 管端误入右支气管的另一种处理方法是夹闭主气管通气，控制呼吸并后退导管，见到双侧胸廓起伏后将患者头向右侧旋转，导管同时逆时针旋转推进易使左侧 DLT 进入左支气管。在上述方法不能奏效的情况下使用支气管镜引导插管。

需要注意的是有时置入右 DLT 尽管深度合适，但因导管的支气管端发生旋转，使其侧孔无法与右上肺叶支气管开口对准而造成管端错位。多因管端相对偏粗所致。Sheridan 右 DLT 的支气管套囊是双囊式，如置管深度合适，仅管端发生旋转不会引起右上肺叶通气障碍。其他类型导管管端旋转达 90°时，侧孔两侧的支气管套囊正好阻塞右上肺叶支气管开口，而阻断右上肺叶通气。有一种带可伸缩隆突钩的左双腔支气管导管放置成功率高于不带隆突钩的左双腔支气管导管。尽管 DLT 可以盲置，但如果遇到困难时，应使用 FOB。FOB 是 DLT 对定位很有效，是 DLT 定位的金标准。尤其放右侧支气管时，如上所述，在听诊认为 DLT 位置正确的患者中，FOB 检查发现未到位率仅为 48%，标准成人 FOB 通常外径为 4.9mm，完全能通过 37Fr DLT 的管腔。

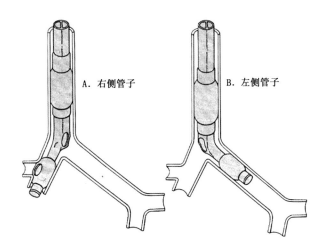

图 11 - 7　DLT 插管方法示意图

5. DLT 管端正确到位的预测和判断方法　DLT 的精确定位的目的一方面是为获得满意的肺隔离效果，另一方面是必须在管端正确到位的前提下才能保证单侧肺通气时有足够的肺泡通气面积，防止缺氧，这对于术前肺功能较差的患者尤为重要。

（1）DLT 管端置管深度的预测：Brodsky 等通过分析 101 例成年患者用 FOB 证实左 Mallinchrodt DLT 管端正确到位时的置管深度与身高明显相关，其回归方程分别为：男性置管深度（cm）= 0.11 × 身高（cm）+ 10.53，女性置管深度（cm）= 0.11 × 身高（cm）+ 10.94。鉴于上述回归方程是通过欧美人群的测试获得的，不一定符合国人解剖特征的要求。欧阳葆怡等分析 700 例胸科麻醉时用 DLT 行肺隔离术者，发现身高与置管深度两者间呈高度相关，其回归方程分别为：男性左 DLT 插管深度（cm）= 0.15 × 身高（cm）+ 4.87（r = 0.6800，$P < 0.01$）；男性右 DLT 插管深度（cm）= 0.20 × 身高（cm）− 2.61（r = 0.7064，$P < 0.01$）；女性左 DLT 插管深度（cm）= 0.13 × 身高（cm）+ 7.93（r = 0.5583，$P < 0.01$）；女性右 DLT 插管深度（cm）= 0.18 × 身高（cm）− 0.12（r = 0.8026，$P < 0.01$）。按上述回归方程判断置管深度，使男性左 DLT 管端错位发生率从 45.5% 下降到 17.3%；女性左 DLT 管端错位发生率从 53.1% 下降到 11.8%；男性右 DLT 管端错位发生率从 61.0% 下降到 28.0%；女性右 DLT 管端错位发生率从 63.1% 下降到 35.9%。DLT 管端总错位率减少了 60%。

（2）DLT 管端正确到位的判断方法

1）通过胸壁运动来判断放置 DLT 是否到位：最简单易行的判断放置 DLT 是否到位的方法是通过观察胸壁运动来判断，尤其对于偏瘦的患者判断更为简便。具体的步骤是双腔支气管导管插入后，将二套囊充气，未阻断前双侧胸壁随手控通气或机械通气起伏一致。将一侧管腔阻断及另一侧管腔打开后，阻断侧胸壁起伏消失，而另一侧正常。未阻断侧出气口无漏气。而当气管腔阻断及排气口打开时，气管腔侧呼吸运动及胸壁起伏消失，支气管腔侧正常。出气口同样应无漏气。对于胸廓顺应性差的患者其敏感性差。

2）听诊法：是确定 DLT 管端正确是否恰当的另一个简便方法。DLT 导管插入后通过听诊呼吸音来定位。听诊的内容包括：插管前后的双肺对称区域听诊呼吸音并对比，判断导管是否在气管内。单侧肺通气前后同侧同一听诊区呼吸音对比判断通气效果，左右对称听诊区呼吸音对比鉴别呼吸音和传导的呼吸音判断隔离的效果。听诊的步骤包括：插管后先向主气管套囊注气，以正压通气时气管不漏气为准。检查两肺呼吸音应与置管前相同。再向支气管套囊注气，两肺呼吸音应与注气前相同。然后行单侧肺通气，当气管峰压达 25cmH$_2$O 时通气肺的上、下肺呼吸音应正常，非通气肺的呼吸音消失，此时可以认为达到良好的肺隔离效果。听诊法是判定 DLT 管端位置简便易行，但其准确率有限。大量临床实践表明听诊法只能判定两肺是否分隔和支气管套囊是否阻塞上叶支气管口，不能排除过浅（部分小套囊在支气管口以外）和过深（导管支气管套囊以下部分超过上叶支气管口近侧缘）两种情况，过浅容易脱管，过深在体位变化和术者牵拉时易出现上叶通气不良，故听诊法不能完全判定导管的正确位置。听诊法要求麻醉医生有一定的呼吸音听诊经验。我们的临床教学经验认为，规范的听诊训练可以迅速培养年轻医生的听诊水平。术前访视患者听诊双肺呼吸音，插管后听诊，FOB 定位验证后再听诊，摆体位后听诊，着重强调呼吸音的对比，尤其是 FOB 定位前后的呼吸音对比。

听诊法判断 DLT 管端位置的可信度：尽管通过仔细听诊确认 DLT 管端已"正确"到位时，用 FOB 检查仍可发现48%的导管管端不到位。左 DLT 管端错位率高达37%，右 Mallinckrodt 聚氯乙烯 DLT 右上叶阻塞发生率达89%，Leyland 红橡胶 DLT 右上叶阻塞发生率为10%。Alliaume 等经听诊认为管端已在最佳位置后，再以 FOB 检查，发现78%左 DLT 管端和83%右 DLT 管端的位置需要重新调整。Lewis 等则认为各种 DLT 管端的总错位率为38%。

Hurford 等发现听诊确认 DLT 管端已到位而 FOB 检查证实管端是错位者占44%，侧卧位后术中需再次用 FOB 调整管端位置者占30%。欧阳葆怡等用 FOB 检查393例仔细听诊认为 DLT 管端已"正确"到位的管端状态，管端完全正确到位或已基本到位、需调整的幅度不足1cm（不影响正常通气）者210例（53.4%），管端明显错位，调整幅度超过1cm 者183例，错位率达46.6%，其中2/3置管过深，平均需退管（1.7±0.7）cm，1/3置管过浅，需再置入（1.8±0.9）cm。

我们也发现经 FOB 检查 DLT 管端位置对位良好和对位超过50%初学者听诊时无差异。因此，听诊定位存在着相当的局限性和主观性，听诊定位的准确率与听诊医生的听诊水平密切相关，插管后控制呼吸时初学者很难鉴别呼吸音和传导的呼吸音。右上肺叶的呼吸音可以从同侧的下肺叶传导或由对侧肺经纵隔传导，单凭听诊很难诊断出右上肺叶支气管开口阻塞引起的右上肺呼吸音减弱甚或消失。

3）吸气峰压和肺顺应性监测法：Venegas 等在监测肺顺应性时发现，DLT 置入过深或管端贴住气管壁时，尽管双肺通气下压力 – 容量（P – V）环可无明显改变，但该侧行单肺通气时吸气压力明显增高，使 P – V 环增大，上升支右移，由此提示管端可能错位。欧阳葆怡等观测发现，当 65 岁以下患者单肺通气的吸气峰压超过双肺通气时的 1.6 倍，吸气峰压超过 27cmH$_2$O，65 岁以上患者单肺通气吸气峰压超过双肺通气时的 1.5 倍，吸气峰压超过 22cmH$_2$O，且肺顺应性值小于双肺通气时的 1/2，应高度怀疑右 DLT 管端发生过深移位。

4）吸痰管通畅实验：理论上讲，如果 DLT 侧孔正对另一侧支气管口，则吸痰管在该侧导管腔内通过超过导管深度后会无阻力进入该侧支气管腔，基于此临床上可采用"吸痰管通畅实验"判断导管位置取得良好效果。

具体做法：插管时偏深，在保证患者不缺氧前提下，听插管侧呼吸音，如上肺无呼吸音则缓慢退管至上叶呼吸音清晰，然后以标有对侧 DLT 管腔深度标记的吸痰管通过，当吸痰管到达 DLT 侧孔位置时再往前，如遇较大阻力则逐渐退 DLT，至吸痰管无阻力往前，表明 DLT 侧孔正对另一侧支气管口。此法结合听诊法，将 DLT 位置判定的准确率大大提高。但必须注意，吸痰管通过时用力要轻，遇有阻力不可强行通入，且不适用于导管选择太小和插管操作不当引起 DLT 扭曲的情况。

5）DLT 管端正确到位的判断方法 – 纤维支气管镜（FOB）定位法：1897 年德国科学家 Killian 首先报道了用长 25cm，直径为 8mm 的食管镜第一次从气管内取出骨性异物，从而开创了硬质窥镜插入气管和对支气管进行内镜操作的历史。直到 20 世纪 60 年代 FOB 才应用于临床。1986 年，已有学者强调应使用 FOB 对 DLT 管端进行定位。常规定位方法（如双肺听诊、单肺听诊及经验插管法等）一次成功率较低，有时经多次调整仍不能准确定位，甚至失败，在这种情况下，FOB 是唯一可靠的工具。

FOB 利用光导纤维的导光性、柔软性和可弯曲性等特殊优点，可窥视弯曲管腔并能进行操作，同时附有吸引管或（和）通气管，可吸引气管分泌物和供氧，以便利操作并保证患者的氧供应。临床实践中在普通喉镜直视下将双腔支气管导管插入声门容易，而使双腔支气管导管各开口对准各支气管口则难。若采用 FOB 对双腔支气管导管各管口定位检测，可在直视下准确完成管端定位过程并可纠正许多明显的错位。

FOB 镜体外径为 5.6mm 的 FOB 不能通过任何型号 DLT 的管腔。目前常用的 FOB 有 PENTAX FB – 15P、FB – 15BS（后一种是便携式纤维支气管镜，可用交流电及电池做光源）、Olympus BF – P30 及 P40 型，外径为 4.8～4.9mm，属成人纤维支气管镜中管径较细的 FOB，可轻易通过 41Fr DLT，涂抹润滑剂后较易通过 39Fr DLT，涂抹大量润滑剂并用力推进可勉强通过 37Fr DLT，但不能通过 35Fr DLT。PENTAX FB – 10P 型，以及 O-lympus BF – 3C30 型，它们的外径为 3.5mm，可通过 35Fr 及以上所有厂牌的 DLT 管腔，而且镜头的活动空间较大，易于观察和调整。由于 37Fr 以下的右 DLT 管腔较细 FOB 弯曲不充分，对右上肺叶通气的槽开口于右上肺叶支气管定位比较困难。如果使用 35Fr 及以下的 DLT，则需要小儿或"细管芯"的支气管镜。

将支气管镜通过气管并保证支气管套囊（蓝色）放在预定侧的支气管隆突进行 FOB 检查，气管前部完全是软骨环，后部有膜一直延伸到主支气管后部。一旦气管前壁被确定，右侧和左侧主支气管就能肯定到位。用 FOB 对 DLT 管端进行定位时，管端位置正确的标准：①左 DLT：FOB 从左管腔窥视导管端口距左上、下肺叶支气管分嵴约 2cm，左上、下肺叶支气管开口清晰；FOB 从右管腔窥视导管开口接近右主支气管开口，气管隆突清晰，充气的支气管套囊基本在左主支气管内；②右 DLT：FOB 从右管腔窥视右中、下肺叶支气管开口清晰，管端侧孔正对右上肺叶支气管开口；FOB 从左管腔窥视导管开口接近左主支气管开口，气管隆突清晰，充气的支气管套囊基本在右主支气管内。当患者侧卧后可以调整 DLT，而患者处于手术位后需检查确定位置是否仍正确。放置位置正确与否绝对的标准是开胸后观察肺的状态。

我院广泛使用的 Mallinckrodt 公司的 DLT（Broncho – Cath，Mallinckrodt Medical Ltd，Athlone，Ireland），我们的体会是对于左侧 DLT 经 FOB 可以实现完美定位。对于右侧 DLT，如果以为充气的支气管套囊基本在右主支气管内（支气管套囊近端与气管隆突平齐）为标准，支气管端侧孔难以完全正对右上肺叶支气管开口，一般支气管端侧孔对于右上肺叶支气管开口略深；如果以支气管端侧孔正对右上肺叶支气管开口为标准，则充气的支气管套囊多轻度疝出气管隆突。这与 Mallinchrodt DLT 管端设计参数与国人气管解剖参数的拟合程度的差异有关。

无论何种类型的双腔气管导管，都不可能完全适合所有个人，因为不同个体右侧支气管的管径与气管夹角、右上肺开口位置等，存在较多差异。在这种情况下，测量患者胸部 CT 胸骨端水平气管内径值及多层螺旋 CT 气管或支气管三维成像提高 DLT 型号（粗细）选择的个体化程度，合适的 DLT 型号有利于提高 DLT 的到位率。

6）气泡逸出法：Hannallah 等置入左 DLT 后，将一条细管的一端经右侧管腔置入到隆突部位，细管的另一端浸入盛水的烧杯中。当左侧单肺通气气管峰压达到 $30cmH_2O$ 时，未见烧杯中有气泡逸出为两肺隔离完善。用此法判断支气管套囊的密闭程度既简单又敏感，但不能判断置管过深。

7）$PETCO_2$ 监测法：Shafieha 等认为当两侧肺的通气 – 灌流比率基本相同时，两侧肺所测定的 $PETCO_2$ 波型、高度和节律是相同的。用两台 $PETCO_2$ 监测仪分别与 DLT 的气管导管和支气管导管连接，双肺通气时同步监测两侧肺的 $PETCO_2$ 波型，如一侧波型变小，高度变低，提示该侧管端对位不良。Shankar 等将 18 号针头分别刺入 DLT 的气管导管和支气管导管，针尾连接三通开关，再与一台 $PETCO_2$ 监测仪采样管连接，调整三通开关可分别测定双肺和单肺的 $PETCO_2$ 波型。该方法简单易行，但当患者两侧肺的 V/Q 比值因生理性或病理性因素有明显差异时，可影响对监测结果的判断。

8）X – 线定位法：只有左右管腔末端带有不透 X 线标志的 DLT 才能用 X 线胸片定位。辨别 DLT 位置的方法是在胸片上观察气管腔的标志与气管隆突的关系，以及支气管腔是否位于正确的支气管内。气管腔末端标志应在气管隆突之上，但这并不能保证导管位置完全正确，因在胸片中很难发现轻微的右上肺叶支气管阻塞。前后位 X 线胸片上如看不到气管隆突，就无法用于 DLT 定位。将 1ml 泛影葡胺注入支气管套囊内，可加强胸部 X 线对 DLT 管端的定位效果，但如果这种水溶性造影剂漏出套囊，会损伤支气管黏膜。拍摄胸片操作麻烦、冲洗显影耗时且较昂贵，并常在搬动患者放置胶片匣时发生导管移位，因此这种方法欠实用。亦有用胸部 CT 行 DLT 管端定位和分析套囊注气量与隔离效果的关系。这种方法可以作为一种研究手段，用于临床麻醉的常规定位方法则过于烦琐，尤其当患者体位改变后，难以追踪观测。

9）呼吸音声学监测：Tejman – Yarden S 等把声学分析作为早期检测 DLT 到位率的方

法。通过三个压电麦克风采集肺的呼吸声音样本，一个在胸部的每一侧，胸部的每一侧各放置一个压电麦克风，收集肺呼吸音样本。另一个放在右前臂，用于背景噪声采样。分别在双侧通气，选择性右肺通气或选择性左侧肺通气时进行声音采样，通过计算机对采集的声音样本进行过滤与精确定位的呼吸音的录音样本对比，判定 DLT 的到位满意度。

10）振动反应成像：Okuda I 等通过检测气流导致的胸壁振动程度和分布并由此产生的振动响应图像和视频帮助评估 DLT 的到位率。在单肺通气，振动反应成像清楚地显示正在通气肺显著的呼吸振动和呼吸声音的分布区域。通气良好的肺表现为通风面(呼吸声音的分布区域)较大和较深色的图像。在非通气肺检测到从肺通气经整个纵隔振动的传递残余振动和与通气侧分布不同的呼吸声音分布区域。因此，振动反应成像获得的肺部图像和视频可以提供有用的和即时的信息，以帮助单肺通气效果的评估。

(3) DLT 放置后通常面临的问题：DLT 管端位置正确，单侧肺通气时才能获得该侧肺各肺叶的有效通气，这对于术前肺功能较差的患者尤为重要。最常见的问题是 DLT 的支气管端不到位，如置管过深或过浅、管端发生旋转以及左 DLT 管端误入右支气管等。另外，由于 DLT 较粗，术后咽喉痛和声音嘶哑发生率较高。

1）置管过深：偏细的 DLT 容易置管过深。左侧 DLT 置管过深时管端可处在左下肺叶支气管开口处，甚至管端已置入左下肺叶支气管内，充气的支气管套囊将堵塞左上肺叶支气管开口，气管套囊则堵塞部分右支气管开口。右侧 DLT 置管过深时管端可进入右下肺叶支气管内，支气管套囊堵塞右上肺叶支气管开口，气管套囊堵塞部分左支气管开口。造成单侧肺通气时肺泡通气面积减少，容易发生缺氧。

2）置管过浅：选用过粗的 DLT 往往在管端未进入（或刚进入）支气管时已无法继续向前推进，使导管不能正确到位。如果支气管腔和套囊不能远达主支气管，每侧支气管均能双肺通气。有时尽管选用导管适宜，管端进入支气管不够深，支气管腔放在气管内而套囊过度充气，充的支气管套囊可将管端"挤出"支气管或部分堵塞对侧支气管开口。可能通过支气管腔使双肺通气，而气管腔表现为气管压过高，也可能双侧肺均无通气。置管过浅时管端容易发生脱位，失去肺隔离的作用。

(4) DLT 管端错位因素和发生率

1）改变体位或手术操作引起 DLT 管端错位：平卧位双腔支气管导管安置即使到位，一旦翻身(侧卧位)则可能出现错位。欧阳葆怡认为平卧位双腔导管安置到位，当由平卧位改侧卧位时，已固定妥善的 DLT 可因患者头低位使管端向前推进 2.7cm，亦可因头部后仰使管端退出 2.8cm，从而造成管端错位。Brodsky 等在应用纤维支气管镜检测听诊法定位中，发现平卧位错位占 48.5%，侧卧位错位占 85.3%。Hou HW 等 DLT 的研究发现FOB 定位后，患者侧卧位 DLT 错位率为 16.3%，其中 14.3% 的患者需要 FOB 重新定位。以上研究说明侧卧位后 DLT 高错位率不仅与体位改变有关也与呼吸音听诊水平密切相关。

2）已正确到位的 DLT，术中因提拉或挤压肺门或肺组织或抽吸气管内分泌物导致DLT 错位，右侧肺中、下叶病变时，如果插入右侧双腔导管，手术操作与牵拉肺脏也易使右上叶支气管口移动。

3)右上肺叶支气管开口位置异常：正常右上肺叶支气管开口位于距隆突2cm的右主支气管壁上，先天异常时此开口距隆突可不足2cm，或直接开口在气管壁上。置入右DLT尽管"深度合适"，但导管支气管端的侧孔无法与右上肺叶支气管开口对准，使右侧单肺通气时缺少右上肺叶的气体交换。对于上述情况，除应选择适宜型号的DLT外，通过FOB检查多数能够将DLT管端调整到正确位置。

气管延续性（额外）支气管畸形（tracheal bronchus）的发病率为0.1%~3%，Kawamoto等在200例肺癌手术遇到过3例这种患者。第一例患者选用双腔管插管有困难；另外两例，在FOB定位时发现。他们认为这种患者很难甚至不可能进行有效的单肺通气。因此，术前气管必须仔细评估，同时要注意气管延续性（额外）支气管畸形的可能性，以设计安全可靠的通气方式。

Iwamoto等也认为先天性异常支气管从气管或主支气管起源的发病率为0.1%~2%，这样的患者在麻醉诱导时可导致严重缺氧和肺不张。他们认为术前胸部X线片、CT图像及气管3D影像的检查可以确诊Ⅰ型气管支气管和气管节段性狭窄（type Ⅰ tracheal bronchus and segmental tracheal stenosis），并指导选择合适的双腔管或支气管阻塞管以保证实施安全有效的肺隔离术，确保安全和最佳的单肺通气，见图11-8至图11-10。因此，每一位麻醉医师应具备完整的气管支气管解剖的知识，熟悉气管支气管解剖的变化是非常重要的，这是准确放置双腔气管插管和支气管阻塞的关键。此外，应认识到气管支气管解剖随着年龄而变化，识别这些解剖标志，熟悉纤维支气管镜的使用以保证肺隔离装置的成功放置。一位麻醉医师不仅要完备的气管支气管解剖知识，还要熟练使用FOB并熟悉牢记FOB下这些解剖标志。Binstadt认为使用虚拟现实仿真支气管镜检查及电脑基础教程对提高住院医师FOB插管的技能大有裨益。

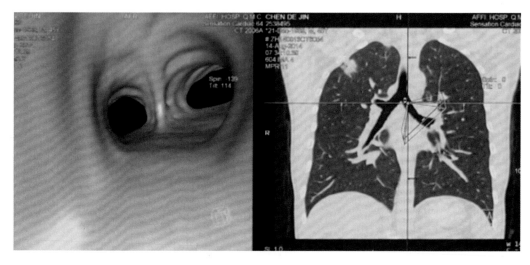

图11-8　气管隆突三维重建

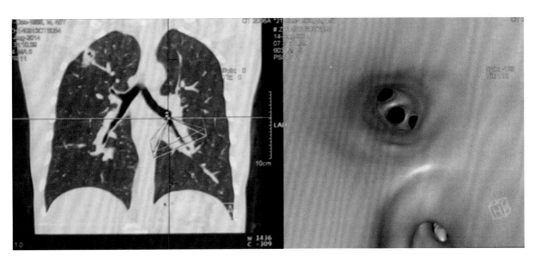

图 11-9　左主支气管上下肺叶支气管隆突三维重建

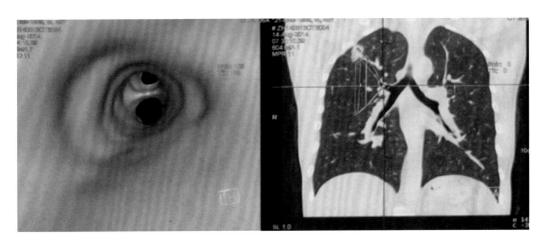

图 11-10　右主支气管及右上肺叶开口三维重建

二、支气管阻塞 bronchial blocker 设备

1. Fuji Uni-blocker 系统　DLT 的优势是每侧肺内均有一管腔,可实现有效肺隔离,也可以两肺分别进行机械呼吸和吸引,能用 FOB 直接观察每侧肺。DLT 与其他设备肺隔离技术相比,DLT 的缺陷在于有的患者气管和支气管存在解剖变异时,固定的双腔支气管导管设计不能发挥良好的隔离作用。

支气管堵塞法系将支气管堵塞囊通过单腔气管导管送入支气管实现肺隔离的一种技术。利用 FOB 引导,将气囊放入一需阻断的主支气管。其气囊为高容量、低压套囊,有一适宜的塑形而容易封闭支气管(图 11-11)。

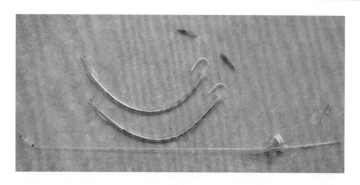

图 11 - 11　国产 Fuji 支气管阻塞系统（Fuji Uni - blocker Systems）

当需要单肺通气时，将气囊充气以阻断该侧的机械呼吸。阻塞导管 1.6mm 孔用于肺吸引萎陷，分泌物吸引有限，在低氧血症时可吹入一些氧气至萎陷的肺。由于手术操作的影响，尤其在右侧支气管堵塞时易发生堵塞囊移位。堵塞囊移位不仅造成隔离失败，严重时可堵塞主气管与通气肺支气管造成窒息。支气管堵塞时非通气肺的萎陷需要气体缓慢吸收或手术医师挤压完成。支气管堵塞适于手术方案改变需要紧急肺隔离而 DLT 插入困难的情况。支气管堵塞法隔离肺的主要缺陷在于不能对手术侧肺进行正压通气和吸引。气囊过度充气可损伤支气管，同时本实验应用的双腔支气管导管周径是 35Fr 或 37Fr，而封堵器组所用单腔管 ID 8.0mm，相当于周径 34Fr，可见 DLT 对气管的物理接触导致直接挤压明显较单腔管明显。研究证实术后声音嘶哑和咽喉痛发生率及严重程度直接与气管导管大小相关。同时 DLT 的插管、拔管及术中定位和使用均会对声带、咽喉等造成损害，而应用阻塞器的患者插管时只需插入口径明显小单腔管，且固定容易，定位阻塞器时单腔管无须再次活动，减少进一步损伤咽喉声带的机会。本实验中所有患者声音嘶哑均恢复较快，术后 3 天没有患者有声音嘶哑和咽喉痛的表现，72 小时后基本完全恢复。

2. Univent 管　是一带有支气管阻塞器的气管插管。支气管阻塞器被放在气管插管壁内的一小隧道内，其套囊与一排气口连接，当气囊充气时，能将阻塞肺气体排到大气中而使该肺塌陷。气囊在需要时送入而不需要时被撤出。当操作结束时，通常将阻塞器放气并退回到其隧道内。如果患者术后仍插用 Univent 管，可能在气管内意外被充气而阻塞气管。

Univent - 单腔双囊气管导管 1982 年由 Inoue 发明并应用于临床，Univent - 单腔双囊气管导管系一单腔导管，导管前开一侧孔，其间通过一直径 2mm 的支气管堵塞器，支气管堵塞器可在导管腔内前后移动（图 11 - 12）。Univent 管的插管方法与普通单腔气管导管相同，暴露声门后，支气管堵塞器朝上将导管送入声门，导管尖端过声门后左侧支气管堵塞时将导管逆时针旋转 90°，右侧支气管堵塞时将导管顺时针旋转 90°，导管插入深度与普通气管导管相同。确认双肺呼吸音后插入支气管镜，在支气管镜辅助下将支气管堵塞器送入相应的支气管内，套囊充气后听诊确定肺隔离效果。支气管堵塞器套囊不充气时即施行双肺通气。为防止堵塞器移位，在改变患者体位前可将堵塞器插入支气管较深的部位。从单肺通气向双肺通气或反之转换，只需内套管放气或充气即可完成。

Univent 导管临床应用的特点：①操作简单，对气管壁及声门损伤小，尤其适用于术前评估插 DLT 有困难者；②Univent 导管的规格从 ID 4.0～9.0mm 不等，选择范围大，能用于小儿，对插管困难的患者可用 Univent 导管；③因 Univent 导管单腔通气量大，解决了双腔管单腔通气量小的缺点；④开放性内套管可作术中吸引和吸氧，最突出的优点是可进行高频通气，改善单肺通气时低氧血症；⑤可用于长期通气，双肺单肺通气转换方便，术后保留导管方便，若手术结束患者回病房仍需继续机械通气，不需更换导管；⑥医用硅胶材料可减少黏膜损伤；⑦蓝色内套管为纤维镜提供更好的显示。放置方法见图 11 - 13。

主要存在的缺点：①相对小的阻塞导管内孔排除分泌物困难，如果需要肺萎陷时需要一段时间才能达到满意的状态；②全肺切除结扎支气管时常需内套管气囊放气和退到主气管时易发生漏气，此时选择 DLT 较好；③存在内套管异位或阻塞不全等缺点，隔离效果不稳定。发生率分别高达 17% 和 20%，有条件的医院在插入 Univent 导管时，可用纤维镜检查确定位置或调整位置；④该管的支气管堵塞器套囊属高容量高压套囊，堵塞器导管硬，因此有穿破支气管的可能。在不需要肺隔离的情况下意外对堵塞器套囊充气可造成急性气管梗阻；⑤Univent 管仅供熟悉使用它所含的支气管阻塞器的人采用；⑥价格昂贵。

Univent 临床应用最佳适应证：①胸腔镜手术；②开胸需肺萎陷的肺外手术；③单纯肺叶切除术。

Univent 插管方法：①盲插法:有条件可在支气管镜再次定位;②纤维支镜引导操作法。

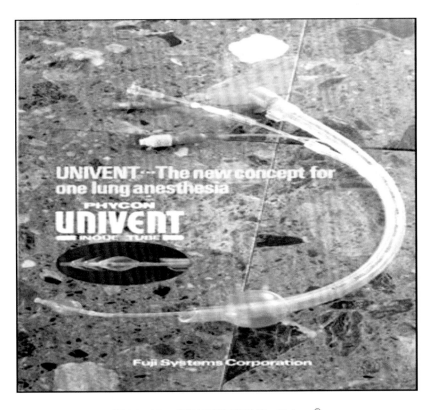

图 11 - 12 单腔双囊气管导管 - Univent®

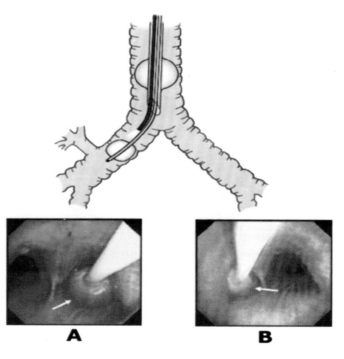

图 11 - 13   Univent® 放置

注：A：Univent®；放置在右主支气管的最佳位置；B：Univent®；放置在左主支气管的最佳位置；箭头指示为阻塞导管充气后的套囊

3. Arndt Blocker 支气管阻塞器（wire - Guided endobronchial blocker）　Arndt Blocker 是另一种肺隔离的技术，它被认为是一个独立的支气管阻塞。常用的有 7Fr 和 9Fr Arndt Blocker，长度为 65cm 和 78cm，内腔直径为 1.4mm。9Fr 的 Arndt Blocker 在靠近导管的远端有侧孔，利于促进肺塌陷。Arndt Blocker 有一个大容量低压椭圆形或球形套囊。不同形状的套囊变化便于右主支气管阻塞。使用球形套囊可以完全阻塞右主支气管，而不阻塞右肺上叶上支气管，而椭圆形套囊在阻塞右主支气管时可能部分阻塞挡右肺上叶上支气管。Arndt Blocker 的内腔包含一根柔韧的尼龙线，尼龙线的远端为一个小环，从导管的近侧端穿入从导管远端穿出。图 11 - 14 显示了 Arndt Blocker 和多端口连接器。尼龙导线的小环可固定在 FOB 上，在 FOB 牵引尼龙线引导 Arndt Blocker 阻断支气管。7Fr Arndt Blocker 需要使用 7.0mm 内径的单腔气管内管，9Fr 的 Arndt Blocker 至少使用 8.0mm 内径单腔气管导管。

患者存在困难气管，或在急性创伤时已经行单腔气管插管而术中紧急需要 OLV 时 Arndt Blocker 较 DLT 或 TCBU 有优势。Arndt Blocker 的另一个优点是它可以经鼻气管插管或者经气管造口实施 OLV。另外，它可以选择性的肺叶阻塞或在选择性阻断严重出血的肺叶支气管。Arndt Blocker 它可以和 Mallinckrodt CPAP delivery system（Mallinckrodt Inc., St. Louis, MO）连接实施 CPAP。注意 9Fr 的 Arndt Blocker 很难通过 7.0mm 的单腔气管插管。另一个限制是一旦去除尼龙导线环，不能再重新插入。因此术中重新定位是很困难，尤其是在左主支气管插管，除非更换一根新的 Arndt Blocker。另外，Arndt Blocker 本身管腔很细长，因此肺塌陷所需的时间较长。Arndt Blocker 放置方法见图 11 – 15，图 11 – 16。

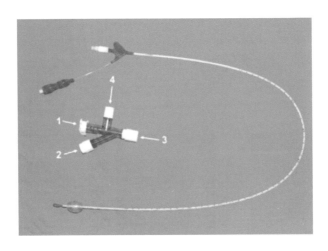

图 11 – 14　Arndt Blocker 阻塞系统

注：金属丝导引的支气管阻塞导管和多孔连接头。①FOB 孔/金属丝导引孔；②阻塞导管孔；③气管导管连接孔；④通气孔

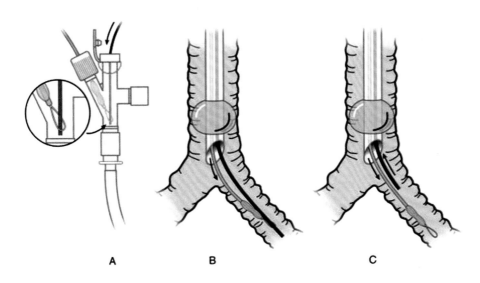

图 11 – 15　Arndt Blocker 放置方法

注：A：将 Arndt blocker 的尼龙环固定在 FOB；B：FOB 导引 Arndt blocker 进入左主支气管；C：Arndt blocker 进入左主支气管到位后退出 FOB

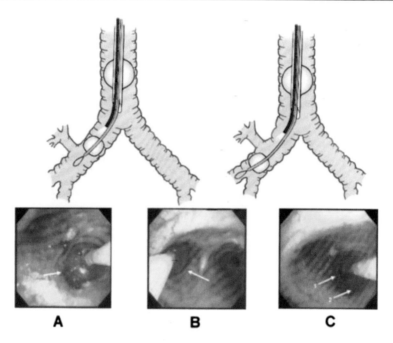

图 11 - 16   Arndt blocker 阻塞导管进入左主支气管到位后退出 FOB 并定位

注：A：Arndt blocker 放置在右主支气管的最佳位置；B：Arndt blocker 放置在左主支气管的最佳位置；C：Arndt blocker 放置在目标叶支气管；箭头 1 指示 Arndt blocker 充气后套囊的外侧面；箭头 2 指示右肺上叶支气管入口

4. EZ - Blocker™ Endobronchial Blocker——新一代阻塞系统   EZ - Blocker™ 是为单肺通气设计的新一代支气管阻塞器(图 11 - 17)。EZ - BLOCKER™ 可用于需要实施单肺通气的微创胸外科手术。双腔支气管导管长期以来一直是最流行的单肺隔离设备，以便实施单肺通气，双腔支气管导管主要缺点是与单腔气管插管比较气管损伤发生率高、困难气管插管备受挑战以及手术后需要呼吸机支持的患者需要更换单腔管。

上一代传统的支气管阻塞器可以克服上述缺点。然而，传统支气管阻塞需要更多的时间来放置和定位，全肺萎陷所需的时间较长，并且阻塞套囊可能发生移位，这些缺点限制了传统的支气管阻塞器的广泛接受。

新型的 EZ - Blocker™ 支气管阻塞器是由麻醉医生开发的专门为肺隔离而改进的设备。EZ - BLOCKER™ 支气管阻塞器设计了独特的 Y 形末端与气管分叉对应。一旦 EZ - Blocker™ 支气管阻塞器通过单腔气管导管的前端，其 Y 形末端分叉和自然引导到左和右主支气管。

EZ - Blocker™ 可安全牢固地放置在隆突位置，无须 FOB 引导，单肺隔离之前只需对 EZ - BLOCKER 相应套囊充气即可完成单肺隔离，最大限度地减少放置阻塞器后调整需要的时间并最大限度降低支气管阻塞器移位的可能性。分别见 EZ - Blocker™ 支气管阻塞器示意图 11 - 18，图 11 - 19。

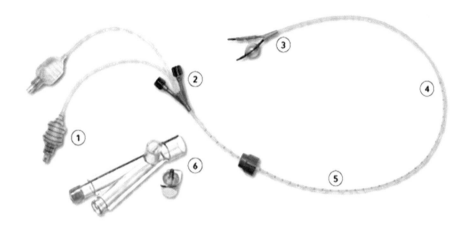

① 近段两个区别清楚的充气指示气囊

② 中央管可用于CPAP，可实施CPAP，也可以检测CO_2确定是否完全封闭

③ 远端独特Y型分叉，可使EZ-Blocker™支气管阻塞器直接放置在隆突上

④ EZ-Blocker™阻塞器由透视可见的材料制作的导管

⑤ 深度的标记

⑥ 多孔连接接头，用于通气、FOB或视频支气管镜检查及吸引

图 11 – 17　EZ – Blocker™支气管阻塞器

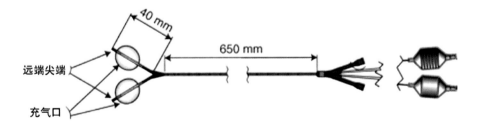

图 11 – 18　EZ – Blocker™支气管阻塞器示意图

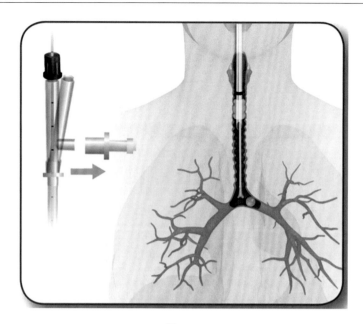

图 11 - 19 EZ - Blocker™支气管阻塞器的放置示意图

5. Fogarty 取栓导管导管作为支气管阻塞装置(fogarty catheter as a bronchial blocker)

Fogarty 闭塞取栓导管是一种专门设计用于血管取栓的设备,也有使用 Fogarty 闭塞取栓导管很成功的阻塞支气管达到肺隔离的报告,成人中用于支气管阻塞用的 Fogarty 的闭塞导管的共同大小包括:8/14 和 8/22 French(Fr)的导管,长度有 80cm。数字 8 指的是导管号的大小,14 和 22 分别为膨胀后球囊的直径为 14mm 和 22mm。Fogarty 闭塞取栓导管的球囊是一种高压,低容量压套囊,需要 0.5 ~ 10ml 使其的空气膨胀以阻塞支气管。Fogarty 闭塞取栓导管具有内装的钢丝,可以预成形导管前端,以钢丝导引到左主支气管。防治方法见图 11 - 20。

(1)该 Fogarty 的闭塞导管具有以下优点

1)它可以通过单腔气管内管的内腔。

2)左或右 DLT 放置和定位困难时,Fogarty 的闭塞导管可作为一种补救装置。尤其已经侧卧位,通过在 DLT 管腔内推进 Fogarty 闭塞取栓管实现有效肺隔离。

3)Fogarty 的导管作为一种选择性阻塞,被用来肺叶支气管瘘以减少放置 DLT 后瘘口气体泄漏,利于改善气体交换。

4)用两个独立的 Fogarty 闭塞取栓导管,可以方便的选择性封堵不同的两个右侧的肺叶。

5)Fogarty 闭塞取栓导管可用于需要单肺通气的气管造口术后患者。

6)最后,当 OLV 必需,如果口腔气管解剖结构异常,它可以经鼻使用。

(2)Fogarty 闭塞导管用作支气管阻塞的缺点是

1)Fogarty 闭塞取栓管毕竟是一种血管设备,而不是专门为支气管阻塞设计。

2)Fogarty 的导管是天然橡胶胶乳,对乳胶过敏者禁用。

3)Fogarty 闭塞取栓管无专门的通气腔,因此经 Fogarty 闭塞取栓管吸引或吹入氧气是不可能的。

4) 虽然它本身方便进入支气管, 不能同时和纤维支气管镜固定在一起同步插入。

5) 呼吸回路漏气是一个普遍的问题, 特别是当 Fogarty 的导管被放置在单腔气管导管中。使用连接适配器或把 Fogarty 闭塞取栓管单腔气管导管外, 这个漏气问题可以解决。

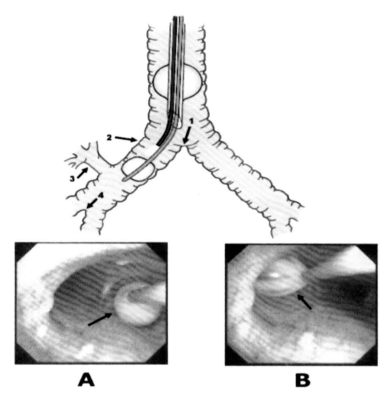

图 11 - 20 Fogarty 阻塞导管的放置和定位

注: 1. 气管的隆突; 2. 右主支气管; 3. 右上叶支气管; 4. 支气管中间部; A. 箭头指向 Fogarty 阻塞导管位于右主支气管的最佳位置; B. 箭头指向 Fogarty 阻塞导管位于左主支气管的最佳位置

6. 单腔气管导管支气管内插管 支气管内插管是最早应用的肺隔离技术, 该方法将单腔气管导管通过一定手法送入支气管达到肺隔离的目的。右侧支气管内插管较容易, 左侧支气管插管在患者头右转 90°的情况下较易成功, 支气管镜辅助下插管成功率高。右侧支气管插管易堵塞右上肺叶支气管。与支气管堵塞相似, 这种肺隔离技术对非通气肺的控制有限。费用低是该技术的突出优点。这种方不能从非通气侧肺除去分泌物, 现今已较少应用这种技术。

对开胸手术肺隔离最好的技术意见并不一致。一项研究 140 例行开胸或 VATS 手术的患者对 3 种常用的支气管阻塞(bronchial blockers, BBS) 分别是 an Arndt wire - guided BB、a Cohen Flexi - tip BB 和 a Fuji Uni - blocker 与左侧 DLT 进行肺隔离效果的比较, 开胸后由外科医生评价肺隔离效果。他们认为这 3 种 BBS 之间及 BBS 与左 DLT 的肺隔离效果无差异，BBS 较左 DLT 定位时间长并且手术期间经常需要重新定位，尤其 Arndt wire – guided BB 较另外两种需要更经常重新定位。另一项研究认为 Coopdech BB、Arndt 与 Univent 3 种阻塞器与 DLT 的肺隔离效果相似，这 3 种阻塞器咽喉痛和(或)声音嘶哑的发生率显著低于 DLT。

采用标准的普通气管导管，FOB 引导放置 Fogarty 取栓管阻塞支气管实现手术侧肺的塌陷。双腔管和支气管阻塞器被认为在临床上提供有效的单肺通气和手术侧肺塌陷方面性能相当，通过临床实验比较双腔气管插管和支气管阻塞，以确定最好的单肺通气设备。然而，在过去的 7 年里，对于气管异常的患者许多报告都倾向使用支气管阻塞器。双腔气管插管和支气管阻塞应该是每一个麻醉医师进行肺隔离技术医疗设备的一部分，但对于非专业的胸科麻醉医生，由于他们有限的胸科手术的麻醉经验，尤其对导管错置识别能力差。没有一种设备(双腔管或支气管阻塞器)被证明具有绝对优势。因此，从患者角度应根据患者具体情况而定，从麻醉医生的角度应选择自己最熟悉的肺隔离设备。

三、肺隔离的风险管理

肺隔离的主要并发症是气管创伤。防止气管创伤的主要措施为插管前详细的气管评估、选择适宜规格的导管、减小肺隔离时套囊内注气容量、仅在需要隔离时才对套囊充气、避免使用氧化亚氮以及插管时轻柔操作。

(罗友军)

第六节　有效的单肺麻醉

一、麻醉选择

肺癌手术包括全肺切除、肺叶切除、肺段切除等，手术无论采用开胸还是微创入路，均明显影响呼吸、循环功能。肺部恶性肿瘤的手术治疗常规需清扫区域淋巴结，与肺部良性疾病的手术相比，手术难度大、手术时间长、手术操作对纵隔内结构的牵拉与压迫可引起不良神经反射及术前疾病本身影响呼吸循环功能和手术可加重这种不良影响。因此，肺癌手术的麻醉处理与管理要求较高。为方便手术操作与保护健肺，肺癌手术多采用肺隔离技术实施有效的单肺通气/单肺麻醉。单肺通气(one – lung ventilation，OLV)麻醉是指在开胸手术时，选择性地进行健侧肺通气与麻醉，患侧肺或不通气肺萎陷，它能防止血液分泌物流向健侧肺或者为外科手术操作提供一个相对静止的术野，有利于手术进行。特别是胸腔镜手术需要完善肺隔离效果，患侧肺萎陷充分，从而提供清晰的术野，保证胸腔镜手术的顺利进行。肺癌手术的麻醉多采用全身麻醉：气管插管全身麻醉，可采用全凭静脉麻醉、静 – 吸复合或全凭吸入麻醉等。在胸科手术中全凭静脉麻醉较全凭吸入麻醉更具有优势，尤其对支气管镜检查术、肺减容手术、肺移植术合胸腺切除术有益。全凭静脉麻醉更安全和更具有操作性。对于手术中需要反复清理呼吸道的患者全凭静脉麻醉可保证稳定的麻醉深度。近年来胸段硬膜外腔阻滞复合全身麻醉方法与日俱增。其优点为术中有利于减少手术中麻醉药用量，术后保留硬膜外导管用于术后镇痛，减少术后肺部并发症的发生率，利于患者恢复。

1. 胸腔镜下肺叶切除手术的历史和现状　1910 年，瑞典的 Jacobaeus 首次使用膀胱镜行胸部疾病治疗，把胸腔镜的概念引入到临床。当时无有效的抗结核药物，结核病的治疗有效地方法是人工气胸。Jacobaeus 医生采用电灯泡为照明，加热后的金属器械烫断肺与胸壁的粘连束，增加人工气胸的萎陷效果。1992 年，Lewis 首次报道了胸腔镜辅助施行肺叶切除，即"砍树头"式肺叶切除（simultaneous stapling），用直线切割缝合器将肺门根部一并钉合切除，为非解剖式肺叶切除。经过近 20 年的发展，胸腔镜技术不断成熟。随着专用器械（如 endo – cutter）的出现及完善，显像技术的进步，随后 Shigemura 和 Yin 率先报道了出现了不撑开肋骨、经肋床入胸的解剖式全胸腔镜肺叶切除术，并迅速得到普及。以美国为例，胸腔镜下肺叶切除占全美肺叶切除术的比例逐年上升，2003 年为 5%，2006 年为 18%，2007 年升至 20%，呈逐年升高趋势。在国外的很多胸外科中心，胸腔镜手术已经远远超过开胸手术，所占比例甚至超过 80%。该种术式早已经成为 NCCN 和 ACCP 治疗指南中肺癌治疗的标准术式。1995 年我国即有报道此类手术的开展，近几年发展迅速，全国各地均有开展。全胸腔镜下肺叶切除正逐步被各级胸外科医生所接受。"单孔式""单向式"是我国发展起来的胸腔镜手术方式。我院胸腔镜下的肺叶切除手术占总的肺叶切除手术的比例约 80%，目前开展了全胸腔镜下袖式肺叶切除、合并胸壁切除、全肺切除、气管成型和部分肺叶切除等复杂胸外科手术。随着胸腔镜下的肺叶切除手术日益增多，目前 80% 的胸外科手术在胸腔镜下实施，同时胸腔镜可以使 80 岁以上，$FEV_{1.0} < 0.8$ 或 $FEV_{1.0} < 50\%$ 等传统开胸手术禁忌的患者得到手术机会。另外腔镜手术日臻成熟并逐渐发展到机器人辅助的腔镜手术和远程手术（tele – surgery）对麻醉技术和管理的要求也更高。

电视胸腔镜辅助胸部手术（VATS）已经越来越多地用在各种涉及胸膜、肺、纵隔手术。有研究认为对于部分肺叶切除和（或）肺段切除的胸腔镜微创手术也可以采用局部麻醉，如胸段硬膜外阻滞麻醉，自主呼吸下术侧肺的塌陷以及术野的暴露同样令人满意。通过胸内迷走神经阻滞来实现对患者咳嗽的抑制，可减少纵隔摆动，减少对操作的干扰。胸段硬膜外麻醉（TEA）可获得足够的麻醉和镇痛。同时，外科手术引起的气胸时，膈肌功能保存和有效的 HPV 使患者接受清醒 VATS 成为可能。单纯行硬膜外麻醉阻滞可致支气管张力及气管反应性的增加，对肺组织的牵拉可激发咳嗽反射，干扰手术操作。

在切开胸膜前应在做辅助呼吸时适当加压，随着胸膜腔切口的加大而相应增加辅助呼吸的通气量及压力，避免术侧肺快速萎陷，从而避免或减轻纵隔摆动和反常呼吸。为减少手术操作不良刺激的传导，可以利用局麻药阻滞肺门等敏感部位。胸内迷走神经阻滞可抑制气管的高反应性和神经支配的高紧张性造成的气管持续性阻力增加，提高气管平滑肌的顺应性，从而降低了气管的阻力。由于支配心脏的心丛是双侧迷走神经组成，一侧迷走神经阻滞不会对心血管系统造成不良影响，因此胸内迷走神经阻滞可有效抑制咳嗽而不影响心率、呼吸频率以及血压。胸内迷走神经阻滞进入胸腔后行迷走神经阻滞，右侧迷走神经阻滞点在气管下部（奇静脉弓上方 3.0cm 处气管表面），左侧手术阻滞点在主动脉肺窗(动脉导管三角后界),腔镜直视下用2%利多卡因迷走神经干进行阻滞。胸内迷走神经阻滞来实现对患者咳嗽的抑制其效应可持续3小时以上。对清醒VATS避免全身麻醉相关的潜在的不良反应,如插管相关的创伤、肺炎、呼吸机相关性肺损伤、神经肌肉阻断药的影响,以及手术后的恶心和呕吐等。此外,清醒VATS还有减少肺和心脏病发病率和死亡率的优势。从早期病例的初步结果表明一定的好处,包括较高的患者满意度、较少的护理、较少的咽喉疼痛、可以早期进食、心脏病发病率较低、围术期疼痛轻、降低成本并缩短住院时间。然而,实施清醒VATS麻醉对麻醉医师提出了特别的挑战,需要格外警惕。潜在的危险包括手术引起气胸后的反常呼吸和纵隔移位,可能导致渐进性低氧,高碳酸血症和低血压。迷走神经阻滞不能完全解决患者术中的纵隔摆动问题,对于术前肺功能较差的患者,保留自主呼吸不能维持其术中血氧饱和度。麻醉医师应充分了解将要实施的清醒VATS的步骤,实施清醒VATS的麻醉医师应具有渊博的病生理知识和丰富的临床麻醉管理经验。了解潜在的问题,正确判断,把握手术适应证。初学者可通过简单的非插管胸腔镜手术逐渐积累经验,必要时毫不犹豫地转换为气管插管全身麻醉。

尽管学者们对清醒VATS的麻醉进行了较多探索,清醒VATS存在诸多好处,但由于开胸对机体呼吸循环的显著影响,我们认为气管插管全身麻醉依然是肺癌手术主流麻醉方法。胸部手术选用硬膜外麻醉不能阻断全部来自胸腹部的传入神经冲动,牵拉反应难以完全清除,呼吸管理也比较困难。胸段硬膜外阻滞了胸段交感神经,抑制HPV,从而肺分流增加,动脉血氧分压下降。但胸段硬膜外阻滞,可以阻断心交感神经、减轻心脏应激反应,还可以直接扩张狭窄的冠状动脉,改善心肌血液供应、减轻心肌缺血,有利于心血管系统稳定。

2. 双腔气管全身麻醉

(1)胸科手术全身麻醉的特点:胸科手术麻醉要求麻醉医师除遵照全身麻醉的一般原则外,还要掌握胸科手术麻醉的一些特殊之处:剖胸手术均是在剖胸侧肺部分萎陷或萎陷的情况下进行手术,肺内分流量增加,导致肺静脉血掺杂,可出现低氧血症。故无论做气管内全麻还是行单肺通气,呼吸管理的任务之一都是要尽力缩小VA/Q比值的失调。①麻醉处理与管理要求高:因为手术开胸影响呼吸(肺)、心脏大血管功能和纵隔丰富的神经反射,要求对胸腔解剖,呼吸、循环生理有深刻的认识。密切关注手术进程,对麻醉中发生的异常情况及时诊断加以处理;②部分肺癌患者如术前存在不同程度的低氧、心肺功能不全、营养障碍、肝肾功能损害等,胸手术麻醉可能加重原来器官功能的损害;③围麻醉诱导期血流动力学稳定的重要性:肺隔离技术常需双腔气管插管,双腔气管导管管径较粗,插管和导管定位等操作对咽喉、气管内感受器的机械刺激较单腔气管导管强烈。另外,肺癌患者多数为老年人,心肺储备功能降低,常合并心脑血管及其他重要脏器疾患。气管插管反应对于老年患者尤其合并心脑血管疾患的老年人尤为不利。

(2)麻醉诱导:由于双腔气管的管径粗、插管和导管定位等操作对咽喉和气管内感受器的机械刺激较单腔管强烈和持久,为了减轻气管插管反应往往需增加麻醉性镇静和镇痛药用量,在完成气管插管后手术切皮前易导致气管插管后循环抑制;如果减少麻醉性镇静和镇痛药用量，则往往引起强烈的气管插管反应。另外，微创手术、开放手术以及手术的不同进程和操作的刺激不同。因此，合理调控肺癌患者尤其合并心脑血管疾患的老年患者胸科手术麻醉的深度与气管插管和手术刺激的关系，在适宜的麻醉深度下围术期血流动力学平稳，提高围麻醉期的安全。

1）患者术前一般情况较差，可选用咪唑安定（$0.2 \sim 0.4 \text{mg/kg}$）－芬太尼（$5 \mu \text{g/kg}$）或舒芬太尼加足够肌松药，可避免插管期心血管反应。

2）患者术前一般情况较好，可选用异丙酚（$1.5 \sim 2.0 \text{mg/kg}$）－芬太尼或舒芬太尼加足够肌松药，可提供快速的气管插管条件。

3）气管插管前进行充分表面麻醉的重要性：尤其对老年患者，气管插管前进行充分表面麻醉对围麻醉诱导期血流动力学稳定有益。研究证实麻醉诱导前应用美托咪啶有利于维持患者心血管功能的稳定，具有较好的辅助全身麻醉作用。

二、单肺麻醉的呼吸循环的管理

1. 单肺麻醉的呼吸管理　胸科手术对呼吸和循环带来一系列的不良影响，加上胸腔又是一个内感受器十分丰富的体腔，这些感受器主要分布在肺门、主动脉弓部、隔以及肋间神经分布的胸壁部位，手术的强烈刺激常可引起应激反应的加剧。一些肺部手术又易于引起肺内感染的扩散或气管梗阻以致窒息。胸科手术的麻醉对呼吸管理有较高的要求，必须维持呼吸道通畅，尽可能避免低氧血症和高二氧化碳血症，有适宜的麻醉深度。

（1）单肺麻醉期间低氧血症的原因和处理

1）单肺麻醉时低氧血症的原因：单肺麻醉引起低氧血症的最主要机制是双肺的 V/Q 比值失衡。有 5% ~ 10% 的患者可发生显著低氧血症，甚至危及患者的生命安全，如何降低单肺麻醉时肺内分流和怎样提高 PaO_2 是单肺麻醉中的关键问题。单肺麻醉期间低氧血症的发生原因参见（开胸后对呼吸的影响），存在下列情况更容易导致低氧血症的发生：①下侧肺原有某些病变，血流量分布减少；②下侧肺的支气管前端遇阻，常见于插管过深；③吸入纯氧的时间过长导致的吸收性肺不张；④侧卧位的体位不当，如腋下支撑物过高等；⑤下侧肺的分泌物不能及时排除，出现阻塞性肺不张；⑥因下侧肺处于左心房水平以下，在长时间侧卧位时发生肺间质水肿，使小气管闭合和肺容量下降等。这些因素可使下侧肺的血液流向上侧肺，结果使下侧肺的 V/Q 比值更小，低氧血症的趋势更加严重。影响因素包括体位、全身麻醉、开胸以及 HPV。单肺通气时氧合不良的主要原因包括通气肺本身的病变和隔离技术机械性因素。隔离技术机械性因素包括双腔管或支气管插管位置不良影响通气，通气管被血液、分泌物或组织碎屑堵塞影响通气，通过调整插管位置与清理通气管可很快纠正这种通气不良。合并慢性肺疾患在单肺通气时气管内气体分布不均衡增加，小气管过早闭合易导致通气不良。

A. 体位与开胸的影响：麻醉后侧卧位时，肺血分布的模式依然是下肺占优势。开胸前上肺通气比下肺通气好。所以，麻醉后侧卧位时上肺通气好但血流不足，下肺相对通气不良但血流灌注良好，肺通气血流比的改变必然影响肺通气。开胸后肺萎陷，开胸侧肺泡通气明显减少，但肺血流并未相应减少，造成开胸侧肺通气不足而血流灌注良好的情况，通气血流比的降低造成肺内分流。麻醉后非开胸侧肺受腹腔内容物、纵隔、重力的影响通气不良，而血流灌注相对较多，同样造成通气血流比的降低出现肺内分流。肺内分流使动脉血氧分压下降出现低氧血症。

B. 全身麻醉药及其他常用的药物的影响：曾广泛应用的挥发性卤族麻醉药如果吸入浓度过高，则对 HPV 反应呈现抑制效应。例如，吸入 5% 的氟烷或吸入 5% 的乙醚即可抑制 HPV 的发生。也就是说，挥发性卤族麻醉药吸入全麻越深，HPV 抑制越严重。在单肺麻醉中吸入异氟烷/七氟烷不抑制 HPV，并且优化肺的 V/Q 比值，不同于异氟烷吸入七氟烷不引起体循环和肺循环血管扩张。

绝大部分非吸入性麻醉药和麻醉辅助药，如硫喷妥钠、氯安酮等全麻药，镇痛药如芬太尼、哌替啶、吗啡、镇痛新（喷他佐辛）等，局麻药、利多卡因、丁哌卡因等，以及安定药氟哌利多、氯丙嗪等均不影响 HPV 活动。

C. 其他常用的药物中，血管扩张药物均可抑制区域性的 HPV，包括硝酸甘油、硝普钠、多巴酚丁胺、钙离子通道阻断药以及一些 β_2 受体激动药（异丙肾上腺素、间羟喘息定、沙丁胺醇等）。血管收缩药如多巴胺、肾上腺素、去甲肾上腺素等，首先收缩正常供氧的肺血管，使血管阻力增强，血流减少，其结果则使萎陷部分即缺氧部分的血流量增加，从而削弱该区的 HPV。

2）单肺麻醉期间低氧血症的处理：尽管在肺局部缺氧时存在着 HPV 这种自身调节机制。在单肺通气时，常很难避免低氧血症的发生，针对这个问题，很多学者做了这方面的研究工作。

A. 吸入氧气浓度：单肺通气期间，提高吸入氧气浓度，甚至吸入纯氧可提高通气侧肺动脉血氧分压使肺血管扩张，通气侧肺血流增加不仅降低通气血流比值失调，还有利于更多地接受非通气侧肺因缺氧性肺血管收缩而转移过来的血流，其益处远远超过其危害。Benumof 强调单肺通气时吸入纯氧。几个小时的纯氧吸入不会产生吸收性肺不张，其化学毒性也不会发生。因为吸入纯氧会提高动脉血氧分压（PaO₂），更多地接受非通气侧肺 HPV 转移过来的血流，增进了患者的安全。氧化亚氮－氧——麻醉药－肌松药的麻醉方法中，氧化亚氮可使吸入氧浓度下降，结果使通气侧肺产生 HPV 反应，影响血液向本侧肺的转移，导致低氧血症。也有观点认为纯氧易使肺泡萎陷，超过 12 小时纯氧吸入易引起通气侧肺炎性反应，同时使用博来霉素（bleomycin）、氨碘酮（amidarone）及丝裂霉素（mitolyCin－C）时注意防止发生氧中毒。另外，分流量超过 50% 时，吸入纯氧基本上不能提高氧分压。高浓度氧气吸入只能对通气不足的肺泡有用，因此只要避免有通气不足的肺泡，吸入高浓度氧似无必要。

B. 容量控制通气模式（volume controlled ventilation，VCV）下潮气量和呼吸频率选择：在保证循环系统稳定的前提下，一般认为单肺通气应维持足够的潮气量和较快的呼吸频率。为保证通气肺的完全膨胀，减少通气血流比值失调，单肺通气时潮气量应接近双肺通气时的潮气量潮气量（VT）大于 14ml/kg 可使肺泡平均压升高，肺血管受压使肺血流返至手术侧萎陷肺；VT 小于 8ml/kg 可使气管闭合和 Qs/Qt 增加，潮气量不足可影响氧合。此外，要调整呼吸频率，呼吸频率与双肺通气时的频率相同或呼吸频率较双肺通气时增加 20% 左右。维持 PETCO₂ 40mmHg 左右为宜，注意不要过度通气，过度通气可抑制上侧肺的 HPV。单肺通气时最大的危险在于发生低氧血症和高碳酸血症，因此，施行单肺通气时，在连续监测 SpO_2 及 PCO_2 的同时，必要时动脉血气分析。呼气末正压（PEEP）可以增加呼气末的肺泡容积，改善肺的功能残气量，防止肺泡的塌陷，增加氧合时间，提高 PaO_2。有研究认为单肺通气时采用 PEEP 通气，只要方法正确，可预防低氧血症，最佳 PEEP 水平为产生最大肺顺应性的 PEEP 压力。但也有相反观点，认为 PEEP 使肺内压升高，肺小动脉受压，血管阻力增加，驱使血液流向非通气侧肺，影响动脉血的氧合，而导致分流量增加。

C. 保持气管通畅，维持满意的通气：保持通气侧肺导管管腔和气管通畅。侧卧位开胸手术气管导管易移位、扭折、脱出或被患侧肺、支气管内痰液、分泌物、血液倒流和组织碎屑等的堵塞，造成支气管阻塞或肺不张，麻醉中应随时吸引气管导管腔内的分泌物与血液，保证气管通畅。血凝块引起的急性气管内插管梗阻是令人恐怖的、潜在的、危及生命的并发症。Ku CM 等运用纤维支气管镜对双肺减容手术患者术中出现难治性低氧血症进行了治疗，其用直径 4mm 的纤维支气管镜对远离手术操作区域的肺叶甚至肺段进行选择性通气，效果显著且不影响手术操作。通气的过程中与术者沟通，以不影响手术操作为限。上述方法技术要求较高限制了其在临床实践上的推广。该方法对设备及麻醉医生的纤维支气管镜使用技术要求较高，限制了其临床的推广。

麻醉期间支气管痉挛是引起胸膜腔内压增加的重要因素。术中支气管痉挛的原因：①麻醉过浅或肌松不足产生呼吸机不同步：此时气管内压增加影响肺通气与回心血量致低血压，应加深麻醉；②慢性炎症或过敏性因素：及时应用解除支气管痉挛药物，必要时应用激素如地塞米松，预防麻醉期间支气管痉挛及气管阻力增加，减轻或消除由肺塌陷所致的矛盾呼吸及纵隔摆动。

D. 双侧肺通气的时机和方法：开胸手术采用双腔支气管插管行分侧肺通气，即下肺间歇正压通气（IPPV）。真正由于分流而不能实施单肺通气的情况所占的比例并不高，临床上单肺通气时出现低氧血症常因导管选择不当或位置不良所致，所以成功实施单肺通气的关键之一是双腔支气管导管或支气管阻断导管的位置放置和理想位置的维持。在双腔支气管导管或支气管阻断导管的位置理想时，不能维持满意的 $PETCO_2$ 和 SpO_2，在保证双腔支气管插管定位理想的前提下，可采用下侧肺 PEEP $5cmH_2O$，如果缺氧状态得不到改善，可采用上侧肺辅助通气，常用的方法有：①尝试应用一根内径约 0.3cm、长 10cm 有一定硬度的供氧管，送入术侧支气管导管，吹入 1~2L/min 的纯氧，肺持续低流量的吹入氧气时可以在一定程度上扩张手术侧侧肺，从而保持上侧肺的气管开放，可增加非通气侧肺泡内的氧浓度，因而使得流向非通气侧的部分血流得到氧合，减少 Qs/Qt，改善 V/Q 比值，低氧血症多可改善；②术侧持续气管正压（CPAP）通气，可以使上肺血流有一定氧合，同时增加血管阻力，使血流转向下肺，减少肺内分流，提高动脉氧合。压力为 0.5~1.0kPa，也有人认为压力不超 $5cmH_2O$，CPAP 的压力过大使肺扩张，而影响外科医生的操作而且可能减少患者的心输出量。早先术侧肺实施 CPAP，需另外一部麻醉机及气源，近期报道使用术侧支气管导管口部分封闭的方法，调节术侧肺通气的压力，可以提供 CPAP，使这项技术变得简易。更好的方法是使用美国 Tyco 生产的 CPAP 系统，此系统由防折输氧管、呼吸皮囊、可调 CPAP 阀和标准的 15mm 接口组成，压力调节 2~10cmH_2O，给临床使用带来极大的方便，目的使上肺血流有一定氧合，同时增加血管阻力，使血流转向下肺。压力为低压 PEEP 或非通气侧肺采用持续呼吸道正压（CPAP）5～10cmH$_2$O，可以有效地降低肺内分流，明显地改善 PaO$_2$。手术侧肺辅助通气会使患肺轻度膨胀，对胸腔镜手术的操作有一定影响；③用高频喷射呼吸机，经总支气管插入小管手术侧肺持续供氧，有条件时可采用高频通气（high - frequency jet ventilation, HFJV），以9.8～14.7N/cm^2（1.0～1.5kgf/cm^2）0.1～0.15mPa 的压力，100～120 次/分的频率吹入纯氧，可增加功能残气量，增加动脉氧合，从而提高 PaO$_2$。

即使无低氧血症，也尽可能缩短单肺通气时间，因为适当时间内的肺萎陷引起的肺损伤是有限的，可通过间断张肺减轻长时间肺萎陷引起的肺损伤，在不影响手术操作的情况下每小时以手法吹张双肺 3～4 次，以防长时间肺压缩导致术后肺不张。

E. 充分的镇痛和肌松：保证手术野完全安静是手术成功的先决条件，麻醉维持应在良好的肌肉松弛状态下机械控制单肺通气，避免自主呼吸动作干扰。充分的肌松，使下侧肺及胸壁顺应性增大，防止下侧肺内压和气管压在通气时过高所致的肺血管受压，血流量减少。开胸手术由于创伤大，术中对镇痛要求较高，可适当增加镇痛药物的用量，必须保持患者处于无痛安静状态，避免因麻醉过浅因牵拉肺门所致的呛咳，防止纵隔摆动，患者突然苏醒或躁动等意外发生。另外，维持适当的麻醉深度与足够的肌松有利于降低耗氧。

F. 手术侧肺压缩/尽早结扎肺动脉：开胸后为减轻上肺 V/Q 异常，可请术者尽量将手术侧肺压缩，以减少 V/Q 不均造成静脉血掺杂增加。当行肺切除时尽快结扎肺动脉，以减少肺内分流，结扎后即可使 PaO$_2$ 上升。但这并不适用于非肺的其他开胸手术。

G. 避免使用 HPV 的血管活性药物：除非有特殊情况，应尽量避免使用影响缺氧性肺血管收缩的血管活性药物。

对上述方法处理也不能维持满意的 PETCO$_2$ 和 SpO$_2$，只能氧血症采用纯氧短暂双肺通气可迅速纠正低氧血症。同时说服术者将微创手术改为开放手术，患者的安全永远比手术更重要。

3）呼吸功能监测：有条件可连续监测呼吸各项参数指标，观察压力 - 容量环、容量 - 流量环、CO$_2$ 曲线图形，可及时反映通气流量、通气量、肺顺应性、气管压力、呼吸末二氧化碳分压（PETCO$_2$）等的动态变化和及时肺部听诊，以上呼吸功能检测中应强调持续脉搏氧饱和度（SpO$_2$）和度监测与 PETCO$_2$ 监测，间断监测血气。SpO$_2$ 与 PETCO$_2$ 监测是胸科手术麻醉的必备检测项目。血气分析是需要的，但 SpO$_2$ 与 PETCO$_2$ 的反映更为及时。密切注意如潮气量、气管压力和 PETCO$_2$ 等呼吸机的各项参数的变化，维持气管压力不高于 1.96kPa（20cmH$_2$O），单肺通气时则 <40cmH$_2$O，吸入 100% 氧气。

（2）单肺通气的管理新观念：对开胸手术患者机械通气往往是具有挑战性的。这些患者往往有显著的并存疾病，包括心肺疾病，对于这类患者行单肺通气时围术期呼吸道并发症是常见的，尽管存在多因素的病因，越来越多的证据表明呼吸道并发症与机械通气密切相关。气体交换首要目标仍是提供终末器官充分氧合，但这对于降低急性肺损伤的风险是一个很小的目的。每种呼吸策略均有有益效果和潜在的不利的不良反应，临床医生应充分理解各种通气策略对患者的影响，有针对性地选择最优的机械通气方案。在单肺麻醉中，在保证良好的动脉氧合前提下，实施保护性单肺通气是一个关键问题。保护性肺通气策略(lung protective ventilation strategy，LPVS)最初是在急性肺损伤(acute lung injury，ALI)/急性呼吸窘迫综合征(acute respiratory distress syndrome，ARDS)和其他原因导致的呼吸衰竭的治疗中提出的机械通气策略，其目的是在进行机械通气支持的同时，保护肺组织免受呼吸机相关肺损伤(ventilator induced lung injury，VILI)。它主要包括：小潮气量、呼气末正压(positive end-expiratory pressure，PEEP)、容许性高碳酸血症(permissive hypercapnia，PH)、肺复张策略(alveolar recruitment strategy，ARS)、压力控制通气(pressure controlled ventilation，PCV)等。近年来 LPVS 在 OLV 中的作用也逐渐受到麻醉医师重视。目前由于大部分麻醉机仅有容量控制通气模式(volume controlled ventilation，VCV)，加之对 LPVS 的认识不足，胸科手术单肺通气(one-lung ventilation，OLV)的主流仍然是 VCV 通气模式。VCV 通气模式下，一般选择潮气量(TV)8~10ml/kg，频率 12~14bpm，吸呼比(I：E)为 1：(1.5~2.0)。即使有些患者在单肺隔离满意时，VCV 通气模式通常气管压会明显增高，而过度增高的气管压可能会导致通气侧肺肺泡内的血管受压，使血管阻力增高，这样一部分血流就转移到塌陷的对侧肺，导致动静脉分流增加。有时为了降低气管压，麻醉医生在 OLV 时通常会选择高频率低潮气量，高频率低潮气量的通气模式容易使通气侧肺出现肺膨胀不全，有时更加不利于氧合。

这种情况下，对开胸手术麻醉医师有两种保护性通气策略。一种观点认为可以选择在 VCV 通气模式下选择小潮气量结合健侧合适的 PEEP 和 pH；另一种观点认为选择在压力控制通气模式(pressure controlled ventilation，PCV)加合适的 PEEP 作为保护性通气的选择。

1)VCV 模式小潮气量结合健侧合适的 PEEP 和 pH 单肺通气策略：传统观点认为 OLV 时应采用接近双肺通气时的潮气量，因为大潮气量确实能增加动脉氧分压，但在 OLV 时大潮气量可造成肺损伤，术后将引起肺呼吸功能不全，使 ALI 发病率显著增加，并明显增加某些有害炎性细胞因子的产生。潮气量大于 700ml 和呼吸道峰压大于 30cmH$_2$O 是 ARDS 的独立危险因素。近年来，多个指南建议在 OLV 中用小潮气量，但小潮气量对肺也有损伤的可能。潮气量过小时可引起肺通气不足、小气管过早关闭、肺不张和肺顺应性降低，通气血流比例失调，产生严重的低氧血症，并加重肺部感染及 ALI。

健侧予适当的 PEEP 可以增加功能残气量，改善通气/血流比例失调，防止术中发生肺泡萎陷，增加肺的顺应性，可明显降低术后 ALI 的发生，减少住院时间。应用 6ml/kg 潮气量结合 5cmH$_2$O 的 PEEP 保护性肺通气较单纯应用 9ml/kg 的潮气量，术后 IL-6、TNF-a 产生明显减少。

但是最佳 PEEP 值的确定比较困难，PEEP 是指在应用呼吸机时于呼气末期在呼吸道保持一定正压，使萎陷肺泡复张，适当的 PEEP 增加肺顺应性改善动脉氧合。但由于 PEEP 使胸膜腔内压升高及肺容量增大，静脉回流受阻，不适当的 PEEP 会造成血流动力学明显紊乱。曾有报道，5cmH$_2$O PEEP 时心输出量无明显变化，而 10cmH$_2$O PEEP 时心输出量则明显减少。有研究认为可根据静态 P-V 曲线来确定最佳 PEEP 值。该曲线的变化特点是在吸入相的初期压力增加较快，但容量变化较小，当压力增大到某一点时，则容量变化突然增大，该点的压力即为最佳 PEEP 值，其可较好地改善肺顺应性、改善氧合，同时又可避免因呼气末肺内压力过高所致肺内血流动力学异常，进而达到保护性肺通气的目的。

小潮气量通气时，有可能产生高碳酸血症，最近的研究表明在没有相关禁忌证时适当的高碳酸血症是有益的，它可使氧解离曲线右移，为组织提供更多的氧。Hager 等报道在肥胖患者中，轻微的高碳酸血症（$PETCO_2 = 50mmHg$）可使皮下氧分压增加 22mmHg。虽然高碳酸血症对心肌有直接抑制作用，但是心肌抑制通常发生在 $PaCO_2$ 大于 75mmHg 时，在 OLV 中，轻微的高碳酸血症可增加心脏射血分数和肺血管阻力，降低微循环阻力，对缺血性肺血管收缩也有加强作用。现多数观点认为，OLV 中采用 4~6ml/kg 潮气量并结合适当的 PEEP 和 pH 是一种有效的保护性肺通气策略，既能较好地降低低氧血症、肺不张发生，又可避免气管内压力过高，导致肺组织的气压伤及血流动力学异常，改善围术期患者症状。

2）PCV 加 PEEP 通气策略

A. 传统 VCV 和 PCV 的比较：VCV 是在吸气时由呼吸机产生正压，将预设容量的气体以恒速气流送入肺内，气管压力升高；呼气时肺内气体靠胸肺弹性回缩，排出体外，气管压力回复至零。VCV 的气管压力波形见图 11 – 21A。PCV 是时间切换压力控制模式，其特点是气管压力迅速上升到预设峰压，后接一个递减流量波形以维持气管压力于预设水平。PCV 时若肺顺应性或气管阻力发生改变时，潮气量即会改变，其优点可降低气管峰压，气体分布更加均匀，改善气体交换。PCV 与 VCV 两种通气方式中，哪种通气方式更好，临床仍有不同看法，但 PCV 减速气流相对于 VCV 恒速气流来说打开肺泡效果更好，而且有利于气体在肺内的交换，提高肺通气和血流比值。目前的研究认为 PCV 与 VCV 比较能较好改善肺的顺应性，降低平台压，进而可减轻肺损伤。PCV 的优点是：①降低气管峰压，减少气管高压发生的危险性；②气体分布更加均匀；③改善气体交换。PCV 的气管压力波形见图 11 – 21B。

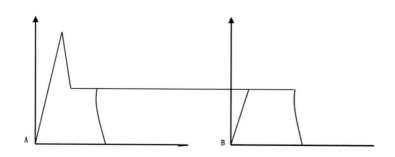

图 11 - 21　VCV 与 PCV 的气管压力波形 PCV 的气管压力波形

B. OLV 新方案：保证单肺隔离满意的前提下，OLV 期间出现氧合问题的病生理基础是肺膨胀不全和动静脉分流增加导致 V/Q 的不匹配。通气侧肺的过度膨胀会进一步加重 V/Q 比失衡，使氧合恶化。OLV 期间需要避免高气管压的出现，不仅是因为高气管压会将血流转移到通气少的肺组织，而且还会给健康肺组织带来损伤。因此近些年来，麻醉医师在传统的胸科麻醉指南基础上，发现了新的问题并积极寻求解决的方法（表 11 –5）。

表 11-5 OLV 新方案

1. 维持双肺通气直到胸膜腔被打开
2. 常规使用纤维支气管镜
 (a)进行双腔管气管插管时
 (b)双腔管定位时
 (c)发生缺氧时
 (d)气管压增高时
3. OLV 管理
 (a)如果患者情况允许,将吸入氧浓度维持在0.6~1.0
 (b)使用 PCV 模式,避免高气管压
 (c)常规使用低水平 PEEP($5cmH_2O$)
 (d)常规使用 CPAP($4 \sim 5cmH_2O$)(胸腔镜手术除外)
 (e)降低潮气量,避免肺损伤(允许高碳酸血症)
 (f)联合胸部硬膜外麻醉
4. 如果出现严重缺氧
 (a)如果手术允许,短时间恢复双肺通气
 (b)重新设定 CPAP 和(或)PEEP 水平
 (c)使通气侧肺塌陷肺泡复张
 (d)阻断肺动脉(通过手术或肺动脉导管)

C. PCV 与 PEEP 在 OLV 中的应用:根据 OLV 期间缺氧的病生理机制,避免高气管压非常必要,PEEP 的应用使呼气末肺容积增加尤为明显。对于相同的潮气量,PCV 需要的气管压更低,这样就避免了肺气压伤和氧化损伤,同时由于吸入气体得到均匀分配以及塌陷肺组织重新膨胀,而使氧合得到改善。因此 PCV 与传统的 VCV 相比就显得更加合理。

Tugrul M 等单肺通气模式的研究认为 OLV - PCV 与 OLV - VCV 相比,气管峰压、气管平台压均显著降低,PaO_2 显著升高,肺血管分流显著减少。

近年来,还有多个研究发现相似结果:OLV 期间不使用 PEEP 是有害的,可导致肺泡在每个一呼一吸的周期中出现塌陷和膨胀交替。应用 PEEP 可以有效避免肺不张。PEEP 应该是一种保护性的通气策略,既避免了高气管压,又避免了肺膨胀不全,既减少肺损伤,又改善氧合。因此,PCV 联合应用适当的 PEEP 可能是更为完善的 OLV 方案。对于患有呼吸系统疾病而导致肺功能不全的患者,同时结合术前肺功能来看,也更适用于患有呼吸系统疾病而肺功能不全的患者。

对于肺癌合并 COPD 患者一个经常面对的问题是存在明显的自体 PEEP(auto - PEEP)现象或肺的充气过度。实际上有时应用小潮气量 6ml/kg 对于 COPD 患者有益,或大潮气量 15ml/kg 对于某些患者有益,Pepe PE 和 Marini JJ 描述机械呼吸时,尽管未应用呼气末正压(PEEP)而呼气末由于气体陷闭在肺泡内产生正压及胸内正压称为 auto - PEEP 或内源性呼气末正压(Intrinsic PEEP)。其特点是呼气时间不足,呼气末结束之前,下一次吸气已开始,致呼吸道内为正压。尤其存在气流阻塞时,肺泡内压力可能在整个机械通气患者的通气周期中保持正压,肺泡过度膨胀。胸腔内压力因这种"auto - PEEP"

现象增加，回心血量减少，会严重抑制心输出量，并增加呼气末肺动脉楔压。控制呼吸和麻醉期间正常 auto - PEEP 应为 0 或 <2cmH₂O。auto - PEEP 还常见于呼吸衰竭患者，麻醉过浅或肌松不足产生呼吸机不同步亦可产生 auto - PEEP。对 auto - PEEP 引起的血流动力学后果认识不足可能会导致不适当的限制液体或不必要的升压药治疗。

2. 围麻醉期间的血流动力学调控

（1）开胸前，胸腔两侧压力相等，纵隔位于胸腔中间。开胸后，开胸侧胸腔变为正压，而非开胸侧胸腔仍为负压，结果使纵隔移向非开胸侧胸腔。开胸后纵隔移动或纵隔摆动造成大血管扭曲。腔静脉扭曲造成回心血量减少，心排血量降低。动脉扭曲造成血压下降。所以开胸后易出现低血压，造成心肌灌注不足。加上开胸后对呼吸的不良影响可能出现缺氧或二氧化碳蓄积，因而易引起心律失常。开胸后随时注意开胸手术操作刺激或探查纵隔、肺门时发生的反射性心律失常、血压下降等严重情况。手术中应实施严密的心电监护，保证血容量，及时寻找心律失常或低血压的原因，尽快纠正异常，维持循环功能稳定。

（2）围麻醉期间的容量调控：血液稀释可用于胸腔内手术，对循环功能稳定而又非严重贫血的病例，在失血 <400ml 的情况下，可先行充分补充功能性细胞外液而不必输血；如出血较多，也可在充分补充功能性细胞外液及胶体液的基础上，适量进行成分输血。中心静脉压（CVP）监测为液体的使用提供依据。全肺手术，由于肺血管床骤然大量减少，在肺组织循环钳闭后，输血输液均应适当减速减量，以免发生急性肺水肿。

（3）麻醉期间的监测：从麻醉诱导前开始实施，包括术中监测，严重患者延续至术后重症监测。常规监测项目为心电图、无创血压、脉搏血氧饱和度（SpO₂）、潮气末二氧化碳（PETCO₂）。危重患者可增加创伤性直接动脉压（ABP）、中心静脉压（CVP）、尿量、体温、血气、心排血量（CO）、混合静脉血氧饱和度（SvO₂）、呼吸功能和（及）术中食管超声监测等。

3. 麻醉及术后处理　①手术中麻醉医师应与外科医师密切交流，必要时外科医师可协助麻醉医师调整导管位置，麻醉医师在手术的重要步骤可暂停呼吸保证手术顺利进行；②注意膨肺时避免过度加压，CO₂ 排出过多造成的低 CO₂ 综合征及低血压；③关胸前证实萎陷肺泡充分膨胀，闭胸后胸腔引流接水封瓶，加压膨肺至胸腔内无气泡排出，水柱随呼吸而上下波动，恢复胸腔负压。手术结束关胸前应对萎陷肺进行充分膨胀，检查吻合口瘘。

（1）气管内导管的拔除

1）拔管指征：自主呼吸完全恢复，呼吸功能良好，神志基本清醒，循环稳定，病情平稳后拔管。

2）注意事项：①拔管前继续机械通气或辅助呼吸，直至拔管；②拔管前尽量吸净呼吸道内分泌物及血液，加压通气以配合术者建立术侧胸膜腔正常负压；③支气管内插管或双腔管插管患者拔管前应把支气管导管退到气管内，或在双腔导管患者中改插单腔气管内导管；④估计病重不能及时拔管或需较长时间辅助呼吸的患者，可在术后改口腔插管为鼻腔插管和在诱导时直接鼻插管。对术前肺功能减退、肥胖、合并冠心病、高龄、术中出血明显、术后吸入纯氧时动脉血氧分压低于 60mmHg 或脉搏氧饱和度低于 90% 的患者应考虑长时间呼吸支持。

（2）患者清醒后如仍需侧卧位，一般手术侧在上，以利于术侧余肺膨胀，向下可加剧缺氧，但全肺切除的患者，手术侧应向下。

（3）术后镇痛是术后管理的重要部分，术后镇痛可改善患者的呼吸功能，增加通气量，还利于咳嗽排痰，减少术后肺部并发症，应采用各种有效的镇痛手段促进患者呼吸功能的恢复。静脉 PCA、胸部硬膜外镇痛、肋间神经阻滞镇痛都可发挥良好的镇痛效应，应根据临床经验选择使用。

（4）常规给氧，理由是全麻药的残留影响、胸痛、气管内插管的刺激、呼吸道分泌物增加、手术操作所致的肺充血等使患者 SpO_2 下降。

（5）复张性肺水肿：是严重的并发症之一，多发生在复张后 1~2 小时，表现为进行性的呼吸困难、发绀、烦躁、咳大量泡沫痰，听诊可闻两肺满布湿性啰音。X 线表现为肺水肿现象。

复张性肺水肿发生的原因：①由于患肺长时间萎陷、受压使肺组织缺血缺氧以及手术操作过程中负压吸引等可能造成复张性肺水肿；②在单肺通气过程中，不张的肺组织处于缺血、缺氧状态，复张后血流恢复，可出现缺血再灌注损伤，诱发复张性肺水肿。

复张性肺水肿的预防和治疗：①严密监测呼吸和循环参数，对病情复杂者还应加做有创压力监测；②对于术前存在严重血气胸肺压缩明显的患者，应在麻醉前做胸腔闭式引流后再诱导，否则可能造成张力性气胸。术前肺萎陷压迫＞72 小时者，双腔插管后不应快速使萎陷肺复张。应在插入双腔管后先做健侧肺通气，术中患侧应间歇张肺，使萎陷肺缓慢复张，术毕不作过度通气；③加强输液管理，按比例补充足够的晶胶溶液；④维持适宜的麻醉深度，避免交感神经兴奋和内源性儿茶酚胺释放；⑤一旦发生复张性肺水肿，必须维持气管通畅，吸引分泌物，应用纯氧 PEEP 通气、静脉滴注地塞米松 30~40mg 预防毛细血管通透性增加、抑制炎症反应、促进水肿消退、强心利尿等措施，症状可在 24 小时内消失；⑥术毕使患肺缓慢复张，可不作过度通气，低压缓慢膨肺，适当延长吸气时间，使萎陷的肺组织缓慢膨胀后，恢复双肺通气。术后不作过度通气，严密观察，预防复张性肺水肿发生。

（6）全肺切除术的麻醉及全肺切除后肺水肿处理：肺叶切除后对呼吸、循环等生理影响较小。一侧肺切除后，换气面积为原来的一半，而肺血流增加一倍，VA/Q 比值明显下降，术侧胸腔内空洞无物，纵隔及健侧肺将向手术侧明显移位，严重影响心肺功能。

1）全肺切除术的麻醉处理基本原则：①术前行分侧肺功能检查，了解健肺功能；②手术时应插入双腔支气管导管。切除全肺前支气管导管退回至气管内，退出肺动脉内测压管如漂浮导管等；③全肺切除后适当减小通气量及通气压力，定时检查血气；④术中输血量应限于等量，输液量应小于 2000ml；⑤在术侧前胸上部放置胸腔引流管，禁用负压引流装置；⑥术中术后全面监测，可监测 CVP 及肺顺应性。术后适当控制液体量。

2）全肺切除后肺水肿(postpneumonectomy pulmonary edema)：病因尚不清楚，可能与液体超负荷、肺淋巴引流不佳、肺毛细血管通透性不好、肺过度膨胀及右心功能异常有关。多发生于全肺切除者(2%~4%)，偶见于肺叶切除者。多发生于术后 48~72 小时，右肺多于左肺。临床主要表现：呼吸窘迫；胸部 X 线显示肺水肿；心功能无异常；无肺内炎症及误吸。

全肺切除后肺水肿预防：术中第3间隙的液体应视为"无"或按6ml/（kg·h）补充；术中晶体补充量应小于2000ml，而总输液量应小于500ml/h，使24小时体液的正平衡量小于20ml/kg；术后维持血流动力学稳定可借助于小剂量增加心肌收缩力的药物；术后早期尿量维持在0.5ml/（kg·h）。

三、小结

有效的单肺麻醉需要麻醉医生具有深厚的呼吸心血管病理生理背景知识；心肺功能的正确评估，判定麻醉的耐受和术后转归，熟悉拟实施手术的流程；具有丰富的临床经验、临床医学实践风险管理和麻醉质量控制意识；熟练掌握肺隔离设备精确定位技术要点，实施有效的单肺通气和保护性肺通气策略，麻醉中不良事件的处理；掌握单肺麻醉调控的重点：减少肺内分流，改善通气血流比值；所有围麻醉期服务于单肺麻醉终极目的：肺保护。

（罗友军）

第七节　单肺通气中的肺保护策略

一、单肺通气肺损伤的原因

急性肺损伤（acute lung injury，ALI）是胸科手术后潜在并发症。ALI进一步加重可导致急性呼吸窘迫综合征（acute respiratory distress syndrome，ARDS）、呼吸衰竭甚至多器官功能衰竭或死亡。2000年Kutlu CA等统计英国伦敦皇家Brompton医院1991—1997年胸外科肺癌根治性手术患者，发现术后ALI/ARDS总的发生率为12.9%，全肺切除术后为6%，而肺叶切除术后ALI的发生率为3.9%，ALI的发生率在年龄大于60岁的患者显著增高。Gothard认为ALI/ARDS造成的肺损害是胸科手术后死亡的主要原因。2008年英国伦敦皇家Brompton医院研究团队采用同样的方法调查该院2000—2005年1376名肺癌根治性手术患者，发现ALI/ARDS发生率和ALI/ARDS引起死亡的人数较2000年的数据明显下降，下降的原因归结为术前采取更积极地治疗策略尽量避免全肺切除，术中更加注重保护性通气策略，改善提高ICU对ARDS的治疗管理水平。Sen等的研究认为肺切除术后ARDS的总体发生率为7.5%，发生ARDS后患者的总体病死率为27.3%，行全肺切除、肺叶切除、亚肺叶切除术的患者术后发生ARDS后病死率依次为33.3%、25%、0。目前，ALI已成为胸外科术后死亡的主要原因，其病死率仍然稳定在2%~5%。

大样本的回顾性调查分析发现，全肺切除术后ALI/ARDS的发生率为12%，且单肺通气过程中大潮气量和高呼吸道压是肺癌患者行全肺切除术后ALI/ARDS发生率升高的危险因素。

研究发现胸科麻醉常用的单肺通气由于其通气的特殊性，单肺通气较双肺通气更容易引起或加重肺损伤，且会造成两侧肺不均一性损伤，单肺通气对通气侧肺和萎陷侧肺有不同程度的损伤。非通气侧肺损伤程度明显高于通气侧。在单肺通气后出现急性肺损伤复张性肺水肿 OLV 较双肺通气更易造成急性肺损伤。

Kilpatrick 等认为高气管压、输液过量、全肺切除和长期酗酒是诱发肺癌术后 ALI 的四个常见的独立因素。

Park 等经多元分析认为没有任何一个显著的危险因子导致 ALI/ARDS，肺癌患者术前合并间质性肺病，肺功能检查一氧化碳弥散量下降也是肺癌根治性手术 ALI/ARDS 独立高危因素。ALI/ARDS 是肺癌根治性手术后一种仍然令人困惑的严重术后并发症，ALI 是 ARDS 较轻的形式。尽管 ALI/ARDS 的发生率低，但一旦发生期死亡率很高。

综上所述，ALI/ARDS 的诱因是多因素的，全肺切除术后 ALI/ARDS 发生率高，随着对 ALI/ARDS 风险、病因学、发病机制认识的逐渐深入，近 20 年来肺癌根治性手术后 ALI/ARDS 发生率下降趋势。

二、单肺通气肺损伤的机制

目前的研究认为单肺通气时，细胞因子和炎症介质导致肺组织损伤：中性粒细胞、肺泡巨噬细胞及肺泡上皮细胞可产生大量炎症介质，并表达多种黏附分子，导致炎症细胞的进一步激活和炎症介质的瀑布释放，引起级联炎性反应。应用支气管镜获取支气管上皮细胞衬液（epithelial lining fluid，ELF）微量样本进行 ELISA 检测，发现单肺通气导致非开胸侧肺和开胸侧肺支气管上皮产生炎性因子如肿瘤坏死因子 – α、IL – 1β、IL – 6、IL – 8、IL – 10 和 IL – 12p70。另外，非开胸侧肺高于开胸侧肺。IL – 1β 和 IL – l0 是机体炎症反应的早期应答因子，前者是机体重要的炎症介质，机体炎症反应启动因子促进多种炎症刺激因子及氧自由基分泌及释放；后者是体内最重要的抗炎症细胞因子，对炎症反应的调节起着非常重要的作用。

细胞因子和炎症介质级联炎性反应触发的原因：①OLV 对通气肺的影响主要是机械牵张性肺损伤：机械牵张包括：机械正压通气、OLV 时不断重复肺组织萎陷和复张的过程。机械通气肺组织反复牵拉引起的切应力损伤。肺是接受全身血液氧合的唯一器官，单肺通气时只能用一侧肺完成双肺的通气和换气功能，通气侧肺需要承受相对大的潮气量，研究表明肺泡的过度膨胀、牵拉和（或）反复开放时产生的切应力是造成 VALI 的重要原因。它可以造成肺泡上皮坏死脱落、毛细血管通透性增加、间质水肿及肺泡萎陷不张等病理表现，但最主要的是肺泡壁的机械损伤激活体内的炎性反应机制；②非通气侧肺缺血 – 再灌注/缺氧 – 复氧损伤：单肺通气时非通气侧肺需完全萎陷，肺泡萎陷可导致通气/血流比例失调、肺内分流增加。非通气侧肺在萎陷期间，萎陷侧肺血流量降低为心输出量的 20% ~ 25%，萎陷肺的肺泡内无氧气，处于一种缺氧代谢状态并出现缺氧性肺血管（肺动脉和毛细血管）收缩；萎陷肺通气时，肺泡复张并恢复氧合功能，收缩的肺血管开放，组织再灌注，肺泡组织经历缺氧到复氧、缺血 – 再灌注损伤的过程。肺缺血 – 再灌注/缺氧 – 复氧可导致炎性因子释放量急剧增加，产生强烈的氧化应激反应。研究证实肺萎陷后复张可以激活严重的氧化应激反应，并且氧自由基产生与单 OLV 的时间相关，长时间单肺通气增加术后肺并发症。尤其对于接受术前辅助化疗的肺癌患者，单肺通气时，应注意提高吸入氧浓度可能导致因高浓度氧而增加活性氧介导的肺损伤的风险；③非通气侧肺复张时，肺组织受到明显的机械牵张引起机械牵张性肺损伤。

机械通气导致通气肺组织反复牵拉引起的切应力造成除上皮细胞、内皮细胞和外周气管损伤外，还有导致细胞外基质（extracellular matrix，ECM）损伤。机械通气引起构成ECM的大分子（胶原蛋白、弹性蛋白、层粘连蛋白、纤维结合蛋白、蛋白多糖和葡萄糖胺聚糖）（图11-22）改变并进一步影响肺实质的生物力学行为。此外，机械通气引起的机械应力对细胞的影响随ECM的改变而变化，如细胞变形。小潮气量、低跨肺压利于应力分布得更均匀，对ECM牵张减轻，减少ECM解体、破裂和重塑。因此，ECM的研究可能有助于提高对机械通气引起的肺损伤的病理生理学理解。

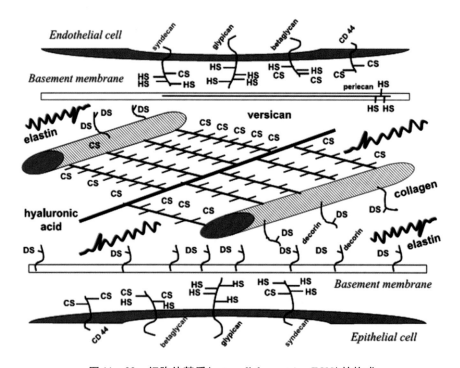

图11-22　细胞外基质（extracellular matrix，ECM）的构成

注：endothelial cell：内皮细胞；epithelial cell：上皮细胞；versican：多功能蛋白聚糖（位于肺间质数量占优势）；perlecan：基膜蛋白多糖（位于血管内皮细胞基膜）；decorin：核心蛋白多糖（位于肺间质）；collagen fibrils：胶原纤维（位于上皮细胞的基膜）；syndecan：多配体蛋白聚糖（位于上皮细胞表面）；glypican：磷脂酰肌醇蛋白聚糖（位于上皮细胞表面）；CS，Chondroitin sulphate：硫酸软骨素；HS，heparin sulphate：硫酸肝素；DS，dermatan sulphate：硫酸皮肤素/硫酸软骨素B；Hyaluronic Acid：透明质酸酶；Elastin：弹性蛋白

综上所述，单肺通气时肺组织可能受到以下因素的损害：①萎陷期间的缺氧性损害；②复张时的机械牵张性损害；③肺毛细血管开放后肺组织的再灌注损害；④通气侧肺组织因大潮气量械通气引起肺组织反复强烈的机械牵张或剪切力损伤。总之，单肺通气发生VALI的原因归结起来主要是机械伤和生物伤，即反复强烈的机械牵张或剪切力等刺激激活了肺部固有细胞内的多种与炎症相关的信号通路介质。非通气侧肺缺血-再

灌注/缺氧－复氧损伤从而促进了各种促炎性细胞因子的转录和表达，进一步引起了炎症瀑布的激活和炎症的扩大，最终导致了肺损伤的发生 VALI，因此在单肺通气期间除采取保护性的通气策略等措施外，尽早进行对生物伤的药物干预也是近年来肺保护研究的重点。

三、肺保护的方法

减轻胸外科肺癌根治性手术患者术后 ALI，防止 ALI 进一步加重可导致 ARDS 的核心是减少炎性介质和细胞因子生成。从麻醉管理角度的主要措施有通气侧肺采用保护性肺通气策略，如小潮气量加 peep 和允许性高碳酸血症的通气模式。无论通气侧肺还是非通气侧肺应保护 HPV，最大限度减少肺内分流。麻醉药物减轻缺血－再灌注/缺氧－复氧损伤。

1. 保护性肺通气策略　机械通气用于呼吸系统疾病治疗和麻醉的呼吸管理已有近百年的历史，机械通气本身通过各种机制可以加重或引起肺损伤－统称为机械通气导致的呼吸机相关的肺损伤（ventilator – induced lung injury，VILI）或呼吸机导致的肺损伤（ventilator – induced lung injury，VILI）。尽管对 ALI/ARDS 超过 40 年的研究，这些年来虽然我们对 ALI/ARDS 发病机制和影响患者预后的因素的认识有所进展，但针对 ALI/ARDS 并没有特别有效的治疗措施，机械通气支持治疗被认为是治疗的基石。

对 ALI/ARDS 和 VALI/VILI 更加深刻的理解，旨在削弱 VALI/VILI 和改善预后而设计保护性肺通气策略十分重要。单肺通气是胸科麻醉常用机械通气技术，由于其通气的特殊性发生 VALI/VILI 的风险更大，成为麻醉医生、ICU 医生和胸科医生研究的热点和难点。单肺通气引起肺癌根治性手术 ALI/ARDS 受到麻醉医生的密切关注和积极探索，针对 OLV 期间大潮气量和高呼吸道压是肺癌患者术后 ALI/ARDS 危险因素，以防止和减轻 VALI/VILI 与改善 ALI/ARDS 患者的预后为目标，设计开发新的通气策略和治疗干预措施。

（1）小潮气量加 peep 的可行性研究：OLV 期间小潮气量（5ml/kg）加 PEEP（5cmH₂O）相对于传统的大潮气量（9ml/kg），无 PEEP 可获得更好的氧和并且明显降低血清中炎性因子标志物 IL – β、IL – 6 和 IL – 8 等的含量。Oliveira 等的研究证实机械通气 12 小时后，小潮气量（or 6 ~ 8ml/kg）加 PEEP（5cmH₂O）较大潮气量（10 ~ 12ml/kg）显著减轻支气管肺泡灌洗液 TNF – α 和 IL – 8 的含量。OLV 期间小潮气量不增加肺不张面积和肺不张面积的百分比，通过 CT 断层扫描证实小潮气量（6ml/kg）单肺通气后肺不张面积和肺不张面积的百分比分别为（4.25 ± 2.05）cm² 和（3.32% ± 1.94%），较传统大潮气量（10ml/kg）肺不张面积和肺不张面积的百分比分别为（5.56 ± 3.21）cm² 和（4.19% ± 2.31%），差异无统计学意义，见图 11 – 23。

（2）PEEP 的选择：动物实验证实高 high PEEP（10cmH₂O）比低 PEEP（3cmH₂O）增加猪支气管肺泡灌洗液炎性介质水平。高 PEEP 肺保护在临床试验的结果不一致。高水平的 PEEP 在临床未收到明显的好处的一个可能的解释是没有根据患者的跨肺压制定与其相适应的 PEEP。

跨肺压是肺泡压力和胸腔压力之间的差，肺泡压力可以近似由气管压力在静态条件下（即吸气和呼气末屏气时）。由于测量胸腔压力是有创的，常用食管压力（esophageal pressure，PES)代替。不成比例的机械应力传导(吸气末跨肺压高)触发对肺损伤和 VILI，跨肺压被认为是 VILI 的主要决定因素。肺剪切力损伤(肺泡周期性的塌陷与复张所造成的损伤)可以通过使用适当水平的 PEEP 减轻防止呼气末塌陷。根据跨肺压选择个体化的 PEEP 较根据氧合渐进的增加或减少 PEEP 更有利于优化呼吸系统的机械力学和氧合，但对患者的预后并无差异。

(3)允许性高碳酸血症(permissive hypercapnia，PHY)或允许性呼吸性酸中毒(permissive hypercapnic acidosis，PHCA)：传统的观点认为呼吸性酸中毒时通气不足的必然结果，但 PHY 或 PHCA 本身对 ALI/ARDS 患者具有保护作用。

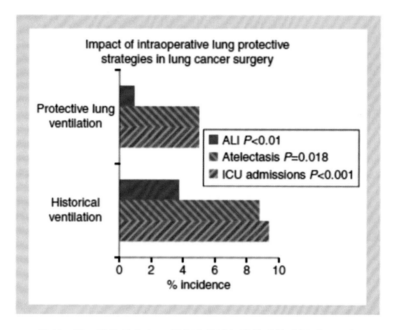

图 11-23　肺癌手术 OLV 期间实施肺保护策略的病例对照研究

注：Historical ventilation：传统通气，Protective lung ventilation：保护性肺通气，ALI：急性肺损伤，Atelectasis：肺不张，ICU admissions：进入 ICU

2. 保护性肺通气备选策略(alternative lung protective strategies)　尽管采用现代的保护性肺通气策略，部分 ALI/ARDS 患者的顽固性低氧血症和高碳酸血症仍难以改善。肺保护备选策略可作为这些患者救援疗法的补救方案。因为在手术室可能遇到这样的患者，执业麻醉师需要知道这些可能用到的补救方案。虽然备选策略旨在提高氧供，改善氧合，可能并不能改善预后。毕竟这些肺保护备选策略可减轻低氧血症，防止引起进一步的损伤，特别是肺部损伤。下面分别简单介绍一些肺保护备选策略。

(1)体外的气体交换(extracorporeal gas exchange)的应用，统称为体外生命支持技术(extracorporeal life support，ECLS)，ECLS 的本质是一种体外膜氧合装置，通过体外旁路将体内部分血液引出体外膜氧合器(膜肺)，进行氧合，清除 CO_2，ECLS 技术包括体外膜式人工氧合法/体外膜肺氧合技术(extracorporeal membrane oxygenation ，ECMO)和体外

CO_2 清除技术(extracorporeal CO_2 removal，$ECCO_2R$)如 Novalung iLA membrane ventilator。

ECMO 还具有左心辅助功能。应用 ECLS 技术可实现超保护肺通气(ultra‐protective mechanical ventilation)，ECLS 技术允许选择小潮量($<6ml/kg$)和低气管压，这样可以把 VILI 的风险降到最低，称为有时甚至不需要气管插管和机械通气。无机械通气就没有 VILI。另外应用 ECLS 技术治疗 ALI/ARDS 不需要深度镇静，患者保持清醒、平静和配合，利于患者早活动和康复。ECLS 技术在 H_1N_1 流行期间的一系列患者的应用效果肯定。

ECLS 技术是救治 ARDS 患者最有效的补救措施，如 ECMO 系统。传统的通气技术和技术在严重的成人呼吸衰竭(severe adult respiratory failure，CESAR)患者随机对照研究使人们对 ECLS 技术如 ECMO 作为超保护肺通气策略有了全新的认识。它能帮助重症患者心肺功能得到部分或完全的休息，目前已显现了较好的应用前景。但这种体外肺辅助技术对人员和治疗设备要求较高，治疗费用昂贵，且有较多严重并发症，如出血、血液系统的破坏、导管破裂和驱动泵障碍等。尽管 ECLS 技术作为超保护肺通气策略仍有许多限制和方法学方面的问题需要解决，但这种技术激起人们浓厚兴趣和研究热情。

1)Novalung 干预性肺辅助膜通气(novalung iLA membrane ventilator)：

A. Novalung 干预性肺辅助膜通气机的工作原理：急性呼吸窘迫综合征临床研究网(ARDSNet)和动物的数据表明，超小潮气量($\leqslant 3ml/kg$)/近静态(near‐static)通气方式($VT\leqslant 2ml/kg$)与保护性小潮气量($6ml/kg$)显著降低内皮细胞和上皮的损伤。换句话说，保护性小潮气量仍可诱发 VILI，如果选择超小潮气量肺通气，二氧化碳清除和氧合成为一个难以克服的问题。Novalung 干预性肺辅助膜通气系统依据 ALI/RDS 超保护肺通气治疗理念采用连续无泵体外肺辅助系统的设计，利用患者自身的股动静脉压差提供动力将动脉血泵入低阻力的中空纤维气体交换膜内，血液通过一个不形成血栓的生物相容性膜经简单的弥散作用进行氧和二氧化碳的气体交换，进行气体交换后在动静脉压差作用下重新流回体内，流量通常为 $1\sim 2L/min$，或心输出量的 15%。Novalung 干预性肺辅助膜通气系统是一种超紧凑型的体外肺辅助系统，主要包括一根动脉内置管、一个静脉内置管、两根较短的导管、一个超声流量传感器和一个气体交换器(Novalung，Talheim，Germany)(图 $11-24$)，通过改氧流量速率控制 CO_2 的清除。为保证此系统的长期使用，系统内部(包括血管内置管)表面都经过肝素化处理。与传统的体外膜肺氧合系统 ECMO 相比，此系统装置操作简单、与血液接触面积较少、无泵驱动尤其重要的是其为便携式设备(图 $11-25$)。其并发症发生率($12\%\sim 25\%$)显著低于 ECMO(约 50%)。同时，Novalung 干预性肺辅助膜通气系统是一个血液抗凝需求、出血并发症和血液制品的需求大为减少。Novalung 干预性肺辅助膜通气系统可以超小潮气量($<3ml/kg$)肺通气通气并同时校正二氧化碳分压和 pH。全肺切除术后损伤的动物模型使用 Novalung 干预性肺辅助膜通气系统，潮气量仅为 $2.23ml/kg$、呼吸频率的 6 次/分比传统的保护性肺通气可获得更好的预后。许多临床病例报告也令人鼓舞，他们认为应用 Novalung 干预性肺辅助膜通气系统情况下，可以选择超小潮气量($<3ml/kg$)、低呼吸频率、低吸气平台压和高 PEEP 避免造成 VILI 以及后续的其他器官的功能衰竭。

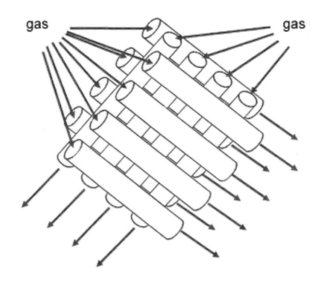

图 11 - 24 　气体通过中空纤维气体交换膜系统，血液在中空纤维气体交换膜系统外周流动

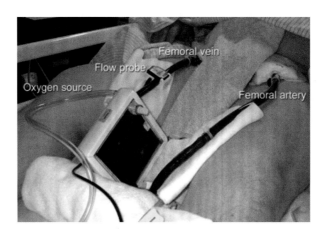

图 11 - 25 　Novalung 干预性肺辅助膜通气系统管道的进出和端口

注：Femoral vein：股静脉，Femoral Artery：股动脉，Flow probe：流量传感器，Oxygen source：氧源

B. Novalung 干预性肺辅助膜通气系统使用中的监测：为减少和预防 Novalung 干预性肺辅助膜通气系统并发症，在临床使用中还应积极地对以下主要情况进行严密监测：Novalung 干预性肺辅助膜通气系统系统使用过程中持续监测的血流量，了解系统阻力的变化；脉搏氧的监测，评估下肢血流灌注情况；凝血功能监测，避免出血和凝血的发生；血液中肌酐和乳酸水平的监测，评估全身其他脏器的功能；在 Novalung 干预性肺辅助膜通气系统使用后的 24 小时内应每 4 小时监测一次血气，24 小时后应每 8 小时监测一次，及时了解通气及氧合情况；另外因 Novalung 干预性肺辅助膜通气系统放置于两腿之间限制了患者的活动，还应注意压疮的预防。

C. Novalung 干预性肺辅助膜通气系统的撤离：当患者的基础原发病得到一定控制，且呼吸机支持水平显著降低（$FiO_2 > 0.5$，$PEEP > 10cmH_2O$）后，即可考虑撤离 Novalung

干预性肺辅助膜通气系统。在撤离前，可进行"暂停实验"：将此系统的氧流量降低至1L/min 后，观察患者的临床反应 2 小时；若患者没有出现明显的气体交换和呼吸形式（如呼吸频率和分钟通气量的增加）的恶化，即可撤离此系统。拔除导管后，一定要对穿刺部位进行 30 分钟的持续手动揿压，然后进行 24 小时的持续压力绷带揿压。

综上所述，对于重症 ARDS 患者，Novalung 干预性肺辅助膜通气系统是一种安全的、有效的、可操作性较强的体外肺辅助技术。它能有效地降低体内 CO_2 水平，辅助降低呼吸机参数，避免呼吸机相关肺损伤的发生。但目前仍需大规模的临床随机对照研究来进一步证实此治疗系统在肺保护实施和临床转归等方面的优势。

2)体外膜式人工氧合法/体外膜肺氧合(extracorporeal membrane oxygenation，EC-MO)：ECMO 是体外膜肺氧合(extracorporeal membrane oxygenation) 的英文简称，其原理是将体内的静脉血引出体外，经过特殊材质人工心肺旁路氧合后注入患者动脉或静脉系统，起到部分心肺替代作用，维持人体脏器组织氧合血供。ECMO 的基本结构包括：血管内插管、连接管、动力泵(人工心脏)、氧合器(人工肺)、供氧管、监测系统。它是代表一个医院，甚至一个地区、一个国家的危重症急救水平的一门技术。1953 年，Gibbon 为心脏手术实施的体外循环具有划时代的意义。目前，全世界已有超过 17 000 例患者接受了 ECMO 治疗。这不但使心脏外科迅猛发展，同时也将为急救专科谱写新的篇章。EC-MO 已成功地用于治疗严重的呼吸衰竭，呼吸功能衰竭是 ECMO 支持实施成功率很高的病种，呼吸机治疗的参数可在 ECMO 支持下，调至氧浓度≤60% 、气管压≤40cmH$_2$O 的安全范围内，低气管压将肺膨胀供氧，二氧化碳排除由人工膜肺完成。但 ECMO 是一种高度专业化的，占用资源密集和昂贵的设备，因此仅限于专业化的医学中心使用。为此，德国学者 Fischer 研制出一种简易的体外膜氧合装置，目前在欧洲已应用于临床。在应用这项技术时，医生只要采用股动脉、静脉插管，体外接 Novalung 膜氧合装置将体内部分血液引出体外氧合，氧合效率高，CO_2 清除完全，一般 6 小时以内即可明显改善高碳酸血症情况，如果再配合采用保护性肺通气策略，就能达到比较满意的效果，并且基本上能避免 ECMO 技术的主要不良反应。

(2)高频振荡通气(high - frequency oscillatory ventilation，HFOV)：泛指呼吸频率明显大于生理呼吸频率(通常 >100 次/分)的机械通气。它主要可分为高频正压通气、高频喷射通气及较新的 HFOV，高频叩击通气等类型，其中后两种类型的高频通气具有以往所不具备的主动呼气功能。HFOV 在理论上基本满足了保护性肺通气的要求，即具有较小的潮气量(1 ~ 5ml/kg)，并维持一个恒定的、较高的平均气管压力，并且保持了小气管的持续开放这有利于减轻剪切应力损伤和肺不张。因此，近年开始尝试将其在 ARDS 等肺损伤患者中应用。但对于能否改善长期预后，目前仍缺乏有力证据。有人认为在HFOV 的使用中如能减少肺泡内气体的蓄积，防止肺泡过张所导致的损害，将进一步增加其对预后的有利影响。初步研究表明，HFOV 能明显改善肺损伤患者的氧合功能、缩短呼吸机依赖时间，但还没有被证明可以改善死亡率，在一些研究通过对高频震荡通气与潮气量通气常规的潮气量(8 ~ 10ml/kg)进行比较 HFOV 组支气管肺泡中的炎性细胞因子水平(IL - 8)高于常规通气组。临床实际应用 HFOV 好处有限，这限制了 HFOV 作为保护性肺通气策略的应用。

（3）液体通气：氟碳化合物（PFC）具有易于溶解 O_2 及 CO_2 低表面张力、高密度、易挥发等特性，是进行液体通气的较理想材料。液体通气能克服气液表面的气体交换障碍，对实变及萎陷部位的肺组织也能进行有效的气体交换；由于具有较低的表面张力，它在一定程度上起到了肺表面活性物质的作用；高密度使它能主要分布于肺部的下垂部位，恰好能在 ARDS 患者的实变或不张的肺组织中发挥作用。液体通气主要分为完全液体通气（TLV）与部分液体通气（PLV），前者由于技术及费用要求高，难以临床应用；部分液体通气是将相当于功能残气量的 PFC 灌入肺部后，使用常规呼吸机维持通气进行气体交换，较常规通气能更好地改善肺组织实变区域的氧合，减少肺内分流，防止肺泡萎陷，改善肺顺应性与气体交换。它已在肺损伤动物模型及部分临床病例中取得了较好的效果，但仍缺乏能显著改善预后的证据，如果与保护性通气联合运用，可能是一种新型的 ARDS 治疗手段。

3. 麻醉药的肺保护作用

（1）吸入麻醉药：有免疫调节作用。最近的一项研究证实 OLV 期间吸入麻醉药通过预处理和后处理抑制炎性介质前体的基因表达。如异氟烷预适应可抑制内毒素介导的 ALI 动物模型肺多形核中性白细胞聚集和微血管蛋白漏出。七氟烷后处理减轻大鼠 ALI 动物模型肺肺损伤并保护肺功能。一项胸外科手术的前瞻性随即对照研究认为，在实施 OLV 期间，应用丙泊酚或七氟烷麻醉，两者非通气侧炎性介质较少，七氟烷可改善预后并且不良事件较丙泊酚少。另一项 OLV（tidal volume 10ml/kg），期间地氟烷组 IL-8、IL-10、多形核中性白细胞、弹性蛋白酶和 TNF-α 较丙泊酚组明显降低。研究表明吸入麻醉药对 HPV 的抑制呈剂量依赖性，在吸入七氟醚达到最小 1MAC 值的情况下，对 HPV 基本无影响。

（2）笑气（nitrous oxide）：相对于氧和氮有较高的溶解度，笑气的这种特性在 OLV 时对肺萎陷可能有帮助，但可能导致吸收性肺不张，目前并没有强有力的证据支持笑气是否具有肺保护作用。

（3）一氧化氮（NO）：有些研究认为一氧化氮可通过抑制转录因子蛋白家族 NF-κB，减轻 ALI，可暂时性改善氧合但无益于降低 ALI 所致的死亡率。另外，NO 使用的最佳时机和剂量难以确定，但 NO 作为一种选择性肺血管扩张剂，它可有效地降低了肺动脉压。

（4）静脉麻醉药：氯胺酮、丙泊酚、硫喷妥钠和右旋美托咪啶（dexmedetomidine，DEX）等静脉麻醉药具有潜在的抗炎作用，但这方面的工作还刚刚起步。ELISA 检测血清中 IL-6、IL-8 和 IL-10 发现丙泊酚较七氟醚更少引起炎性介质释放并调节细胞因子的平衡。从这个角度看丙泊酚较七氟醚更利于肺癌手术的麻醉。静脉推注丙泊酚可以稀释由单肺通气恢复为双肺通气后患者血清中活性氧簇的浓度，对于抗氧化能力不足的患者，使用丙泊酚可能是有益的。

另外，手术创伤是导致围术期机体应激反应的主要原因，癌症根治术创伤大，持续时间长，过度的应激反应将引起代谢改变，能量消耗和器官功能的衰竭。肺叶切除手术中丙泊酚麻醉可阻止和分泌增加减轻手术应激反应，从减轻应激反应角度丙泊酚具有一定的肺保护作用。

近年来的基础和临床研究表明右美托咪啶抑制 TNF-α 和 IL-1、IL-6 和 IL-8 炎性反应具有肺保护作用。肺保护的作用机制可能与通过降低 NF-κB 活化，减少炎症因子合成、炎症细胞聚集和氧化应激损伤有关。其肺保护详细机制和临床意义和应用还需进一步阐明。

缺氧性肺血管收缩（HPV）是肺循环对缺氧的代偿反应，是减轻肺内分流，改善通气/血流比例的失衡的重要机制。研究证实，吸入麻醉剂可抑制 HPV，并呈剂量依赖。右美托咪啶在成人胸腔镜手术单肺通气时能改善患者的氧合，可能与其减少吸入麻醉药的用量从而减少缺氧性肺血管收缩的抑制有关。

（5）其他：研究证实吸入硫化氢可抑制小鼠 ALI 模型炎性反应和细胞凋亡，早期的研究结果 H2S 具有低温肺保护作用，而此项研究说明硫化氢具有非体温依赖性通气肺保护作用，意义重大。无论体温如何肺损伤相关指标均有所改善。使用的 β - 肾上腺素受体激动药增加肺泡流体清除率并具抗炎作用。一项 40 例 ALI 患者的随机对照研究发现静脉应用沙丁胺醇可降低血管外肺水及气管平台压，但患者的预后无差异。

全麻复合硬膜外阻滞较单纯全麻醉将行胸及上腹部手术时的应激反应控制在一个较低的水平，这可能与硬膜外的阻滞阻断了手术区域大多数的交感神经冲动传导，同时，硬膜外阻滞使疼痛主要传入途径阻断，大大减弱了疼痛刺激的传入量，而经次要传入的有害刺激在中枢被全麻所抑制，从而使内环境较为稳定。虽然硬膜外阻滞了部分心交感神经，但并未增加全麻药物的心肌抑制，心输出量及每搏量并未进一步减少，使血流动力学维持在较稳定状态。Ng 等认为降低局部麻醉药的浓度，维持心排血量的稳定及避免血液的过度稀释对减少单肺通气中低氧血症是有益的。这种联合麻醉方法具有机体应激反应小、肌松效果满意、全麻及硬膜外用药剂量少、苏醒迅速、疼痛及药物残留引发和术后躁动明显减少、生命体征恢复快的特点。硬膜外镇痛尚可减轻术后创口疼痛，提高通气效率，有利于改善肺功能，减少术后呼吸系统的并发症，提高康复质量。

4. 肺保护的未来和方向　气体交换首要目标仍是提供终末器官充分氧合，机械通气/单肺隔离技术依然是胸科麻醉的主流，最终目标为将 ALI 的风险降到最低。每种呼吸策略均存在有益效果和潜在的不良反应。对开胸手术患者机械通气往往是具有挑战性的，麻醉医生应充分了解各种通气策略对患者的影响，为患者提供最佳治疗方案。尽管目前还没有一种预防或治疗 ALI 的切实有效的方法，还缺乏关于手术期间判定最优潮气量、PEEP 和肺泡复张手法（lung recruitment maneuver，ARM）的随即对照研究。但这些令人兴奋发现和当前我们对机械通气和 ALI 的认知，必将推动我们对 ALI 的理解和治疗，围术期实施保护性通气策略是合理的并有益于患者。

对开胸手术患者机械通气往往是具有挑战性的。这些患者既往有疾病并存病，包括心肺疾病，而且往往必行单肺通气。围术期呼吸道并发症是常见的，其病因是多因素的，尽管 ALI 这种严重的并发症较少，但其预后有时极不理想。目前单肺通气仍不可避免，围术期实施保护性肺内通气技术策略是发展趋势。随着科技的发展，肺外通气技术的部分或可能全部替代肺内通气；随着对单肺通气和 ALI 病理生理机制的进一步认识，保护 HPV，减少肺内分流；减轻缺氧 - 复氧损伤；减少炎性介质和细胞因子的新型的麻醉药和靶向治疗药物是肺保护的未来和研究方向。

（罗友军）

参 考 文 献

［1］ Brodsky JB, Lemmens HJ. The history of anesthesia for thoracic surgery. Minerva Anestesiol, 2007, 73
（10）: 513 – 524

［2］ 陈伯銮. 单侧肺通气. 中华麻醉学杂志, 1987, 7(6): 369 – 371

［3］ Kerr JH, Smith AC, Prys – Roberts C, et al. Observations during endobronchial anaesthesia. Ⅱ. Oxygenation. Br J Anaesth, 1974, 46(2): 84 – 92

［4］ RAJ JU, Chen P. Role of eicosanoids in hypoxic vasoconstriction in isolated lamb lungs. AM Physiol,
1987, 353(3 ptz): 626

［5］ Hickey Kristine A, Gabor Rubanyi, Richard J. Characterization of a coronary vasoconstrictor produced by
cultured endothelial cells. AM J Physiol, 1985, 248(5 Pt 1): C550 – 556

［6］ Domino KB, Chen L, Alexander CM, et al. Time course and responses of sustained hypoxic pulmonary
vasoconstriction in the dog. Anesthesiology, 1984, 60(6): 562 – 566

［7］ Classer SA, Domino KB, Lindgren L, et al. Pnlmonary blood pressure and flow during atelectasis in the
dog. Anesthesiology, 1983, 58(3): 225 – 231

［8］ Nilssonl E, Slater EM, Greenberg J. The Cost of the Quiet Lung: Fluctuations in PaO_2 When the Carlens
Tube is Used in Pulmonary Surgery. Acta Anaesthesiol Scand, 1965, 9(1): 49 – 55

［9］ Christen T, Schmiedeskamp H, Straka M, et al. Measuring brain oxygenation in humans using a multiparametric quantitative blood oxygenation level dependent MRI approach. Magn Reson Med, 2012, 68(3):
905 – 911

［10］ GOLD Executive Committ. Guidelines: Global Strategy for Diagnosis, Management, and Prevention of
COPD. Updated, 2007. www/goldcopd. Com/guidelineitem

［11］ Breskovic T, Uglesic L, Zubin P, et al. Cardiovascular changes during underwater static and dynamic
breath – hold dives in trained divers. J Appl Physiol, 1985, 2011(111): 673 – 678

［12］ Jo YY, Kim JY, Kwak YL, et al. The effect of pressure – controlled ventilation on pulmonary mechanics
in the prone position during posterior lumbar spine surgery: a comparison with volume – controlled ventilation. J Neurosurg Anesthesiol, 2012, 24(1): 14 – 18

［13］ Amar D, Desiderio DP, Heerdt PM, et al. Practice patterns in choice of left double – lumen tube size for
thoracic surgery. Anesth Analg, 2008, 106(2): 379 – 383

［14］ Ehrenfeld JM, Walsh JL, Sandberg WS. Right – and left – sided Mallinckrodt double – lumen tubes have
identical clinical performance. Anesth Analg, 2008, 106(6): 1847 – 1452

［15］ Brodsky JB, Benumof JL, Ehrenwerth J, et al. Depth of placement of left double – lumen endobronchial
tubes. Anesth Analg, 1991, 73(5): 570 – 572

［16］ Chow MY, Liam BL, Lew TW, et al. Predicting the size of a double – lumen endobronchial tube based on
tracheal diameter. Anesth Analg, 1998, 87(1): 158 – 160

［17］ 欧阳葆怡, 温晓晖, 梁丽霞. 双腔支气管导管型号选择分析. 中华麻醉学杂志, 2001, 21(6):
366 – 367

［18］ Okuda I, Yamase H, Ogawa S, et al. Imaging aid for thoracic surgery: multidetector – row computed
tomography evaluation of the tracheobronchial structure and bronchial tube selection for one – lung anes-

thesia. Gen Thorac Cardiovasc Surg, 2009, 57(2): 369 – 375

[19] Al – Metwalli RR, Mowafi HA, Ismail SA. Double – lumen tube placement using a retractable carinal hook: a preliminary report. Anesth Analg, 2009, 109(2): 447 – 450

[20] Smith GB, Hirsch NP, Ehrenwerth J. Placement of double – lumen endobronchial tubes. Correlation between clinical impressions and bronchoscopic findings. Br J Anaesth, 1986, 58(11): 1317 – 1320

[21] de Bellis M, Accardo R, Di Maio M, et al. Is flexible bronchoscopy necessary to confirm the position of double – lumen tubes before thoracic surgery? Eur J Cardiothorac Surg, 2011, 40(4): 912 – 916

[22] McKenna MJ, Wilson RS, Botelho RJ. Right upper lobe obstruction with right – sided double – lumen endobronchial tubes: a comparison of two tube types. J Cardiothorac Anesth, 1988, 2(6): 734 – 740

[23] Alliaume B, Coddens J, Deloof T. Reliability of auscultation in positioning of double – lumen endobronchial tubes. Can J Anaesth, 1992, 39(7): 687 – 690

[24] Hurford WE, Alfille PH. A quality improvement study of the placement and complications of double – lumen endobronchial tubes. J Cardiothorac Vasc Anesth, 1993, 7(5): 517 – 520

[25] 欧阳葆怡. 双腔支气管导管行肺隔离术时导管型号选择和管端定位. 广东医学, 2002, 23(2): 123 – 124

[26] Venegas JG, Harris RS, Simon BA. A comprehensive equation for the pulmonary pressure – volume curve. J Appl Physiol(1985), 1998, 84(1): 389 – 395

[27] Hannallah MS, Gharagozloo F, Gomes MN, et al. A comparison of the reliability of two techniques of left double – lumen tube bronchial cuff inflation in producing water – tight seal of the left mainstem bronchus. Anesth Analg, 1998, 87(5): 1027 – 1031

[28] Shafieha MJ, Sit J, Kartha R, et al. End – tidal CO_2 analyzers in proper positioning of the double – lumen tubes. Anesthesiology, 1986, 64(3): 844 – 845

[29] Shankar KB, Moseley H, Kumar Y. Relationship between $PaCO_2$ – $PETCO_2$ gradient and physiological dead space. Can J Anaesth, 1991, 38(4): 1072 – 1074

[30] Tejman – Yarden S, Zlotnik A, Weizman L, et al. Acoustic monitoring of lung sounds for the detection of one – lung intubation. Anesth Analg, 2007, 105(2): 397 – 404

[31] Hou HW, Ouyang BY. Influence of the position of double – lumen endobronchial tube on the efficacy of lung separation and ventilation. Nan Fang Yi Ke Da Xue Xue Bao, 2006, 26(5): 576 – 578

[32] Kawamoto M, Iwanami Y, Igarashi K, et al. Anesthetic management of patients with tracheal bronchus. Masui, 2008, 57(2): 152 – 157

[33] Campos JH. Update on tracheobronchial anatomy and flexible fiberoptic bronchoscopy in thoracic anesthesia. Curr Opin Anaesthesiol, 2009, 22(1): 4 – 10

[34] Stout DM, Bishop MJ, Dwersteg JF, et al. Correlation of endotracheal tube size with sore throat and hoarseness following general anesthesia. Anesthesiology, 1987, 67(3): 419 – 421

[35] Narayanaswamy M, McRae K, Slinger P, et al. Choosing a lung isolation device for thoracic surgery: a randomized trial of three bronchial blockers versus double – lumen tubes. Anesth Analg, 2009, 108(4): 1097 – 1101

[36] Campos JH. Which device should be considered the best for lung isolation: double – lumen endotracheal tube versus bronchial blockers. Curr Opin Anaesthesiol, 2007, 20(1): 27 – 31

[37] Lohser J. Tension pneumothorax during one – lung ventilation. Anesth Analg, 2008, 106(5): 1590; author reply 1590 – 1591

[38] Purugganan RV. Author information Intravenous anesthesia for thoracic procedures. Curr Opin Anaesthesi-

ol, 2008, 21(1): 1 - 7

[39] Pompeo E, Mineo TC. Awake operative videothoracoscopic pulmonary resections. Thorac Surg Clin, 2008, 18(3): 311 - 320

[40] Mineo TC. Epidural anesthesia in awake thoracic surgery. Eur J Cardiothorac Surg, 2007, 32(1): 13 - 19

[41] Kao MC, Lan CH, Huang CJ. Anesthesia for awake video - assisted thoracic surgery. Acta Anaesthesiol Taiwan, 2012, 50(3): 126 - 130

[42] Noda M, Okada Y, Maeda S, et al. Is there a benefit of awake thoracoscopic surgery in patients with secondary spontaneous pneumothorax? J Thorac Cardiovasc Surg, 2012, 143(3): 613 - 616

[43] Pompeo E, Mineo D, Rogliani P, et al. Feasibility and results of awake thoracoscopic resection of solitary pulmonary nodules. Ann Thorac Surg, 2004, 78(5): 1761 - 1768

[44] Pompeo E, Tacconi F, Mineo D, et al. The role of awake video - assisted thoracoscopic surgery in spontaneous pneumothorax. J Thorac Cardiovasc Surg, 2007, 133(3): 786 - 790

[45] Hamaya Y, Dohi S. Differences in cardiovascular response to airway stimulation at different sites and blockade of the responses by lidocaine. Anesthesiology, 2000, 93(1): 95 - 103

[46] Mangano DT. Perioperative cardiac morbidity. Anesthesiology, 1990, 72(1): 153 - 184

[47] Yoo KY, Jeong CW, Kim WM, et al. Cardiovascular and arousal responses to single - lumen endotracheal and double - lumen endobronchial intubation in the normotensive and hypertensive elderly. Korean J Anesthesiol, 2011, 60(2): 90 - 97

[48] 华震, 于文刚, 宋建防, 等. 右美托咪啶复合丙泊酚麻醉对老年患者双腔气管插管时血流动力学的影响. 山东医药, 2014, 32(1): 42 - 44

[49] Shen Sun, Shao - qiang Huang. Effects of pretreatment with a small dose of dexmedetomidine on sufentanil - induced cough during anesthetic induction. J Anesth, 2013, 27(1): 25 - 28

[50] 尹燕伟, 罗友军, 宋建防, 等. 右美托咪啶复合靶控输注异丙酚时舒芬太尼抑制双腔气管插管反应的量效关系. 中华麻醉杂志, 2011, 31(10): 1002 - 1005

[51] Vyzhigina MA, Riabova OS, Kulagina TIu, et al. Impact of combined anesthesia using isoflurane on the development of adaptation mechanisms on changing ventilation conditions in thoracic surgery. Buniatian AAAnesteziol Reanimatol, 2006, 5(1): 49 - 58

[52] Riabova OS, Vyzhigina MA, Zhukova SG, et al. Sevoflurane and isoflurane during thoracic operations under artificial one - lung ventilation in patients at a high surgical and anesthesiological risk. Anesteziol Reanimatol, 2007, 2(1): 15 - 21

[53] Steinmann D, Priebe HJ, Guttmann J. Acute obstruction of the endotracheal ube. Anaesthesist, 2008, 57(3): 251 - 254

[54] Ku CM, Slinger P, Waddell TK. A novel method of treating hypoxemia during one - lung ventilation for thoracoscopic surgery. J Cardiothorac Vasc Anesth, 2009, 23(6): 850 - 852

[55] Lytle FT, Brown DR. Appropriate ventilatory settings for thoracic surgery: intraoperative and postoperative. Semin Cardiothorac Vasc Anesth, 2008, 12(2): 97 - 108

[56] Sentürk M. New concepts of the management of one - lung ventilation. Curr Opin Anaesthesiol, 2006, 19(1): 1 - 4

[57] Kozian A, Schilling T, Röcken C. Increased alveolar damage after mechanical ventilation in a porcine model of thoracic surgery. J Cardiothorac Vasc Anesth, 2010, 24(4): 617 - 623

[58] Gajic O, Frutos - Vivar F, Esteban A, et al. Ventilator settings as a risk factor for acute respiratory distress syndrome in mechanicallyventilated patients. Intensive Care Med, 2005, 31(7): 922 - 926

［59］ Duggan M，Kavanagh BP. Pulmonary atelectasis：a pathogenic perioperative entity. Anesthesiology，2005，102（4）：838－854

［60］ Licker M，Diaper J，Villiger Y，et al. Impact of intraoperative lung－protective interventions in patients undergoing lung cancer surgery. Crit Care，2009，13（2）：R41

［61］ Michelet P，D'Journo XB，Roch A，et al. Protective ventilation influences systemic inflammation after esophagectomy：a randomized controlled study. Anesthesiology，2006，105（5）：911－919

［62］ Fujiwara M，Abe K，Mashimo T. The effect of positive end－expiratory pressure and continuous positive airway pressure on the oxygenation and shunt fraction during one－lung ventilation with propofol anesthesia. J Clin Anesth，2001，13（7）：473－477

［63］ 周建美，刘流，陈启智. 单肺通气期间 PEEP 对血流动力学的影响. 临床麻醉学杂志，1999，15（1）：9－10

［64］ 刘文君，郑晖，苏跃，等. 根据静态压力容积曲线指导开胸手术患者保护性单肺通气的效果. 中华麻醉学杂志，2011，8（8）：950－954

［65］ Akça O. Optimizing the intraoperative management of carbon dioxide concentration. Curr Opin Anaesthesiol，2006，19（1）：19－25

［66］ Hager H，Reddy D，Mandadi G，et al. Hypercapnia improves tissue oxygenation in morbidly obese surgical patients. Anesth Analg，2006，103（3）：677－681

［67］ Ishikawa S，Lohser J. One－lung ventilation and arterial oxygenation. Curr Opin Anaesthesiol，2011，24（1）：24－31

［68］ Schilling T，Kozian A，Senturk M，et al. Effects of volatile and intravenous anesthesia on the alveolar and systemic inflammatory response in thoracic surgical patients. Anesthesiology，2011，115（1）：65－74

［69］ Tuğrul M，Camci E，Karadeniz H，et al. Comparison of volume controlled with pressure controlled ventilation during one－lung anaesthesia. Br J Anaesth，1997，79（3）：306－310

［70］ Unzueta MC，Casas JI，Moral MV. Pressure－controlled versus volume－controlled ventilation during one－lung ventilation for thoracic surgery. Anesth Analg，2007，104（5）：1029－1033

［71］ Slinger PD，Kruger M，McRae K，et al. Relation of the static compliance curve and positive end－expiratory pressure to oxygenation during one－lung ventilation. Anesthesiology，2001，95（5）：1096－1102

［72］ Sentürk NM，Dilek A，Camci E，et al. Effects of positive end－expiratory pressure on ventilatory and oxygenation parameters during pressure－controlled one－lung ventilation. J Cardiothorac Vasc Anesth，2005，19（1）：71－75

［73］ Pepe PE，Marini JJ. Occult positive end－expiratory pressure in mechanically ventilated patients with airflow obstruction：the auto－PEEP effect. Am Rev Respir Dis，1982，126（1）：166－1670

［74］ Tsuzaki K. Intraoperative risk management during thoracic procedures. Masui，2009，58（5）：566－571

［75］ Gothard J. Lung injury after thoracic surgery and one－lung ventilation. Curr Opin Anaesthesiol，2006，19（1）：5－10

［76］ Tang SS，Redmond K，Griffiths M，et al. The mortality from acute respiratory distress syndrome after pulmonary resection is reducing：a 10－year single institutional experience. Eur J Cardiothorac Surg，2008，34（4）：898－902

［77］ Sen S，Sentürk E，Kuman NK. Postresectional lung injury in thoracic surgery pre and intraoperative risk factors：a retrospective clinical study of a hundred forty－three cases. J Cardiothorac Surg，2010，17（5）：62

［78］ Kometani T，Okamoto T，Yoshida S，et al. Acute respiratory distress syndrome after pulmonary resection. Gen Thorac Cardiovasc Surg, 2013, 61(9): 504 - 512

[79] Jeon K, Yoon JW, Suh GY, et al. Risk factors for post - pneumonectomy acute lung injury/acute respiratory distress syndrome in primary lung cancer patients. Anaesth Intensive Care, 2009, 37(1): 14 - 19

[80] 游志坚,姚尚龙,袁茵. 单肺通气后两侧肺损伤程度的比较. 华中医学杂志,2007,31(2):75 - 76

[81] Kasmani R, Irani F, Okoli K, et al. Re - expansion pulmonary edema following thoracentesis. CMAJ, 2010, 182(18): 2000 - 2002

[82] Echevarria C, Twomey D, Dunning J, et al. Does re - expansion pulmonary oedema exist? Interact Cardiovasc Thorac Surg, 2008, 7(3): 485 - 489

[83] Kilpatrick B, Slinger P. Lung protective strategies in anaesthesia. British Journal of Anaesthesia, 2010, 105(S1): i108 - i116

[84] Park JS, Kim HK, Kim K, et al. Prediction of acute pulmonary complications after resection of lung cancer in patients with preexisting interstitial lung disease. Thorac Cardiovasc Surg, 2011, 59(3): 148 - 152

[85] Wirtz HR, Dobbs LG. The effects of mechanical forces on lung functions. Respir Physiol, 2000, 119(1): 1 - 17

[86] Vlahakis NE, Hubmayr RD. Response of alveolar cells to mechanical stress. Curr Opin Crit Care, 2003, 9(1): 2 - 8

[87] Sugasawa Y, Yamaguchi K, Kumakura S, et al. The effect of one - lung ventilation upon pulmonary inflammatory responses during lung resection. J Anesth, 2011, 25(2): 170 - 177

[88] Kudlová M, Koláčková M, Kunes P, et al. Cardiac surgery operations and their influence on serum level of antiinflammatory cytokine interleukin - 10. Cas Lek Cesk, 2007, 146(1): 48 - 55

[89] Dreyfuss D, Saumon G. Ventilator - induced lung injury: lessons from experimental studies. Am J Respir Crit Care Med, 1998, 157(1): 294 - 323

[90] Kuchnicka K, Maciejewski D. Ventilator - associated lung injury. Anaesthesiol Intensive Ther, 2013, 45(3): 164 - 170

[91] Garcia CS, Prota LF, Morales MM, et al. Understanding the mechanisms of lung mechanical stress. Braz J Med Biol Res, 2006, 39(6): 697 - 706

[92] Cheng YJ, Chan KC, Chien CT, et al. Oxidative stress during 1 - lung ventilation. J Thorac Cardiovasc Surg, 2006, 132(3): 513 - 518

[93] Misthos P, Katsaragakis S, Milingos N, et al. Postresectional pulmonaryoxidative stress in lung cancer patients. Theroleofone - lung ventilation J. EurJCardiothoracSurg, 2005, 27(3): 379 - 382

[94] Grocott HP. Oxygen toxicity during one - lung ventilation: is it time to re - evaluate our practice? Anesthesiol Clin, 2008, 26(2): 273 - 280

[95] Pelosi P, Rocco PR. Effects of mechanical ventilation on the extracellular matrix. Intensive Care Med, 2008, 34(4): 631 - 639

[96] Cai H, Gong H, Zhang L, et al. Effect of low tidal volume ventilation on atelectasis in patients during general anesthesia: a computed tomographic scan. J Clin Anesth, 2007, 19(2): 125 - 129

[97] Hong CM, Xu DZ, Lu Q, et al. Low tidal volume and high positive end - expiratory pressure mechanical ventilation results in increased inflammation and ventilator - associated lung injury in normal lungs. Anesth Analg, 2010, 110(6): 1652 - 1660

[98] Sarge T, Talmor D. Targeting transpulmonary pressure to prevent ventilator induced lung injury. Minerva Anestesiol, 2009, 11(3): 293 - 299

[99] Mols G, Priebe HJ, Guttmann J. Alveolar recruitment in acute lung injury. Br J Anaesth, 2006, 96(2):

156 - 166

[100] Mallick A, Elliot S, McKinlay J, et al. Extracorporeal carbon dioxide removal using the Novalung in a patient with intracranial bleeding. Anae sthesia, 2007, 62(1): 72 - 74

[101] Fischer S, Hoeper MM, Tomaszek S, et al. Bridge to lung transplantation with the extracorporeal membrane ventilator Novalung in the veno - venous mode: the initial Hannover experience. ASAIO J, 2007, 53(2): 168 - 170

[102] Reutershan J, Chang D, Hayes JK, et al. Protective effects of isofiurane pretreatment in endotoxin - induced lung injury. Anesthesiology, 2006, 104(4): 511 - 517

[103] Schilling T, Kozian A, Kretzschmar M, et al. Efectsofpropofol and desflurane anaesthesia on the alveolar inflammatory response to one - lung ventilation. Br J Anaesth, 2007, 99(3): 368 - 375

[104] J Schwarzkopf K, Schreiber T, Preussler NP, et al. Lung perfusion, shunt fraction, and oxygenation during one - lung ventilation in pigs: theeffeets of desflurane, isoflurane, and propofol. J Cardiothorac Vasc Anesth, 2003, 17(1): 73 - 75

[105] McCrae K. Pulmonary transplantation. Curr Opin Anaesth, 2000, 13(1): 53 - 59

[106] Hu XL, Tang HH, Zhou ZG, et al. The effect of sevoflurane inhalation anesthesia only and propofol total intravenous anesthesia on perioperative cytokine balance in lung cancer patients. Xi Bao Yu Fen Zi Mian Yi Xue Za Zhi, 2011, 27(6): 659 - 661

[107] Naito Y, Tamai S, Shingu K, et al. Responses of plasma adrenocorticotropic hormone, cortisol, and cytokines during and after upper abdominal surgery. Anesthesiology, 1992, 77(3): 426 - 431

[108] Satani M, Hamada T, Nakada K, et al. Comparison of total intravenous anesthesia and inhalation anesthesia regarding hormonal responses during lung lobectomy. Masui, 2005, 54(10): 1109 - 1115

[109] Taniguchi T, Kidani Y, Kanakura H, et al. Effects of dexmedetomidine on mortality rate and inflammatory responses to endotoxin - induced shock in rats. Crit Care Med, 2004, 32(6): 1322 - 1326

[110] Hofer S, Steppan J, Wagner T, et al. Central sympatholytics prolong survival in experimental sepsis. Crit Care, 2009, 13(1): R11

[111] 张荣智, 石翊飒, 张亚敏. 不同剂量右美托咪啶对单肺通气患者围术期炎性反应的影响. 中华麻醉学杂志, 2011, 31(12): 1443 - 1445

[112] 刘先保, 张春芳, 詹鸿, 等. 右美托咪定在产后出血致多器官功能障碍综合征肺免疫及肺保护中的作用. 广东医学, 2012, 33(8): 1053 - 1056

[113] Karzai W, Schwarzkopf K. Hypoxemia during one - lung ventilation: prediction, prevention, and treatment. Anesthesiology, 2009, 110(6): 1402 - 1411

[114] Wang JY, Russell GN, Page RD, et al. A comparison of the effects of desflurane and isoflurane on arterial oxygenation during one - lung ventilation. Anaesthesia, 2000, 55(2): 167 - 173

[115] Ng A, Swanevelder J. Hypoxaemia associated with one - lung anaesthesia: new discoveries in ventilation and perfusion. J Br J Anaesth, 2011, 106(6): 761 - 763

[116] Lytle FT, Brown DR. Appropriate ventilatory settings for thoracic surgery: intraoperative and postoperative. Semin Cardiothorac Vasc Anesth, 2008, 12(2): 97 - 108

[117] Serpa Neto A, Cardoso SO, Manetta JA, et al. Association between use of lung - protective ventilation with lower tidal volumes and clinical outcomes among patients without acute respiratory distress syndrome: a meta - analysis. JAMA, 2012, 308(16): 1651 - 1659

[118] The Cardiothoracic Surgery Network website. Available from www. ctsnet. org/portals/thoracic/newtechnology/article - 9. html

中篇 手术相关内容

第十二章 外科治疗

外科手术即肺切除术是治疗肺癌的有效方式。第一例肺癌手术是 1933 年由 E Gra-ham 实施的，他成功完成了一侧全肺切除术，奠定了肺切除术治疗肺癌的基础。在我国，1941 年张纪正完成了首例肺癌的全肺切除术。

肺切除术作为治疗肺癌的重要手段，要遵循肺部解剖特点。肺血管的解剖和游离是肺切除术的基础和关键，肺门及血管周围淋巴结的处理又是肺切除术中的重点和难点。肺切除术的范围要根据癌肿的位置、大小、形态，病期早晚和患者状态来确定，一般分为肺叶切除术、肺段切除术、袖式切除术、全肺切除术和楔形切除术。对于一些局部晚期的肺癌患者可以采用扩大切除，如胸膜、胸壁、心包、膈肌、心房及上腔静脉的部分或全部切除达到根治的目的。在整个肺切除术中要遵循两个最大原则，即最大限度切除病变组织，最大限度保留正常组织。

第一节 肺切除术

一、肺切除术基本操作

1. 体位和切口　侧卧位和仰卧位是肺切除术最常用的体位。肺切除术常用的切有：

（1）后外侧切口：对手术野显露最好，合适肺叶切除、袖式切除和全肺切除。缺点是切断肌肉较多、创伤大、出血多、术后疼痛重（图 12-1）。

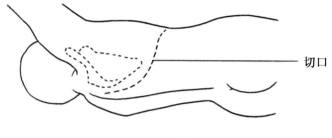

切口

图 12 - 1　后外侧切口

（2）前外侧切口：虽然没有后外侧切口暴露好，但能较好地完成上叶切除和中叶切除，并且有损伤肌肉少、出血少、疼痛轻等优点。

（3）腋下切口：这个切口优点是美观、创伤小，基本不断任何肌肉，但视野暴露差。

（4）胸骨正中切口：需要电锯纵劈胸骨，切口长，出血较多。在 VATS 应用之前，仅适合双侧肺转移瘤同期切除手术。

对于后外侧切口，不同切口位置适合不同的手术要求：第 3 肋间切口适合显露肺尖部分、交感链和动脉导管；第 4 肋间可用于肺楔形切除、上肺叶切除、纵隔病变切除；第 5 肋间可充分显露下叶肺，用于肺下叶切除和全肺切除术；第 6 肋间适合于食管裂孔区的手术。

2. 分离胸膜粘连　胸膜粘连通常分为 3 种类型：膜片状粘连、索条状粘连和胼胝状粘连。①膜片状粘连：一般较疏松，不含血管，用纱布团或吸引器钝性分离即可；②索条状粘连：对于细小不含血管的索条可直接剪断或电切；较粗大索条多含血管，应用钳夹电凝或超声刀切断，个别的需要缝扎；③胼胝状粘连：粘连非常致密，如强行分离可进入肺内或病灶，引起不良后果。通常采取胸膜外入路，将壁层胸膜连同肺组织一并分离，超过粘连处再回到胸膜腔内。胸部渗血处应用电凝止血，或用热盐水棉垫压迫止血。

分离粘连应做到肺门结构完全暴露，术者手指能绕过肺门血管。这一点非常重要，在肺血管发生意外时术者能有效控制出血，冷静地采取止血措施。

3. 肺裂的处理　肺裂常常存在发育不全，甚至未发育的情况。对于发育不全的肺裂，可以从其薄弱处下手，找到肺动脉，打开动脉鞘，沿鞘内分离形成隧道，上切割缝合器切断分离肺叶，此方法即是"隧道法"。对于没有发育的肺裂，不要急于处理，可以采取"单向式"切除法，先处理血管、支气管，最后用切割缝合器切断肺裂。

4. 肺血管的处理　在处理肺动、静脉顺序上，一般是先处理动脉，再处理静脉，可以防止肺部淤血及肺膨胀，防止血液丢失过多。上叶切除要剪开纵隔胸膜暴露血管，中叶或下叶切除一般先打开叶间裂，显露动脉。①游离肺血管：组织镊提起动脉外膜，用手术剪剪开肺血管周围的纤维组织及血管鞘，沿需要方向继续分离并纵行剪开血管鞘，显露动脉足够的长度，用直角钳分离血管时，应注意血管钳的尖部与血管平行分离；②血管游离满意后，分别用 7 号丝线结扎血管的近、远端，于近端侧用 4 号丝线贯穿缝扎、切断。现在常用切割缝合器处理切断，省时安全。

5. 支气管的处理　处理支气管之前要切断支气管动脉，往往有 2 支，且被淋巴结包绕,故需切除该区域淋巴结,支气管便游离出来。支气管游离不宜过长,一般不超过1cm,以免影响支气管残端血运。支气管切断平面应距分叉0.5cm处,避免过长形成盲袋而感染。①丝线缝合法:较早使用的方法,又分间断缝合法和连续缝合法,一般用3-0可吸收线缝合残端,进针处距切缘4mm,针距2~3mm。缝合过程中吸走支气管内分泌物及血液,避免污染胸腔;②丝线结扎法:用双股7#丝线或单股10#丝线于支气管根本结扎,打结力度要大,以丝线不断为要求,打完第一个结要用镊子夹住固定,防止松解;③切割缝合器:目前常用方法,省时省力安全,不会污染术野。

支气管处理后,胸腔注水,请麻醉师加压膨肺,压力达到25cmH$_2$O,以检查残端封闭是否严密。如有漏气,则需缝合1~2针。如果是全肺切除或做过化放疗,一般主张用附近组织如胸膜、肌肉、心包等包埋残端。

6. 置管和关胸 关胸前在腋后线第7或第8肋间放置24~28F硅胶引流管一根。仔细检查术野有无活动性出血,生理盐水冲洗,清点纱布器械无误后,才合拢肋骨,逐层缝合胸壁。肺叶切除后形成的空腔可由膈肌上升、纵隔移位、胸壁下陷以及余肺代偿性膨胀来填补,故术后一般不会存在残腔。

二、肺叶切除术(lobectomy)

1. 肺叶切除术一般指征

(1)一般情况:患者的各项理化指标基本正常,工作或日常活动正常,可胜任一般家务劳动,思维活跃,答问正确,查体合作。患者年龄一般控制在80岁以下,对于超过80岁的患者,如果其生理年龄低于实际年龄,对手术耐受力相对较高,这种情况下手术指征可以放宽。

(2)肺功能:应该从通气功能、弥散功能、血气指标和临床肺功能几个方面综合判断,其中主要看肺通气功能指标。

肺通气功能中主要有肺活量(FV)、一秒用力肺活量(FEV$_{1.0}$)和最大通气量(MVV)3项指标。如果患者这3项指标均达预计值80%以上,可以耐受任何形式的肺切除术;3项指标在预计值的60%~80%,可视为相对安全的;预计值在40%~60%,如果配合积极术前准备和术后处理,多数患者能够耐受肺叶切除术,但不宜行全肺切除术。在这3项指标中,一秒肺活量(FEV$_{1.0}$)又是最重要最基础的指标,通常认为:①FEV$_{1.0}$>0.8L:可以耐受肺楔形切除,如肺大疱切除术、肺减容术;②FEV$_{1.0}$>1.2L:可以耐受中叶切除术;③FEV$_{1.0}$>1.5L:可以耐受任何肺叶切除术;④FEV$_{1.0}$>1.8L:可以耐受右侧双肺叶切除术;⑤FEV$_{1.0}$>2.0L:可以耐受左全肺切除术。

肺通气功能结果处于临界值时要结合弥散功能和血气分析综合判断。通气功能不理想而弥散功能基本正常的患者术后恢复相对较好,但是弥散功能降低者术后较易发生呼吸衰竭。吸氧前后动脉血氧分压变化可以间接反映肺泡弥散状态。正常人不吸氧动脉氧分压大于85mmHg,低于80mmHg者提示肺功能中度损害,低于70mmHg者往往肺功能严重受损,难以承受肺叶切除术。如果吸氧后氧分压明显提升,同时二氧化碳没有潴留,提示弥散功能尚好,术后耐受力相对较高。而吸氧后氧分压上升不明显的患者术后极易发生呼吸衰竭。

无法测定肺功能指标时,临床肺功能是重要参考。临床肺功能通常通过登楼实验获得。如果患者能连续步行登上 5 层以上即 100 个台阶，不出现严重的气喘、胸闷、心悸症状，手指脉搏氧饱和度不低于 85%，提示肺功能储备较好，手术耐受度较高，可以承受肺叶切除术。

2. 肺叶切除禁忌证

（1）心脏、肺脏、肝脏、肾脏、脑等重要脏器功能障碍。

（2）晚期患者，部分Ⅲa 期和Ⅲb 以上患者。

（3）不能耐受单肺通气，肺功能重度损害或动脉血氧分压＜60mmHg，二氧化碳分压＞60mmHg 者。

（4）肺部感染，经 2～3 周抗生素治疗后，24 小时痰量＞100ml，双肺仍有广泛性啰音。

（5）一般情况差，出现恶病质。

3. 麻醉、体位、切口　肺叶切除术常规在气管插管全麻下进行，现在一些临床中心推出免气管插管静脉麻醉下肺叶切除术。单侧肺通气与手术侧肺的隔离是最优的，可以通过双腔气管插管或支气管阻断实现。少数情况下肺隔离无法实现时，通过间歇性呼吸暂停或低流量通气策略可完成肺门的解剖。

患者在手术台上的体位取决于切口的类型。后外侧入路者，体位应该摆为侧卧位，经前或前外侧入路的开胸患者采取仰卧位或侧卧位同侧略抬高。

侧卧位需要通过弯曲胸腔下面的手术台面或腋下垫高打开肋间隙，手臂于身体前呈90°弯曲固定可打开腋窝，可放气的袋子或卷巾（砂、布或凝胶材料制成）可用于辅助摆放体位（图 12 – 2）。

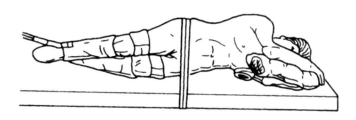

图 12 – 2　侧卧位

最常用的切口是后外侧开胸入路。切口起于腋前线或稍后方，向后延续至肩胛下角下后方一个介于肩胛骨和脊柱中间的点。用电刀分离背阔肌，得以保留前锯肌的肌肉。另外，也可避免离断背阔肌，这需要将其从胸腰椎肌肉的筋膜分离，使其前移。如果为了让肩胛骨获得更大的活动度，可在肩胛骨和脊柱间分离斜方肌和菱形肌。然后就可以获得足够的间隙进入胸腔。

4. 右肺上叶切除术

（1）应用解剖：右肺上叶动脉变异较少，刚进入肺门即发出第一支称为尖前支动脉，约60% 呈单支另有 30% 呈双支，供应各肺段。右肺动脉干发出尖前支后进入肺实质走行于斜裂之中，称为叶间动脉或肺动脉中间干。叶间动脉在叶裂汇总区发出后升支动脉供应上叶后段，少数还有在后升支之前发出一小支供应前段。肺静脉常分为前段静脉和中央静脉两支。右主支气管位于肺门后上方，长度2.3cm，其第一分支即是上叶支气管，平均长度0.8~1.2cm。

（2）手术操作：左侧卧位，取右胸后外侧切口，经第5肋间入胸，必要时切断第5肋后端。剪开前纵隔胸膜，向后向下侧牵拉肺可保持肺门上血管的张力，解剖显露肺上静脉，肺上静脉上方是静脉与动脉干靠近的地方，而下方的部分是中叶静脉的起始部，注意识别下方的中叶静脉并保护好它。解剖肺上静脉上方，游离出尖前支动脉。切除肺动脉和支气管之间淋巴结，有助于显露动脉。一旦游离完成，可以使用带线结扎、剪刀剪断或使用切割缝合器进行切（10组）断尖前支动脉和上叶静脉。接下来，于斜裂和水平裂交汇处打开叶间胸膜，切除叶间淋巴结（11组），显露叶间动脉干，解剖出后升支动脉，用丝线结扎、切断。继续向后打开斜裂，解剖出上叶支气管，切除支气管周围的淋巴结（11组）。支气管通常用切割缝合器或锐性剪开然后使用3-0和4-0的可吸收缝线缝合。最后，使用切割闭合器分离发育一般的肺裂。

5. 右肺中叶切除术

（1）应用解剖：中叶动脉常与下叶背段动脉一前一后从叶间动脉对应发出。中叶静脉与上叶静脉分界有时不甚明显，特别在水平裂发育不良的患者更常见，这种情况下要仔细辨认，防止误伤。

（2）手术操作：向前牵拉中叶，向下牵拉下叶，剪开斜裂和水平裂的叶间胸膜，解剖汇总区，显露叶间动脉，解剖中叶动脉。中叶动脉一般分为两支，也有共同主干再分出内外两支，分别予以结扎、切断。向后牵拉中叶、上叶，于肺门前方剪开纵隔胸膜，显露并游离中叶静脉，仔细分辨上叶静脉以防误伤。结扎、切断中叶静脉。提起中叶游离中叶支气管，于其根本离断支气管，并缝合。如有条件可用直线切割缝合器处理，如果叶间裂发育较差，使用闭合器向前方分离叶间裂，离断中叶静脉。切除肺门和支气管旁淋巴结以暴露中叶支气管，并将之离断。剩下的中叶动脉则很容易识别并分离切断，切断水平裂，移除右肺中叶。

6. 右肺下叶切除术

（1）应用解剖：下叶肺动脉和下叶静脉较为恒定，因为下叶背段动脉与中叶动脉相距较近，有时高于中叶动脉位置，故注意保护中叶动脉避免误伤。基底段动脉是肺动脉的终末支垂直走行进入下叶基底段。右主支气管分出上叶支气管后延续部分称为中间支气管，长约2cm，继续向前分出中叶支气管，随即向后分出背段支气管，解剖学上下叶支气管即指中叶支气管到背段支气管之间的一小段，长度约0.5cm。故切除下叶时特别用切割缝合器时一定保护好中叶支气管开口。

（2）手术操作：将下叶向前上牵拉，用电刀分离下肺韧带至下肺静脉处。切除下肺韧带淋巴结，向后方分离胸膜至右上叶支气管起始段，向前分离至中叶静脉水平。切除位于中间支气管和下叶静脉之间的肺门淋巴结，游离下肺静脉。

如果叶间裂发育良好，电刀分离剩余的斜裂前方覆盖的胸膜，将右肺下叶和中叶分别向足侧和前方牵拉，解剖汇总区。与中叶切除一样，识别和切除叶间淋巴结可以暴露背段、基底段肺动脉和中叶支气管的起始段。游离下叶肺动脉，用丝线结扎切断或直线切割缝合器切断。依法切断下肺静脉。游离下叶支气管，用直线切割缝合器切断，切断之前要双肺通气验证中叶支气管通畅。

如果叶间裂发育不完全，可以先切断肺下静脉，依次向上分离解剖下叶支气管，切除叶间淋巴结，游离出下叶支气管用直线切割缝合器闭合切断。一旦静脉和支气管离断，仅存的结构即为肺动脉和斜裂的后部。分离、切割基底段动脉和背段动脉，用直线切割缝合器切开剩余的斜裂。此方法即是"单向式"切除。

7. 左肺上叶切除术

（1）应用解剖：左侧肺门边界，前方是膈神经，后方是降主动脉，主动脉弓经左肺门上方跨越左主支气管和左肺动脉干，下方是肺韧带。

肺上静脉位于左肺门前方，其后上缘紧邻左肺动脉前下壁，总干长0.6～1.2cm。肺下静脉位于肺门后下方、下肺韧带的止端内，沿肺韧带容易找到，总干较上肺静脉略长。左肺动脉干居左肺门最上偏前部，其总干较短，一进入肺实质即发出前段动脉或尖前支，然后绕过左主支气管上方与下叶支气管前方进入斜裂并向下延伸。依次发出后段动脉1～2支，背段动脉和舌段动脉1～2支，背段动脉常与舌段动脉相对的叶间动脉后壁发出，之后左肺动脉进入下叶肺实质延续为基底干动脉。左上叶肺动脉分支变异较多，少则2支，多则6支，以4支多见，手术时逐一寻找。

左主支气管较右主支气管细长，平均长度4.9cm，位于左肺动脉的后下方，其上方有主动脉弓，后方与食管、降主动脉相邻。左上叶支气管经左肺动脉下缘向前外进1cm后分为上下两支，下支为舌段支气管，上支称为固有支，上升0.8cm后分为前段支气管和尖后段支气管。

（2）手术操作：于左肺门前方膈神经后方剪开纵隔胸膜，绕过肺门上方沿降主动脉前方继续剪开纵隔胸膜，注意保护迷走神经和喉返神经。

左上肺静脉处理较右侧简单，不用考虑中叶静脉问题。将上叶向外后侧牵拉肺保持上肺门血管张力，辨认出上肺静脉，静脉鞘膜不如肺动脉鞘清晰，但静脉壁韧性强于肺动脉，可以大胆解剖，上肺静脉上方就是左肺动脉干，将两者间隙充分打开。上肺静脉下窗空间大，往往有叶间淋巴结，可以分离切除，上肺静脉后方是上叶支气管，将两者间隙打开。用直角钳通过上肺静脉后方，7号线结扎或直线切割缝合器切断。

左肺上叶肺动脉变异较多，分支数目变化较大，要逐一切断。左肺动脉第一支为前段或尖前支动脉，它粗而短并与左肺动脉干呈锐角，暴露牵拉不当会引起血管根部撕裂出血，务必小心。肺动脉切除顺序可以从近端开始也可以从叶间舌段动脉开始向近端处理。

如果叶裂发育较好，可以先于叶裂中断剪开动脉鞘，沿鞘下间隙纵行剪开鞘膜，在斜裂前中1/3交界处叶间动脉前缘找到舌段动脉，一般1～2支。4号线结扎、切断。继续沿动脉干长轴向近端剪开动脉鞘，切除发育不全的肺裂，依次显露并切断后段动脉1～2支，尖段动脉1～2支。最后显露尖前支，用剪刀尽量游离出足够的长度，用小直角钳绕过动脉扩大间隙，用7号线结扎、切断或直线切割缝合器切断。

左上叶支气管位于斜裂中部，离断血管后即可暴露，因其比较短，总长不足1cm，为求结扎牢靠，支气管切缘可以分别切在舌段和固有段支气管上。中央型肺癌宜采取切断缝合法。

8. 左肺下叶切除术

（1）应用解剖：左肺动脉刚进入斜裂即发出背段动脉，之后依次发出外、后基底段动脉和前内基底段动脉，期间有上叶舌段动脉甚至后段动脉分支发出。故处理下叶动脉时经常需要对背段动脉和基底段动脉分别处理。左下肺静脉位于下后肺门，单独发出，方便处理，偶有与上肺静脉共干的情况，故常需暴露上肺静脉以避免误伤。左下叶支气管位于叶间动脉的后内侧，位置较深，需牵开动脉才能显露其根部。

（2）手术操作：自然分开左上和左下叶，探查斜裂。锐性分离或者使用电刀分离叶间裂前方覆盖的纵隔胸膜。识别和切除叶间淋巴结，游离暴露背段和基底段动脉，用7号线结扎、切断或用直线切割缝合器切断。用电刀游离下肺韧带至下肺静脉处，切除下肺韧带淋巴结，游离下肺静脉，用7号线结扎、切断或用直线切割缝合器切断。切除后方肺门淋巴结，然后将胸膜分离至后方至左肺动脉干水平，前方在下肺静脉以上。于叶间动脉后面游离下叶支气管，切断其表面的支气管动脉，于其根部双7号慕丝线结扎、切断或直线切割缝合器切断。

如果叶间裂发育不完全，可以采取"单向式"切除，即先暴露处理下肺静脉，切除叶间淋巴结和后方肺门淋巴结，游离处理下叶支气管，再游离处理下叶动脉，最后用直线切割缝合器切断斜裂。

9. 右肺中下叶切除　临床上经常需要做右肺中下叶双肺叶切除，这是因为下叶的周围型病灶常常越过下斜裂侵犯中叶支气管或肺实质，而下叶的恶性肿瘤往往伴有中间支气管周围淋巴结转移并侵犯中间支气管或中叶动脉，只有实施双肺叶切除才能彻底切除病变。

处理中叶静脉和下叶静脉见右肺中叶切除和右肺下叶切除。叶间肺动脉进入叶裂先后分出中叶内侧支、上叶后升支、中叶外侧支、背段动脉和基底段动脉。大多数情况下可以在背段动脉和中叶动脉上方7号线一次性结扎、切断或直线切割缝合器切断。偶有需要单独处理中叶动脉或背段动脉后再处理叶间动脉、基底段动脉。

游离中间支气管，切除其周围淋巴结与纤维结缔组织，暴露中间支气管与上叶支气管分叉处（俗称小隆突），于中间支气管根部双7号线结扎、切断或直线切割缝合器切断。

（田凯华　王　栋）

第二节　袖式切除术

支气管袖式切除术（sleeve Lobectomy），即将部分受病变累及的支气管成段切除，后将病变远近端支气管重新吻合。支气管袖式肺叶切除术在进行支气管袖状切除的同时，将该段支气管所对应的肺叶一并切除，达到切除病变的目的，同时减少正常肺组织损伤。

一、背景

支气管袖式切除术最早由英国的 Price Thomas 医生在 1947 年完成,他为一例右肺上叶支气管腺瘤的患者,做了右主支气管环切手术,并将右主支气管同中间支气管进行了吻合。手术获得了成功,这例患者是一名英国皇家空军飞行员,术后他很快返回了繁忙的工作岗位。随后,他又为一例因左侧肺结核导致左主支气管狭窄、左上叶毁损的患者进行了手术,保留了左肺下叶。由于他的前瞻性手术研究,使得胸外科医生们发现,支气管的断端也可以像肠管一样重新吻合起来。

随后的研究逐渐增加,1955 年,Paulson 和 Shaw 做了第一篇关于支气管成形术的总结,共 18 例患者,良恶性病变都有,他们提出,对于合并 COPD 的患者,术中尽量保留功能性肺组织的重要性。1959 年,Johnston 和 Jones 对 98 例袖状切除病例进行了回顾。通过这篇重要的文献,作者得出结论,支气管袖状切除术是安全的,且同其他更大范围切除手术(如全肺切除术)相比,早期生存率是一致的。1959 年的报道 Allison 完成了,第一例肺癌的肺叶支气管 – 动脉双袖状切除术。另一篇重要的文献,是 1986 年发表,德国的 Vogt – Moykopff 等对支气管袖切的指征、技术及预后等进行了回顾总结,在这篇颇有历史意义的文章中,他们建议,支气管肺的袖切手术应该更积极开展,尤其对于肺癌患者。

原则上说,任何一叶肺组织均可行支气管袖式肺叶切除术。目前文章报道的大多数病例为右肺上叶中心型病变,这也是袖式切除最常见的手术指征。这同右肺上叶支气管的解剖特点有关,因为右主支气管及中间支气管相对较长,吻合操作方便。而且,右上叶肿瘤较少向远端、中下叶转移。其次是左肺上叶的袖式切除术。在为肺癌患者行支气管袖式肺叶切除术的时候,如肿瘤侵及肺动脉,则可能要同时行血管成形术。

二、手术指征

支气管袖式肺叶切除术的指征:外科手术的目的首先是能够保证最大限度的切除病变组织,同时也尽可能保留正常肺组织。对于中心型病变,累及段以上支气管,都可以考虑袖式切除,从而能够更多保留患者正常肺功能。

1. 对于肺功能正常的患者 近年来,越来越多的胸外科医生已经认识到,如果没有手术技术上的障碍,肿瘤也能够达到完整切除,那么,即使对于那些肺功能基本正常,或没有表现出肺功能不足,甚至能够耐受全肺切除的患者。袖式切除也是最好的选择。有观察也发现,对于掌握了袖式切除技术的胸外科医师而言,他们也更倾向于避免全肺切除术。现在,已经有越来越多的患者通过袖式切除术避免了全肺切除,同时不影响生存。

2. 对于肺功能差的患者 肺功能差是很多中心型病变患者无法接受手术的主要原因。对于那些同时合并严重 COPD 而无法耐受全肺切除的中心型肺癌患者,虽然这种手术方式的吻合口瘘及围术期病死率比肺功能正常者要高,但也有报道指出,这类患者的 5 年生存率依然能够达到 18%,比不完整切除的同组患者(5 年生存率为 0)还是要好得多。可见,袖式切除为很多中心型肺癌,但肺功能不足的患者争取到了手术机会。

3. 对于 N_1 淋巴结阳性患者　　N_1 淋巴结阳性患者是否适宜采用袖式切除术还是有一定争议的。倾向于全肺切除者的观点是，这类患者的肿瘤可能已经累及支气管周围淋巴及神经等结构，这时，全肺切除才能够提供更完整、更彻底的切除机会。当然，也有文献报道，实际情况并不完全如此，袖式切除能够获得与全肺切除相近的治愈率。一项随机对照研究中，60 例袖式切除的患者，同 60 例全肺切除患者进行比较，他们得出结论，只要能够完整切除，N_1 淋巴结阳性与否都应尽可能选择袖式切除。同时，在治愈率相近的情况下，袖式切除术较全肺切除更加安全也是选择这一术式的主要原因。

三、术前检查

对于拟行袖式切除的患者，我们应该尽可能地完善术前检查，详细评估病情。除一般的心肺功能检查、血液化验等，纤维支气管镜检查是必需的。因为，气管镜检查可以通过腔内观察，来确定袖式切除是否可行。术前，我们应仔细观察气管镜并详细描述肿瘤所处的位置，多数肿瘤是位于叶支气管开口处的。同时，在做气管镜检查的过程中，应该仔细观察患者在深呼吸及咳嗽等活动时，肿瘤周围支气管壁的活动度，如果活动度很差，那说明肿瘤可能有浸润周围支气管壁的情况。

CT 扫描也是必需的，是对支气管镜检查的有力补充，可以详细评估肿瘤外侵的程度。尤其是，肺血管增强 CT 扫描，能够更加细致地为我们提供肺血管同肿瘤间关系的信息，对于那些中心型病变，可能行全肺切除的患者更加必需。某些情况下，磁共振（MR）也可采用，来协助鉴别那些 CT 表现不明确的病变。

除此之外，纵隔镜检查评估淋巴结也是值得提倡的。因为，如果术前我们发现明确的 N_2 病变，那么，袖式切除就值得商榷了，部分这类患者的根治手术还是应该选择全肺切除。

四、术中处理注意事项

支气管袖式肺叶切除术的难点就在于术中对于术式可行性的判断。肿瘤的外侵情况、N_1 淋巴结处置、支气管切缘阳性时的处理等，都是难点。实际临床操作中，多数是在完全游离支气管及动脉分支，且结合术中病理检查下做出袖式切除是否合适的判断的。术中对支气管切缘进行冰冻病理检查，是确定完整切除的关键步骤，也是决定袖式切除的重要参考。支气管周围淋巴结阳性不影响袖式切除，但叶间淋巴结阳性，如右肺上叶肿瘤，叶间淋巴结受累，那么，中叶可能需要同时袖式切除，以保证切除的完整性。左侧叶间淋巴结阳性，则可能不得不迫使我们选择全肺切除而不是袖式切除。

五、术后注意事项及并发症的处理

支气管袖式肺叶切除术的术后注意事项同标准的肺叶切除术并没有太大区别。但对于袖式切除术的患者，术后我们尤其要注意液体的管理、镇痛及排痰。有报道发现，袖式切除术术后更易出现痰潴留及肺炎。因此，做好呼吸功能锻炼和肺部排痰的物理治疗是极其重要的。如果患者不能很好地配合排痰，那么，就应该行床旁支气管镜吸痰，对袖式切除的患者可以常规于术后第一天行支气管镜检查，这样不仅吸痰，同时也可以观察吻合口情况。术后用药方面，在早期常规使用激素来减轻吻合口水肿并不是必需的。

袖式切除远期并发症主要是迟发吻合口狭窄，有 2%~5% 的发生率，大多数都同手术阻断远端支气管血运有关。主要的处理方法，首先是考虑能否支气管镜下扩张吻合口。对于部分患者，也可以考虑再次手术，将狭窄段切除，再次吻合，或者考虑全肺切除。还有，就是袖式切除术的局部控制率问题，首先，回顾分析比较困难，因为，目前局部/区域复发的定义还不是很统一，即使如此，我们也没有发现袖式切除比全肺切除对局部控制更差，有研究发现22.5%的袖式切除术后出现了局部/区域复发，但只有4.5%的患者是死于局部/区域复发的。

总之，目前支气管袖式肺叶切除术治疗肺癌已经获得了越来越广泛的认同，即使对于肺功能正常的患者，也是应该采用的。大多数患者术后的肺功能及生存率结果，都明显优于全肺切除。

（矫文捷　赵艳东）

第三节　全肺切除术

一、全肺切除的手术适应证

一侧全肺切除使肺功能骤然削减40%～50%，呼吸和循环系统将承受较大的额外负荷，原有慢性阻塞性肺疾病或者心脏储备功能较低的患者术后易并发呼吸功能不全、心律失常、急性心肺衰竭等并发症，全肺切除术后一旦并发支气管胸膜瘘或胸腔感染往往很难控制，所以全肺切除的手术并发症和手术死亡率均高于肺叶切除。同时全肺切除的患者体力和活动能力受到极大的限制，生活质量明显下降。因此，决定行全肺切除术时必须十分慎重，凡是有可能避免行全肺切除术的应尽量争取肺叶切除术或袖式切除术，对60岁以上伴有心功能降低及糖尿病、严重高血压等严重其他基础疾病的患者更应谨慎从事。全肺切除术最常见的适应证是中心型肺癌，其次是单侧肺广泛支气管扩张及肺损毁。具体如下：

1. 无法施行肺叶切除或袖式切除的原发型肺癌　常见情况包括：癌灶直接侵犯肺动脉主干或叶间肺动脉，淋巴结包绕叶间动脉或叶、段动脉根部，病灶跨叶侵入邻叶，中心型肺癌支气管腔内病变超过肺叶切除和袖式切除的根治范围。

2. 肺损毁　肺结核导致的单侧肺广泛纤维化，长期反复感染，顽固性浓痰。

3. 支气管内膜结核导致的全肺不张　术前气管镜检查主支气管闭塞，术中探查上下叶支气管全长闭塞，软骨环消失，支气管呈实心条索样。

4. 单侧广泛性支气管扩张症　经X线胸片、CT，尤其是支气管造影证实单侧上下叶广泛性支气管囊柱状扩张，临床长期浓痰，反复咯血。

5. 急性单侧肺大咯血　临床一次咯血超过300ml保守治疗无效，气管镜及其他辅助检查明确出血为单侧，但难于确定来自哪一肺叶，应做全肺切除。

6. 弥漫性胸膜间皮瘤　大面积侵入叶间裂和肺实质的弥漫性间皮瘤有时需考虑胸膜全肺切除。

二、全肺切除前的手术探查

全肺切除在手术中首先要做全面的详细探查，对恶性病变尤其重要，一方面是要确定病肺能够安全切除，另一方面是不要错失肺叶切除的可能性。术前评估毕竟是间接的，支气管切除范围可通过术前支气管镜检查确定，术中探查的重点是要确定肺动脉可否安全分离。开胸后先分离胸膜腔粘连，暴露肺门，要打开肺动脉和肺上下静脉表面的纵隔胸膜，初步分离各肺门结构，剥除覆盖于肺门表面的淋巴结，再结合手指扪诊才能确定肺动脉和上下肺静脉是否可以进行安全处理。不对各肺门结构做初步分离，隔开纵隔胸膜对肺门地初略探查往往不够精确，有时会错失肺叶切除的机会。如初步探查提示手术有困难，应进一步切开肺动脉、肺静脉表面的心包做心包内探查，若无心包腔粘连，心包间隙尚存在，则进一步沿肺动脉和肺静脉根部扩大心包切口，暴露肺动静脉的心包内段，直视下用手指探查，肺动静脉在心包内一般尚有 1.0～1.5cm 距离可供安全结扎。当心包内端已被肿瘤侵犯应立即放弃手术。凡初步探查提示存在有免于全肺切除可能性的，应进一步打开叶裂暴露叶间动脉，从叶裂内探查各叶段动脉，凡有可能者均应该行肺叶切除术，避免不必要的全肺切除术。

三、右全肺切除

右全肺切除要妥善处理右肺动脉、上下肺静脉及右主支气管。

1. 处理右肺动脉　将肺向后下方牵开暴露肺门前上界，向上推开奇静脉弓，沿奇静脉下缘弧形右肺动脉及右主支气管表面纵隔胸膜，切开肺动脉鞘膜，沿鞘膜下间隙向肺实质方向分离到尖前支动脉根部，向纵隔方向分离到上腔静脉前缘。右肺动脉下方为上肺静脉，向下牵开上肺静脉，紧贴肺动脉解剖使肺动脉与上肺静脉上缘分离。右肺动脉后方为右主支气管，向后牵开右主支气管，紧贴肺动脉解剖使肺动脉后壁与右主支气管分离。以小直角钳钝性游离右肺动脉下壁，绕过右肺动脉导出 7 号丝线，贴紧纵隔结扎，结扎线远侧 0.5cm 处安置止血钳 2 把，两钳间间断肺动脉，近心端缝扎一道后再于第 1 结扎线近侧加做一道结扎，使肺动脉近端形成三重结扎。远侧残端一道结扎止血。

2. 处理上下肺静脉　右侧上下肺静脉的处理方式与右肺上中叶切除和右肺下叶切除的处理方式相同，对靠近上下肺静脉根部的某些中心型肺癌，可能需要从心包内处理肺静脉。

3. 处理右主支气管　将肺牵向前下方，将奇静脉弓推向上方，清扫奇静脉与右主支气管间的奇静脉组淋巴结，用手探查即可扪及右主支气管壁软骨环。将右主支气管表面纵隔胸膜向后下剪开，透过纵隔胸膜可见食管于右主支气管后方垂直经过，轻轻推开食管可暴露右主支气管膜部。膜部与食管之间有迷走神经经过，尽量勿予切断，膜部表面常有 1～2 支支气管动脉，给予结扎切断。将右肺向前方牵开显露左心房后壁，于左右支气管之间、左心房后方与食管前方区域为隆突下淋巴结(7 组)，紧贴右主支气管下壁向隆突解剖即可将隆突下淋巴结清除。清扫时剪刀应紧贴淋巴结包膜分离，防止对侧纵隔胸膜和食管损伤。隆突下常有来自主动脉的支气管动脉 1～2 支，压力较高，清扫淋巴结时应尽量结扎后切断。隆突下淋巴结清除后隆突即显露，与右主支气管前壁相邻的右肺动脉已被切断，用示指沿右主支气管上缘自上而下即可勾出右主支气管，根据病变情况采取不同的支气管处理方式。良性病变或周围性恶性肿瘤，尽量采取腔外结扎＋残端间断缝合的方法，此法残端发生胸膜瘘的概率低，还可以减少呼吸道分泌物的污染机会，减少对麻醉通气的干扰。主支气管管径大，软骨环坚韧，单凭结扎很难扎牢，万一术后因剧烈咳嗽或其他原因导致结扎线脱落，后果极其严重，因此单纯结扎极不可取。结扎后残端间断缝合的第 1 针一定要将膜部缝住，防止膜部回缩造成漏缝，采用合成线或可吸收线时，其中一二针可超过结扎线借缝线使结扎得到固定防止滑脱，进针点宜靠近结扎线，防止缝合与结扎之间存在残腔。中心型肺癌宜采取切断缝合法关闭残端以防切缘癌残留。如膜部组织健康，可采用膜部对环部间断缝合，这种方式残端张力较小，针距0.3cm 左右，边距 0.4cm 左右，进针宜避开软骨环以免软骨碎裂。如膜部菲薄，易发生膜部针眼撕裂，宜采用环－环对缝的方式，此时残端张力较大，边距亦应稍大，打结宜收紧，必要时加一二针褥式减张缝合。对残端愈合有疑虑者可采用环膜对缝二三针后再将环－环对折的 4 层缝合。全肺切除无论采用哪种残端关闭方式，支气管内残端的盲端均不可超过 0.5cm，过长的盲端可能积聚分泌物，引起局部炎症，甚至发生支气管胸膜瘘。正常情况下全肺切除后的支气管残端一般不需要特殊处理，遇有特殊情况如肺癌放疗后或肺结核等，应对残端做进一步加固，如肋间肌包盖等。

四、左全肺切除

左全肺切除与右全肺切除不同仅在主动脉弓下区域的操作，其上下肺静脉与支气管处理与右肺相似。左肺门后上方为主动脉弓，将肺推向下方显露主动脉弓下区域和肺门上缘，透过纵隔胸膜可见膈神经和迷走神经沿主动脉弓表面分别越过肺门前方和后方向下延伸，避开 2 根神经剪开纵隔胸膜，此区为左肺门淋巴结和主动脉弓下淋巴结所在区域，清楚该两组淋巴结后左肺动脉上缘即可暴露，剪开肺动脉鞘，沿鞘下间隙水平解剖，左肺动脉前下方为左肺上静脉，后方为左主支气管，分别将左肺动脉的前后缘与两者分离，以钝头小直角钳钝性分离左肺动脉下缘，绕过左肺动脉导出 7 号线结扎左肺动脉，常规方法于结扎线远侧钳夹、切断、缝扎。剪开纵隔胸膜和清扫主动脉弓下淋巴结时尽量避开膈神经和迷走神经，不要无故切断。左侧喉返神经自迷走神经分出后自外向内绕主动脉弓下缘行进于气管食管沟，清扫时尤其注意操作精细，切勿损伤。依次处理上下肺静脉，清扫隆突下淋巴结，处理左主支气管。左主支气管较长，隆突深居纵隔内，在离断前应尽量将患肺向外牵拉便于切端处于隆突下 0.5cm 处。有时可先将患肺于左主支气管较远处切除，残端在 2～3 把组织钳向外牵拉下重新于近隆突处做第 2 次切除并闭合残端。残端处理完毕后自然回缩至主动脉弓下纵隔组织内，残端常常得到自然覆盖。

五、袖式全肺切除

袖式全肺切除是患侧全肺连同隆突、气管下段和对侧支气管近段的整体切除，对侧支气管与气管对端吻合的手术方式，属于扩大的肺癌根治术，主要应用于侵犯隆突、对侧主支气管内和气管下段的中心型肺癌，最初报道于 1950 年，当时认为困难巨大，其后20 年进展缓慢，全世界仅有数例报道。20 世纪 70 年代起手术例数逐年增加，然而手术死亡率仍然达到了 30% 左右。80 年代中期以来世界各主要胸外科中心逐步普遍开展这一手术，手术在此期间逐渐成熟，随着诊断水平的不断提高，麻醉技术的发展及手术技术的进步，目前手术死亡率已降至10%以下，成为扩大肺癌手术指征，提高肺癌根治率的有效的手术方式。

1. 手术指征　袖式全肺切除术手术操作复杂，麻醉通气要求高，手术死亡率相对较高，切除后万一不能顺利重建气管，后果极其严重，需要严格把握手术指征。术前必须通过气管镜、胸部CT、气管额面分层摄影、胸部平片全面评估病情。理论上主支气管癌灶距离隆突1.0cm以内即有隆突切除指征，但凡经患侧主支气管楔形切除，术中冷冻切片证实切缘癌阴性者仍以采取隆突成形方式为妥，不要贸然施行袖式全肺切除术。癌肿侵犯隆突、对侧主支气管和气管下段是袖式全肺切除的绝对指征，术者对切除长度必须有冷静的控制，切除前对重建时吻合口张力有可靠的估计。左右比较而言，右胸无论视野的暴露还是手术操作的便利都大大优于左侧，右侧袖式全肺切除时支气管切除长度可略微从宽，但左侧应绝对从严掌握。根据报道，以后外切口下右全肺袖式切除为例，气管下段切除极限为2.0cm，左主支气管近端切除极限为1.5cm，两者累计切除不得超过4.0cm，按体内标志法，气管下段切除范围最好控制在3个软骨环之内，对侧主支气管切除范围最好控制在2个软骨环之内。肺门冷冻不一定成为手术的绝对禁忌，清扫肺门组、奇静脉组、主动脉弓下组、上腔静脉组淋巴结，心包内处理肺动静脉之后，只要癌肿可以根治性切除仍适应本手术，心包切开可部分降低吻合口的张力。综合所有报道，5年生存率为20%左右，得到长期生存的绝大多数为鳞癌，选择患者时肿瘤的病理分型应有所考虑，鳞癌、腔内型、非N_2的病理长期效果优。

2. 手术操作

(1)手术切口问题：袖式全肺切除的难点之一是手术暴露上的困难，几乎所有的剖胸切口都被报道过用于施行该手术。右肺袖式切除公认的理想切口是右后外侧剖胸切口，切断奇静脉，清扫隆突下淋巴结群后气管下段与左主支气管近段可获良好暴露，松解和吻合也较为便利，胸外科医师都熟悉这一体位下的胸内局部解剖，操作时不易发生始料不及的困惑。左全肺袖式切除究竟哪种切口较为合适尚有争论，归纳起来主要集中在后外侧切口、胸骨正中切口和正中切口＋前外切口3种类型上。左后外切口下主动脉阻挡于隆突侧方，必须翻开主动脉弓才能暴露隆突与气管下段，翻开主动脉弓后切断和吻合气管支气管仍较便利，并无特别碍事之处。为了避免翻转主动脉弓这一程序，有些术者采用胸骨正中劈开切口，直接从升主动脉后方暴露隆突区域，在纵隔内完成支气管的切断与吻合，再打开纵隔胸膜进行肺血管处理。正中切口的另一附带优点是可以通过切开对侧肺动脉、肺静脉心包折返环达到减张目的。为了弥补正中切口处理肺门血管和清扫淋巴结的不便，另外一些术者于胸骨正中切口中断，沿患者第4肋间再加做一个前外侧切口，使胸腔部分的暴露更加理想。适应本手术的患者大多是较为严重的中心型肺癌，往往原发病灶体积较大伴有纵隔淋巴结转移，需要进行仔细的肺门结构解剖和广泛的淋巴结清扫，后外切口下的局部解剖学关系也为最大多数的胸外科医师所熟悉，我们推荐后外侧切口作为左全肺袖式切除的常规切口。

(2)麻醉通气问题：这是袖式全肺切除能否成功的另一关键点，由于对侧支气管被完全横断，为了维持对侧单肺通气曾有各种尝试，包括设计各种各样的气管插管和采用各式各样的机械通气模式。根据我们的实际经验和体会，以普通的单腔气管插管辅助1根从手术野直接插入对侧支气管切端内的加长临时通气管最为实用、简便、安全。手术开始时按常规单腔口插管维持麻醉通气，按全肺切除程序处理胸腔粘连和肺血管，清扫各组淋巴结，暴露隆突区域。当对侧主支气管切断后迅即将事先消毒好的加长单腔气管由术者直接插入对侧支气管，打足气囊并妥善固定好，加长管的另一端递给麻醉师做手工人工呼吸，根据麻醉检测仪调整好插管深度和气囊压后先吻合吻合口后壁，后壁完成1/3～2/5周时即拔出该插管，吸尽气管内分泌物，再将口插管向深部送入使其端部跨过吻合口进入对侧主支气管。继续缝合吻合口其他部分，当吻合口将要完成时将口插管退回吻合口上方的气管下段恢复正常通气以免刺破气囊。变换插管的过程中手术区医师与麻醉师需要密切配合相互联络，最好请麻醉师同时观察手术野中的操作进度，以便及时调整协调。

（3）手术步骤

1）右全肺袖式切除：单腔口插管双肺通气，左侧卧位，右后外侧切口经第5肋间进胸。按全肺切除常规分别处理右肺上下静脉和右肺动脉。结扎、切断奇静脉弓，断端双重缝合结扎。沿气管后缘纵向剪开上纵隔胸膜，清扫奇静脉组和上腔静脉组淋巴结并使气管下1/3段获得暴露。向前上方牵开右肺，沿右主支气管内侧壁向纵隔深面清扫隆突下淋巴结，使隆突下壁和左右主支气管内侧壁获得良好显露。提起右主支气管将其连同右肺轻轻向切口方向牵拉，使气管下段、隆突和左主支气管起始部略微右移获得充分暴露，紧贴管壁钝性分离气管下段和左主支气管开口部，使两者全周充分游离。分别于左主支气管预切点和气管预切点置牵引线1～2针以防切断后切端回缩，缝扎左主支气管周围的支气管动脉。请麻醉师充分吸尽气管分泌物，过渡通气几分钟后首先切断左主支气管，遇有支气管动脉出血要迅速电灼止血并吸净左主支气管内积血，将续接加长管的单腔气管插管直接插入左主支气管打足气囊，调节好深浅和气囊压力后妥善固定于切口边缘并指定助手专职监管，每当滑出要及时插回，开始左侧单肺通气后麻醉师应再次核查各项麻醉监护指标，必要时对呼吸机参数进行适当调整。通气调整完毕后提起隆突和气管下段，紧贴气管壁向上分离至气管切缘上约0.5cm处，为尽量保全气管支气管的血供，切断气管时切勿过度游离切端两侧的结缔组织，进一步的松解应待吻合时拉拢切端有困难时再进行。将口插管外退至气管预切缘上方，以刀片横断气管，断面力求锐利整齐，条件允许的情况下膜部可留长一些以抵消膜部回缩造成的后壁过短。移除手术标本，术野彻底止血，消毒。轻轻推开左主支气管插管及其气囊，以3-0合成线在吻合口后壁（吻合口左侧壁）预置3～4针缝线，主刀与助手同时打结，打结时请麻醉师将头部前倾以降低吻合口张力，以避免最初几针缝线切割张力最大的缝点。当吻合口后1/3～2/5周完成后，拔出左主支气管中的加长通气插管，将口插管越过吻合口推送至左主支气管内通气。继续缝合吻合口前半弧和后半弧，当缝合至仅剩吻合口前壁（吻合口右侧壁）1/4周时，再将口插管退回至吻合口上方的气管下段，恢复常规通气，此举目的在于防止插管被缝住或气囊被刺破。如吻合口张力很大或吻合欠满意，再以带蒂肋间肌覆盖吻合口。手术后常规做颈-胸固定2～3针，维持3周左右，术后3日内每日常规气管镜吸痰1次。

2）左全肺袖式切除：其原则、通气方法和吻合技巧同右全肺袖式切除相同，在左后外切口下，所异者仅为翻开主动脉弓这一操作步骤，在弓上区域切断气管和进行吻合口缝合。由于主动脉弓上区域操作空间小，位置较深，还要伸入 1 根右主支气管通气管，手术技巧要求较高，各组袖式全肺切除的报道中左右侧手术例数之比均在 1∶10 左右，除了左主支气管较右主支气管长、左侧肺癌较少侵犯到隆突这一原因外，左侧手术较为困难也是原因之一。当处理完左肺血管后，于弓降部切开纵隔胸膜，结扎 1～2 对肋间动脉，以阔沙带向下牵开主动脉弓，在主动脉弓下暴露隆突和切断右主支气管，从主动脉弓上方向右主支气管插入通气管，妥善固定牢后再从弓上或称弓后区域解剖分离气管下段和切断气管，移走手术标本。右主支气管与气管对端吻合的具体操作可参见左全肺袖式切除。吻合完成后松开主动脉牵引带，主动脉弓自动复位，吻合口即自然陷于纵隔深处，一般无须再用其他组织包盖，最后于膈上平面结扎胸导管防止乳糜胸。

六、胸膜全肺切除术

1. 概况　胸膜全肺切除是指在胸内筋膜间隙整体剥离壁层胸膜，于胸膜囊外处理肺门结构，将脏、壁胸膜连同全肺整体切除的手术方式，于 20 世纪 40 年代末首次结核性脓胸伴毁损肺的外科治疗，由于创伤巨大、失血量惊人，早年手术死亡率很高。70 年代中期以后临床报道又逐渐增多，主要用于治疗弥漫性胸膜间皮瘤、慢性脓胸、支气管胸膜瘘等。随着病例选择、手术操作和术后处理的改进，目前手术死亡率已降至 10% 以下。个别报道选择性用于部分多发性胸膜腔转移的原发性肺癌患者。手术成功与否很大程度上取决于病例的选择，年龄偏大、全身情况较差、重要气管功能不全的患者不适于本手术，胸膜全肺切除术后容易出现胸腔渗出多、血浆蛋白丢失严重的情况，需及时维持液体平衡和大量补充血浆白蛋白。

2. 手术操作　以右侧胸膜外全肺切除为例，患者左侧卧位，取右后外侧剖胸切口，切除第 6 肋全长，于切口上下缘切开第 6 肋内侧骨膜，用刀柄分离出胸膜外间隙，沿切口上下扩大分离面 1～2 个肋间后置入撑开器，适当撑大切口。首先向前剥离，前方无重要结构，胸膜外组织相对较疏松。分离时要认准胸膜外间隙，尽量减少肋间组织和肋间血管出血。以钝性分离为主，可交替使用手指、纱布球和钝器交替推进分离面，特别致密或有重要结构的部位采取锐性分离方式小心进行，胸廓内动脉损伤后应予可靠缝扎。分离到前肋膈角附近后再转向上胸部，在胸顶部需辨认出锁骨下动脉和无名静脉，防止误伤。锁骨下动脉剥离出来后，再向侧后方和上纵隔面推进，以上腔静脉和气管为标志沿其表面向下分离至奇静脉弓，越过奇静脉弓后循右主支气管壁达到上肺门为止，顺手对右主支气管和右肺动脉做初步解剖。继而分离后胸部脊柱旁区域，当越过脊柱进入后纵隔之后，要防止食管的损伤，可在上纵隔以气管为标志找到食管，再沿食管向下小心分离，直至食管裂孔和后肋膈角。右主支气管以下为左心房，于此区找出下肺静脉对其初步分离。后肋膈角食管裂孔旁为下腔静脉，严防损伤，一旦损伤，修补极其困难，需要慎之又慎。心包的分离从前肋膈角心包外脂肪垫入手，壁层心包与壁层胸膜之间生理状态下很难分离，但在病理状态下增厚的壁层胸膜依然能从心包上完整剥离，若心包受到侵犯则需切开壁层心包连同胸膜一起剥除。膈神经与膈动脉切断后要予以结扎，于膈神经后方找出上肺静脉给予初步解剖。膈面胸膜是分离最为困难的部分，不仅粘连紧密，往往也是病变最严重的部分，暴露和视野均差，必要时可在第 8 肋间加做一个辅助切口或将7、8肋切断扩大切口。分离仍以钝性分离和锐性分离相结合的方式进行，尚有疏松结缔组织间隙处用卵圆钳夹纱布球耐心推开，解剖面消失处只能用剪刀分离，受侵膈肌纤维可以部分切除，膈肌出血点均应缝扎止血，不应单纯电灼。零星膈肌缺损可以直接缝合，尽量保持膈下腹膜完整，大面积膈肌缺损只要腹膜未破损可以不予修补，如有腹膜缺损或膈肌缺损面积超过50%应做修补。修补材料可采用术侧背阔肌转移肌瓣，切断背阔肌肱骨端和上1/3脊柱附着缘经第8、第9肋间隙转入胸腔。也可采用其他正规品牌的医用高分子材料。整个胸膜囊完整剥离之后，在肺门处解剖游离出肺血管和支气管，按常规方式分别处理，必要时也可切开心包于心包内处理肺动静脉，根据心包缺损大小确定是否行心包修补。

左侧胸膜外全肺切除的方法和右侧基本相同,所异者一是剥离降主动脉表面胸膜时要直视下紧贴增厚坚硬的壁层胸膜锐性分离,防止主动脉损伤,在降主动脉后缘要识别肋间动脉,尽量勿做无谓切断,万一于根部间断,出血较凶猛,万不可慌乱,因断面口径很小,示指轻压1~2分钟以上即可控制,再用3-0无创伤缝线做"8"字缝合即可。二是在剥离主动脉弓表面胸膜时宜紧贴壁层胸膜,勿在弓下区域深入过头,以保护喉返神经和左肺动脉干。胸膜囊与全肺移除后于膈上常规结扎胸导管,以防止术后并发乳糜胸。整个剥离面要彻底止血,膈肌和肋间血管出血点要予以缝扎,毛细血管出血可予电灼止血。

七、余肺切除

1. 基本概念 余肺切除的全称应为"同侧剩余肺的全切除"，指的是患侧曾经接受过一次或一次以上的原始肺切除，再次开胸将该侧剩余肺叶全部切除的手术方式，虽其最终结果也属一种全肺切除，但其手术指征、手术操作和手术并发症均与一期全肺切除有所不同而单独列为一类。原始手术可以是肺叶切除、双肺叶切除、袖式肺叶切除、肺段切除或楔形肺切除，一般以肺叶切除占绝大多数。原始手术的原发病种以原发性肺癌居多，占全部余肺切除的75%~80%，其余为肺部良性疾病，如肺结核、支气管扩张症、肺良性肿瘤等，再次为肺部其他恶性肿瘤如转移性肺癌、肺肉瘤等。余肺切除的病因大致有两大类，恶性肿瘤占65%~85%，包括复发性肺癌、转移性肺癌、肺部第二原发灶等，国外报道中还有将同一住院周期内肺癌肺叶切除后病理报告支气管切端癌阳性再次剖胸扩大为全肺切除的也归为余肺切除类。施行余肺切除的另一病因是第1次手术所造成的手术并发症，较为常见的有：支气管胸膜瘘、支气管狭窄、袖式切除后支气管吻合口闭塞、术后大咯血等。少见的病因还有：支气管扩张症、肺部真菌病、肺动静脉瘘等有肺切除指征的疾病。余肺切除的手术死亡率和手术并发症各组报道差别很大，造成这种差别的根本原因是手术病因不同。由于患者经历的是第2次或第3次开胸，也由于胸腔粘连的严重程度不同，余肺切除后发生胸腔渗血、低血容量休克、呼吸功能不全、心律失常等并发症的比率均较一期全肺切除术高，但在无第1次手术后遗并发症的情况下，尤其是指征掌握恰当，手术操作严谨的情况下，余肺切除的手术死亡率和并发症率可以控制在接近一期全肺切除的水平上。凡伴有支气管胸膜瘘、脓胸等严重并发症的，余肺切除死亡率可高达25%~37%，这类患者术中致命性大出血的比率相对较高。由于余肺切除的病因相对复杂，病期差别相对较大，对手术长期效果的评价不易准确，就较好的报道来看，总体5年生存率在45%左右，其中良性疾病5年生存率为60%左右，肺癌5年生存率在 25% 左右。

2. 手术操作

（1）切口：如无特殊情况一律采用后外侧标准剖胸切口，经第 5 肋间或肋骨床进胸。该切口是分离胸膜粘连和胸壁止血最为理想的切口。对合并有脓胸的支气管胸膜瘘患者，有些术者采用胸骨正中切口切开心包，在纵隔内处理支气管，在心包内处理肺动静脉，其优点是肺门处理安全、简便，缺点是余肺游离和止血困难，必要时可附加第 4 肋间前外侧辅助切口。

（2）分离胸腔粘连：这是余肺切除中难度较大的部分，多数患者不仅粘连广泛而且致密。余肺切除平均失血量达 2000ml 以上，最高者近万毫升，术者需以极大耐心和较高的外科基本功，细心从事，不可操之过急，关键是尽量保持在脏、壁层胸膜之间的潜在间隙内解剖，膈面、心包面和原支气管残端附近是粘连最为严重的区域，需倍加小心，该几处最好少用电刀分离以免误伤和加重解剖层次模糊。分离过程中要随时逐片止血，凡喷射性细动脉出血和电灼 1、2 次不能止血的应缝扎止血，尽量避免肺实质撕裂，严重的致密粘连可做部分胸膜外剥离。

（3）肺门处理：由于曾经做过肺动脉游离和淋巴结清扫，肺门结构的解剖关系和解剖层次均不易辨认，解剖时要慢慢逐层分离。一般支气管较易辨认，也不易损伤，可先在较正常部分先分离出一小段支气管，然后循其管壁解剖出隆突并进而将肺动脉、肺静脉分开，如分离实在困难或发生肺动脉出血，应果断切开心包从心包内处理肺血管，但曾经做过心包切开者不宜再次施行心包内分离。支气管残端按常规方式关闭后局部纤维化严重血供欠佳者宜用肋间肌包盖。

（4）止血：余肺切除后胸腔内要严密止血。电灼和氩气喷射快速、高效，但凝固深度较浅，有时会发生术后焦痂脱落再次出血，对较大、较深的电灼几次未能止血的出血点应予缝扎较为安全可靠。膈面、肋面和支气管周围是小动脉比较丰富的区域，宜再三核查。对膈面、肋膈角等暴露欠佳的部位，可于第 8 肋间加一辅助切口或扩大原切口止血，或使用电视胸腔镜辅助止血。

（5）术后处理：严密观察胸腔渗出量的多少和渗出液的浓淡，持续监护循环功能，及时补足血容量和使用止血药品。由于手术创面暴露时间较长，术后宜使用高效广谱抗生素，适当延长胸管留置时间。

八、术后处理

各种类型的全肺切除术后处理均应遵循以下几个原则：

1. 充分供氧　持续低流量吸氧可以有效保持患者术后呼吸，保证患者供氧。

2. 保持呼吸道畅通　患者术后呼吸道分泌物较多，及时纤维支气管镜吸痰。

3. 控制静脉输液速度　患者心肺功能严重不足，控制静脉输液速度，有利于减少心血管并发症。

4. 观察心脏体征，预防心律失常。

5. 观察胸腔引流情况，注意气管位置，听诊肺呼吸音。

九、主要并发症

1. 支气管胸膜瘘　结核病患者的发生率显然比非结核病者为高。原因有：①支气管残端有内膜结核，致愈合不良；②残端有感染或胸膜腔感染侵蚀支气管残端，引起炎性水肿或缝线脱落致残端裂开；③支气管残端处理不当，如残端周围组织剥离过多致供血受损；或残端缝合后未妥善覆盖有活力的带蒂软组织促进愈合；或残端过长，致分泌物潴留感染；或术后残腔未妥善处理；或支气管残端闭合不良，致发生残端瘘。

若胸膜腔内有空气液平，经排液 10～14 天后仍持续存在，加上患者有发热、刺激性咳嗽，术侧在上卧位时加剧，咳出血性痰液，应疑及并发支气管胸膜瘘。向胸膜腔内注入亚甲蓝液 1～2ml 后，如患者咳出蓝色痰液即可确诊。

瘘的处理取决于术后发生瘘的时间。早期可重新手术修补瘘口，先将残端解剖游离，将支气管口上的上皮去除干净，缝合新鲜的残端，再妥善包埋在附近的组织下。较晚者宜安置闭式引流，排空感染的胸膜腔内液体。若引流 4～6 周瘘口仍不闭合，需按慢性脓胸处理。

2. 顽固性含气残腔　大都并不产生症状，此腔可保持无菌，可严密观察和采用药物治疗，经几个月逐渐消失。少数有呼吸困难、发热、咯血或持续肺泡漏气等征象，则需按支气管瘘处理。

3. 脓胸　结核病肺切除后遗留的残腔易并发感染引起脓胸，其发病率远较非结核病者为高。诊治原则可参见脓胸。

4. 结核播散　若在术前能采用有效的抗结核药物做术前准备，严格掌握手术适应证和手术时机，特别是痰菌阴性者，本并发症并不多见。相反，痰菌阳性痰量多，活动性结核未能有效控制，加上麻醉技术、术后排痰不佳以及并发支气管瘘等因素，均可导致结核播散。

上述各并发症常互相影响，较少单独发生。故应注意结核病治疗的整体性，方能获得较好疗效。

（田凯华　金翔凤）

第四节　隆突切除术

隆突切除术（carinal resection）是指切除气管同支气管之间的连接部的手术，同时可以保留或切除肺实质。这类手术可以说是气管切除重建手术中最具风险和挑战性的，这主要是因为隆突部病变位置及累及范围具有多样性，且手术涉及大气管的重建，对双侧肺功能都可能产生一定的影响。

一、背景

隆突切除重建手术的已经有 60 余年的历史，其手术方式多种多样，而有些手术方式是具有里程碑式开创意义的。这种手术符合最大限度地切除肿瘤和保留正常肺组织的原则，扩大了手术适应证，改善术后生活质量，效果明显优于全肺切除术。1950 年，Abbott

报道了 4 例患者的右全肺切除，手术也同时切除了隆突及部分左主支气管。1959 年，Gibbon 报道了首例全肺的袖式切除术，但这例姑息手术的患者术后 6 个月即死于局部复发。随后的 1966 年，Mathey 首次报道了 20 例欧洲患者气管及支气管的环切手术，并同时进行端端吻合术。1982 年，Grillo 总结了 36 例隆突切除手术的经验并成文发表，开创了气管手术的新纪元。

二、解剖

成人气管连接喉及隆突，长约 12cm，宽 1.5 ~ 2.5cm，其下 2/3 位于胸内。气管由 C 形的软骨环构成，其间由纵行的平滑肌纤维连接，对气管前方、侧方提供支持，后方是气管膜部。气管环的外面由一层较厚的膜状纤维组织覆盖，内层纤维组织较薄。气管内面同时还有假复层纤毛柱状上皮，内含淋巴组织、神经及血管等。

气管的上半部血供来自甲状腺下动脉，支气管动脉供应气管下段及隆突部。气管环之间的交通血管同气管外部的供应血管相连，并最终向深部的气管内膜供血。

三、手术指征

隆突手术的指征主要是隆突或气管远端的原发肿瘤，亦或者是支气管原发肿瘤累及隆突部，也包括部分其他类型的气管肿物及良性病变所致的狭窄等。根据 TNM 分期，隆突恶性肿瘤应划入 T_4、ⅢB 期。由于恶性隆突部或气管肿瘤可出现淋巴结或远处的转移，或因局部情况不适于手术治疗。但也有局部病变为主、条件适宜的情况，局部手术处理可以达到较好的效果，其远期生存也比较令人满意，5 年生存率甚至可以达到 40% ~ 45%，因此，有人建议将这部分隆突肿瘤患者划分为ⅢA。但这项手术技术要求高，仅能在少数医院由部分经验丰富的胸外科医师完成。一旦发现转移，即使经过手术，其预后也很差。因此，拟行隆突手术的患者，术前必须经过严格评估。首先，对于那些出现淋巴结或远处转移的患者，手术应当慎重，出现 N_2 淋巴结转移或 2.5cm 以上大小的成团淋巴结，手术都是不推荐的；其次，局部病变要能够完整切除、切缘阴性；最后，切除后气管要有足够长度，保证吻合无张力。

四、术前检查

拟行隆突手术的患者，术前详细评估是非常重要的。尤其对于恶性肿瘤患者，术前除了详细评估肺功能、心功能等，还要通过气管镜检查了解肿瘤范围及病理类型。胸部 CT 及增强扫描应当作为常规检查，结合计算机三维重建，对于了解肿瘤长度、形态、同周围脏器关系等都很有帮助。术前的 CT 扫描评估纵隔，其假阴性率可以达到 35%，因此，这些患者可选择 PET 扫描加纵隔镜检查。头部 MRI 及全身骨显像可协助评估有无远处转移。PET 扫描可部分替代骨扫描，同时，对于纵隔淋巴结的评估有一定参考价值。为了更好地了解纵隔淋巴结情况，纵隔镜及 EBUS - TBNA 都是可以选择的术前评估手段，尤其纵隔镜检查是术前纵隔评估的重要方法，但对于 PET 检查没有纵隔淋巴结阳性发现的涎腺源肿瘤（腺样囊性癌或黏液表皮样癌），纵隔镜检查也可以不做。

五、术中注意事项

1. 麻醉　此类手术需要麻醉医师术中的完整配合协作。通常术中采用单腔的长气管插管直接插入健侧单肺通气，在断开气管前，从台下引入另外一根无菌单腔插管进入术野,在吻合操作过程中,对远端间断通气,吻合完毕后,将气管内插管推送并越过吻合口。

2. **手术方式**　需要根据肿物或病变的具体位置及累及范围而确定。右侧开胸手术最常用,可选择第4或第5肋间后外侧切口,对于游离隆突和右侧支气管比较方便。如果肿瘤位于左侧主支气管并累及隆突,需要重建,那么可以先经左侧切除左肺,随后经右胸手术切除隆突并重建。

对于恶性肿瘤,术中可常规先进行淋巴结清扫,随后充分游离气管远端及双侧主支气管,这样可以保证气管充分松解,并获得足够的吻合长度,从而减轻术后吻合口张力。术中可以先在吻合处支气管的两侧壁远近端分别加缝牵引线,吻合后将两处牵引线再打结,这么做也是为了减轻吻合张力。切缘的术中冰冻病理检查也是非常必需的,如果切缘阳性,应该尝试做进一步扩大切除。从既往的经验来看,手术切除两个气管环,对于吻合口张力的影响不大,而一般认为气管切除长度在5cm以内较安全,继续扩大切除需要根据具体情况而定。吻合过程中可采用间断缝合,也可连续吻合,3.0的滑线可用于连续吻合,首先吻合后壁,后将气管内插管推入吻合口远端,再吻合前壁。术中应尤其注意保护两侧血供,同时注意避免吻合线缝住气管插管。吻合开始时即应该采取颈部前屈体位,使气管尽量下降,我们可以采用粗线缝合来连接下颌 - 胸部的方法,迫使患者颈前屈。吻合后应当充气检查吻合口有无渗漏。Okike对支气管的缝合技术提出以下一些原则:①待吻合的切缘口径相当,并经冰冻切片证实无瘤残留;②吻合无张力;③吻合口应可耐受$30cmH_2O$的压力而无漏气;④永远应用不吸收的缝合材料。

六、术后注意事项

所有气管隆突部肿瘤的患者术后都应当带气管插管入重症监护室观察。气管插管一般可保留1~2天,主要目的是便于术后对于气管内残血和分泌物的清理。我们可以采用低通气压力、小潮气量、低氧浓度的机械通气方法,同时尽快使患者进行呼吸功能锻炼,尽快使用肺部的物理治疗及支气管镜吸痰等。拔管之前,应尽量控制输液量,减轻肺水肿及分泌物,并观察患者呼吸情况,评估其是否能够在拔管后进行有效的咳嗽。术后还应给予患者皮下注射低分子肝素,以预防深静脉血栓的形成,可以应用至出院前。一般术后1周左右我们可以进行常规的支气管镜检查,观察吻合情况,并考虑将下颌缝线拆掉。

(沈　毅　赵艳东)

第五节　局部晚期病变外科治疗

一、概述

肺癌的基本治疗原则仍是分期治疗,总的来说早期患者手术治疗,中期、局部晚期患者争取以手术为主的综合治疗,晚期患者采用放疗、化疗、靶向、免疫等模式。随着手术技能的提高及监护情况的改善,肺癌的切除率不断提高,并发症及死亡率不断下降。

肺癌的外科治疗在不断地发展提高：20 世纪 70 年代——人们已意识到最大限度切除肺癌和最大限度保留肺组织的重要性，已开展支气管及隆突成形术；20 世纪 80 年代——认识到淋巴结清扫在外科手术中的价值并统一了国际标准；20 世纪 90 年代——心血管外科技术应用于局部晚期肺癌手术，实行扩大切除及心脏大血管重建；21 世纪前 10 年——认识到围术期的放、化疗可能提高生存率，并进行个体化治疗，最近 10 年——探索围术期靶向及免疫治疗并初显优势。

近几年随着胸腔镜外科的发展及早期肺癌的筛查普及，更多小病灶腔镜微创手术得以推广，而手术复杂风险大、并发症相对较多、预后较差、医生学习曲线长、患者满意度较差的该类手术受到冷落。但对局部晚期的该类患者而言，手术依然是提高生存率的重要手段！而且就单纯手术技巧而论，肺癌扩大切除术最能体现外科医生的个体化水平，加之患者的个体化差异充满挑战性，使得很多外科医生对此孜孜以求、乐此不疲，而且很多高难度的手术得以在腔镜下完成。应当说，肺癌的扩大切除术一直是肿瘤科医生与外科医生所争议的区域，哪些患者应当手术，哪些患者应放弃手术，作为肿瘤外科医生则应当根据自身水准、患者需求、病情状况等综合决断，既不能因手术的风险而明哲保身，也不能一味追求手术技巧而忽视患者的长期生存及生活质量。该部分患者个体化差异大，外科医生个体化亦较大，同样的患者由不同的医生操作其预后可能截然不同，这就需要医生个体化的治疗策略，因此对这部分患者的治疗，一方面应遵循一定的规范、指引，另一方面还要结合患者及医生的具体情况选择最恰当的治疗策略，以最大限度有利于患者。

局部晚期肺癌是指尚未发生远处血道转移，肿瘤较为局限，但已侵犯邻近的组织或器官，或伴有纵隔淋巴结或颈部淋巴结转移的患者，即主要为 T_3、T_4 或 N_2、N_3M_0 的患者（Ⅲa 或Ⅲb 期肺癌）。该部分患者中的一部分适合手术，而手术往往不同于常规手术方式，常需要所谓的扩大切除术。肺癌的扩大切除术是指对于无远处及广泛淋巴结转移而主要是因肿瘤侵及邻近器官的肺癌，手术切除病变及受累组织，并进行必要的器官重建的手术方式。一般包括：心包内处理肺血管，肺动脉成形，上腔静脉修补或置换，左心房部分切除，支气管成形，隆突切除重建，主动脉部分切除修补、置换，食管、膈肌、胸壁切除重建，体外循环辅助肺癌切除等。

20 世纪 90 年代肺癌的扩大切除争议较大，有人认为本期肺癌属局部晚期，手术难度大、风险大、预后不良不宜手术，有人认为只要能切除就应当通过手术的方式去除或缩小病灶。随着病例的积累及各中心的经验教训总结，证据愈加充分：手术仅限于 T_3、T_4 而且 N_0、N_1 的局部晚期患者，2009 年的国际肺癌分期也将 T_4N_0、N_1 由原来的Ⅲb 划归为Ⅲa，一方面肯定了该类患者手术的疗效，根据外科医生的状况争取切除，另一方面也否定了 T_3、T_4N_2 患者的手术治疗。使得多年的争论暂告一段落，而且近几年靶向及免疫治疗的临床获益又进一步活跃了该类患者的综合治疗。

国内外不少学者认为对部分局部晚期肺癌实行肺癌的扩大切除术可提高其生存率及生活质量（表 12 - 1）。法国 Doddoli 报道受累器官中：上腔静脉 17 例，主动脉 1 例，左心房 5 例，隆突 6 例，均行相应切除，17 例术后放化疗，总 5 年率达 28%。法国 Bernard 等对 77 例晚期肺癌手术，扩大切除左心房 19 例，主动脉 8 例，上腔静脉 8 例，隆突 7 例，食管 8 例，脊柱 6 例，心包内受侵及的肺动脉 30 例，1 年、2 年、3 年生存率分别为 46%、31%、20%。

表 12 -1 肺癌扩大切除生存概况

作者	n	生存率(%)	干扰因素
Takahashi	51	13(5年)	是否彻底切除或淋巴结状态
Doddoli	29	28(5年)	是否彻底切除或淋巴结状态
Bernard	77	20(3年)	肿瘤位置及淋巴结状态
Pitz	89	23.6(5年)	是否彻底切除，与纵隔淋巴结无关
Shinada	43	0 ~ 80(5年)	T_3 为80%，T_4 单器官受累为32%、T_4 双器官受累为0
华西医大	349	33%(5年)	
山东省立医院	131		
	46	31%(5年)	N_2 者差(左心房切除者)
	31	21%(5年)	N_2 者差(上腔静脉成形者)

日本 Takahashi 等根据受侵器官行相应扩大切除：左心房 15 例，上腔静脉 13 例，气管 11 例，主动脉 5 例，脊柱 4 例，食管 3 例，其中根治 35 例。总 5 年生存率为 13%。影响因素包括是否彻底切除及淋巴结转移情况。彻底切除者，5 年生存率为 18%；未彻底切除者为 0。N_0、N_1 者 5 年生存率为 36%，N_2、N_3 为 0。日本 Shimizu 对 106 例肺癌行扩大切除，包括胸膜 62 例，胸壁 25 例，膈肌 11 例，左心房 7 例，上腔静脉 6 例，主动脉 5 例，5 年生存率依次为 20%、14.9%、0、51.4%、0、20%，其中左心房部分切除中有 2 例存活 5 年 11 个月及 10 年 6 个月，主动脉切除 1 例存活 6 年。日本 Yoshimura 对 43 例肺癌累及心脏大血管的患者手术，单器官受累 32 例(左心房 20 例，主动脉 7 例，上腔静脉 3 例，主动脉外膜 2 例)，双器官受累 11 例(主动脉及其他器官或左心房及食管或气管)。T_3(6 例)，T_4(24 例单器官受累)，T_4(11 例双器官受累)，其 5 年生存率分别为 80%、32.2%、0。

山东省立医院于 2001 年总结了 131 例扩大切除的患者，分别行上腔静脉修补或置换术 17 例，左无名静脉与右心耳搭桥术 1 例，肺动脉成形术 86 例，左心房部分切除术 27 例。部分病例经随访结果满意，认为局部扩大切除可提高患者生活质量，延长患者寿命。以后又分别随访统计左心房部分切除及上腔静脉成形的患者，有纵隔淋巴结转移者预后差。华西医院报道 349 例肺癌累及上腔静脉、主动脉、主肺动脉、心房等心脏大血管，行切除重建术，其 1 年、3 年、5 年、10 年生存率分别为 79.36%、59.93%、33.14%、23.56%。

总之，就已有的资料来看：就 T 分期而言，单器官受累优于多器官受累，手术相对积极；就 N 分期而言，N_0、N_1 可积极手术，N_2 则应谨慎手术；鉴于该类手术的复杂性及创伤性，无论 T 及 N 分期如何，M_1 的患者均不应考虑扩大切除。扩大切除的前提至少应达到肿瘤完整切除，切缘阴性。此外，应当强调，手术仅是综合治疗的一部分，如何选择术前辅助或辅助治疗以及掌握手术时机是另一关键所在。对于有 EGFR 突变的患者，靶向治疗替代化疗可能更能使患者获益；免疫治疗应用于术前辅助治疗也已初显成效。

二、心包内扩大切除

Ⅲ期中心型肺癌在临床占相当比例,对于肺门局部呈冰冻状或心包外无法处理肺血管者(图 12 - 3),切开心包可能达到切除彻底且安全的作用,且就长期生存来看,心包内肺切除患者的生存率令人满意。孙玉鹗报道 91 例心包内切除者占同期肺癌手术的 5.6%,1 年、3 年、5 年生存率分别为 79.0%、37.7%、23.8%。赵凤瑞报道 59 例心包内处理血管的全肺切除患者,占同期肺癌的 3.9%,1 年、3 年、5 年生存率分别为 86.0%、31.6%、26.3%。

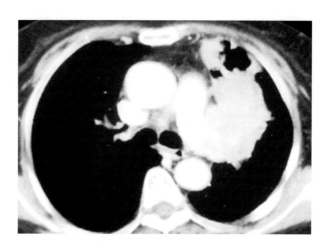

图 12 - 3　肺癌患者 CT 表现

注:心包外无法处理肺血管,打开心包安全可行,切除完全

心包内切除肺癌的适应证:①中心型肺癌侵及包绕心包外血管干,心包外无法常规处理血管;②肺门淋巴结广泛转移,肺门冻结;③侵及心包或沿肺血管侵至肺血管根部或心房;④术中意外损伤肺血管,心包外处理困难者。

手术要点:①肺门前方膈神经后方打开心包,避免神经损伤,为避免心律失常,可心包内滴入利多卡因;②心包内游离血管较长时,可直接结扎,若血管较短或肿瘤沿血管侵至心包内时,应于近端血管或心房夹无创伤钳,再切断血管或部分心房,然后连续缝合。如果采用切割闭合器,处理肺静脉根部或部分心房时,一般用蓝钉(钉高 3.5mm)更为合适,白钉(钉高 2.5mm)闭合太紧易引起切割,导致大出血;③对某些因肿瘤较大,或即使行心包内处理血管仍较困难的患者,可逆行切除,即先处理其他血管及支气管,最后充分暴露该血管后再处理;④游离时一定要轻柔,不可粗暴,尤其是游离肺动脉后壁更应注意。右肺动脉若游离长度不够,可将上腔静脉近心端及右心房进行锐性解剖,同时将上腔静脉及右心房向前推,可使右肺动脉暴露增长 2cm 左右;⑤手术后一般应修补心包,以防心脏疝的发生。

三、支气管、肺动脉袖状切除及隆突切除

自 20 世纪 70 年代开展支气管袖状切除以来,在坚持最大限度切除肺癌组织及最大限度保留正常肺组织的原则下,在实践中不断发展改进,又开展了段支气管袖状切除、

支气管袖状切除联合肺动脉袖状切除(双袖)(图12-4),以及支气管、肺动脉、肺静脉袖状切除即自体肺移植等。隆突切除重建从某种意义上也使部分患者得到最佳治疗。有关该部分的详细情况参见第四节。

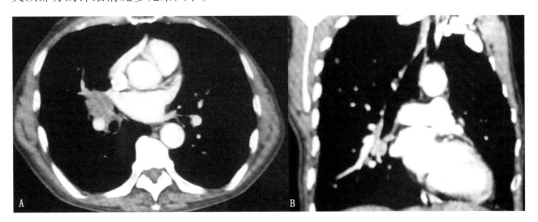

图12-4 肺癌患者行双袖切除的术前CT

注:A. 横断面图像;B. 冠状位图像

某男,66岁,咳嗽血痰1周,术前纤维支气管镜:中间支气管内侧可见结节,中叶管口菜花阻塞,鳞癌,术中行中叶肺切除,肺动脉及中间支气管双袖状切除成形,彻底切除肿瘤并保存了下叶。

通过支气管、肺动脉袖状切除成型,可避免全肺切除,最大限度地保全了肺功能,为不能耐受全肺切除的患者提供了手术机会。袖状切除较全肺切除而言,并发症有所降低,患者的生活质量从某种程度上得到提高,就长期生存率的情况,袖状切除并不低于全肺切除。Deslauriers等对1230例患者手术,全肺切除者1046例,支气管袖状切除者184例,5年生存率前者为31%,后者为52%。对于同期支气管、肺动脉成形术后5年生存率,Hollaus等报道为50%(108例),Chunwei等报道为48.9%(78例),其中淋巴结转移是影响预后的主要因素。Kawahara等报道136例肺癌支气管成型的患者,37例同时行肺动脉袖状成型术,其5年生存率为37.1%。Zhou报道31例支气管、肺动脉双袖切除成型治疗中心型肺癌,其5年生存率达38.7%。

肺动脉袖状切除长度最长可达6cm,即将下叶基底动脉在心包内与左肺动脉干起始部吻合,无须间置血管。张国良等报道2例双袖状右肺上中叶联合切除,因支气管及肺动脉切除过长,吻合张力过大,遂切断肺下静脉,肺短时间离体后做下叶自体移植,将下肺静脉与上肺静脉断端吻合。隆突切除亦不断发展,Kawahara等对16例局部晚期肺癌实行隆突加相应器官如部分主动脉、部分心房、上腔静脉等切除,5年生存率达23%。对较复杂的气管、隆突和支气管重建手术,可应用体外循环辅助,由于术中无须换气,气管、支气管可任意开放,获得了较好的近期、远期效果。

四、扩大胸壁切除

近10%的周围型肺癌侵及胸膜及胸壁,国际分期属T_3(区别于肿瘤胸膜广泛转移播

散的 T_4），尤其侵及骨性胸壁的患者，采用局部放疗并化疗疗效并不理想，该类患者行肺切除并扩大胸壁切除多可获得满意效果。表 12 – 2 为部分行胸壁切除患者的生存情况。图 12 – 5 为一肺癌患者肿瘤累及胸壁的影像学资料。

表 12 – 2　肺切除加胸壁部分切除者生存率概况

作者	n	生存率（%）	影响因素
Dilege	43	34%（3年）	彻底切除及淋巴结状态
Roviaro	146	22.7%（5年）（70年代）	大块彻底切除
		14.1%（5年）（80年代）	
		42.7%（5年）（90年代）	
Facciolo	104	61.4%（5年）	侵犯深度、纵隔转移、彻底切除
Burkhar	94	38.7%（5年）	淋巴结状态及性别
吴一龙	25	1年、3年、5年生存率分别为56%、	
		44%、39%	
Tsuchiya		30%（5年）	彻底切除

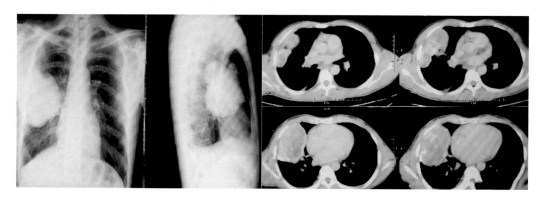

图 12 – 5　肺癌患者术前胸片及 CT 图像，术中切除部分胸壁，重建胸壁

手术范围：对累及壁层胸膜以外，尤其是达肋骨者，应做整块胸壁切除，其范围应超过受累肋骨上、下各一根正常肋骨，前、后缘做肋骨全长或超过病变边缘 5cm 以上的整块切除（包括肋骨、胸膜、肋间肌、必要时浅层胸壁肌），Akay 等认为对肿瘤仅累及部分胸膜者行胸膜扩大切除是可行的，其生存率与胸壁切除无差异。但我们认为凡是肿瘤累及壁层胸膜者，只要患者情况许可，均应争取做肺切除加整块胸壁切除术，避免胸膜外肺切除，但对年老体弱者应适当缩小切除范围，可明显增加并发症及死亡率。Giaccone 等报道了经胸腔镜切除肺及相应受累的胸壁方法可行。

胸壁部分切除后，重建缺损的胸壁是必要的。一般认为胸壁缺损超过 6cm × 6cm 时应考虑胸壁重建，但后胸壁由于肩胛骨及厚肌层的保护，10cm × 10cm 以下无须重建，而肩胛角处的缺损，为防止肩胛骨嵌入胸腔，应重建修补，必要时切除肩胛下角。修补时多采用肌瓣（胸大肌、腹直肌、背阔肌等）覆盖，硬质人造材料植入。较理想的材料有 Marlex 网 + 骨水泥 + Marlex 网的三明治修补法等。

胸壁扩大切除的辅助治疗：对于侵犯胸壁的肺癌，术前放疗适于侵犯范围广的患者，总量 30Gy，分 10 次进行，放疗结束后 2 周手术。术后放疗能提高生存率，所有该类患者手术后均应放疗。表 12-3 为不同治疗方式对预后的影响。

表 12-3　各种治疗方式的生存比较

作者	例数	治疗	5 年生存率
Carrel	21	加术前放疗	56%
	25	单纯切肺及胸壁	29%
Pattersion	13	加术后放疗	56%
	35	单纯切肺及胸壁	38%
Pone		单纯切肺及胸壁	35%
		单纯肺切除 + 术后放疗	12%
		单纯放化疗者	0

五、扩大上腔静脉切除

肺癌合并上腔静脉综合征是晚期肺癌的表现，是最严重的并发症之一，一旦出现，患者多在 3 个月内死亡。虽经导管行血管内支架或外科旁路术可减轻症状，但由于未去除肿瘤，患者多在短期内死于转移或再狭窄。国内外不少学者对单纯上腔静脉受累的患者，行肺肿瘤及受累上腔静脉切除，并行上腔静脉修补或置换术，不少患者可获长期生存，生活质量明显改善（表 12-4）。图 12-6 为一肺癌患者手术前、手术后的 CT 表现。上腔静脉受累分为肿瘤直接侵犯（图 12-7）及淋巴结的侵犯（图 12-8，图 12-9）两种情况。

表 12-4　上腔静脉置换后的生存概况

作者	n	生存情况及影响因素
Doddoli	17	总 5 年生存 >28%，彻底切除有无纵隔转移
Spaggiari	28	5 年生存率为 15%，淋巴结状况
Lequaglie	6	3 例 >40 个月，另 3 例分别死于术后 4 个月、4 个月、12 个月
Shargall Y	15	1 年、3 年生存为 68%、57%
Spaggiari L	109	5 年生存率为 21%，全肺切除者死亡率高
Tagawa	7	5 例 <3 年，1 例 >7 年及 1 例 >2 年随访中
Jeanfaivre	7	1 例 5 年，5 例 2 年，1 例半年
Magnan	10	1 年、3 年、5 年生存率分别为 70%、25%、12.5%
彭忠民	31	5 年生存率为 20.5%，纵隔淋巴结转移及术前化疗否
中日友好医院	13	术后生存最短者 7 个月，最长已达 5 年，超过 1 年、2 年、3 年者分别为 5 例、4 例、2 例

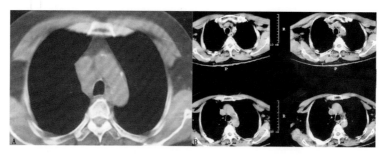

图 12 - 6 肺癌患者手术前、后的 CT 表现

注：A. 肺癌侵及上腔静脉；B. 上腔静脉置换 37 个月后。A、B：肺癌患者上腔静脉受侵，术中切除上腔静脉并置换人造血管，术后随访人造血管通血良好

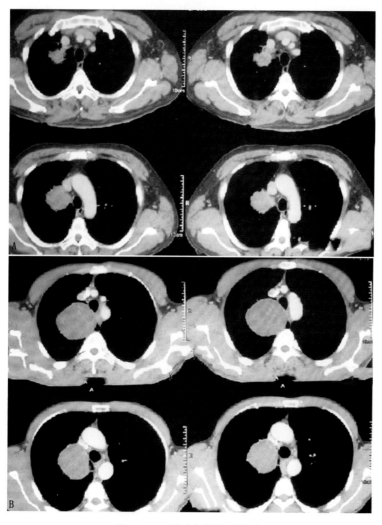

图 12 - 7 肿瘤侵及上腔静脉

注：A. 奇静脉弓入口处受侵，术中上腔静脉成行，术后病理：腺鳞癌，淋巴结无转移，切下的上腔静脉查见癌，$T_4N_0M_0$；B. 查体发现纵隔占位，诊断为纵隔肿瘤，术中发现为肺肿瘤

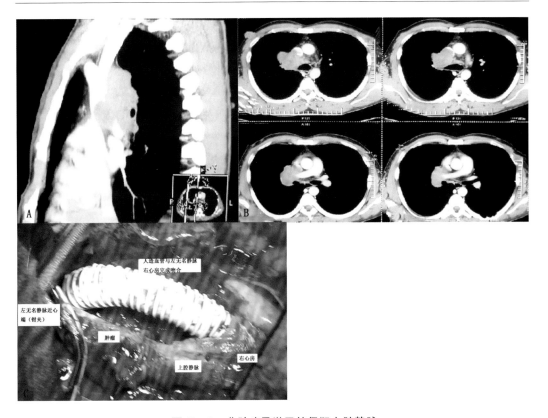

图 12 - 8 非肿瘤及淋巴结侵犯上腔静脉

注：A、B：为非肿瘤连同淋巴结侵及上腔静脉，C：为术中情况，左无名静脉已切除并置换，上腔静脉尚未切除，最后上腔静脉双管置换

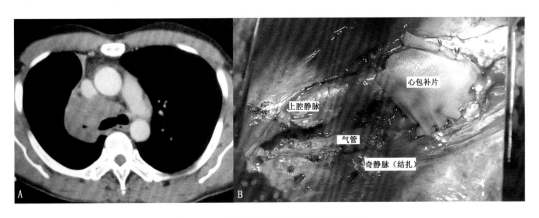

图 12 - 9 肿瘤及淋巴结侵犯上腔静脉

注：A：上腔静脉奇静脉汇入处为肿瘤及淋巴结侵犯；B：切除部分上腔静脉，直接缝合，即上腔静脉成型。术后病理为不典型类癌。术前化疗欠敏感

1. **手术适应证的选择** 肺癌侵及上腔静脉且无纵隔淋巴结转移为Ⅲa，属局部晚期肺癌，单纯保守治疗预后不佳，采用手术参与的综合治疗可直接去除病灶，并于术前或

术后辅助放或化疗，使总的生存率明显提高，长期存活者并不少见。但该类患者毕竟属晚期肺癌，且手术及术后管理相对复杂，应掌握好适应证。

我们认为其适应证如下：

（1）患者一般情况较好，各脏器功能基本正常，能耐受手术，年龄不作为筛选的决定因素，但老年患者仍应慎重。

（2）经术前充分检查包括头颅、胸腹部 CT、骨 ECT 等证实无远处血转移，且临床分期为 N_0、N_1，即肿瘤或局部淋巴结转移较局限，可经手术切除者。

（3）对部分单站 N_2 非小细胞肺癌患者，如果为高分化肿瘤、患者一般情况好、肿瘤累及上腔静脉较为局限估计手术不太复杂，经术前辅助或直接手术疗效多可满意。此外，我们的经验认为部分小细胞肺癌手术后预后并不差，因此不应构成禁忌，在术前化疗的前提下，如果手术可切除病灶，又无远处转移，仍可将手术作为治疗的一部分，术后再加强辅助治疗。

（4）如果同时合并其他脏器的侵犯需要切除重建者，手术适应证应相对严格些。如需同时切除部分心房或食管时，由于手术创伤较大，对患者的一般情况的要求应相应有所提高。

2. 术中脑保护注意事项　上腔静脉切除修补或置换一般需阻断血管，上腔静脉阻断后，头颈部及上肢血液回流困难，最易造成脑淤血水肿，因此，该手术的重点及风险性在于阻断时间！一般上腔静脉阻断在 22～65 分钟，最长可达 105 分钟而无明显脑部并发症的发生。为减少脑损伤，常见的保护措施如下内容。

（1）上腔静脉阻断前可先控制性降低血压、冰帽降温等。

（2）应尽量缩短上腔静脉阻断时间，包括提高吻合技术、加快吻合速度等。传统的手术方法为首先阻断上腔静脉，再切除受累的上腔静脉，再将人造血管与上腔静脉远心端及近心端或右心房吻合，我们体会是不首先阻断血管，先完成人造血管与右心房吻合，再阻断并切除受累的上腔静脉，然后完成人造血管与上腔静脉远心端的吻合（图 12-10），这样阻断时间节省将近一半，一般控制在 20 分钟内，脑损伤大大减轻，可不行控制性降压等措施。

（3）术前经颈静脉或锁骨下静脉置管，上腔静脉阻断后如果吻合时间较长（如超过 40 分钟）或上腔静脉压较高时（如压力较阻断前上升 $20cmH_2O$），可经静脉置管放血然后回输下肢静脉，或施行无名静脉与右心房插管转流。

（4）上腔静脉回流无阻断，即切除上腔静脉前，先实行右心房与无名血管插管转流，使上腔血液回流不受影响，然后手术切除及吻合，手术从容，无须急迫，但手术创伤大，增加了手术工作量。此外，如果肿瘤侵及上腔静脉分叉处需要切除部分无名血管时，我们体会可首先于分叉处结扎并切断左无名静脉，先完成左无名静脉与右心耳的吻合，通血后再切除并完成右无名静脉与右心房或上腔静脉近心端的吻合，即左、右无名血管分别与右心房吻合，整个手术过程亦无上腔静脉血液的阻断，可谓一举两得。亦可人造血管单纯吻合左侧无名静脉与右心耳，不吻合右侧血管。

（5）术后为减轻脑水肿，应即刻给予呋塞米，对有睑结膜水肿较明显或阻断时间较长的患者可重复用，并加用甘露醇。

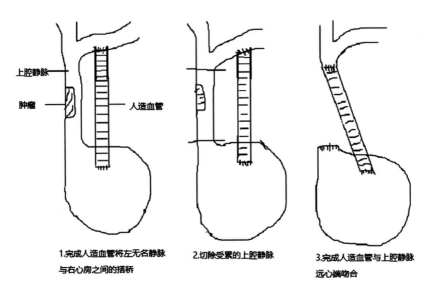

图 12 - 10 人造血管置换吻合顺序示意图

3. 手术方式的选择 手术可采用上腔静脉切除置换(包括单纯上腔切除置换及分别左右无名血管置换)、上腔静脉修补及上腔静脉壁部分切除直接缝合 3 种方式(图 12 - 11)。对切除肿瘤侵及的上腔静脉如果直接缝合后管腔直径不小于原直径的 1/2,可直接缝合,否则用自体心包片修补较好,对切除较多的病例则考虑血管置换。由于血管置换术后需要抗凝,故不列为首选。人造血管置换可选用国产涤纶人造血管及其他进口材料如:Gore - Tex 或巴德 IMPRA 人造血管,后两者组织相容性及缝合严密性较好,应列为首选。缝合线为 4 - 0proline 无创伤滑线较好。

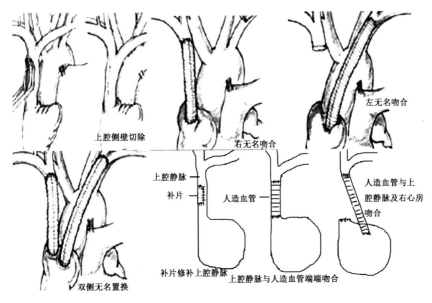

图 12 - 11 上腔静脉修补及人造血管置换示意图

4. 抗凝 术中及术后抗凝仍有争议,周清华等认为术中应肝素化,术后华法林抗凝终生;有人认为术中应肝素化,术后抗凝 3 ~ 6 个月;赵风瑞等认为术中仅需局部用肝素水冲洗,若应用 Gore - Tex 人造血管,术后则无须抗凝;彭忠民等认为术中无须全身肝素化,术后每天肌内注射低分子肝素 2500U,1 周左右渐改为华法林口服,使凝血酶原时间控制在正常时的 1.2 ~ 1.5 倍,亦可于 3 ~ 6 个月后改为口服双嘧达莫及阿司匹林,应终生服药较妥,但部分患者自动停药后未见血管栓塞。

术后并发症方面需要注意的是术后吻合口出血及血管栓塞,如果术后胸腔引流量较多,考虑吻合口出血时应及时开胸探查,保守治疗有害无益,一般直接缝合出血部位即可。对术后发生上腔静脉综合征的患者,即考虑为血管栓塞,应及时开胸再次切除人造血管、取出血栓再行吻合。山东省立医院遇到一例胸腺瘤切除加上腔静脉置换的患者,术后第 2 天即出现头面部水肿,经超声诊断为置换之血管栓塞,急症手术证实后切除置换的血管,取出血栓并重新吻合置换的人造血管,术后恢复顺利。亦有报道术后发生上腔静脉血栓未手术,而采取全身肝素化治愈。为避免血栓形成,术中可选用合适的人造血管,且长度适宜,过短易造成牵拉出血,过长则使血管扭曲栓塞;术后近期抗凝是必要的。

5. 影响生存的因素 由于该期肺癌属局部晚期肺癌,以手术参与的综合治疗是较理想的治疗措施。术前化疗或直接手术均为多家指南推荐。Spaggiari、Shargall 认为术前化疗能提高患者生存质量或生存率,周清华、彭忠民等认为术前或术中用化疗者比单纯手术或术后化疗者生存率有所提高,术前化疗应当提倡。但对于有明显上腔静脉综合征的患者而言,由于化疗的作用迟缓或无效,为尽快缓解上腔静脉综合征,应及时手术,对于一般情况较好,血常规、肝肾功能无异常者可术中化疗一次,可能对已存在的微小转移灶及减少术中播散有积极意义。

对单纯由肿瘤引起的上腔静脉侵犯,手术效果优于淋巴结的侵犯,应积极手术。而对于可疑纵隔淋巴结转移的患者则应相对慎重。肿瘤及淋巴结彻底切除者预后优于未彻底切除者,因此,术中应采取彻底切除肿瘤及清扫相应的淋巴结,不主张行淋巴结摘除术。术后应给予化疗,部分患者考虑放疗。对血管置换及修补者预后无明显差异,从而提示只要能彻底切除肿瘤,局部切除修补是可行的。

肺癌累及上腔静脉保守治疗效果不理想,以手术为主的综合治疗可能能延长患者的生存并提高其生活质量。手术是可行的,手术中应尽可能减少上腔静脉的阻断时间并注意脑保护。

无纵隔淋巴结转移者预后较好,应尽可能手术治疗。

六、扩大主动脉切除

左肺癌易侵及主动脉弓或降主动脉,通常情况下列为手术禁忌,即使手术切除肿瘤,亦常是肿瘤残留于主动脉的姑息性切除,术后生存率低,放疗常导致肿瘤处主动脉的大出血。扩大主动脉部分切除、血管重建现已见于多家报道(表 12 - 5 为扩大主动脉切除的生存情况),尤其是日本学者在该领域探索较多。Chida 等报道 3 例 T_4N_0 的患者行扩大主动脉切除,其中 2 例分别 37 个月、26 个月无瘤生存,1 例术后 8 个月肾上腺转移。Sasamoto 对 3 例肺癌累及主动脉行肺及降主动脉切除重建术,1 例行左锁骨下动脉与降主动脉旁路，术后 7 个月死于复发；另 2 例行受累降主动脉上、下插管旁路后切除受累主动脉，术后 1 例存活 21 个月，1 例 5 个月仍健在。Tagawa 等对 4 例肺癌侵及主动脉的患者行根治术，随访 3 例，2 例 1 年内死亡，1 例存活 9 个月仍健在。Shinada 等对 3 例该类患者行根治术，均为降主动脉中层受累，弹力层受侵。1 例患者部分阻断主动脉，2 例在体外循环下完全阻断主动脉，施行主动脉切除。1 例存活 56 个月，1 例 20 个月，另 1 例术后 3 个月并发脓胸，死于主动脉补片缝线出血。国内周清华等报道 4 例扩大主动脉切除的患者，5 年生存率为 33.3%。由于扩大主动脉切除手术操作复杂，手术需要在体外循环下进行，因此，应严格适应证，手术必须保证彻底切除，且根据已有的经验，应限于 N_0M_0 的患者较为合适。

表 12-5　肺癌扩大主动脉切除的生存情况

作者	例数	生存情况
Sendai	3 例	37 个月、26 个月无瘤生存
	1 例	术后 8 个月肾上腺转移
Sasamoto	3 例	分别生存 7 个月、21 个月，1 例 5 个月健在
Tagawa	4 例	2 例不足 1 年，1 例 9 个月健在
Shinada	3 例	分别 56 个月、20 个月、3 个月（死于脓胸）

七、扩大左心房切除

肺癌侵及肺静脉根部或进而侵及左心房均属局部晚期肺癌（T_4）（图 12-12，图 12-13），单纯保守治疗效果很差，若能完全切除肿瘤包括部分左心房并辅以放、化疗，即采用以手术为主的综合治疗很多患者可获长期生存。扩大左心房切除治疗肺癌，已为国内外许多学者所接受。

Shimizu 行肺切除及扩大左心房切除 7 例，术后 5 年生存率达 51.4%，左心房切除后 1 例生存 10 年 6 个月，1 例生存近 6 年。Shirakusa 等报道 4 例扩大左心房切除的患者，2 例获长期无瘤生存。Spaggiari 等报道 15 例肺癌行部分左心房切除的患者，其 3 年生存率为 39%。Doddoli 等报道 29 例侵及主动脉或左心房行手术治疗的局部晚期肺癌，总的 5 年生存率达 28%。Tsunezuka 报道的 11 例患者 3 年、5 年生存率分别为 50.0% 和 36.3%，N_0、N_1 患者比 N_2 患者有更好的预后。国内周清华等报道肺癌行左心房扩大切除 75 例，其 5 年生存率为 31.23%。彭忠民等总结了 46 例左心房部分切除的患者，其中 2 例因同时侵及肺动脉分叉处，常规无法处理肺动脉，在体外循环下切除全肺及部分左心房。该组无手术死亡，术后发生并发症 15 例，其中：心律失常 13 例、肺炎 8 例、心功能不全 1 例。1 年、3 年、5 年生存率分别为 84%、44%、30%。影响预后的因素为有无纵隔淋巴结转移，术前化疗与否及性别、年龄、病理类型对预后无明显影响。他们认为肺癌累及部分左心房或肺静脉根部进行手术治疗是可行的，无纵隔淋巴结转移者预后较好，应尽可能手术治疗，发现有纵隔淋巴结转移预后差。

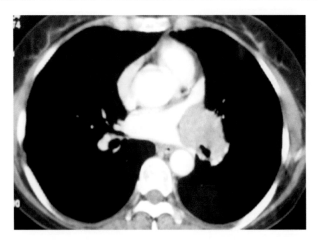

图 12 - 12　肿瘤位于肺上静脉与肺下静脉之间

注：切除肺上静脉、肺下静脉及部分左心房

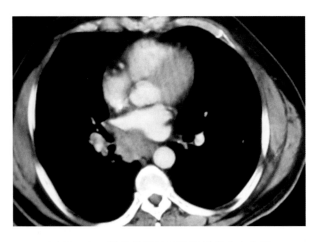

图 12 - 13　肿瘤侵及肺下静脉及部分左心房

注：术中切除部分左心房

适应证：侵及肺静脉根部或左心房的肺癌已属Ⅲ期（T_4），远处转移的可能性大，且手术创伤及难度均较大，因此，应慎重选择适应证。尤其是肿瘤累及多个器官或广泛纵隔淋巴结转移，或肿瘤不能彻底切除时愈后不良，更应慎重。因此，我们认为其适应证如下：①经 CT、ECT 等检查排除颅脑、腹腔、骨骼等远处转移（M_0）；②无锁骨上、颈部、对侧纵隔及肺门淋巴结转移（非 N_3）；③无明显纵隔淋巴结肿大（非 N_2）；④估计手术能彻底切除病灶及受累组织，且受累器官要少，最好仅肺静脉或左心房受累（非多器官受累的 T_4）；⑤患者一般情况较好能耐受手术，且为非小细胞肺癌；⑥无癌性心包积液，且估计心房切除范围小于 1/3。

注意事项：术前应充分检查，准确分期。常规行胸部螺旋 CT 血管强化扫描，充分了解肿瘤与周围组织尤其与大血管、心房的关系及手术切除的可能性。对肺静脉有癌栓可疑的患者，应行心脏多普勒检查，以排除心房内癌栓，如果心房内有癌栓，为防止术中癌栓脱落，该类患者应在体外循环下进行。对肿瘤同时侵及肺动脉主干，尤其是近左右肺动脉分叉处时，常规无法处理肺动脉，可在体外循环下处理，并同时切除受累的心房。

扩大左心房切除应在保证肿瘤能彻底切除的情况下进行，且需注意不要超过心房的1/3，否则会影响血流动力学。术中应特别注意无瘤原则，通常情况下应先处理肺静脉，以防因手术操作挤压致使癌栓脱落或转移。探查肿瘤较大时，肺静脉暴露较困难，此时可逆行切除，即先处理动脉及支气管，最后提起肺组织，于左心房侧夹无创伤钳，切除肺及肿瘤。彻底清扫各组淋巴结，手术后常规用43℃蒸馏水浸泡胸腔及心包腔，对术中有播散可能的可用抗癌药物浸泡。对肺静脉有癌栓者，缝合心房前应用蒸馏水冲洗残端，以免肿瘤播散。对切除范围较大的患者，术中及术后应控制输液速度及输液量，并加强心电监护，避免心功能不全的发生。

影响预后的因素：①纵隔淋巴结因素：多数学者认为影响该类患者预后的主要因素为有无纵隔淋巴结转移。彭忠民等的一组病例发现无纵隔淋巴结转移（N_0/N_1）的患者及有转移者（N_2）的患者中位生存期分别为38个月、19个月（$P = 0.002$）；并认为对淋巴结阴性及肿瘤较局限者应积极手术，对纵隔广泛转移者则应慎重；②细胞学类型方面：各种报道不一，有的认为预后与细胞类型无关，有的认为鳞癌预后相对较好，而部分小细胞未分化癌无淋巴结转移且病变局限者手术切除也可能达到良好的治疗效果；③关于术前化疗与否及化疗周期：一般认为术前新辅助化疗有利于病灶切除，且可能消除微小转移灶值得提倡。但无明显淋巴结转移者，直接手术是可行的。关于术前化疗周期尚有争论，欧美国家一般主张术前化疗3周期，国内同行则考虑国人的体质等影响因素，术前化疗2周期较妥。彭忠民等认为由于化疗存在耐药性，且可减弱患者免疫力，多周期无效化疗可能会延误手术时机，化疗以2周期为妥，但经1周期化疗发现不敏感者可放弃化疗而转为手术；④术后治疗：由于该类患者属局部晚期肺癌，术后均应化疗或（和）放疗。术后化疗应参考术前化疗的效果，术前化疗无效者应修改方案。术后化疗2~4周期，如果化疗副反应较重且手术切除彻底又无淋巴结转移，可不必过多周期化疗，减少化疗周期可能对该类患者更有利。对切除不彻底的患者术后可先化疗2周期，再加行足量放疗，对切除彻底而纵隔淋巴结有转移者可加适当放疗，其组织量应低于治疗量，为40~45Gy较妥，放疗后再行化疗2~3周期。

八、扩大食管切除

肺癌累及食管又是另一局部晚期的表现（图12-14为肺肿瘤侵及食管的CT及钡餐所见），总的来讲，食管受累的手术治疗效果似不如上腔静脉或左心房受累。但对于单纯食管受累，并无多器官受累及其他转移灶的情况，手术治疗可能优于保守治疗，在综合治疗的前提下，可有选择的实施手术。法国Bernard等对77例晚期肺癌手术，其中食管切除重建8例，总的1年、2年、3年生存率分别为46%、31%、20%。彭忠民等研究了18例肺肿瘤侵及食管的患者，14例为转移淋巴结累及食管，4例为肿瘤侵及食管。7例患者切除局部受累的食管肌层；5例行食管切除、胃食管吻合术；2例切除大部受累肌层，部分肿瘤残留；4例患者单纯探查，未切除肿瘤。14例切除组患者中，其中1例行左全肺切除＋食管局部肌层切除，术后4天发生食管瘘，自动出院，两周后死于衰竭，其余随访 3～30 个月。死亡 4 例，均为复发或转移，分别为术后 9 个月、10 个月、13 个月、26 个月；9 例随访中，最长者为 30 个月，1 年生存率达 78.6%。而 4 例探查组无一例生存超过 12 个月。

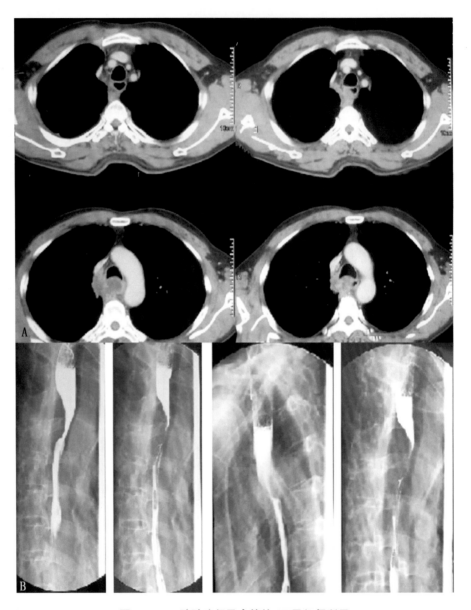

图 12－14　肺肿瘤侵及食管的 CT 及钡餐所见

注：A. 纵隔型肺癌侵及食管；B. 食管钡餐所见。术中扩大部分食管肌层切除，右肺上叶切除

1. 肺癌累及食管的手术适应证　晚期肺癌目前临床上多采取保守治疗。但由于肿瘤往往较大，而且存在耐药的可能，化、放疗效果多不满意，尤其是腺癌经检测无阳性突变者或鳞癌不适合免疫或靶向治疗者，若患者体质好，能采取手术一次切除肺及受累

食管，虽手术损伤较大，但能达到 R0 切除，术后再配以化疗或放疗，无论从理论上还是实践中均有一定价值。一般认为适应证如下：①患者年轻、体质较好；②经充分检查无远处转移(非 M)；无远处淋巴结或纵隔淋巴结转移(非 N_3、N_2)；③可术前化疗或直接手术，无论肿瘤是否缩小，根据影像学检查能够切除，争取手术。尤其对于单纯肿瘤侵及食管的患者。

2. 术式选择　手术是综合治疗肺癌的重要环节，即使残存少许肿瘤，亦为术后放、化疗奠定了基础，因此应争取彻底切除至少肉眼所见的肿瘤。但是肺癌累及食管时已晚期，对于仅少许食管肌层受累，尤其是隆突下淋巴结压迫累及食管外膜或少许肌层，而患者体质较差时，未必行食管切除，可切除受累部分后配以放化疗，效果仍能满意。术中若见剩余肌层薄弱，则可用相邻胸膜包盖，或取相邻心包翻转缝于对侧胸膜包盖，以加固食管，防止术后进食时出现食管黏膜破裂。对全肺切除者，因无肺压迫相应食管，更应特别注意。对于受累食管肌层较广较深，甚至达黏膜层者，若患者体质允许，肺肿瘤及淋巴结均可切除时，则应一期行肺癌扩大切除术，胃代食管。

3. 术后管理的注意事项　若手术未切除食管仅去除部分肌层，术后 2 天可进流质饮食，3 ~ 4 天后渐改为普通饭；若切除食管行胃代术，则按食管癌术后处理。对全肺切除者，可适当推迟进食时间或多进几天流质饭，以防食管黏膜破裂或吻合口瘘的发生。

九、肺上沟瘤

肺上沟瘤(Pancoast 瘤)是 1932 年美国放射学家 Pancoast 首先描述，凡是肺尖部的任何病变压迫或侵犯了 C_8/T_1 神经根交感神经节或星状神经节，而产生一系列特殊症状体征者，均属本病范畴。它包括该区域的：①原发性肿瘤：如原发性肺癌，脊柱、颈肋肿瘤，喉癌，霍奇金病，胸膜间皮瘤骨髓瘤等；②转移瘤：如胃、胰腺、肾、前列腺、甲状腺、乳腺、骨骼、食管、宫颈等恶性肿瘤转移至肺尖部；③其他非恶性病变：如良性肿瘤、结核、炎症和损伤。肺上沟瘤占原发性肺癌的 3% ~ 5%，其中鳞癌占 50%，腺癌和大细胞癌占其余的 50%，小细胞癌极为罕见。

Pancoast 综合征是由于肺尖部与周围组织紧密相连，此处病变常常压迫或侵犯周围组织，产生三大症状，即：①肩痛；②C_8 ~ T_1 神经根受累所致的上肢尺神经分布区痛；③交感神经节受累所致的 Horner 综合征。

肺上沟瘤治疗原则：N_0、N_1 可切除的患者应术前给予同步放化疗，术后化疗；不可切除者或 N_2、N_3 的患者均行同步放化疗加化疗。手术方式分为前、后径路。

1. 后径路(Shaw – Paulson 手术)　适合于肿瘤位于后侧；或未侵及锁骨下血管；或未侵及胸廓入口(图 12 – 15，图 12 – 16)。

切除范围包括：胸壁；肋骨及受侵肋骨，部分椎体，横突；部分胸交感神经链及星状神经结；肺切除术；纵隔淋巴结清扫。

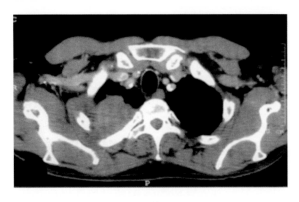

图 12 - 15　肿瘤位于后侧

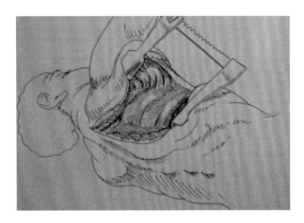

图 12 - 16　后径路切口

2. 前径路(Dartevelle 手术)　适合于肿瘤位置偏前；或肿瘤大体的 50% 位于第 1 肋圈以内；或肿瘤侵犯锁骨下血管需行血管切除重建；侵及颈部结构(图 12 - 17,图 12 - 18)。

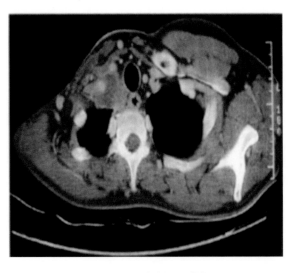

图 12 - 17　肿瘤位于前部

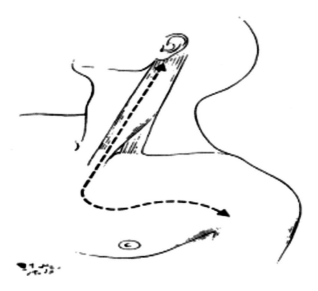

图 12 - 18　前径路切口

十、体外循环的应用

对某些局部晚期非小细胞肺癌，尤其累及心脏大血管或隆突，常规手术无法切除病灶，对该期肺癌的治疗通常采取放、化疗的模式，但预后很差。对肿瘤侵及周围器官估计手术能切除的患者，尤其是无纵隔淋巴结肿大者，采用手术切除并辅以放、化疗的综合治疗可能获得较满意的效果。但该类手术难度大，很可能需要在体外循环的辅助下，将肿瘤切除，对手术者的操作要求较高，尤其是需要体外循环者还需要相应的仪器设备及心外科技术，可能进一步限制了该类手术的开展，使许多本来对手术技巧性要求并不高应该能够切除的局部晚期肺癌失去了手术机会。图 12 - 19 左肺动脉根部为肿瘤包绕，常规手术不能进行手术，应用体外循环后，操作从容。图 12 - 20 为一肺癌患者术前的CT 表现，上腔静脉、肺动脉根部、肺上静脉等均需要特殊处理，在体外循环下进行，图12 - 20D 为该患者上腔静脉置换后。

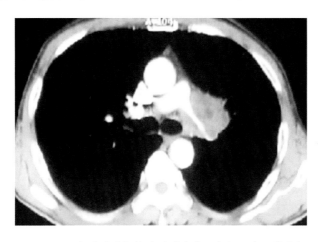

图 12 - 19　左肺动脉根部为肿瘤包绕，常规手术不能进行

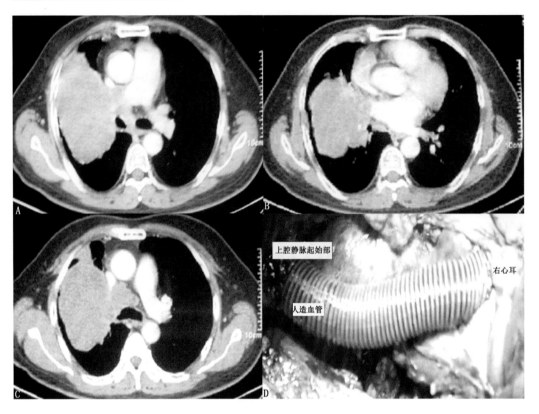

图 12 - 20　肺癌患者术前的 CT 表现

注：A. 右肺动脉根部为肿瘤包绕的 CT 表现，常规手术困难；B. 右肺上静脉为肿瘤侵犯的 CT 表现，术中切除部分左心房；C. 上腔静脉为肿瘤侵犯的 CT 表现，切除受累的血管并置换人造血管；D. 术中上腔静脉置换后

Marc 等报道了 7 例体外循环下肺切除术，其中肺肿瘤侵及锁骨下动脉及主动脉弓 2 例，侵及降主动脉 1 例，左心房受累 2 例，隆突切除 2 例。长期随访中，2 例 17 个月、25 个月无复发，另 3 例 8 个月、13 个月、51 个月无复发；2 例隆突切除的患者中，1 例患者术后 6 个月死亡，但并非肿瘤所导致的，另 1 例随访 72 个月无复发。

Baron 等在体外循环下对肺癌侵犯左心房的 4 例患者手术治疗，2 例患者生存 3 年，1 例生存 72 个月无复发在随访中。Homma 等报道 1 例肺癌，肿瘤侵及左心房，并于心房内形成瘤栓，体外循环下切开心房取出瘤栓，术后恢复顺利。周清华报道 4 例肺癌侵犯主动脉，在体外循环下切除肿瘤修补主动脉。

山东省立医院对 3 例肺肿瘤侵及肺动脉分叉处，常规无法处理肺动脉，在体外循环下直接切除肿瘤，并缝合肺动脉切缘，无手术死亡，其中 1 例已存活 5 年余。

常见适应证如下：①肺动脉根部受侵：如肿瘤侵犯肺动脉至近左、右肺动脉分叉处时，常规方式无法处理肺动脉，或距分叉处较近，手术风险大，或术中分离时肺动脉破裂，此时可在体外循环下直视剪开肺动脉切除肿瘤，然后连续缝合肺动脉残端，达到根治的目的；②肺静脉左心房受侵，尤其是左房有瘤栓时，不能直接钳夹处理肺静脉，应在体外辅助下，切开心房取出血栓；③主动脉受侵行主动脉切除并修补或置换；④有学者将体外循环技术用于肺癌气管全隆突成形术，获得较好的近期、远期效果。由于体外循环的应用，无须术中肺的交换，术者可从容进行手术。

体外循环辅助肺切除有关手术技术方面的注意事项：①该患者应用体外循环主要是因为右肺动脉的处理较困难，体外循环的介入不仅使肺动脉处理较安全，而且可扩大切除范围。此外，对术中因手术意外导致肺动脉干破裂，无法常规止血时可考虑先压迫止血，同时建立体外循环再进一步处理。由于体外循环操作复杂，且就现有的资料来看，远期效果与淋巴结状态密切相关，应限于无纵隔淋巴结转移者；②尽量减少转机时间，重要操作完成后即可停机。无须心脏停搏，避免了相应的操作及并发症；③注意无瘤操作，区别对待心内吸引器及普通吸引器，最大限度减少术中瘤细胞的播散，术后用温热蒸馏水浸泡胸腔；④鉴于体外循环的复杂性及相应并发症，不应轻易使用，如有报道对上腔静脉受累的手术可采用体外循环辅助，笔者认为肺癌累及上腔静脉无须体外循环辅助，即使肿瘤侵及左、右无名血管。可采用相应流程完成手术；⑤术后应注意体外循环相关并发症，尤其对心脏外科与普胸外科已独立的科室，应有心外科医生协助为妥。

十一、小结

由于局部晚期非小细胞肺癌手术复杂、难度较大，对患者创伤大，且术后并发症较高，因此，开展该项手术应慎重，应注意患者病情的准确分期，尤其是淋巴结状态，此外要综合患者的一般情况，且要把握好时机，结合其他治疗，以便尽可能减少手术的不利因素，最大限度发挥手术在综合治疗中的优势；同时应当明确，对患者身体情况较好，尤其是 T_3 或 $T_4N_0M_0$ 的患者，应当积极采取手术治疗，扩大切除相应器官，不要因惧怕手术风险而错过手术时机。

综上所述：①局部晚期非小细胞肺癌，很多患者可采取手术治疗，手术仍是提高其生存率的有力手段；②由于手术医师的个体差异性及医院条件限制，效果仍不十分满意；③新药物如靶向治疗、免疫治疗等治疗手段的应用，多学科综合治疗以及使外科治疗达到个体化，应成为胸外科医生努力的方向；④应根据患者及医生的具体情况选择开放或腔镜手术,安全第一的原则,不应以切口大小或是否开放作为主要指标判断创伤大小。当前的腔镜手术在该领域优势并不突出;新一代可触感机器人手术可能在该领域有所建树。

（彭忠民　矫文捷　刘玉洪）

第六节　肺段切除术

一、背景

早在 1939 年，Churchill 和 Belsey 首次将肺段切除（左上肺舌段）应用于结核性舌段不张的治疗。随后，Churchill、Jensik 和 Read 等报道肺段切除术治疗早期肺癌并认为肺段切除与肺叶切除在治疗早期肺癌方面的肿瘤学效果相同。

但是长期以来肺段切除主要作为心肺功能不全患者的一种姑息性治疗手段。1995 年肺癌研究小组（lung cancer study group，LCSG）的一项临床随机对照研究（RCT）结果对此后 20 年肺段切除治疗早期肺癌产生了深远的影响，该研究表明肺叶切除较亚肺叶切除治疗早期肺癌患者其肿瘤复发率明显下降，从而将肺叶切除术定为治疗早期 NSCLC 的金标准。

然而，该研究同时将接受肺段和楔形切除术的患者与肺叶切除术的患者进行比较，纳入患者的肿瘤直径最大为 3cm 不能准确评判肺叶和肺段切除术的肿瘤学疗效。

亚肺叶切除手术包括两种截然不同的术式：非解剖性切除（楔形切除）和解剖性切除（肺段切除）。两者不同在于肺段切除术要求遵循肺叶切除术的肿瘤学原则，如解剖性分离肺段静脉、动脉、支气管以及较好的清除肺实质组织。

相比肺楔形切除，肺段切除可以获得足够的肿瘤切缘，保持残余肺的形态，肺段间淋巴结的清扫可降低恶性肿瘤的局部复发和转移，这也使临床胸外科医生和肿瘤患者更容易接受。在某些情况下，具有高风险的人群，如高龄、呼吸功能储备较差、有肺部切除手术史的早期肺癌患者，为了应对潜在手术风险及可能的生活质量和呼吸功能的长期损害，外科医生开始妥协性的应用亚肺叶切除术来治疗肺癌。

近年来，随着 CT 肺癌筛查的普及越来越多的早期肺癌被发现，临床医生开始思考传统的肺叶切除治疗早期肺癌是否太过奢侈。多项回顾性研究结果显示肺段切除治疗效果与肺叶切除相当，患者术后的总生存时间和无复发生存率均无明显差异，同时肺段切除可以更好地保留患者的术后肺功能。部分经过选择的早期肺癌患者，通过微创的 VATS 肺段切除来实现保留更多的肺实质，从而更好地保护患者的术后肺功能这一潜在优势显而易见，且引人注目。

随着电视辅助胸腔镜手术（video assisted thoracic surgery，VATS）的开展和应用，全世界胸外科医生的不断推广和普及，胸腔镜手术技术有了巨大的提高，美国国立综合癌症网络（National Comprehensive Cancer Network，NCCN）指南对 VATS 治疗早期肺癌从一开始的谨慎到最后予以强烈推荐。"精准医学"时代的到来和"极致微创"领域的开辟，使我们对传统的肺癌标准术式—"肺叶切除术"治疗早期肺癌有了越来越多的思考：部分早期肺癌切除的范围能否更加"微创"？

著名哲学家黑格尔曾说，"存在即合理"。已有大量文献报道应用 VATS 肺段切除术治疗早期肺癌，这些研究不仅证实了 VATS 治疗早期肺癌的安全性和可行性，且其应用似乎愈发广泛。因此，近年来胸外科临床医生展开了肺段切除或是肺叶切除治疗早期肺癌的激烈争论。

二、早期肺癌行肺段切除术的理论依据

1. 肺段切除的解剖基础　肺段支气管是肺叶支气管的分支，每一肺段支气管及其分支和它所属的肺组织共同构成支气管肺段（简称肺段）。右肺可分为 10 段，左肺可分为 8 段。肺段呈楔形，底在肺表面，尖在肺根。每一肺段都有自己的动脉和支气管。相邻两个肺段共用一条静脉。由于每一肺段有相对独立的血液供应循环体系和独立的支气管分支，使它们在解剖学上可以作为相对独立的功能单位。通过解剖分离肺段支气管、肺动脉，并切除相应的肺组织在解剖手术学上可行。

对于Ⅰ期 NSCLC 患者，特别是肿瘤直径 <2cm 的Ⅰ期患者，有学者主张局部切除，包括肺段切除或肺楔形切除。有研究表明对于Ⅰ期患者，肺段切除可以获得与肺叶切除相似的长期生存率，并提出：对于Ⅰ期 NSCLC，VATS 应当作为首选手术方法。2010 年 NCCN NSCLC 临床实践指南指出，VATS 及保留肺组织的解剖性肺切除术的临床效果优于全肺切除手术。

2. 早期肺癌肺段切除术的现状和预后 胸腔镜肺段切除术从操作技术分为经典肺段切除术和非经典肺段切除术两种。经典肺段切除术又称为简单肺段切除术，主要包括左上肺固有段切除、舌段切除、背段切除和基底段切除，该类手术相对难度较小，临床应用较为广泛。非经典肺段切除术又称复杂肺段切除术，包括了各个肺叶内解剖学相对独立的肺段切除术，如右肺上叶尖、前、后段切除，左肺上叶尖后段切除、前段切除，乃至下叶各个基底段的切除术，存在一定的技术难度。

虽然胸腔镜肺叶切除术近年来广泛应用。但是关于胸腔镜肺段切除的病例报道较少。Houck 等报道了 11 例保留舌段的左肺上叶切除术。一个回顾性的研究报道了连续的 77 例肺段切除，39 例患者为 NSCLC，30 例为中心性肺转移瘤，8 例为良性病变。文中比较了 48 例胸腔镜肺段切除（胸腔镜手术组）和 29 例开胸肺段切除（开胸手术组）的术前、术中和术后的一系列指标。两组患者手术时间、术中出血量和胸腔闭式引流管留置时间均相似。胸腔镜手术组无中转开胸，且术后住院时间明显短于开胸手术患者[（4.3±3.0）d vs（6.8±6.0）d，$P=0.03$]。开胸手术组术后 30 天死亡率为 6.9%（2/29），而胸腔镜手术组无死亡。

临床Ⅰ期肺癌患者由于老龄化趋势，往往并发各类疾病，难以接受通过开胸手术行肺叶切除导致的死亡。由于胸腔镜手术病死率较低，术后住院时间短。目前越来越受欢迎。

Nakamura 等报道，纳入了 411 例患者、随访 5 年的研究结果显示，临床Ⅰ期肺癌患者行标准的肺叶切除术与肺段切除术的 5 年生存率基本相同。这证实了肺段切除术的可行性及对预后的影响与标准的肺叶切除术相当。Nomori 等的研究中共纳入 2000—2010 年 328 例临床Ⅰ期肺癌患者，其中 216 例行开胸肺叶切除术，112 例行 VATS 肺叶或肺段切除术。随访结果显示：与开胸手术比较，尽管 VATS 肺叶、肺段切除术的患者年龄较开胸手术患者的年龄大、合并疾病多，肺功能评估更差，但术后并发症更少、术后住院时间更短。

虽然肺叶切除是临床Ⅰ期肺癌患者的标准手术方式，对于直径 <2cm 的肺癌患者，行肺叶切除术和肺段切除术后生存率差异无统计学意义。

3. 早期肺癌肺段切除对肺功能的保护 由于肺段切除适应证中专门提到适用于肺功能储备差或因其他重要合并症而不能接受肺叶切除术患者。那么肺段切除同肺叶切除相比在保留患者残存肺功能方面有哪些优势呢？

Yoshimoto 等报道了使用单光子发射电子计算机断层显像/计算机断层显像（SPECT/CT）灌注和常规肺功能测量来判定肺段切除在保护患者肺功能方面的作用。在 56 例行开胸肺段切除术的患者中，术前、术后均采用常规肺功能测定和 SPECT/CT 灌注方法测定肺功能，对施行肺段切除的该肺叶的术前、术后肺功能采用 SPECT/CT 进行估算。结果显示，肺段切除患者的术后平均第 1 秒用力呼气量（$FEV_{1.0}$）% 比肺叶切除者明显高 $[(88\% \pm 9\%)vs(77\% \pm 7\%)，P < 0.001]$。拟行肺段切除肺叶的 $FEV_{1.0}\%$ 为（$51\% \pm 21\%$）。肺段切除能保留该肺叶（$41\% \pm 24\%$）的肺功能。

Takizawa 等比较了周围型小肺癌患者分别行肺段切除术和肺叶切除术后肺功能情况。共纳入 1993—1996 年 48 例肺段切除患者（肺段切除组）和 133 例肺叶切除患者（肺叶切除组），为减少选择性偏倚，对其中 30 例肺段切除和 40 例肺叶切除患者进行了配对。结果显示：术后 12 个月肺段切除组和肺叶切除组的 FVC 分别为（2.67 ± 0.73）L 和 （2.57 ± 0.59）L，分别为术前的（$94.9\% \pm 10.6\%$）和（$91.0\% \pm 13.2\%$，$P = 0.14$）。肺段切除组和肺叶切除组的术后 $FEV_{1.0}$ 为（1.99 ± 0.63）L 和（1.95 ± 0.49）L，分别为术前 $FEV_{1.0}$ 的（$93.3\% \pm 10.3\%$）和（$87.3\% \pm 14.0\%$，$P = 0.03$）。

多因素线性回归分析结果表明，肺叶或肺段切除对 FVC 没有决定性的影响，而对 $FEV_{1.0}$ 有明显影响。术后 12 个月，行肺段切除术患者的 $FEV_{1.0}$ 较肺叶切除患者高。说明肺段切除术对肺功能的保护优于肺叶切除术。

上述研究表明，肺段切除术同肺叶切除术相比。能够保护残余肺功能，尤其是对 $FEV_{1.0}$ 的保护。

三、肺段切除术的适应证与禁忌证

本章节我们主要结合现有的临床数据和临床实践经验对肺段切除的手术适应证和禁忌证做简要的概述和推荐。

1. 肺段切除术的适应证　将从 NCCN 指南推荐和既往经验两个方面来阐述。NCCN 指南推荐：NCCN 指南（非小细胞肺癌）指出，亚肺叶切除术，即意向性肺段切除术或肺楔形切除术，在不增加手术风险且技术允许的前提下可用于应符合以下情况的要求。

（1）CT 提示为病灶是肺内周围型非侵袭性病变磨玻璃结节（GGN），并位于肺实质外侧 1/3。

（2）并具有以下特征：①病变直径≤2cm；②磨玻璃样成分≥50%；③影像学检查证实肿瘤倍增时间≥400 天；④病理涵盖原位腺癌（AIS）、微浸润腺癌（MIA），以及腺泡型或贴壁性腺癌。同时该指南强调术中需要保证切除肺组织切缘距离病变边缘≥2cm，或切缘距离≥肿瘤直径，快速病理检查结果显示为切缘阴性。术中在不增加手术风险和技术条件允许的前提下应对段门、叶间和肺门的 12 组、11 组、10 组淋巴结适当进行采样行快速病理，检查结果显示为阴性。在不违反肿瘤治疗标准和胸部手术原则下，对于无解剖学和手术禁忌证的早期肺癌患者，当优先考虑 VATS 和微创手术。

肺部良性病变–良性病变范围较大、解剖位置深无法进行楔形切除的患者或者病变局限于某个肺段的良性肿块，如支气管扩张、结核球、炎性假瘤、肺囊肿、硬化性血管瘤、先天性囊性腺瘤样畸形等可考虑肺段切除术。

另外，我国的老龄化趋势日渐明显和 CT 肺癌筛查的普及，早期和高龄肺癌患者数量逐渐增多。高龄患者往往合并一种或多种全身疾病，最常见的是肺部恶性病变–疾病，如慢性支气管炎、肺气肿甚至肺源性心脏病。这类患者肺功能差或因其他严重合并症，而不能耐受肺叶切除术，因此只能采取妥协性肺段或肺楔形等亚肺叶切除术。

妥协性亚肺叶切除术应符合以下几种情况：①心肺功能差、无法耐受肺叶切除术；②患者年龄≥75岁，存在多种合并症；③有实性恶性肿瘤病史，且术中冰冻切片不能证实其结节是原发性肺癌还是转移性；④有肺部手术病史；⑤肺内多发病灶需同时切除或将来可能需要再次手术。

此外，还存在特异性切除情况，对可疑转移性或术前难以明确结节性质的肺部结节，位置深、紧邻段血管、段支气管不能行肺楔形切除术，为避免肺叶切除可以考虑行肺段切除。

2. 肺段切除术的禁忌证　包括：①肿瘤恶性程度高，如肺微乳头型或实体型腺癌；②术前怀疑有淋巴结转移的患者；③术中冰冻病理结果示淋巴结转移；④病灶靠近肺门的肿瘤，无法保证足够的切缘，需优先选择肺叶切除术。

总之，准确把握肺段切除的适应证和禁忌证，可以在最大限度地保留健康肺组织，减少肺功能的损失，同时也保证手术的安全性和有效性。然而，肺段切除手术操作复杂，技术要求高，胸外科医师在开展前需经过严格的专科培训，严格掌握手术适应证和禁忌证，重视规范化手术操作。

四、肺段切除术的方法及具体流程

定位结节，根据术前胸部CT解剖定位，结合术中手指触摸结节，但常因找不到结节，使手术时间延长。目前，较为流行的是术前CT引导下钩丝（hookwire）定位。这种方法明确可靠，但存在脱钩、气胸、周围血肿、空气栓塞及肿瘤种植等并发症。2009年Miyoshi等报道125例肺结节经钩丝定位，完整切除率高达93.6%。2017年张旭刚等报道84例肺结节经钩丝定位，出现7例气胸，5例周围血肿，4例合并气胸及周围血肿，3例脱钩，并发症发生率22.6%。空气栓塞和肿瘤种植的发生极其罕见，分别为0.061%和0.012%~0.061%。其他可选择的定位方法还包括术前CT引导下注射亚甲蓝，磁导航气管镜下在结节周围三点注射亚甲蓝，以及CT引导下在结节周围注射医用胶，然后在术中切除因注射医用胶而变硬的靶区。随着3D打印技术的兴起，利用胸部CT数据进行三维重建，可以明确结节的具体肺段位置，直接切除靶肺段。

切口选择有四孔、三孔、两孔即单操作孔（single-port）以及单孔（uni-port）等方式，最为常用的是经典三孔法：一个观察孔，一般位于腋中线第7或第8肋间，长1.5cm；一个主操作孔，一般位于腋前线第4或第5肋间，长3.0~5.0cm；一个副操作孔，一般位于肩胛下角线第8或第9肋间，长1.5cm。选择切口要根据病变位置，既可探及结节，又要满足肺段切除的可操作性及安全性。

手术顺序按照肺段切除原则，首先对肺门及叶间及段门淋巴结进行采样，然后送快速冰冻病理，若为阳性行肺叶切除，若为阴性可行肺段切除。还可将肺叶周边的GGO楔形切除的肺送冰冻病理，若为AAH、AIS、MIA和贴壁生长为主的腺癌可以考虑行肺段切除。肺段的边缘再送冰冻病理，若为阳性需要行肺叶切除。但常因解剖结构困难，难以先行淋巴结采样而行肺段切除联合段间淋巴结整体（en-block）切除。切除方法目前临床上常采用单独肺段切除、联合肺段切除以及联合亚肺段切除3种方法。虽然同VATS肺叶切除术一样，但肺段切除的难点在于辨清靶段动脉、静脉及支气管的解剖关系。有时根据解剖变异，可灵活优先处理动脉及支气管。如遇难以游离的血管，可与肺组织一同处理，避免术中血管损伤引起不必要的出血。

段间平面或肺切除边界的确定是肺段切除的难点。从肿瘤学角度看，切缘必须大于2cm或者肿瘤直径。肺段切缘若距离不足1cm，局部复发率高，应考虑行肺段扩大切除或肺叶切除术。

段间平面的判断方法有多种，最常见的是膨胀萎陷法。肺段的动脉、支气管离断后，以纯氧鼓肺，通过Kohn孔将要切除的肺段完全膨胀，随后单肺通气。保留肺动脉的肺组织中氧气能被吸收，肺组织萎陷，而肺动脉已经离断的肺组织中氧气无法吸收，肺组织无法萎陷。有人认为是支气管的离断导致气体无法流出，从而靶区肺段不能萎陷，我们认为可能两方面作用均有，而动脉对于氧的吸收可能占主要作用。所以，在肺段切除术中，精准的段支气管离断与肺动脉离断是确认段平面的首要前提。肺动脉如果少离断，段间平面可能不准确。此外还有Jet通气法，经支气管镜或蝶形针对靶肺段进行高频通气，快速确定肺段的边界，同样沿塌陷肺组织边缘切除肺段。还有新近发展起来的荧光染色法，陈瑞骥等报道术中采用靶段动脉切断后，经外周静脉注射吲哚菁绿染料（ICG），在红外线胸腔镜下观察肺段边界。

术前的CT三维重建是极其重要的，对术中手术指导以及结节的定位有重要意义。精彩流畅的肺段手术往往来源于术前的精心规划。

术中明确的结节标记有助于术中精准确定靶段范围。有人认为已经行肺CT三维重建，没有必要再对结节进行穿刺定位，但是对于术中难以摸到的小结节，术前穿刺定位可以增强信心，尤其是对于刚开始开展肺段的术者更为必要。

个人认为缝线比用电凝标记要更好一些。有些术者将定位钩持续留在肺内进行肺段手术，要慎重。除了钩子可能脱落外，还可能引起其他十分严重的并发症。

当然，某些情况下有无必要实施精准肺段切除甚至联合亚段切除还有待商榷，不可勉强。应依据术者的操作水平以及患者情况综合选择手术方式。

淋巴结清扫范围NCCN指南提出术中应常规行系统性纵隔淋巴结清扫，标准为：清扫肺内淋巴结（第11、第12组）、肺门淋巴结（第10组）、上纵隔淋巴结（右侧2R和4R组，左侧第5和第6组）、隆突下淋巴结（第7组）和下纵隔淋巴结（第8和第9组），清扫至少3站纵隔淋巴结，6个以上纵隔淋巴结为合格。对于淋巴结清扫标准目前并没有统一共识，为8~16枚，Riquet等建议清扫淋巴结4~10枚以上。如果发现有淋巴结转移，除非要行姑息性肺段切除术，否则应改为肺叶切除术。吴楠等报道第13~14组淋巴结在肺癌转移过程中占相当的比例，90例肺癌淋巴结转移率达38.9%。故应做系统淋巴结清扫，而非行孤立的淋巴结采样。

就解剖结构而言，肺叶表面包被有脏层胸膜可以作为自然的分界标志，而肺段之间并没有太明显的解剖分界。因此，肺段切除主要在肺实质内进行。胸腔镜肺段切除术的实践基础来自于胸腔镜肺叶切除术。D'Amico和Swanson介绍了保留舌段的左肺上叶切除术、左肺上叶舌段切除术、左肺下叶背段切除术和左肺下叶基底段切除术的具体手术方法。

1. 保留舌段的左肺上叶切除术　胸腔镜保留舌段的左肺上叶切除由肺门前缘开始解剖分离，并向前方牵拉肺，沿逆时针方向绕肺门上方分离胸膜，显露出肺上静脉和后方的斜裂。游离并离断左肺上静脉的上支后，解剖上肺动脉的前段支和尖段支。这两支动脉与肺上叶支气管之间有一个潜在间隙，里面有肺门淋巴结，根据具体情况考虑是否先切除淋巴结。用 U 型夹夹闭前段支和尖段支动脉后，在上叶支气管分出舌段支气管的地方游离支气管。接着分离切开肺实质，最后修补创面。

2. 左肺上叶舌段切除术　胸腔镜左肺上叶舌段切除术的操作方式与右肺中叶的操作方式基本相同。将肺叶向后牵引，显露舌段静脉，游离结扎。处理舌段静脉以后，在舌段支气管从肺上叶支气管的分叉处解剖分离，并予闭合离断。然后打开水平裂，显露舌段动脉。处理舌段动脉和肺实质。

3. 左肺下叶背段切除术　手术可以从解剖分离水平裂中的背段动脉开始，但更倾向于从不损伤肺裂的路径进行。在肺的后面可以直接看见背段静脉，分离下肺韧带和胸膜反折以后将手术台向患者前方倾斜，肺叶向前胸壁牵拉，手术视野显露会更好。在游离背段静脉以后就能显露出背段支气管并进行处理。顺次处理背段动脉、肺裂和肺实质。

4. 左肺下叶基底段切除术　分离下肺韧带以后，游离下肺静脉的基底段属支，结扎以后，就能显露处理基底段动脉和支气管。由斜裂处处理结扎基底段动脉，同时注意保护背段动脉，最后顺序处理支气管和肺实质。

5. 肺段切除术的解剖难题　肺段解剖的复杂性和人体解剖结构的个体变异是肺段切除的最大难点。术前 CT 图像的研究对于手术能否快速精确定位至关重要。Nakashima 等报道了 1 例确诊为原发性肺腺癌的 74 岁男性患者，术前增强 CT 扫描三维重建技术对术中鉴别变异血管和左肺下叶基底段、背段动脉进而避免术中损伤变异的血管支具有重要的提示作用。Okada 提供了一个较好的鉴别肺段边界的方法。在纤维支气管镜引导下，采用选择性节段性通气，给待切除的肺段通气，而周围的肺段不通气。从而使病变肺段和周围健康肺段之间有相对的膨胀差异，周围正常肺组织萎缩同膨胀的病变肺段之间出现了相对界限。然后使用电刀在肺表面划出段间平面。Misaki 等报道了 8 例使用靛氰绿（通常作为血容量、心排血量、肝功能测定试剂）作为肺段显色定位的技术。术前使用增强 CT 扫描三维重建技术确定待切除肺段的主供血动脉，术中结扎该动脉，静脉注射靛氰绿后（3.0mg/kg），用红外线胸腔镜系统观察肺叶，目标肺段同周围肺组织之间可见蓝色和白色的过渡区，用电刀划出该区域，进而指导肺段切除。在红外线照射下，血供正常的肺组织区域在给药 13 秒后被染为蓝色，染色高峰在 28 秒出现，可观察的时间段有 3.5 分钟。8 例患者术中均观察到了边界清楚的过渡色带，并且术中有足够的时间进行标记。没有相关染色剂的并发症出现。这种方法不需要反复的通气、膨肺。特别适用于肺气肿患者和视野有限的操作。

上述研究表明，目前在肺段解剖和术中精确定位上已经诞生了多种行之有效的方法，使肺段切除在解剖角度不再困难。

五、肺段切除术的并发症

VATS 肺段切除术相对安全，术后并发症与肺叶切除类似。朱冰等回顾性分析 63 例肺段切除和 69 例肺叶切除术治疗 I 期肺癌，并发症发生率分别为 9.52%、14.49%，无统计学差异。各类并发症包括咯血、漏气、乳糜胸、出血、肺炎、脓胸、肺不张、胸腔积液、呼吸衰竭、室上性心律失常等。术中仔细操作，辨析肺段静脉血供，充分游离，逐个断扎，警惕不要损伤相邻静脉。术后试水测试漏气，若存在气管损伤，必须缝合。对肺断面覆盖生物蛋白材料，可以促进断面愈合，加快肺复张。大多数并发症可通过观察、等待、延长置管时间，或其他保守治疗的方法得到控制。术后出现大量咯血、持续高热、引流增多、持续大量漏气等情况，需考虑是否存在因损伤肺段静脉引起的"静脉梗死"或因损伤气管引起的"支气管胸膜瘘"，尽快评估病情，必要时行二次手术治疗，扩大行肺叶切除，甚至全肺切除。

六、肺段切除术的效果

1. 肺功能 Keenan 等回顾性分析 147 例肺叶切除术和 54 例肺段切除术治疗 I 期 NSCLC，比较 2 组术前和术后 1 年用力肺活量（forced vital capacity，FVC）、$FEV_{1.0}$、最大通气量（maximal voluntary ventilation，MVV）和肺一氧化碳弥散量（diffusion capacity for carbon monoxide of the lung，D_LCO），发现肺段切除组比肺叶切除组术前肺功能更差，$FEV_{1.0}$ 分别为 55.3% 和 75.1%，术后 1 年肺叶切除组 FVC、$FEV_{1.0}$、MVV、D_LCO 均显著下降，肺段切除组仅 D_LCO 下降明显。2012 年 Fan 等 Meta 分析结果显示，肺段切除术后肺功能维持在术前水平的 90% ±12%。Yoshimoto 等报道肺段切除术后肺功能的损失程度取决于损失的肺段数量（<3 个）和部位。对于 75 岁以上和心肺功能较差、术后肺功能代偿有限、拟行肺部二次手术患者，肺段切除在切除病灶的同时最大限度保存正常的肺组织。

2. 切缘复发 术后复发的危险因素包括切缘病理阳性、胸膜是否受侵和淋巴管内有无残存的肿瘤细胞。2014 年，Ahorki 等指出肺段切除术的预后与肺段部位、切缘距离和病理类型有关。Sienel 等报道 1987—2002 年 49 例肺段切除与 150 例肺叶切除，肺段切除术后局部复发率 16%，明显高于肺叶切除术 5%，其中 S1～S3 段切除更容易复发，30 例 S1～S3 段切除术 7 例复发（23%），8 例 S6 段切除术 1 例复发（12%），S7～S10 和 S4～S5 段切除术后无复发，故提出应尽可能避免 S1～S3 段切除术。此外，切缘 <10mm 更容易复发，Mohiuddin 等研究显示最大径≤20mm 的 NSCLC，切缘增加到 10mm 比 5mm 能降低 45% 的局部复发率，15mm 的切缘似是最佳距离，但距离继续增加并未使局部复发率继续降低。为减少复发，Landreneau 等使用具有近距离放射作用的网状物覆盖切缘，在 369 例肺段切除术中，切缘覆盖网状物 155 例，未覆盖 214 例，5 年局部复发率分别为 6.4% 和 4.6%，无明显差异，可见，局部覆盖物并不能减少肺段切除术后的复发率。Nakao 等报道一项长达 10 年的研究结果，26 例 $T_1N_0M_0$ 最大径 <2cm 的周围型腺癌行肺段切除，术后 5 年复发率为 0，但 10 年复发 4 例。

3. 远期生存率 最大径≤2cm 的肺段切除术与肺叶切除术的 5 年生存率相似。2005 年 Okada 等报道一项 1272 例的回顾性研究，肺段切除术和肺叶切除术治疗最大径≤2cm 早期周围型肺癌，5 年生存率分别为 96.7% 和 92.4%，最大径 2～3cm 早期周围型肺癌 5 年生存率分别为 84.6% 和 87.4%，无明显差异；最大径 >3cm 早期周围型肺癌的 5 年生存率分别为 62.9% 和 81.3%，有显著差异。2012 年 Nomori 等回顾性分析 179 例最大径≤2cm 和 2～3cm 周围型 $T_1N_0M_0$ 肺癌行肺段切除术，5 年生存率分别为 94% 和 81%，有显著差异。2012 年 Fan 等通过 Meta 分析 11 360 例 I 期肺癌，亚肺叶切除生存率明显低于肺叶切除（HR = 1.40，95% CI：1.15～1.69，P = 0.0006），肿瘤最大径≤2cm，肺段切除与肺叶切除生存率无差异（HR = 1.09，95% CI：0.85～1.40，P = 0.45）。以 5 年生存率作为早期肺癌肺段切除的疗效评估是否合适尚需要更多的研究证实。

七、小结

综上所述，目前的研究及临床实践提示：①对于早期原发性支气管肺癌患者，肺段切除在保留患者残肺肺功能，尤其是 $FEV_{1.0}$ 方面较肺叶切除有一定的优势；②对于肿瘤直径 <2cm 的肺癌（GGO 为主），行肺段切除术和肺叶切除术患者的生存率差异无统计学意义，肺段切除术在术后并发症、术后住院时间等指标上均优于肺叶切除术；③胸腔镜下施行肺段切除术安全可行。

我们更需要认识到虽然 VATS 肺段切除与肺叶切除相比安全可行，且预后相近，还尽可能多地保留健康肺组织，减少手术创伤，可用于不能耐受肺叶切除的患者，更有可能成为 <2cm NSCLC 患者的首选术式。但是 VATS 肺段切除术亦有诸多不足之处：①此术式是局限性切除用于根治性切除，适应证严格；②VATS 肺段切除要求快速术中病理分期，对采样淋巴结和切缘进行冰冻病理检查，需要病理科协同工作；③由于肺段切除术的解剖难度大于肺叶切除术，手术风险增加，对术者要求更高；④手术切除范围小是否会增加术后复发率，5 年生存率仍存在争议。

（田凯华　杨荣华　韩　斌）

第七节　楔形切除术或不规则切除

一、概述

肺楔形切除术是指切除包括位于肺外带病变及病变周围 1 ~ 2cm 的成三角形的肺组织，而非解剖性切除，属于亚肺叶切除术，为周围型肺结节诊断和治疗的常用方法（图 12 - 21）。

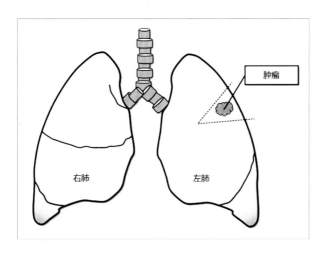

图 12 - 21　楔形切除示意图

20 世纪 30 年代始，手术治疗肺癌的首选术是全肺切除术，为既能完整切除肿瘤组织又最大限度保留正常组织，自 60 年代起，肺叶切除加淋巴结清扫术成为肺癌的标准术式。90 年代，肺癌研究组通过前瞻性随机对照临床试验比较了亚肺叶切除术（肺段切除术和肺楔形切除术）和肺叶切除术的临床效果，发现亚肺叶切除术局部复发率高于肺叶切除术，但两者 5 年生存率无统计学差异。

近年来，随着影像学技术的发展及螺旋计算机断层扫描技术的普及，肺小结节检出率明显增加，并筛选大批早期肺癌高危人群；且随着我国社会老龄化，高龄和心肺功能受限患者群体增加，亚肺叶切除术得到重新认识。日本 JCOG0802/WJOG4607L 和北美 CALGB140503 两项早期肺癌肺叶切除与亚肺叶切除比较的前瞻性多中心随机对照临床研究已完成入组，并初步报道两种切除范围之间手术并发症或死亡率无统计学差异，目前正等待长期随访结果。2015 年，Christopher 等纳入 54 项研究共计 38 959 例患者进行 Meta 分析，结果显示对于意向性选择行亚肺叶切除术的患者，其总生存率与肺叶切除术无统计学差异；而对于因功能状况不能耐受而只能行亚肺叶切除术的患者，其总生存率差于肺叶切除术。有大型回顾性研究报道了楔形切除后较高局部复发的原因主要是技术上的局限，包括切缘阳性、肺实质内和肺门淋巴结不完全切除。日本《Kyobu Geka》杂志 2019 年第 1 期发表多篇亚肺叶切除相关论文，认为不管肿瘤大小如何，肺楔形切除术均不能作为 N_0 期肺癌结节的根治性治疗方案，因此肺楔形切除的手术适应证需要严格掌握，特别是对于高血清 CEA 水平患者，其术后有高复发风险。有证据显示切缘距离是影响亚肺叶切除术复发、转移的根本原因，目前采用 >1cm 切缘的综述发表在权威的《Semin Thorac Cardiovasc Surg》和《Eur Respir J》上；而现行的 JCOG0802. CALGB140503 研究则采用切缘距离 ≥2cm 为标准。2019 年 Nitanda 的研究提出了手术切缘与肿瘤直径之比（MT 比）的概念，指出 MT 比 ≥1 与术后长期无复发生存独立相关。除了肿瘤直径与切缘距离之外，2015 年 Kadota 对于肺癌气腔传播的回顾性研究显示，直径 ≤2cm 的 I 期肺癌中，38% 存在气腔传播，气腔传播是局限性切除术后复发的风险因素。

老年人是肺癌的好发人群，对于早期 NSCLC，手术切除是首选治疗，但是高龄患者采用标准肺叶切除术，其手术并发症发生率及死亡率较年轻患者显著升高。对于手术风险相对较高的老年患者，亚肺叶切除术，特别是楔形切除可有限地降低手术风险。Kilic 的研究提示 75 岁以上的 I 期高龄老年 NSCLC 患者，亚肺叶切除术的生存率与肺叶切除术相近，围术期并发症发生率显著降低。Wisnivesky 等对 1165 名 I 期肺癌患者进行了回顾性研究，发现对于 65 岁以上老龄、肿瘤直径小于 2cm 的患者，亚肺叶切除术与肺叶切除术的术后总生存率及肺癌相关死亡率相似。SEER 数据库 14 555 例 I 期和 II 期 NSCLC 的回顾性分析发现，肺叶切除比楔形切除的生存优势仅限于 71 岁以下人群，71 岁以上老龄患者两者无统计学差异。复旦大学附属肿瘤医院陈海泉教授等纳入 1980—2014 年 42 个研究共计 21 926 名患者，结果发现肿瘤大小和年龄都不能单独作为选择亚肺叶切除术的标准。

同为亚肺叶切除术，解剖性肺段切除术因严格按照解剖面切除、切除范围较大、可切除肺实质内引流淋巴组织，故较楔形切除有更好的生存优势和局部复发率。美国 SEER 数据库对 3525 例 I a 期 NSCLC 行亚肺叶切除患者的生存资料进行了回顾性分析，发现肺楔形切除术的总生存率和肺癌特异性生存率均显著差于肺段切除术，且这种差异在根据病变性质、肿瘤最大径≤2cm 和年龄 >70 岁等分层因素匹配后依然存在。

综上所述，亚肺叶切除术，特别是肺楔形切除术在肺癌中的应用仍需进一步严格手术指征，以降低术后局部复发率。2018 年中华医学会肺癌临床诊疗指南指出，对于拟行亚肺叶切除术的患者，更推荐解剖性肺段切除术。因此，肺楔形切除术在肺癌手术中的应用比较局限。

二、手术适应证

1. 肺外带良性肿瘤、真菌结节、结核瘤等。

2. 性质不明新生物，直径小于 3cm 或肺穿刺活检有困难。

3. 可疑肺部转移性结节。

4. 肺段支气管扩张。

5. 患者功能状况不能耐受肺叶切除术的肺癌 $T_1M_0N_0$ 老年患者。

6. 直径≤2cm 的周围型小结节，同时具备以下条件：磨玻璃（ground – glass opacity，GGO）成分 >50% ，长期随访肿瘤倍增时间≥400 天，病理为原位腺癌（adenocarcinoma in situ，AIS）或微浸润性腺癌（minimally invasive adenocarcinoma，MIA）。

三、手术禁忌证

1. 直径≥3cm 的周围型肺癌或中央型肺癌。

2. 出现可疑远处或淋巴结转移。

3. 心、肺功能或一般情况差，不能耐受全麻或单肺通气者。

四、手术注意事项

1. 麻醉一般采用常规插双腔管、单肺通气并置于健侧卧位，切口选择取决于病灶的部位、大小、数目和手术目的。以活检为目的，可能中转为肺叶切除术的病灶、体积较大且位于上叶后段和外基底段的病灶，一般取外侧标准切口；位于上叶前段、舌段、右肺中叶和前内基底段的病灶可采用前外侧切口。直径 <2.0cm、单发的小病灶也可使用局部肋间小切口。

2. 开胸后必须萎陷肺叶或使其轻度充气，尽量不要直接抓提肿瘤，以免肿瘤夹碎。

3. 手术切缘大于肿瘤直径或大于 2cm。

4. 行胸腔镜手术时，肿瘤良恶性未明确前，切除标本一律放入标本袋内取出，以防种植转移。

5. 因肺癌楔形切除局部复发率较高，术中病理手术切缘阳性或病理类型为进展期肺癌时应继续行肺叶切除术及淋巴结清扫术。

6. 行电视胸腔镜手术时，若出现胸膜粘连使手术不能进行或不能控制术中的意外情况时需及时中转开胸。

7. 对于 NSCLC 患者，除非功能状况不允许，否则同样应行肺门、纵隔淋巴结采样。

五、手术并发症及处理

1. 出血　术后出血多由于术中分离粘连带时未将其中与胸壁有侧支循环的血管完善处理，术中没有完善止血。因胸壁血管属于体循环血运，压力较高，而胸膜腔为负压，故胸壁出血通常不易保守治疗止血,往往需二次手术。处理:胸腔引流管切口皮肤缝合要完善,起到既能固定胸管也能止血的作用;术中对于粗大的胸膜粘连带一定要用金属夹夹闭血管断端;若术后出血保守治疗无效或胸腔出现血肿,应在补充血容量的基础上积极开胸止血、清除胸腔积血。

2. 漏气 因肺楔形切除不是解剖性手术,肺创面较大,易发生漏气,保持胸管引流通畅多可自行愈合。若肺漏气>7天以上称为持续性肺漏气,主要发生于慢性阻塞型肺气肿的患者,原因是患者周边肺组织质地差、无弹性、易破碎,造成针眼或钉眼漏气;手术时肺大疱遗留或切除不彻底及分离粘连使肺破损也可造成肺漏气。处理:对质地极差的肺组织,用衬以垫片的切割缝合器切除,断面喷生物蛋白胶;术中分离粘连时,应当分清解剖间隙,最好用电凝分离;术中操作轻柔,尽量避免钳夹需保留的肺组织;术后保持胸腔引流管通畅。若术中估计可能术后漏气严重,可放置两根胸管,或在锁骨中线第2肋间再放置一根细的引流管,可经此管注入高渗糖促使胸膜粘连;术后加强营养支持。

3. 低肺综合征 是指单肺通气后气管分泌物增加、肺不张和肺炎,可发生在一侧或双侧肺,在有插管出血的患者中较常见。处理:为预防低肺综合征,应有效的清除气管分泌物,包括术中气管吸引,术后及时清除呼吸道分泌物、积血等,对术后不能有效自主排痰的患者可行微创气管切开以助吸痰。

4. 肺部感染、肺不张 包括局部伤口感染、肺部感染及脓胸。长时间单肺通气可造成术中、术后呼吸道分泌物增多,并发肺部感染、肺不张。处理:术前加强抗感染,控制好呼吸道炎症,并严格规范围术期抗生素预防性使用;术中勤吸痰,手术操作轻柔,尽量避免挤压、揉搓肺组织;术后给予有效抗感染、充分镇痛、加强雾化吸入,定期给患者拍背,鼓励患者主动咳痰;保持胸腔闭式引流通畅,对顽固性肺不张应行纤维支气管镜吸痰。

5. 肿瘤残留和局部复发 肺楔形切除术为切除病灶及病灶周围1~2cm肺组织,易造成肺内非肉眼及影像学可见的微小转移灶或肿瘤细胞残留,增加了局部复发的概率。处理:术前严格掌握手术指征,对于高 CEA 水平患者谨慎行肺楔形切除术,若术中病理类型非 AIS 或 MIA,或 MT 比 <1,则建议进一步行肺叶切除术。

6. 术后疼痛综合征 指胸外科手术后,胸部切口周围出现持续2个月以上的疼痛,为胸外科手术后发病率最高的并发症,发生率可达50%以上,胸腔镜及开胸手术均可发生,原因为术中肋间神经损伤,近一半患者需要口服镇痛药物,5%~7%患者甚至无法发正常工作生活。肺楔形切除术虽然创伤较小,但仍无法避免肋间神经损伤,故也可出现术后疼痛综合征。处理:对于术后出现疼痛的患者应给予有效的镇痛,以防影响患者的膨肺。

7. 神经损伤 主要是膈神经、喉返神经、交感神经损伤。膈神经损伤表现为损伤侧膈麻痹,出现矛盾呼吸;喉返神经损伤表现为声音嘶哑、呛咳、吞咽困难;交感神经损伤表现为 Horner 综合征,即损伤侧瞳孔缩小、眼球内陷、眼睑下垂、面色潮红无汗。处理:熟悉神经的走行和解剖,对有可能出现神经的部位手术时要轻柔、细致,尽可能不用电刀;分离胸膜顶部特别是近锁骨下动脉时,要警惕喉返神经和膈神经;分离上后胸壁粘连时警惕交感神经。

(李　川　王茂龙)

参 考 文 献

[1] Cattaneo SM, Park BJ, Wilton AS, et al. Use of VATS for lobectomy in the elderly results in fewer complications. Ann Thorac Surg, 2008, 85(1): 231 – 235

[2] Price Thomas C. Conservative resection of the bronchial tree: a lecture delivered before the Fellows of the College in October 1955. J R Coll Surg Edinb, 1956, 1: 169 – 186

[3] Johnston JB, Jones PH. The treatment of bronchial carcinoma by lobectomy and sleeve resection of the main bronchus. Thorax, 1959, 14(1): 48 – 54

[4] Allison PR. Personal communication. Quoted by Johnston JB, Jones PH. The treatment of bronchial carcinoma by lobectomy and sleeve resection of the main bronchus. Thorax, 1959, 14(1): 49 – 54

[5] Paulson DL, Shaw RR. Preservation of lung tissue by means of bronchoplastic procedure. Am J Surg, 1955, 89(2): 347 – 355

[6] Paulson DL, Shaw RR. Results of bronchoplastic procedures for bronchogenic carcinoma. Ann Surg, 1960, 151(5): 729 – 740

[7] Deslauriers J, Gregoire J, Jacques LF, et al. Sleeve lobectomy versus pneumonectomy for lung cancer: a comparative analysis of survival and sites or recurrences. Ann Thorac Surg, 2004, 77(4): 1152 – 1156

[8] Yamamoto K, Miyamoto Y, Ohsumi A, et al. Sleeve lung resection for lung cancer: analysis according to the type of procedure. J Thorac Cardiovasc Surg, 2008, 136(5): 1349 – 1356

[9] Brunelli A, Charloux A, Bolliger CT, et al. The European Respiratory Society and European Society of Thoracic Surgeons clinical guidelines for evaluating fitness for radical treatment(surgery and chemoradiotherapy)in patients with lung cancer. European Journal of Cardio – Thoracic Surgery, 2009, 36(2): 181 – 184

[10] Gómez – Caro A, García S, Reguart N, et al. Incidence of occult mediastinal node involvement in CN0 non – small – cell lung cancer patients after negative uptake of positron emission tomography/computer tomography scan. Eur J Cardiothorac Surg, 2010, 37(5): 1167 – 1168

[11] 范志民, 李长远, 刘国津, 等. 全肺切除术治疗肺良性疾病的临床价值. 吉林大学学报(医学版), 2003, 29(3): 342 – 344

[12] 刘彦国, 王俊. Graham 与第一例全肺切除术. 中华医史杂志, 2003, 33(3): 180 – 180

[13] 孙锦海. 全肺切除术临床分析. 医药论坛杂志, 2004, 25(4): 44 – 44

[14] 李先锋, 马金山, 努尔兰, 等. 全肺切除术治疗肺癌 45 例. 新疆医学, 2006, 36(5): 71 – 72

[15] 沈健. 全肺切除术治疗 32 例肺良性疾病的临床分析. 临床肺科杂志, 2007, 12(9): 1021

[16] 刘景亮, 金锋, 战英, 等. 69 例结核性毁损肺全肺切除术治疗的分析. 临床肺科杂志, 2010, 15(7): 971 – 972

[17] 于波, 魏路军. 完全性全肺切除治疗肺癌 96 例临床分析. 青岛大学医学院学报, 2010, 46(5): 460 – 462

[18] 赵波, 陈启福, 张良华, 等. 心包内全肺切除术 83 例报告. 临床外科杂志, 2000, 8(5): 276 – 277

[19] 张勇, 黄云超, 王昆. 全肺切除术治疗原发性肺癌 48 例临床分析. 中国肺癌杂志, 2006, 9(5):

473 – 474

[20] 马游, 游昕, 但文富, 等. 先切断主支气管的全肺切除术治疗肺门肿块型肺癌. 现代医学, 2007, 35(6): 466 – 467

[21] 孟庆山, 庞振海, 蔡万军, 等. 心包内处理血管在全肺切除术中的应用. 医学信息(中旬刊), 2007, 20(1): 14 – 15

[22] 李畅波. 右全肺切除术 23 例的疗效观察. 医学信息(上旬刊), 2010, 23(8): 2879 – 2880

[23] 付春利. 全肺切除术治疗肺癌的临床经验与疗效观察. 中外医疗, 2012, 31(32): 45 – 46

[24] 周源, 汪栋, 张传生, 等. 肺癌胸膜全肺切除术的围术期处理. 临床肿瘤学杂志, 2005, 10(4): 395 – 398

[25] 林辉, 贺榜福, 温仁祝, 等. 全肺切除术围术期心律失常的防治. 中国胸心血管外科临床杂志, 2002, 9(4): 253 – 253

[26] 毕克毅, 徐瑞剑, 王俊杰, 等. 168 例全肺切除术早期并发症的回顾性研究. 现代中西医结合杂志, 2011, 20(24): 3008 – 3010

[27] Regnard JF, Perrotin C, Giovannetti R, et al. Resection for tumors with carinal involvement: Technical aspects, results, and prognostic factors. Ann Thorac Surg, 2005, 80(5): 1841 – 1846

[28] Mitchell JD, Mathisen DJ, Wright CD, et al. Resection for bronchogenic carcinoma involving the carina: Long – term results and effect of nodal status on outcome. J Thorac Cardiovasc Surg, 2001, 121(3): 465 – 471

[29] Deslauriers J, Grégoire J, Jacques LF, et al. Sleeve pneumonectomy. Thorac Surg Clin, 2004, 14(2): 183 – 190

[30] Borri A, Leo F, Veronesi G, et al. Extended pneumonectomy for nonsmall cell lung cancer: morbidity, mortality, and long – term results. J Thorac Cardiovasc Surg, 2007, 134(5): 1266 – 1272

[31] Jiang F, Xu L, Yuan F, et al. Carinal resection and reconstruction in surgical treatment of bronchogenic carcinoma with carinal involvement. J Thorac Oncol, 2009, 4(11): 1375 – 1379

[32] Harrison DF. The pathology and management of subglottic cancer. Ann Otol Rhinol Laryngol, 1971, 80(1): 6 – 12

[33] Gelder CM, Hetzel MR. Primary tracheal tumours: a national survey. Thorax, 1993, 48(7): 688 – 692

[34] 陈景寒, 彭忠民. 肺癌的扩大切除研究进展. 肿瘤防治杂志, 2004, 11(7): 757 – 760

[35] 彭忠民, 陈景寒, 张林, 等. Ⅲ期非小细胞肺癌患者骨髓微转移灶与新辅助化疗及预后的关系. 中国肺癌杂志, 2004, 7(2): 161 – 164

[36] 吴一龙. 肺癌多学科综合治疗的理论与实践. 北京: 人民卫生出版社, 2000

[37] Bryan DS, Donington JS. The Role of Surgery in Management of Locally Advanced Non – Small Cell Lung Cancer. Curr Treat Options Oncol, 2019, 14, 20(4): 2

[38] Takahashi T, Akamine S, Moringa M, et al. Extended resection for lung cancer invading mediastinal organs. Jpn J Thorac Cardiovasc Surg, 1999, 47(8): 383 – 387

[39] Doddoli C, Rollet G, Thomas P, et al. Is lung cancer surgery justified in patients with direct mediastinal invasion? Eur J Cardiothorac Surg, 2001, 20(2): 339 – 343

[40] Bernard A, Bouchot O, Hagry O, et al. Risk analysis and long – term survival in patients undergoing resection of T_4 lung cancer. Eur J Cardiothorac Surg, 2001, 20(2): 344 – 349

[41] Pitz CC, Brutel de la Riviere A, van Swieten HA, et al. Results of surgical treatment of T_4 non – small cell lung cancer. Eur J CardiothoracSurg, 2003, 24(6): 1013 – 1018

[42] Shinada J, Yoshimura H. Concomitant surgical resection of lung neoplasms and neighbouring organs. Kyo-

bu Geka,2000,53(8 Suppl):678 - 683

[43] 郭永庆，赵凤瑞，梁朝阳，等. 肺癌心包内处理血管的全肺切除手术 59 例. 中华胸心血管外科杂志, 2001, 17(2)：82 - 83

[44] Shimizu J, Ishida Y, Hirano Y, et al. Cardiac herniation following intrapericardial pneumonectomy with partial pericardiectomy for advanced lung cancer. Ann Thorac Cardiovasc Surg, 2003, 9(1)：68 - 72

[45] Zhao X, Kallakury B, Chahine JJ, et al. Surgical Resection of SCLC：Prognostic Factors and the Tumor Microenvironment. J Thorac Oncol, 2019, 14(5)：914 - 923

[46] Deslauriers J, Gregoire J, Jacques LF, et al. Sleeve lobectomy versus pneumonectomy for lung cancer：a comparative analysis of survival and sites or recurrences. Ann Thorac Surg, 2004, 77(4)：1152 - 1156

[47] De Leyn P, Rots W, Deneffe G, et al. Sleeve lobectomy for non - small cell lung cancer. Acta Chir Belg, 2003, 103(6)：570 - 576

[48] Ferguson MK, Lehman AG. Sleeve lobectomy or pneumonectomy：optimal management strategy using decision analysis techniques. Ann Thorac Surg, 2003, 76(6)：1782 - 1788

[49] Hollaus PH, Wurnig PN, Pridun NS. Bronchoplastic procedures for the resection of malignant bronchial neoplasms. Chirurg, 2002, 73(11)：1115 - 1122

[50] Chunwei F, Weiji W, Xinguan Z. et al. Evaluations of bronchoplasty and pulmonary artery reconstruction for bronchogenic carcinoma. Eur J Cardiothorac Surg, 2003, 23(2)：209 - 213

[51] 张国良，刘军，姜冠潮，等. 应用自体肺重植技术治疗上叶中心型肺癌. 中华胸心血管外科杂志, 2000, 16(2)：80 - 82

[52] Kawahara K, Shirakusa T. Carinal resection for lung cancer. Kyobu Geka, 2001, 54(1)：36 - 41

[53] Karmy - Jones R, Vallieres E, er al. Non - small cell lung cancer with chest wall involvement. Chest, 2003, 123(5)：1323 - 1325

[54] Dilege S, Toker A, Tanju S, et al. Chest wall invasion in lung cancer patients. Acta Chir Belg, 2003, 103(4)：396 - 400

[55] Giaccone A, Solli P, Pardolesi A, et al. Video - assisted thoracoscopic surgery en bloc chest wall resection. J Vis Surg, 2017, 25(3)：73

[56] Roviaro G, Varoli F, Grignani F, et al. Non - small cell lung cancer with chest wall invasion：evolution of surgical treatment and prognosis in the last 3 decades. Chest, 2003, 123(5)：1341 - 1347

[57] Puma F, Vannucci J, Scarnecchia E, et al. Original "double - step" technique for large superior sulcus tumors invading the anterior chest wall without subclavian vessels involvement. J Thorac Dis, 2018, 10 (Suppl 16)：S1850 - S1854

[58] Facciolo F, Cardillo G, Lopergolo M, et al. Chest wall invasion in non - small cell lung carcinoma：a rationale for en bloc resection. J Thorac Cardiovasc Surg, 2001, 121(4)：649 - 656

[59] Burkhart HM, Allen MS, Nichols FC 3rd, et al. Results of en bloc resection for bronchogenic carcinoma with chest wall invasion. J Thorac Cardiovasc Surg, 2002, 123(4)：670 - 675

[60] Akay H, Cangir AK, Kutlay H, et al. Surgical treatment of peripheral lung cancer adherent to the parietal pleura. Eur J Cardiothorac Surg, 2002, 22(4)：615 - 620

[61] Martin - Ucar AE, Nicum R, Oey I, et al. En - bloc chest wall and lung resection for non - small cell lung cancer. Predictors of 60 - day non - cancer related mortality. Eur J Cardiothorac Surg, 2003, 23 (6)：859 - 864

[62] Spaggiari L, Thomas P, Magdeleinat P, et al. Superior vena cava resection with prosthetic replacement for non - small cell lung cancer：long - term results of a multicentric study. Eur J Cardiothorac Surg, 2002,

21(6)：1080 - 1086

[63] Lequaglie C, Conti B, Brega - Massone PP, et al. The difficult approach to neoplastic superior vena cava syndrome：surgical option. J Cardiovasc Surg, 2003, 44(5)：667 - 671

[64] 周清华, 刘伦旭, 刘斌, 等. 肺切除合并心脏大血管切除重建治疗局部晚期肺癌. 中国肺癌杂志, 2001, 4(6)：403 - 406

[65] Shimizu J, Ikeda C, Arano Y, et al. Advanced lung cancer invading the left atrium, treated with pneumonectomy combined with left atrium resection under cardiopulmonary bypass. Ann Thorac Cardiovasc Surg, 2010, 16(4)：286 - 290

[66] Homma S, Satoh H, Ishikawa S, et al. Left atrial thrombus in a patient with lung cancer. Int J Clin Pract, 2004, 58(1)：100 - 102

[67] Tsunezuka Y, Tanaka N, Fujimori H, et al. Results of Partial Atrial Resection in Advanced Lung Cancer. Kyobu Geka, 2017, 70(11)：932 - 936

[68] 彭忠民, 陈景寒, 孟龙, 等. 肺癌累及上腔静脉的外科治疗. 中华外科, 2006, 44(6)：397 - 399

[69] 彭忠民, 陈景寒, 孟龙. 肺癌累及左心房或肺静脉根部的外科治疗. 中国肺癌杂志, 2006, 9(1)：65 - 67

[70] 彭忠民, 陈景寒, 孟龙, 等. 肺癌累及食管的外科治疗. 山东医药, 2003, 43(33)：11 - 12

[71] 彭忠民, 陈景寒, 孟龙, 等. 体外循环下切除气管肿瘤 1 例. 中华胸心血管外科杂志, 2005, 21(5)：271

[72] 彭忠民, 陈景寒, 孟龙, 等. 体外循环下切除累及右肺动脉根部左心房及上腔静脉的肺癌 1 例. 中华胸心血管外科杂志, 2005, 21(6)：333

[73] Filis AK, Robinson LA, Vrionis FD. Resection of the First Rib With Preservation of the T_1 Nerve Root in Pancoast Tumors of the Lung. Cancer Control, 2016, 23(3)：295 - 301

[74] Robinson LA, Tanvetyanon T, Grubbs D, et al. Induction chemoradiotherapy versus chemotherapy alone for superior sulcus lung cancer. Lung Cancer, 2018, 122(3)：206 - 213

[75] Ishiyama T, Aoyama T, Hirahara H, et al. Successful resection of endotracheal metastatic lung cancer using percutaneous cardiopulmonary support system：a case report, 2001, 54(1)：19 - 23

[76] De PM, Fadel E, Mussot S, et al. Resection of locally advanced(T_4) non - small cell lung cancer with cardiopulmonary bypass. Ann Thorac Surg, 2005, 79(5)：1691 - 1696

[77] Vaporciyan AA, Rice D, Correa AM, et al. Resection of advanced thoracic malignancies requiring cardiopulmonary bypass. Eur J Cardiothorac Surg, 2002, 22(1)：47 - 52

[78] Baron O, Jouan J Sagan C, et al. Resection of bronchopulmonary cancers invading the left atrium——benefit of cardiopulmonary bypass. Thorac Cardiovasc Surg, 2003, 51(3)：159 - 161

[79] Spaggiari L, Magdeleinat P, Kondo H, et al. Results of superior vena cava resection for lung cancer. Analysis of prognostic factors. Lung Cancer, 2004, 44(3)：339 - 346

[80] Grunenwald DH. Resection of lung carcinomas invading the mediastinum, including the superior vena cava. Thorac Surg Clin, 2004, 14(2)：255 - 263

[81] Spaggiari L, Regnard JF, Magdeleinat P, et al. Extended resections for bronchogenic carcinoma invading the superior vena cava system. Ann Thorac Surg, 2000, 69(1)：233 - 236

[82] Shargall Y, de Perrot M, Keshavjee S, et al. 15 years single center experience with surgical resection of the superior vena cava for non - small cell lung cancer. Lung Cancer, 2004, 45(3)：357 - 363

[83] 赵凤瑞, 葛炳生, 赵洪昌, 等. 胸部肿瘤侵及大血管时的手术处理. 中华外科杂志, 2001, 39(1)：47 - 49

［84］DiPerna CA，Wood DE. Surgical management of T$_3$ and T$_4$ lung cancer. Clin Cancer Res，2005，1（13 Pt 2）：5038s－5044s

［85］Bernard A，Bouchot O，Hagry O，et al. Risk analysis and long－term survival in patients undergoing resection of T$_4$ lung cancer. Eur J Cardiothorac Surg，2001，20（2）：344－349

［86］Bobbio A，Carbognani P，Grapeggia M，et al. Surgical outcome of combined pulmonary and atrial resection for lung cancer. Thorac Cardiovasc Surg，2004，52（3）：180－182

［87］Dyszkiewicz W，Piwkowski C，Kasprzyk M，et al. Extended pneumonectomy for non small cell lung cancer——should we still do it？ Neoplasm，2004，51（2）：150－154

［88］Spaggiari L，D'Aiuto M，Veronesi G，et al. Extended pneumonectomy with partial resection of the left atrium，without cardiopulmonary bypass，for lung cancer. Ann Thorac Surg，2005，79（1）：234－240

［89］Ratto GB，Costa R，Vassallo G，et al. Twelve－year experience with left atrial resection in the treatment of non－small cell lung cancer. Ann Thorac Surg，2004，78（1）：234－237

［90］Shimizu J，Ikeda C，Arano Y，et al. Advanced lung cancer invading the left atrium，treated with pneumonectomy combined with left atrium resection under cardiopulmonary bypass. Ann Thorac Cardiovasc Surg，2010，16（4）：286－290

［91］Mei J，Pu Q，Zhu Y，et al. Reconstruction of the pulmonary trunk via cardiopulmonary bypass in extended resection of locally advanced lung malignancies. J Surg Oncol，2012，106（3）：311－315

［92］Dartevelle PG，Mitilian D，Fadel E. Extended surgery for T$_4$ lung cancer：a 30 years' experience. Gen Thorac Cardiovasc Surg，2017，65（6）：321－328

［93］Churchill ED，Belsey R. SEGMENTAL PNEUMONECTOMY IN BRONCHIECTASIS：THE LINGULA SEGMENT OF THE LEFT UPPER LOBE. Ann Surg，1939，109（4）：481－499

［94］Suzuki K，Saji H，Aokage K，et al. Comparison of Pulmonary Segmentectomy and Lobectomy：Safety Results of a Randomized Trial. J Thorac Cardiovasc Surg，2019，158（3）：895－907

［95］陈醒狮，金润森. 肺段切除术中段间平面处理方式的研究进展. 中国微创外科杂志，2019，19（2）：190－192

［96］江贤亮，等. 胸腔镜肺段切除治疗亚厘米肺结节. 中国微创外科杂志，2018，18（6）：494－496

［97］陈晓峰，谈宇龙. 胸腔镜下肺段切除术治疗非小细胞肺癌的研究现状与进展. 中国肺癌杂志，2018，21（4）：296－299

［98］Nakamura H，Taniguchi Y，Miwa K，et al. Comparison of the Surgical Outcomes of Thoracoscopic Lobectomy，Segmentectomy，and Wedge Resection for Clinical Stage I Non－Small Cell Lung Cancer. Thorac Cardiovasc Surg，2011，59（3）：137－141

［99］Yoshimoto K，Nomori H，Mori T，et al. Comparison of postoperative pulmonary function and air leakage between pleural closure vs. mesh－cover for intersegmental plane in segmentectomy. J Cardiothorac Surg，2011，25（6）：61

［100］Takizawa T，Haga M，Yagi N，et al. Pulmonary function after segmentectomy for small peripheral carcinoma of the lung. J Thorac Cardiovasc Surg，1999，118（3）：536－541

［101］Miyoshi K，Toyooka S，Gobara H，et al. Clinical Outcomes of Short Hook Wire and Suture Marking System in Thoracoscopic Resection for Pulmonary Nodules. Eur J Cardiothorac Surg，2009，36（2）：378－382

［102］彭忠民，陈景寒，杜贾军，等. 肺切除加左心房部分切除治疗局部晚期肺癌. 中国胸心血管外科临床，2003，10（2）：105－107

［103］Landreneau RJ，D'Amico TA，Schuchert MJ，et al. Segmentectomy and Lung Cancer：Why，When，

How, and How Good? Semin Thorac Cardiovasc Surg, 2017, 29(1): 119 - 128

[104] Okada M, Nishio W, Sakamoto T, et al. Effect of tumor size on prognosis in patients with non - small cell lung cancer: the role of segmentectomy as a type of lesser resection. J Thorac Cardiovasc Surg, 2005, 129(1): 87 - 93

[105] 金亮. 胸腔镜下肺段切除术在肺癌治疗中的现状. 中国微创外科杂志, 2018, 18(8): 749 - 752

[106] 丁嘉安, 范江. 我国非小细胞肺癌外科治疗现状与展望. 肿瘤, 2008, 28(3): 195 - 197

[107] 林强. 肺部小结节诊断与治疗. 北京: 人民卫生出版社, 2015: 148 - 149

[108] 中华医学会. 中华医学会肺癌临床诊疗指南(2018版). 中华肿瘤杂志, 2018, 40(12): 935 - 964

[109] Cao C, Chandrakumar D, Gupta S, et al. Could less be more? - A systematic review and meta - analysis of sublobar resections versus lobectomy for non - small cell lung cancer according to patient selection. Lung Cancer, 2015, 89(1): 121 - 132

[110] Wisnivesky JP, Henschke CI, Swanson S, et al. Limited resection for the treatment of patients with stage IA lung cancer. Annals of Surgery, 2010, 251(4): 550 - 554

[111] Tsunezuka H, Inoue M. Wedge resection in poor risk patients with clinical - N_0 pure solid lung cancer. Kyobu Geka, 2019, 72(1): 11 - 16

[112] Nitanda H, Taguchi R, Yanagihara A, et al. Surgical outcome of sublobar resection in high - risk patients with non - small cell lung cancer. Kyobu Geka, 2019, 72(1): 17 - 22

[113] 罗清泉. 微小结节肺癌手术治疗方法综述及探讨. 中国肺癌杂志, 2014, 17(11): 531 - 535

[114] 王俊, 赵辉. 亚肺叶切除治疗早期肺癌需要考虑的几个问题. 中国肺癌杂志, 2016, 19(6): 351 - 354

第十三章　微创技术
——电视胸腔镜手术(VATS)

1910 年，Hans Christian Jacobaeus(1879—1937)在一名胸腔粘连患者的松解手术中首次使用了胸腔镜。随着选择性支气管插管的出现，胸腔镜的应用扩展到胸膜活检、胸腔积液引流和胸膜固定术。20 世纪 80 年代中期，视频技术的改进导致视频辅助胸外科(VATS)用于肺尖大疱切除术、楔形切除和纵隔淋巴结评估。1993 年，日本首次报道了猪肺叶切除术的实验结果。同年，美国的 Kirby 和英国的 Walker 发表了关于 VATS 肺叶切除术治疗人类肺癌的初步报告。从那时起，肺叶切除术越来越被接受。胸外科医师协会(STS)普通胸外科数据库的数据显示，到 2006 年，32% 的原发性肺癌肺叶切除术是通过胸腔镜进行的。进一步的经验允许更复杂的手术，如节段切除、全肺切除、诱导治疗后肺切除、袖状切除和整块胸壁切除均可使用 VATS 进行。

完全手术切除是实现肺癌根治的首选治疗方式。解剖性切除是目前临床 I 期或 II 期肺癌的标准治疗方法，优先选择肺叶切除或全肺切除，在少数情况下是肺段切除。楔形切除主要适用于诊断性手术，并在特殊的情况下作为局部控制肺癌的治疗性手段，例如妥协性肺手术。

VATS 最初仅仅用于诊断为目的的操作。但随着腔镜技术的发展以及相关胸科器械的改进，VATS 目前已经是许多胸科手术的首选术式，然而对于 VATS 解剖性肺切除的术式以及切口选择仍然存在争议。VATS 的优点是切口小，避免了肋骨扩张，比标准开胸肺切除术术后并发症和死亡率均较低。然而，切口的大小和肋骨的扩张关系到开胸后的疼痛，可以延长住院时间和康复时间。最近的报告表明，当使用 VATS 方法时，恢复情况有所改善。然而，VATS 在肺癌切除术中的广泛应用引起了肿瘤学的关注，包括淋巴结清扫的充分性。

第一节　电视胸腔镜技术的基本知识

一、切口的设计与制作

电视胸腔镜手术由于是采用很小的切口进行手术，所以这个切口的设计十分重要。切口的位置不合适，会为手术操作带来不便。如今电视胸腔镜手术发展已经十分成熟，所以切口的设计方面也基本上固定下来。

1. 术前评估　术者应于术前提前查看患者，了解患者肥胖程度、胸廓长度宽度、肋间隙宽窄、是否存在胸廓畸形等各方面信息，了解患者有无胸部手术史及可能引起胸腔粘连的疾病史（如结核、肺炎等）。依据患者 CT 以及其他病历资料来为患者综合选择手术方案，进而确定手术切口。必须提前于手术前用记号笔标记手术切口，认真确认手术是左侧还是右侧。

2. 切口的设计　电视胸腔镜手术的切口数量和位置一般需要根据术式以及操作的难易程度而定。常见的电视胸腔镜手术切口分三类，分别是：腔镜观察口、主操作口、副操作口。腔镜观察口一般选在腋中线第 7 或第 8 肋间。主操作口按照术式的不同以及术者的习惯可选在腋前线第 4 或者第 5 肋间，而副操作口则常选在腋后线附近第 7 肋间。三个切口之间的连线应符合"三角原则"，也就是三切口中点连线应是以腔镜观察口为顶点的等边三角形。

根据电视胸腔镜手术切口的数目不同，将只有一个主操作口的胸腔镜手术称为单孔胸腔镜手术；将有一个腔镜观察口加一个主操作口的手术称之为单操作孔胸腔镜手术或者称两孔胸腔镜手术；将有一个腔镜观察口、一个主操作口、一个副操作口的手术称之为三孔胸腔镜手术。

3. 肋间隙的确认及切口画线标记　肋间隙的确认以及切口的具体标记应该于患者侧卧位体位摆放完毕后进行。因为此时患者体位不再发生变化，不会引起切口位置的变化。

数肋间隙的办法有很多种，因个人习惯而各有不同。笔者习惯站于患者背侧，因为在这个方向肋间隙的走行方向刚好与手指平行。扪清肋脊角，其相当于第 12 肋间，将示指整个平行放于肋间隙内，然后让示指横着向上移动，每越过一根肋骨减少一个肋间，最后先确定出腔镜孔位置，通常使用第 7 肋间。之后再继续向上确认出第 4 或者第 5 肋间。然后，再自胸骨角第 2 肋间向下，进一步确认。

也可以自胸骨角向下数肋间隙，但是有些人胸骨角突起不明显，且女性患者常因乳房干扰而导致肋间不清。所以笔者更喜欢自肋脊角向上开始数肋间隙。

对于肥胖的患者，肋间隙确实难以扪清者，可根据经验设计操作口。一般来说，第 3 肋间会达到腋窝的位置，而第 4 肋间在腋窝的下方。也可先制作腔镜观察口，进镜后于镜下确认肋间隙。

4. 切口的制作　其顺序因术者的习惯以及患者的病情会有所不同，可以先制作腔镜孔，也可以先制作操作口。因为主操作口比较大，更有助于直视下发现肺是否萎陷、是否有胸腔粘连，所以一般先制作主操作口。如果肋间隙扪不清楚，无法确认操作口具体开在哪一肋间，可以先制作腔镜孔，进镜后在镜下确定肋间。无论先制作哪个切口，都应注意开口前确认麻醉师是否已经单肺通气，进入胸腔时注意不要损伤肺。

（1）主操作口的制作：主操作口的切口大小应该根据术者的手术熟练程度与患者的体型、肋间隙的宽窄以及手术复杂情况来综合决定，不应过分追求小切口而影响手术进度。切口的制作都应该在直视下进行，可以甲状腺拉钩进行暴露。

注意要紧贴肋骨上缘切开肋间肌，如此可避免损伤肋间神经及血管。不要直接打开胸膜,应该留有薄薄的胸膜观察肺是否萎陷,是否有胸腔粘连。确认肺已经萎陷后,先把胸膜开个小口,之后将卵圆钳伸进胸腔压住肺,然后扩大切口。操作口应仔细止血,否则会影响手术视野。主操作口制作完毕后,放置切口保护套,将切口撑开。

(2)腔镜观察口的制作:腔镜观察口一般选在腋中线第 7 或第 8 肋间。腔镜观察口的位置不可过低,特别是有膈肌抬高的患者,腔镜观察口位置过低的话,膈肌可能影响腔镜视野,而且有可能损伤膈肌。腔镜观察口的大小不可过大,以刚好能容下穿刺套管为宜。

在制作腔镜观察口前,应确认麻醉医师是否已经单肺通气。以血管钳撑开切口,然后边撑边以电刀切开,不必切开过大,尽量用钝性分离。到达肋骨后,紧贴肋骨上缘于肋间肌切一小口到达胸膜,然后以血管钳轻轻刺破胸膜。确认无粘连后以血管钳将切口撑大一些,后置入穿刺套管。注意一定应沿肋骨上缘进入胸腔,如此可减少出血,因为腔镜观察口的出血会影响镜子视野,带来麻烦。不可以猛力用血管钳或者穿刺套管戳入胸腔,以免损伤肺组织。

(3)副操作口的制作:副操作口一般选在腋后线第 7 肋间,具体以术中情况决定,其设计原则要符合"三角原则"。设计时也要考虑到术中有可能中转开胸手术,故两个操作口的皮肤切口要尽量使其对应,如果需要,这两个切口可以作为开胸切口的一部分。副操作口制作完毕后,通常放置切口保护套。

二、手术的体位与医师站位

在实际的电视胸腔镜手术中,显示器一般摆放在患者的头侧,其屏幕稍面对术者同时兼顾助手的视野。若有两块显示屏幕,则摆放于患者头端的两侧,分别面对术者及助手的视野。胸腔镜镜子的观察孔通常设计在第 7 或第 8 肋间,而纯单孔胸腔镜手术镜子是唯一的操作孔进入。

不同的术式采用不同的手术体位,电视胸腔镜手术也是如此。对于肺手术来说,患者的体位多采用术侧向上、胸部垫高的方式。胸部垫高的目的是使肋间隙增宽,以便于手术操作。也可以通过调整手术床的角度来进一步加强这一效果。

术者的站位依据主操作口的位置决定。大部分肺手术术者站于患者腹侧,所以患者双上肢应向上外展,为术者留出充足的操作空间。也有部分术者在某些手术中喜欢站于患者背侧,比如背段切除术等。第一助手站于术者的正对面,多数情况站于患者的背侧。

假如设腔镜观察孔于第 7 或第 8 肋间,那么扶镜手可以选择站在患者背侧或者腹侧,最好站于背侧以免干扰术者的操作。而对于纯单孔胸腔镜手术来说,扶镜手一般只能站在术者的对面,也就是背侧。

三、扶镜的技巧与配合

胸腔镜手术中,胸腔镜是整个手术组的眼睛。扶镜者不参与手术的具体操作,但作用却十分重要。而对于胸外科医生来说,大家都是从扶镜开始学起的。扶镜的过程同时也是学习的过程。

1. 了解镜子的构造及使用　扶镜者应对镜子的构造及使用熟练掌握。首先通过倍数功能调整显示器上的图像大小,然后将镜头对准术野,调整焦距至图像达到最清晰状态(图 13 − 1)。

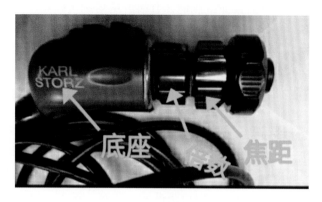

图 13 − 1　胸腔镜的构造

目前胸腔镜手术中已经很少使用0°镜,基本上都使用30°镜头(图 13 − 2),30°镜有一定的可视范围,光源光缆杆与30°镜的镜面方向相对。一手握住底座手柄另一手转动光源光缆杆,可让镜身及30°镜面旋转,从而达到调整视野的目的。而假如保持光源光缆杆不动而只转动底座手柄,则可以将电视屏幕上的图像进行顺时针或者逆时针的旋转。有些术者将画面旋转到符合自身习惯的角度。

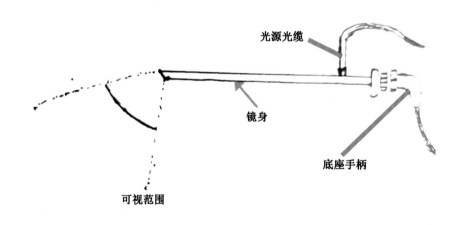

图 13 − 2　30°镜头

2. 扶镜的技巧与配合　扶镜者要想与一名术者达到完全默契的程度,并不是简单的事情。本身扶镜需要一定的技巧与练习,而两者的配合也需要时间的磨合。扶镜的技巧有以下几点需要注意。

(1)保持镜头清晰:镜头不清晰的常见原因有以下几点:镜头起雾、镜头擦拭后留有水滴、穿刺器套管内有血液、胸腔内有烟雾、焦距不准确等。镜头温度过低可起雾,表现为镜子进入胸腔即变模糊,此时应用60～70℃热水浸泡镜头1分钟左右,迅速擦拭后进入胸腔;穿刺器套管内若有血液,可使用干纱条擦拭;注意保持吸引器对烟雾的吸引作用；排除镜面不洁因素，则可能为焦距不准确，擦净后调试焦距，让图像达到最清晰状态。擦镜时应先擦镜身后擦镜面，擦镜面时应擦拭 2~3 遍，务必使镜面无残留的水滴及水雾。动作应迅速，避免镜头冷却。

擦镜的时机也要掌握。扶镜者应询问术者是否可以擦镜，术者也应告知扶镜者的擦镜时机。扶镜者应尽量选择在手术的间歇期，场景转换时或者更换器械时擦拭。对于发生术者出血、手术处于关键操作步骤时扶镜者万不可自主擦镜，此时应尽量保持术野，等待术者的命令。

（2）跟随并保持：扶镜者应时刻跟随术者的操作，保持术者的主要操作器械位于屏幕的中央位置。常见的主要操作器械有电钩、超声刀、剪刀、分离钳等。

（3）调整合适的距离：利用镜身的前进与后退来调整视野的远近，扶镜手应注意将视野距离调整到一个最适合操作的距离。通常大幅的动作需要远视野，而精细的比较重要的操作需要近视野看清以免误伤。

（4）记住某些关键位置的扶镜方法：胸腔的位置就那么几处，通过多次的扶镜，记住镜身、镜头、光源光缆及手柄底座是如何调整的，慢慢地形成一个固定的流程。

（5）熟知手术流程，理解术者思路：扶镜的过程同时也是观摩手术的过程。所以扶镜者应多学习手术的流程与操作，理解术者的手术思路。如此可通过扶镜过程获得学习与成长。

四、模拟训练与空间感的建立

任何手术的完成实际上都是由一个个的操作环节组成的，而每一个操作环节实际上又是由一个个的基本操作组成的。电视胸腔镜手术也是如此。因此，电视胸腔镜的基本操作技术是基础、是基本功，必须熟练掌握。

与开放手术的直视视野不同，胸腔镜手术是通过观察电视屏幕来进行手术操作。因此这需要将电视屏幕的图像显示与手上的基本操作联系起来，建立和适应新的空间感。而且，胸腔镜所使用的器械都比较长，与开放器械有所不同。所以电视胸腔镜技术学习曲线比较长。然而，通过大量的模拟练习，我们可以大大缩短这一过程的学习曲线。

1. 关于腔镜模拟器 腔镜的基本操作技术可以通过模拟训练大大缩短学习曲线。市场上有售专门的腔镜模拟器，其核心部分为摄像头、显示屏幕以及操作箱。也可以自制腔镜模拟器。显示屏幕可以用电脑屏幕、平板电脑屏幕、手机屏幕等代替；摄像头需要自行购买；操作箱的制作可以使用各种材质，如纸盒、物品整理盒等。操作箱的制作应尽量模拟胸腔的解剖形状，同时要设计类似胸腔镜手术的操作口。最好有一套自己的胸腔镜手术器械，如此可通过极其仿真的练习来增加对器械的熟练度。

2. 如何进行模拟训练 反复的观摩手术视频是模拟训练必不可少的过程。在模拟练习中，我们应尽量去模仿手术视频中的各种基本操作。包括如何使双手器械不打架，准确的夹持物品，电钩及超刀的每一个操作动作，双手器械的各种互相配合、推结器打结技术、镜下缝合技术、闭合器角度的调节及使用等。

3. 空间感的建立 为什么感觉在模拟器里练习的很好了，到了胸腔里面还是会迷失方向呢？熟练的术者是如何做到很准确地把器械伸到他想要到达的胸腔位置的呢？有以下几点可供参考：

（1）通过器械的指引：假如你左手里已经有一把器械在术野了，那么另一把器械沿着左手器械的走行方向前进就会到达术野。其中，手对器械方向的感觉很重要，这一技巧可以通过模拟练习来加强学习。

（2）通过胸腔的具体解剖：操作口与胸腔的位置是固定的。例如，我要让吸引器到达胸顶位置，那么吸引器就需要往头侧方向走行；要到达下肺韧带位置，就需要让吸引器往斜下方走行。通过反复练习，记住胸腔各个位置的器械具体走行方向，就可以"指哪打哪"了。

4. 通过练习补足短板　假如你在实际手术中发现了自己操作上的不足，那么应该通过模拟练习将短板补足。比如在暴露下肺韧带时遇到了困难，那么你可以在模拟器上用物品制作一个假肺，一头连着橡皮筋替代下肺韧带，通过请教老师或者观摩手术视频获得其操作技巧，然后通过练习将该操作做熟练。不断地重复这种过程，会获得很快地成长。

五、胸腔内探查

无论靶病变在什么位置，无论是否容易发现病变所在，电视胸腔镜手术强调全方位、全胸膜腔探查。进入胸腔后，应注意探查以下内容。

1. 观察壁层胸膜　包括胸膜的色泽、厚度，有无异常的结节和新生物。

2. 有无胸腔积液，胸腔积液的性状。

3. 有无胸膜粘连　进入胸腔后应将整个肺都翻动一下，看有无粘连，特别是不容易发现的条索状粘连。手术时牵拉肺可能导致粘连带撕裂而引起出血。

4. 查看膈肌　有无异常病变。

5. 查看肺脏　先查看非病变肺叶，注意有无胸膜种植，有无肺大疱、胸膜皱缩、肺内肿物凸起等现象。

6. 探查病变　确认病变位置、大小、性质及侵犯情况。

7. 查看叶间裂发育情况。

探查结束后，根据探查结果综合决定手术方式及路径。

（李晓峰）

第二节　电视胸腔镜基本操作技术

一、电凝钩的使用

电凝钩和超声刀是胸腔镜手术中最常用的两大主要能量器械。电凝钩的钩状设计让其可以伸进组织间隙后挑起组织然后通过电凝切断，这大大增加了手术的安全性。特别在许多精细的胸腔镜操作中，电凝钩有着几乎不可替代的作用。相对于超声刀来说，电凝钩的使用更容易学习掌握。以上特点决定了电凝钩在胸腔镜手术中有着极其广泛的应用，是必须熟练掌握的手术器械。

1. 电凝钩的工作原理　与高频电刀相同，通过有效电极尖端产生的高频高压电流与肌体接触时对组织进行加热，实现对肌体组织的分离和凝固，从而起到切割和止血的目的。

2. 电凝钩的使用注意事项　因为电凝钩具有热传导，甚至可能产生电火花，所以电凝钩工作时必须远离血管等重要组织，否则可能造成热损伤。电凝钩在工作时会产生烟雾，因此需要吸引器吸走烟雾才能保持视野的清晰。电凝钩工作时因为会有电流通过组织，因此可以产生电传到而引发神经反应，比如电凝钩在膈神经附近工作时可引起膈肌痉挛。

要注意调节电凝钩的输出功率，在使用时以能达到切断组织并良好止血为目的。功率过大会大大增加热损伤的风险。

3. 电凝钩的使用技巧

（1）多数电凝钩的触发开关为脚踏式设计，因此初学者要注意协调电钩挑起与脚踏触发之间的关系。在用电钩挑起组织时，要注意挑起的力度需要与切割相结合，不可因挑起力度过大而让电钩突然弹起，这样很容易误伤组织引起危险的后果。

（2）电凝钩的握持方法不必拘泥，一切以操作舒适为准。在同一台手术中，往往需要不断变化电凝钩的握持方法才能够让手术更流畅。术者应变化电凝钩在手中的握持方向来适应手术中的操作要求，而不是通过身体的转动来适应这种变化。

（3）在使用电凝钩时，电凝钩挑起切断的方向应保证在视野直视下，以保证手术安全。

（4）由于容易产生烟雾，所以电凝钩往往与吸引器配合。吸引器可在吸净烟雾血液的同时，给组织提供一定的张力便于切割。

（5）使用电凝钩止血时，将电凝钩翻转，以刀头的拐角处进行电灼止血。

（6）电凝钩的刀头拐角也可以用于一定程度的钝性分离，但是要注意热损伤的问题。

（7）使用电凝钩要认清组织间隙，让电钩游走于组织间隙之间。

（8）电凝钩一次挑起组织不要过多，以能隐约看到刀头为最佳，如此认清挑起的是何种组织，避免误伤。

二、超声刀的使用

作为胸腔镜手术的两大主要能量器械之一，超声刀具有切割、止血、分离、牵拉等多种功能，而且其切割止血一步完成，再加上其热损伤少、无烟雾、无焦痂、无电流等优势，这使超声刀在胸腔镜手术中的应用越来越广泛。

1. 超声刀的工作原理　超声刀与高频电刀的工作原理不同。超声刀是通过超声频率发生器将电流转化为机械振动，使其金属刀头产生机械振动，其振动频率大约是 55.5KHz。

这种高频的机械摩擦使组织内水分汽化、蛋白质氢键断裂、细胞崩解、蛋白质变性形成黏性凝结物；同时振动产生摩擦热；再加上夹持组织形成的加压作用，因此达到切割、止血一步完成的目的。

可见，超声刀并非靠热量来切割组织，而是靠的机械振动。以上特点决定了超声刀作为能量器械来说具有巨大的优势。

2. 超声刀的优势

（1）切割分离一步完成。

（2）止血效果好，可处理直径5mm以下的血管。

（3）工作刀头为血管分离钳模样，所以具有血管分离钳的多数功能，比如：分离、夹持等。

（4）由于为机械振动切割，故体内无电流通过组织，不会产生电火花，不会因电流刺激引起神经反应。也可应用于安装心脏起搏器的患者。

（5）刀头温度低，对周围组织热损伤小。由于超声刀刀头的热量是来自于摩擦，所以温度较电刀低得多。刀头工作时温度低于85℃。高频电刀工作温度在150℃以上。

（6）无烟雾术野好。工作时因为组织汽化会产生少量水雾，但是无烟雾。

（7）无焦痂形成。与电刀不同，超声刀极少形成焦痂。所以也就不存在因为焦痂脱落引起二次出血的问题。

3. 超声刀的使用注意事项

（1）超声刀不能做空激发动作，因为刀头温度会迅速升高，容易损伤刀头。

（2）超声刀处于激发状态时，尽量不要触碰金属以及骨骼，避免损伤刀头。

（3）使用超声刀切割组织，一次时间不要过长，不要超过10秒，一般为7秒。时间过长会导致刀头热度过高，在以后的操作中容易引起热损伤。

（4）一般用超声刀刀头的前2/3夹持组织。

4. 超声刀的使用技巧

（1）分离：超声刀的刀头呈血管钳模样，刀头圆钝，且其非工作状态下温度较低，故超声刀可用于组织的钝性分离，比如撑开、挑、拨、推等。超声刀的使用应多使用钝性分离动作，以为超声刀的切割提供清楚地解剖间隙。

（2）止血：超声刀的止血功能强大，其止血功能优于其他能量器械。理论上，超声刀可以处理5mm以下血管，3mm以下血管可以安全处理。但是对于重要的血管，单独应用超声刀止血是不可靠的。例如肺动脉干的分支血管，由于肺动脉干压力较大，搏动幅度也较大，容易再出血，所以一般采用双重结扎。而对于小的支气管动脉，单独以电凝钩电凝或者以超声刀切断是安全的。

在应用超声刀切断血管时，一定注意要保持血管处于毫无张力状态。因为切割血管时如果有张力可能导致血管切到一半而引起撕扯，然而此时凝滞血栓并未完全形成，从而引起出血。可以先用超声刀的电凝功能于血管两端先凝一会，然后再于中间切断，如此可增长血管的凝滞血栓，增加止血可靠性。

超声刀也可以用于出血点的止血。

（3）切割：超声刀靠高频的机械振动来进行组织的切割止血。所以，很多术者喜欢切割的同时增加一点张力，这样子会加快组织切割的速度。而且，组织切割速度越快，刀头的温度越低（注意，这一技术仅仅适用于没有主要血管的组织，对于血管的切割前文讲到，必须保持毫无张力）。

这种边切割边撕扯的动作，实际上包含了夹持、钝性分离、切割、止血四大作用。其动作的幅度力度因术者习惯而有所不同。初学者注意力度缓和,幅度不要过大。

因为增加了张力动作,所以会让组织间隙更容易显露。注意此时超声刀的着力方向应是远离重要的血管等易损伤组织,而且有助于组织的分离。

(4)夹持:超声刀刀头因为是血管钳模样,所以其具有夹持功能。很多时候,超声刀的夹持作用是与切割、止血、分离同步完成的。

一般来说,超声刀的夹持尽量使用刀头的前2/3。对于不重要的组织,可以大把夹持,快速切割;而对于精细的操作,要小心仔细,如小鸡啄米,用刀头的最尖部分轻轻咬起少量组织。

5. 超声刀的缺点

(1)与电钩、电刀等其他能量器械相比,超声刀价格较贵。

(2)超声刀刀头较钝,相对于电钩来说,略显笨拙。在某些需要精细操作的地方,不如电钩精细。

(3)超声刀刀头工作面较电钩宽,一旦损伤血管口子较大。

(4)超声刀的使用需要大量的练习,相对于电钩来说不易掌握。

三、电凝分离钳的使用

将腔镜分离钳接上电凝线,其就具有了止血功能。由于腔镜分离钳钳头较尖,可用于精确地钳夹出血点并止血。腔镜分离钳也可以用于一定的分离,但是要注意不要让尖细的钳尖损伤组织。

四、吸引器的使用

由于胸腔是由肋骨等组成的天然空间,所以电视胸腔镜一般不需要人工气胸。这是胸腔镜相比较于腹腔镜最大的优势。由于可以随意吸引,为了尽量减少进入操作口的器械,胸腔镜吸引器被赋予了更多的功能。

目前胸腔镜吸引器形状不一,术者可根据个人习惯选择使用。一个好的胸腔镜吸引器应该有如下特点:吸引器头端孔较大不易堵塞、吸引器头有一定的摩擦力而且不会损伤组织、吸引器杆身有合适的角度以避免器械打架的问题、吸引器长短合适、握持部位舒服等。

胸腔镜吸引器可以用来吸引、清除胸腔内的积液、血液、烟雾,以时刻保持术野清晰;吸引器还可以用于牵拉、推挡、挑起组织以便于暴露,并为锐性分离提供张力;胸腔镜吸引器也可以用于钝性分离操作;也有术者应用吸引器进行出血点的压迫止血;有术者将吸引器穿过肺裂隧道以导引腔镜闭合器的通过等。由于胸腔镜吸引器的多种功能,这使它成为术者左手最常用的手术器械。

五、纱布钳的使用

以卵圆钳夹住小纱布块的后1/2~2/3部分,就做成了一个纱布钳,又称海绵钳。在胸腔镜手术中经常用到。由于干纱布软而涩,故可以用纱布钳来翻动肺,将肺牵拉推开以用于暴露。其优点是不需要夹持肺组织,避免损伤。纱布钳也经常用于蘸净术野的血液、出血点的压迫止血等。

六、切割缝合器的使用

腔镜切割缝合器的发明和使用大大推动了外科技术的发展。腔镜切割缝合器具有操作简单、闭合缝合切割一次完成、缝合效果牢固可靠等优势，其大大降低了术后并发症的发生，而且使操作难度较高的镜下缝合离断技术变得容易，让各种腔镜手术成为可能。但是使用腔镜切割缝合器时，也有一定的技巧需要注意。

1. 钉仓的选择　目前电视胸腔镜手术中常用的腔镜切割缝合器主要有 60mm、45mm、30mm 等不同长度，钉仓高度主要有 2.0mm、2.5mm、3.0mm、3.8mm 和 4.8mm 等不同规格，另外还有一种同一钉仓具有不同高度钉高的所谓"万能钉仓"。适用于肺、支气管、动静脉、食管、胃等不同组织的切割闭合。术者需要依据术中具体情况选择使用。

组织越厚，需要选择的钉高越高。2.0mm、2.5mm 钉仓通常用于切割闭合血管，3.0mm、3.8mm、4.8mm 钉仓通常用于切割不同厚度的肺组织，而支气管的切割通常选用 4.8mm 的钉仓。

2. 使用技巧

(1)使用腔镜闭合器时，需要旋转调整角度，让闭合器的薄砧板作为通过间隙的一面。由于胸腔解剖结构固定，所以不同部位的角度调整基本上是固定的。

(2)对于某些部位的处理，腔镜闭合器的使用会因为角度的问题而变得困难，此时可让闭合器通过腔镜观察孔或者副操作孔来进行操作，往往会变得比较容易。比如双侧上肺静脉通过腔镜观察孔进腔镜闭合器，角度就会很舒服。

(3)在使用腔镜闭合器通过组织间隙时，术者或助手得应用另一把器械辅助暴露，通过时扶镜手应帮助确认钉仓前端是否已经通过，切割时保持整个钉仓都在视野范围内。

(4)有时候闭合器因为间隙暴露问题而通过困难，此时可选择让吸引器或其他器械通过作为引导；也可以丝线牵拉组织增加间隙；也有人于闭合器薄砧板上套软管，牵拉软管导引闭合器通过。

(5)闭合器在激发时，应该保持所切割闭合组织毫无张力，之前进行的牵拉动作都应松弛。尤其是切割闭合血管时，应让闭合器钉仓下沉并保持固定，防止血管撕裂出血。

（田凯华　李晓峰）

第三节　多孔 VATS 手术

视频辅助非肋骨扩张性肺叶切除术（video – assisted non – rib spreading lobectomy；VANRSL）是目前应用最为广泛的 VATS 肺叶切除术式，而目前切口的选择主要包括多孔、单操作孔以及纯单孔术式。其中多孔 VATS 肺叶切除术，尤其是三切口微创胸外科是发展最早，也是目前应用较为广泛的 VATS 切除术式（图 13 - 3）。

手术入路是根据病灶的位置来规划的。为了提高疗效，应避免肋骨扩张。三孔 VANRSL 的技术在其他文献中也有描述。解剖是以类似于开放技术的方式进行的。以右肺上叶切除为例，单肺通气后，肺均匀萎陷，使用环钳通过辅助操作孔固定肺叶，肺静脉通过主操作孔进行解剖。为了方便和安全地分割血管结构，可将缝合器的钉砧连接到 8mm 红色橡胶导管上（Rob - Nel catheter，The Kendall Company，Mansfield，MA）（图 13 - 4）。这样钉砧就能够安全得通过所需处理结构，然后用血管吻合器闭合、切断血管。同样的，肺动脉和支气管也被相应的游离（图 13 - 5）。支气管和气管周围淋巴结一起游离充分后，用 30mm 或 45mm 的线形切割器闭合离断（图 13 - 6）。最后，用内镜下直线切割吻合器完成肺裂的处理。然后将切除的肺叶放置于标本取出袋内，取出时无肋骨扩张（图 13 - 7）。

切除其他肺叶或需要施行联合肺叶切除时，需要根据肿瘤的不同部位选择不同的切口。但是，肺静脉、动脉、支气管的解剖和划分原则以及处理方式是相同的。

VATS 三切口肺叶切除手术是一种技术成熟且安全的术式。在 McKenna 对 1560 例 VATS 肺叶切除术进行的一项回顾性分析显示，只有一例术中死亡是由于出血导致的。同时，11.6%（119 例/1239 例）的 VATS 肺叶切除手术，术中中转开胸。大多数的中转开胸的病例是肿瘤患者，如 T$_3$ 肿瘤或肿瘤靠近肺动脉。30% 的转化是由于技术原因，如胸膜致密粘连或显露较差等原因。

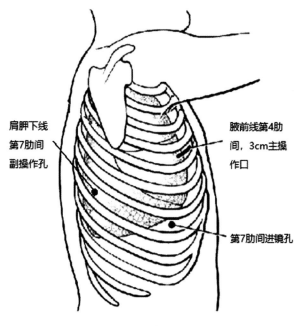

图 13 - 3　三个胸腔镜切口

注：三个胸腔镜切口用于肺叶及系统淋巴结的解剖切除。入路切口位于第 4 肋间间隙，腋前线，长度为 8cm 或以下。腔镜孔位于腋中线第 7 肋间，辅助操作孔口位于肩胛骨后方或肩胛下线第 4 肋间（Scott J. Swanson，MD，Boston，MA.）

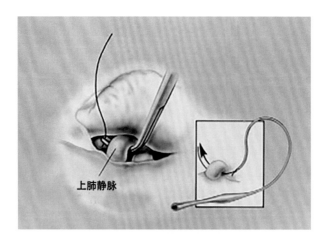

图 13 - 4　引导导管被放置在上肺静脉下

注：以方便安全的胸腔镜下血管吻合术。为了使吻合器能够安全放置，内镜吻合器的一个颌部安装在可弯曲的塑料自膨胀导管的末端（Garcia JP, Richards WG, Sugarbaker DJ）

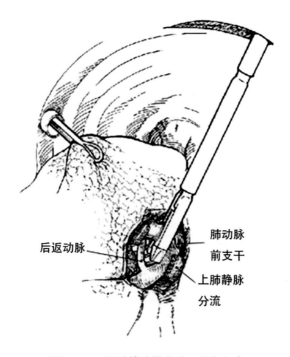

图 13 - 5　通过辅助操作孔，固定上叶

注：右肺动脉干前支经上肺静脉前方游离，用直线切割吻合器闭合离断（Courtesy of Scott J. Swanson, MD, Boston, MA.）

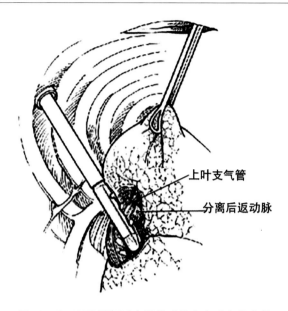

图 13 - 6　环形钳通过主操作孔将右上叶向前牵拉

　　注：经肺门后方游离上叶支气管及气管周围淋巴结，最后内镜下应用直线切割器经辅助操作孔闭合离断上叶支气管(Courtesy of Scott J. Swanson，MD，Boston，MA.)

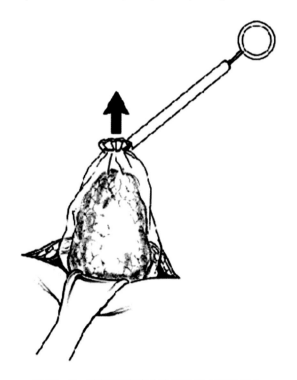

图 13 - 7　将切除的肺叶放置于标本取出袋内

　　注：取出时无肋骨扩张。应用标本带的目的是为了防止切口肿瘤种植播散(Courtesy of Scott J. Swanson，MD，Boston，MA.)

总结：VATS 多孔肺叶切除等相关手术是一项较为成熟的技术，目前已经成为肺叶切除、全肺切除甚至肺段切除的标准术式。随着达·芬奇等腔镜技术的进步以及器械的改进，胸外科的微创术式在不停地发展。例如 VATS 与达·芬奇术式的对比，三切口、单操作孔和纯单孔的手术入路对比都存在一些争议。目前已发表的研究表明 VATS 比标准的后外侧开胸手术有几个优点。微创手术可减少炎症反应。急性和慢性疼痛减轻。因此，住院时间更短。早期和晚期肩功能障碍较少，恢复工作时间较短。综上所述，这些因素表明使用 VATS 术式，尤其是成熟的多孔术式总体效果更好。

从肿瘤学的角度来看，VATS 多孔可以更加充分的游离清扫淋巴结，尤其是隆突下淋巴结的系统清扫，因此患者的局部复发控制率较好。VATS 治疗肺癌的有效性将由长期数据决定。正在进行的多中心大规模随机对照研究，将有助于回答这些问题。

（魏煜程　高会江）

第四节　单操作孔 VATS 手术

随着电视胸腔镜在 20 世纪 90 年代的逐渐推广，在胸外科应用广泛，技术日渐成熟，越来越多的肺癌患者可以接受胸腔镜手术，尤其对于一些早期肺癌，胸腔镜肺叶切除术的安全性及效果已得到普遍认可。胸腔镜手术已经成为胸外科微创手术方法中的主要组成部分，切口的选择方式不一而足。比较常见的是三孔法手术、单操作孔胸腔镜手术，后者在三孔手术的基础上发展而来，也已经得到越来越多的认可和接受。

常规的手术方法多采用三孔或四孔，即在患者胸部切三到四个孔进行手术，包括胸腔镜孔（1.5~2cm）、手术操作孔（3~4cm）、辅助操作孔（1.5~2cm），该术式已经比较成熟，虽然对胸外科医师有着比较高的技术要求，但在多数综合医院胸外科均可开展。相比较，单操作孔的肺叶切除手术，也就是我们所认为的两孔法，对手术技术的要求更高，胸腔镜占据其中一孔，提供视野，在没有辅助操作孔的情况下，主刀医师及助手的操作都要通过另一个操作孔（3~4cm）来完成。

一、手术指征

单操作孔胸腔镜手术的指征，同一般胸腔镜手术大致相当。简单而言，其指征涵盖了大多数的胸外科手术，与病变性质、部位、大小等密切相关，也同医生的操作技巧、能力经验等主观因素有关。具体而言：

1. 肺癌的外科治疗　胸腔镜手术在肺癌外科中的应用目前已经成熟。对于早期肺癌优先考虑胸腔镜手术，也已经是共识和普遍做法。胸腔镜肺叶切除加系统淋巴结清扫术是早期肺癌的首选手术方式。单操作孔胸腔镜手术相对于多孔法，创伤更小，患者恢复更快，更有优势，尤其是对于年老、一般情况差的患者，切口减少，其获益更大。

2. 肺的良性疾病切除或者探查，应尽量选用胸腔镜手术，单操作孔更有优势。

3. 纵隔良性肿瘤、囊肿等　良性纵隔肿瘤、囊肿等，适合胸腔镜手术。而对于肿瘤体积较小、活动度较好、周围组织界限相对清晰的病变，单操作孔仍然可以选择，当然，体积较大、显露困难，且使用器械角度受限等情况下，要谨慎考虑，必须结合具体情况分析，而不能强求操作孔的单一。

4. 胸膜病变、手汗症等。

5. 食管良性病变、贲门失弛缓症等，均可以考虑，但必须严格掌握条件，如术野的显露情况、操作的便利程度等。

二、手术禁忌证

单孔胸腔镜手术的相对禁忌，主要包括：严重的心肺功能不足，术前合并严重的心脑血管疾病等；晚期肿瘤，或手术无法达到根治目的的肿瘤性病变；病变严重累及大血管、重要脏器，术中出血、脏器损伤机会明显升高等，以及不适于胸腔镜手术操作的其他情况。

三、单操作孔 VATS 手术的操作要点及注意事项

一般切口可选择如下：操作孔位于腋前线附近第 4 或第 5 肋间，应用切口保护器，不使用肋骨牵开器，观察孔位于腋中、后线附近第 7 或第 8 肋间。切口完成后，要根据手术范围确定游离、解剖的顺序，并适当根据操作便利程度、所处理结构的具体特点调整更换手术器械。

单操作孔胸腔镜手术较多孔胸腔镜手术在操作上有很大的区别。多孔胸腔镜手术操作时，主操作孔可以进入能量器械，而辅助操作孔可用于吸引、暴露术野等，可利用的切口空间大，术者同助手可分别于术野两侧进行操作，器械之间冲突机会小，更加灵活。而单孔操作对于暴露术野有更严格的要求，同时需要术者对腔镜下的空间关系有更充分的认识，同时，操作的难点在于术者使用的器械之间角度受限，如果角度选择不当，能量器械及辅助器械均会受到影响。

操作的角度亦会受到操作孔及观察孔之间相对位置的影响，选择不当就会出现暴露困难、器械间冲突等情况。

一般情况下，可将操作孔及观察孔分居腋中线两侧。术中处理血管时，由于器械角度的问题，必要时需要操作孔、观察孔互换，但这样操作应尽可能避免。术中，助手也应在不影响术者操作的前提下，使用尽可能少的器械，或单一器械（如吸引器、卵圆钳等）协助暴露术野，选择的器械应尽可能沿操作孔一侧进入术野，同时，应有一定的弯度，进胸后才可以避开术者的器械，而且，操作孔外，器械之间有一定距离，不会冲突。另外，助手要更加熟悉腔镜下的空间感，尤其是在术者对侧，并要手臂跨越胸腔进行辅助操作的时候。

手术操作的程序，以肺叶切除术为例，可以按照一般的胸腔镜肺叶切除术程序进行。术中血管、支气管、肺组织等的处理，可按照习惯流程，也可根据不同肺叶、叶裂发育情况等进行适当调整。单向式操作是较为方便的，流程简化，也易于掌握和学习。

总之，单操作孔的全胸腔镜手术，对于大多数患者来说，是安全可行的。经过详细的术前评估及严格筛选，在腔镜手术经验丰富的胸外科，单操作孔的全胸腔镜手术，是值得考虑的。目前，很多的单位及中心的经验也越来越多，这种术式可以继续发展并日臻完善。

（矫文捷　赵艳东）

第五节　单孔 VATS 手术

胸腔镜手术通常采用 1 个主操作孔、1 个观察孔或加以 1 个或多个副操作孔，借助与专门的胸腔镜器械，代替传统手术器械来完成开胸手术的一种术式。目前已经广泛应用于临床，是胸外科手术微创化的标志。那么单孔胸腔镜手术，顾名思义，就是只有一个操作孔的胸腔镜手术，将既往的主操作孔、副操作孔及观察孔全部集中在一起，达到更加微创、美观的术式。

近些年，单孔胸腔镜手术被广泛用于恶性肿瘤和良性肿瘤的治疗过程中，并且在这个领域上也取得了较理想的效果。从传统 VATS 到三孔，再到两孔 VATS 的发展历程来看，按照逻辑可以尝试完全去掉其他的孔而将胸腔镜从主操作孔置入。早在 10 年前单孔 VATS 的理念就由 Gaetano Rocco 医生首先在一些简单的胸腔手术中提出。然而，如同许多其他的外科创新的思想一样，全球接受单孔 VATS 还有一个较长的酝酿期。西班牙拉克鲁尼亚 Diego Gonzalez - Rivas 医生近几年将其主要应用于肺叶切除术。目前他已使用单孔 VATS 开展几百例肺叶切除术，还有一些支气管袖式肺叶切除术、肺动脉袖式切除重建肺叶切除术等复杂的手术。

单孔胸腔镜手术说到底还是需要开刀治疗的一种方式，但是和传统的开胸手术治疗相比，单孔胸腔镜手术只需在 3~4cm 的切口中，利用手术器械和胸腔镜摄像头的应用即可达到治疗的效果，只需一个切口就能完成操作。术者常规用腋前线一个 3~5cm 切口完成单孔 VATS 肺叶切除手术。这个切口基本和两孔 VATS 操作口位置相同，上、下肺叶切除分别是用第 4 或第 5 肋间切口。术者使用左、右手操作器械，一个 10mm 30°胸腔镜在器械旁一同进入胸腔，这种"分享切口"的技术营造了一个非常"温馨的"手术环境，无论对术者还是对助手的手术技巧都有较高要求。单孔胸腔镜肺叶切除与两孔胸腔镜相比较，不难发现镜孔消失了，单孔的切口在第 5 肋间，与以往各种胸腔镜肺叶切除术相比，单孔胸腔镜没有大的变化。

从传统 VATS 转变为单孔 VATS，另一个挑战是整个手术轴进一步旋向了后方。多孔或两孔 VATS，视轴的方向与改良后的三孔 VATS 相同，因此很容易适应，而单孔手术中，轴线就由脐—肩方向转换到了乳头—肩胛下角方向。此外，在多孔、两孔和三孔 VATS 手术中看到的水平视角"棒球场"，在单孔 VATS 时视角变得垂直，更像是向一个隧道下看去。这种视角更接近开放手术，容易被接受，但对于习惯于多孔 VATS 的术者需要学习手眼配合。其优点包括手术创伤小、患者恢复快、切口美观，因此早期癌症治疗的患者更愿意选择此法用于治疗。但即便是有较好的疗效，对于不曾接触过的患者来说，这种方法的适应证以及禁忌证的问题上还是一无所知，那么到底单孔胸腔镜手术的手术适应证与禁忌证都包括些什么呢？

一、手术适应证

在临床上，单孔胸腔镜手术的适应证有早期非小细胞肺癌和早期胸外科疾病等，其中早期胸外科疾病还包括脓胸、纵隔肿瘤、气胸、心肺外伤止血、手汗症、乳糜胸以及简单活检等。具体包括：

1. 对原发或者转移性的胸膜恶性肿瘤，如果病变范围比较局限，可以经过胸腔镜完成切除而达到治疗目的。

2. 肺的良性肿瘤，如腺瘤、错构瘤、炎性假瘤、结核球等良性肿瘤时进行胸腔镜手术的良好适应证，手术方式可以采用肺楔形切除或者肺叶切除。对转移性肺肿瘤进行肺楔形切除或者进行肺叶切除也是良好的选择。

3. 早期原发性肺癌，一般认为周围型肺癌，肺门无明显淋巴结肿大转移，进行单孔胸腔镜手术是安全可行的。对于早期肺癌，国内外有进行单孔胸腔镜手术的报道，认为这种手术是可行的，其远期效果可以保证。

二、手术禁忌证

单孔电视胸腔镜手术的禁忌证包括：

1. 既往有患侧胸部手术史，或者胸膜感染史，胸膜肥厚粘连严重，胸腔镜不能进入者。

2. 一般情况差，心肺功能严重损害、恶变质，不能耐受手术者。

3. 肺功能严重下降，不能耐受单肺通气者。

4. 循环系统严重疾患　①近 3 个月内发生严重急性心肌梗死者；②近期内有严重的心绞痛发作者；③全心力衰竭伴心脏明显扩大，心功能 Ⅲ 级以上者；④有严重的室性心理失常者。

5. 凝血机制障碍者。

6. 小儿病例　年龄 <6 个月，体重 <8kg 不宜行胸腔镜手术。

7. 合并严重传染性疾病　如病毒性肝炎、AIDS。

8. 各种原因所致气管、支气管严重畸形，无法行双腔气管插管或单侧支气管插管者。

9. 休克患者，经输血未能缓解者。

10. 其他　①弥漫性胸膜间皮瘤，手术无法彻底切除者；②肿瘤侵及胸壁；③肿瘤巨大者；④广泛性转移；⑤中心型肺癌；⑥直径大于 5cm 的 T_3 期肺癌；⑦缩窄性心包炎等。

三、手术重点注意事项

我们首先要明白单孔 VATS 手术对患者是有益的，外科医生可以通过 VATS 来完成大部分原本需要常规开胸的标准手术，我们需要认识的标准器械和简单技术可以确保患者手术的安全性。

其次单孔 VATS 手术对患者体位要求较高，在术前必须确定好患者的体位、显示器以及光源。对于大多数单孔 VATS 操作，患者采用略带后倾的侧卧位。将患者固定，双上肢与躯干呈 90°，肘关节屈曲呈祈祷状，双臂间垫上两个枕头。将双上肢垫臂架，并弯曲肘关节以减少压迫所致的尺神经损伤。同时显示器放置在手术台头侧，保证术者及助手的视野不受遮挡。

最后在选择外科入路时，我们需要注意胸腔的解剖，外科医生必须理解通过图像显示的解剖结构与开胸一样。因此对于动脉、静脉及支气管的应用解剖对术者来说尤为重要，事实上为了确保手术安全，术者需要明确血管的位置。充分暴露血管，以避免发生意外切断或损失，以及放置缝合器进行安全的解剖性切除。在一定程度上，手术越靠近肺血管和支气管，越能减少发生意外伤害的机会。

四、手术后并发症的处理

已知的单孔胸腔镜的并发症包括出血、脓胸、伤口感染、持续漏气、沿导管途径的肿瘤种植和死亡。很难总结单孔胸腔镜手术并发症总的发生率，因为这与适应证的选择、麻醉方式、手术器械、患者类别和手术者的经验有关。

1. 术后出血　是单腔镜最为常见的并发症，也是术后二次进胸最常见的原因。胸腔引流管放置的目的之一就是观察胸腔出血情况，及时提供胸腔出血信息，为治疗提供参考。处理方法包括保守治疗和手术治疗两种。

保守治疗的方法为严密监测生命体征及详细纪律各项检查指标，及时合理地输血输液，同时保持两条静脉通路。对于术后持续出血考虑为胸壁或肺组织创面渗血所致的，可先用有效的止血药止血，目前临床上一般常用的止血药物有：注射用血凝酶（巴曲亭）、维生素 K_1、氨基己酸等药物，其中血凝酶的止血效果最好，用法为血凝酶 1000U 肌内注射及静脉推注各 1 支，必要时 4 小时后再重复 1 次。同时检测血红蛋白等指标，保持引流管的通畅，并定期复查胸部 X 线，观察胸腔积血及肺复张情况。待无明显出血情况下可以考虑予以小剂量的尿激酶溶解血块，有效地胸腔冲洗，防止胸腔感染。

手术治疗情况较为少见，当下列任何一项出现时需要剖胸探查止血：①患者出现失血性休克，虽经输血输液等抗休克治疗但血压仍不能维持者；②术后胸腔闭式引流量达 200ml 以上，且持续 3 小时无明显减少；③术后短时间内引流出大量的鲜红色液体、出血块或引流液快速凝固、引流液体血红蛋白含量与体内相近者；④术后有休克征象，无其他原因可以解释，气管移位，肺及纵隔出现受压症状，影响呼吸循环功能，床旁胸片显示患侧胸腔有大片状密实阴影者。需要在注意的是，术后出血二次开胸止血的前提是准备足够量的全血。经原切口迅速开胸，清除胸腔内的积血及凝血块，充分显示手术野，有顺序地查找出血部位。

2. 术后心律失常　较为多见，其发生与手术的大小有关。据统计，肺叶切除后心率失常的发生率为 3.1% ~ 14.3%，而全肺切除后者为 19.4% ~ 40.0%。诱发因素包括术后疼痛，低氧血症，术中输液过多，电解质、酸碱平衡失调，血容量的急剧变化，麻醉药物的影响等。处理术后心律失常时，首先需要准确判断可能造成心律失常的诱因或并发症，并尽快纠正解除。

3. 呼吸衰竭　是肺切除术后围术期死亡的主要原因。术后呼吸衰竭的发生率为

0.2%～2.6%，多发生在术后第2～4天。术前肺功能检查对于减少术后肺部并发症以及决定是否手术至关重要。针对呼吸衰竭的处理办法包括氧疗和呼吸支持技术，其治疗原则包括：①给予高浓度氧，提高PO_2，增加弥散速度，纠正缺氧；②增强通气以解除PCO_2蓄积，先可以无创加压面罩通气，必要时口插管机械通气；③控制呼吸道感染，痰细菌培养后选择合适的抗生素治疗；④纠正酸碱平衡及水电解质紊乱；⑤维持心、肺、脑、肾的功能，密切观察监护，防止常见的严重并发症；⑥改善营养状况，保证营养。

4. 肺不张　是胸外科手术后较为常见的并发症。开胸后易引起呼吸道感染，细支气管炎症时分泌物增多，导致肺扩张不全或缓慢，加重了阻塞性通气功能障碍，严重者引起肺不张，这也是呼吸衰竭发生机制的重要环节。通过定期给患者拍背咳痰、雾化吸入、痰培养调整抗生素、鼻导管吸痰、纤维支气管镜检查吸痰往往可以使肺复张，如果肺仍然扩张欠佳，则可以使用呼吸机加压面罩吸氧，给予正压通气加速肺扩张。

五、单孔胸腔镜手术应用的优点和不足

单孔VAST应用于胸部手术的初衷是因为传统3个小切口胸腔镜的腋后线切口具有以下不足：①由于背部肌肉层次多、血供丰富，易出血且不易止血；②术后腋后线切口肌肉及神经受损伤，患者常疼痛感明显，且有感觉异常和运动轻度障碍；③肺良性疾病青年人多，过多的切口对生理和心理的影响大。因此，单操作孔切口设计主要是取消腋后线切口，而相对延长腋前线切口，所有操作器械包括胸腔镜镜体均由一个操作孔进出。同时腋前线切口相对延长后，此部位多为肋间肌，胸壁肌肉层次少，易止血且弹性高，故不会对机体造成更大损伤，术后疼痛轻，对患者感觉和运动影响也较小。另外，切口选择时尽量选择相对隐匿的部位，如腋窝和乳房下缘。在应用过程中发现，对于心肺功能相对差的患者，单孔VATS和局部麻醉也降低了手术风险。

单孔VAST自身也存在以下缺点：一个操作孔，所有操作器械均由此口进出，存在器械之间的相互干扰，经常存在一个器械进去之后，另外的器械无法进入或无法运动的情况。另外，电刀或电凝产生的烟雾无法顺利排出（因为操作时无法再放入吸引器，而只能暂停手术，排出烟雾）。此外，对于靠近背侧或膈肌附近的病灶，显露差，给操作带来困难，器械需要反复交换进出，从而增加手术时间。另外对粘连严重的患者和术中出血可能导致手术无法处理。初学者不易掌握，且容易造成周围器官及组织损伤。由于手术切口设计本身有一定的缺陷，病例的选择十分重要，否则无法顺利完成手术。根据目前文献报道结果发现，肺良性疾病是单操作孔的最佳适应证，尤其是气胸或孤立性肺结节或肿块；而胸廓有改变或畸形者，胸膜有钙化或胸膜腔闭锁者不适合。单孔肺叶切除术，病例选择范围比传统胸腔镜小，只有当手术操作熟练后，才能应用；对于双肺下叶周围型肺癌且肺叶裂发育好的患者可以考虑，但单孔VATS对左、右隆突下淋巴结的清扫均较困难且风险大。因此，笔者建议初学者先应用传统胸腔镜进行胸部疾病手术，对器械及相关解剖熟悉后，可逐渐减少切口，根据自己的经验及患者情况，最终达到"个体化"和更"微创化"治疗。

六、展望

事实上单孔VATS是胸腔镜手术微创化的进一步提升，虽是传统VATS的延伸，但

其操作理念又回归到了开放式手术上，其处理靶区的过程与开胸手术是几乎一样的。手术术后疼痛、胸壁感觉异常比传统的双孔法或者三孔法要减轻很多，因为传统多孔VATS术后伤口疼痛的主要原因来源于下方观察孔和后方辅助操作孔。研究表明单孔VATS能带给了患者潜在的获益，根据临床经验显示单孔VATS安全性很好，中转率小于5%，术后中位住院天数为3天。虽然一些批评者指出，现在尚没有明确证据证明单孔VATS优于其他胸外科微创手术，但是已经有足够的临床资料显示，这种术式与传统VATS相比具有同样的安全性和充分切除肿瘤的效果。因此，进一步发展和积累单孔VATS技术，最终让多数患者都从中受益不是没有可能的。

到目前为止许多患者在使用单孔胸腔镜手术已经取得了良好的效果，实践证实，单孔全胸腔镜手术成了胸外科技术领域的最新进展，相信以后也会让更多患者受益于此。

科学在进步，单孔胸腔镜手术也需要不断地进行完善，所以在更多的疾病治疗及诊断方面，还需要患者选择正确的治疗手段进行治疗。而在恶性肿瘤或者疾病的治疗上，尤其是需要根治性切除的手术实施过程中，仍需要谨慎对待，以免造成不良后果。

（田凯华　杨荣华　韩　斌）

参 考 文 献

[1] Jacobaeus H. Uber die Mö glichkeit die Zystoskopie bei Untersuchung seröser Höhlungen anzuwenden. Münch Med Wochenschr,1910,57(1):2

[2] Landreneau RJ, Hazelrigg SR, Mack MJ. Thoracoscopic mediastinal lymph node sampling：a useful approach to mediastinal lymph node stations inaccesible to cervical mediastinoscopy. J Thorac Cardiovasc Surg, 1993, 106(4): 554 – 558

[3] Landreneau RJ,Mack MJ,Dowling RD,et al. The role of thoracoscopy in lung cancer management. Chest, 1998,113(1 Suppl):6S – 12S

[4] Mack MJ, Scruggs GR, Kelly KM, et al. Video – assisted thoracic surgery：has technology found its place? Ann Thorac Surg, 1997, 64(1): 211 – 215

[5] Kohno T, Murakami T, Wakabayashi A. Anatomic lobectomy of the lung by means of thoracoscopy：an experimental study. J Thorac Cardiovasc Surg, 1993, 105(5): 729 – 731

[6] Kirby TJ, Rice TW. Thoracoscopic lobectomy. Ann Thorac Surg, 1993, 56(3): 784 – 786

[7] Walker WS, Carnochan FM, Pugh GC. Thoracoscopic pulmonary lobectomy. Early operative experience and preliminary clinical results. J Thorac Cardiovasc Surg, 1993, 106(6): 1111 – 1117

[8] Boffa DJ, Allen MS, Grab JD, et al. Data from The Society of Thoracic Surgeons General Thoracic Surgery database：the surgical management of primary lung tumors. J Thorac Cardiovasc Surg, 2008, 135(3): 247 – 254

[9] D'Amico TA. Thoracoscopic segmentectomy：technical considerations and outcomes. Ann Thorac Surg, 2008, 85(Suppl): S716 – 718

[10] Mahtabifard A, Fuller CB, McKenna RJ Jr. Video – assisted thoracic surgery sleeve lobectomy: a case series. Ann Thorac Surg, 2008, 85(Suppl): S729 – 732

[11] McKenna RJ Jr, Houck W, Fuller CB. Video – assisted thoracic surgery lobectomy：experience with 1, 100 cases. Ann Thorac Surg, 2006, 81(3)：421 – 426

[12] 刘成武, 等. 单孔胸腔镜：微创肺癌切除的再次升华. 中国肺癌杂志, 2014, 17(7)：p527 – 530

[13] Ginsberg R, Rubernstein L. Randomized trial of lobectomy versus limited resection for T_1N_0 non – small cell lung cancer. Ann Thorac Surg, 1995, 60(4)：615 – 623

[14] Landreneau RJ, Sugarbaker DJ, Mack MJ, et al. Wedge resection versus lobectomy for stage I($T_1N_0M_0$) non – small cell lung cancer. J Thorac Cardiovasc Surg, 1997, 113：691 – 700

[15] 张岩, 陈少慕, 等. 单孔胸腔镜肺叶切除术治疗早期非小细胞肺癌效果观察. 山东医药, 2017, 57(38)：54 – 56

[16] Hermansson U, Konstantinov IE, Aren C. Video – assisted thoracic surgery(VATS)lobectomy：the initial Swedish experience. Semin Thorac Cardiovasc Surg, 1998, 10(4)：285 – 290

[17] Kaseda S, Aoki T, Hangai N. Video – assisted thoracic surgery(VATS)lobectomy：the Japanese experience. Semin Thorac Cardiovasc Surg, 1998, 10(4)：300 – 304

[18] Kirby TJ, Mack MJ, Landreneau RJ, et al. Initial experience with video – assisted thoracoscopic lobectomy. Ann Thorac Surg, 1993, 56(6)：1248 – 1252

[19] Lewis RJ, Caccavale RJ. Video – assisted thoracic surgical non – rib spreading simultaneously stapled lobectomy(VATS(n)SSL). Semin Thorac Cardiovasc Surg, 1998, 10(4)：332 – 339

[20] Liu HP, Chang CH, Lin PJ, et al. Thoracoscopic – assisted lobectomy. Preliminary experience and results. Chest, 1995, 107(3)：853 – 855

[21] McKenna Jr RJ. Thoracoscopic evaluation and treatment of pulmonary disease. Surg Clin North Am, 2000, 80(5)：1543 – 1553

[22] McKenna Jr RJ, Fischel RJ, Wolf R, et al. Video – assisted thoracic surgery(VATS)lobectomy for bronchogenic carcinoma. Semin Thorac Cardiovasc Surg, 1998, 10(4)：321 – 325

[23] Roviaro G, Varoli F, Vergani C, et al. Video – assisted thoracoscopic surgery(VATS)major pulmonary resections：the Italian experience. Semin Thorac Cardiovasc Surg, 1998, 10(4)：313 – 320

[24] Walker WS. Video – assisted thoracic surgery(VATS)lobectomy：the Edinburgh experience. Semin Thorac Cardiovasc Surg, 1998, 10(4)：291 – 299

[25] Yim AP, Izzat MB, Liu H, et al. Thoracoscopic major lung resections：an Asian perspective. Semin Thorac Cardiovasc Surg, 1998, 10(4)：326 – 331

[26] Demmy TL, Curtis JJ. Minimally invasive lobectomy directed toward frail and high – risk patients：a case – control study. Ann Thorac Surg, 1999, 68(1)：194 – 200

[27] 曹庆东, 等. 单孔胸腔镜手术的临床应用. 中华胸心血管外科杂志, 2011, 27(9)：546 – 548

[28] Landreneau RJ, Hazelrigg SR, Mack MJ, et al. Postoperative pain – related morbidity：video – assisted thoracic surgery versus thoracotomy. Ann Thorac Surg, 1993, 56(6)：1285 – 1289

[29] Nagahiro I, Andou A, Aoe M, et al. Pulmonary function, postoperative pain, and serum cytokine level after lobectomy：a comparison of VATS and conventional procedure. Ann Thorac Surg, 2001, 72(2)：362 – 365

[30] Stammberger U, Steinacher C, Hillinger S, et al. Early and long – term complaints following video – assisted thoracoscopic surgery：evaluation in 173 patients. Eur J Cardiothorac Surg, 2000, 18(1)：7 – 11

[31] Walker WS, Pugh GC, Craig SR, et al. Continued experience with thoracoscopic major pulmonary resection. Int Surg, 1996, 81(3)：255 – 258

[32] Wang BY, Liu CY, Hsu PK, et al. Single – incision versus multiple – incision thoracoscopic lobectomy

and segmentectomy: a propensity – matched analysis. Ann Surg, 2015, 261(4): 793 – 799

[33] McKenna R Jr. Vats lobectomy with mediastinal lymph node sampling or dissection. Chest Surg Clin N Am, 1995, 5(2): 223 – 232

[34] Sihoe AD, Au SS, Cheung ML, et al. Incidence of chest wall paresthesia after video – assisted thoracic surgery for primary spontaneous pneumothorax. Eur J Cardiothorac Surg, 2004, 25(6): 1054 – 1058

[35] Chen FF, Zhang D, Wang YL, et al. Video – assisted thoracoscopic surgery lobectomy versus open lobectomy in patients with clinical stage non – small cell lung cancer: a meta – analysis. Eur J Surg Oncol, 2013, 39(9): 957 – 963

[36] McKenna Jr RJ. The current status of video – assisted thoracic surgery lobectomy. Chest Surg Clin N Am, 1998, 8(4): 775 – 785

[37] 初向阳, 薛志强, 张连斌, 等. 单操作孔胸腔镜肺叶切除术的初步报道. 中国肺癌杂志, 2010, 3(1): 19 – 21

第十四章 微创技术——机器人手术
(DaVinci 系统)

机器人手术，是胸腔镜微创手术的有益补充。目前较为普遍应用的手术机器人是美国 Intuitive Surgical 公司生产的达·芬奇机器人手术系统，该系统在胸外科领域的应用，已有十多年的历史。

达·芬奇手术机器人的具体优势，在于其手术操作更精确。与腔镜的二维视野相比，其三维视野更加立体、真实，放大倍数达到 15 倍，机械臂的设计能够完整全面的反应人手的活动度，甚至优于人手的活动范围，但同时，又能过滤人手的抖动，使手术精确度大大增加。这对于保护正常组织，尤其是胸腔神经等，十分有益。这也使得其手术创伤更趋于减小，也得到更多医生和患者的认可。越来越多的研究证实了机器人辅助胸腔镜肺手术的安全性和有效性，其在肺段切除、袖式肺叶切除术等复杂手术中优势更加明显。手术团队的良好配合能优化手术操作，降低手术风险。经过多年来的发展，机器人手术在胸外科领域的应用越来越广。

肺叶切除术治疗肺癌，在多数装备达·芬奇机器人系统的中心都得到了应用和发展。Park 等在 2012 年曾进行了多中心的肺叶切除术治疗非小细胞肺癌的总结。回顾了共 325 例，分期为 Ⅰ A、Ⅰ B 及 Ⅱ 期的患者，其总的 5 年生存率达到了 80%，而死亡率同开放手术相当。Jang 等曾对 40 例机器人肺叶切除及 40 例胸腔镜肺叶切除术患者进行了比较，其术后并发症的发生率分别为 10% 和 32.5%，术中失血量，前者也少于后者，提示了机器人肺叶切除术在微创方面的优势。

肺切除手术是恶性疾病外科治疗的主要方法，术式包括肺局部切除术、肺段切除术、肺叶切除术、复合肺叶切除术、袖式肺叶切除术、全肺切除术。具体术式的选择需要根据肺部疾病的性质、部位、范围、患者的一般情况等因素综合选择，其中肺叶切除术是最常用的术式。肺恶性肿瘤患者在完成肺切除手术后，还要同期完成淋巴结清扫。

近年来，机器人在肺部手术上的应用，已经不仅局限于单纯的肺癌肺叶切除术。开放手术或胸腔镜下可以完成的肺部手术，尤其是涉及肺内/肺段解剖、支气管、肺血管等的复杂手术，机器人都可以完成。由于其机械臂系统的操作特点和优势，在某些方面的表现，甚至优于腔镜手术。以肺叶支气管袖状切除术为例，Ishikawa 等曾在 2006 年报道了第一例尸体的机器人袖状肺叶切除术。2011 年，Schmid 曾报道了一例机器人和腔镜杂交的右肺上叶袖状切除术。机器人在袖状肺叶切除术中，得力于灵活的机械"腕"和稳定操控性，对于涉及气管支气管及血管的解剖、重建、吻合等，具有得天独厚的优势。以上已经说明,机器人在肺部手术的应用中,已经有了很大的发展,技术上正趋于成熟和稳定。

一、机器人肺癌手术的适应证及禁忌证

一般而言,肺原发恶性肿瘤,术前 TNM 分期Ⅰ~ⅢA 期患者、原发肿瘤控制稳定的单个肺内转移瘤等,均是机器人手术的适应证。而对于高危患者,伴严重心、肺、脑、肝等疾病,不能耐受手术的,应考虑为禁忌或相对禁忌,这与胸腔镜手术基本一致。

二、机器人手术的术前准备

术前应完善各项常规检查,如血尿便、凝血功能、生化检验、血型等。同时,应评估心肺功能,术前进行呼吸功能锻炼,充分戒烟等。肺癌患者应充分评估术前分期,除外远处转移,必要时应完善病理诊断,或多学科评估制订方案。

三、机器人肺切除术的主要步骤

对于术中患者的体位、切口布局、机器人的泊位及辅助切口的选择等,不同中心之间,有一定差异。不过,总的来看,目前使用"三臂"系统较为常见,第四臂较少用。患者体位多数为侧卧,需要一名助手位于床旁辅助。机器人肺叶切除术的围术期经过,也同腔镜肺叶切除术相当。首先,应经过第 7/8 肋间腋中线置入镜头,探查胸膜腔,除外粘连、肿瘤播散种植等情况。其次,根据需要选择器械臂切口,并植入穿刺套管,以及辅助操作孔位置,为床旁助手操作预留。机械臂及镜头之间距离应尽可能大,一般不应小于8cm,以避免器械间相互冲突。同时器械孔之间尽量舒展,与镜头间呈三角形排列。随后,机器人泊入对接,可从患者头侧或视具体情况,与人体纵轴呈 15°~30°夹角泊入,依次对接镜头臂及两侧操作臂。助手可经过辅助切口置入套管并人工气胸辅助手术,或放置切口保护套。准备完毕后可开始手术,手术的具体操作过程视病情及手术方式有所不同,如肺段、肺叶或袖式肺叶切除等,不能一概而论。

经过多年的临床应用,已经证明手术机器人的手术安全性高,术后效果可能等同于开放手术或胸腔镜手术。而对于复杂胸外科手术来说,涉及气管、支气管、血管等,机器人的优势比较明显,这在某种程度上来说,是扩大了微创手术的指征。

当然,机器人手术在胸外科的应用还有一些问题需要解决。在设计上,目前的系统上,机械臂的控制缺乏力反馈,是未来系统升级需要改进之处,同时,费用较高也在一定程度上限制了机器人的应用。

(矫文捷　赵艳东)

参 考 文 献

[1] Melfi FM, Menconi GF, Mariani AM, et al. Early experience with robotic technology for thoracoscopic surgery. Eur J Cardiothorac Surg, 2002, 21(5): 864 – 868

[2] Park BJ, Melfi F, Mussi A, et al. Robotic lobectomy for non – small cell lung cancer(NSCLC): Long –

term oncologic results. J Thorac Cardiovasc Surg, 2012, 143(2): 383 – 389

[3] Jang HJ, Lee HS, Park SY, et al. Comparison of the early robot – assisted lobectomy experience to video assisted thoracic surgery lobectomy for lung cancer: A single – institution case series matching study. Innovations(Phila), 2011, 6(2): 305 – 310

[4] Ishikawa N, et al. Thoracoscopic robot – assisted bronchoplasty. Surg Endosc, 2006, 20(11): p1782 – 1783

[5] Schmid T, et al. Hybrid video – assisted thoracic surgery – robotic minimally invasive right upper lobe sleeve lobectomy. Ann Thorac Surg, 2011, 91(6): 1961 – 1965

[6] Melfi FM, Davini F, Fanucchi O, et al. Robotic lobectomy: minimally invasive thoracic and cardiac Surgery. Heidelberg: Springer – Verlag, 2012

[7] Ashton RC Jr, Connery CP, Swistel DG, et al. Robot – assisted lobectomy. J Thorac Cardiovasc Surg, 2003, 126(2): 292 – 293

第十五章　数字化技术在肺外科中应用

一、数字化医学在肺外科中的应用

1972 年 X – CT 问世 AIIan M Cormack 的重建图像理论，首创从数字重建 X 线断层图像，为数字影像技术在医学上的应用，开辟了医学影像技术的光辉大道。从此 MRI、SPECT、PET 等数字影像陆续出现，这位美国塔夫茨大学物理教授于 1979 年与英国 EMI 公司制造首台头部 X – CT 的汉斯菲尔德工程师同时获得了当年的医学与生理学诺贝尔奖，轰动全球。迄今 20 多年来，数字影像技术在全球以惊人的速度发展，随着近 10 年数字 X 线成像技术的不断发展，DR 与 PACS 现已成为全球医学影像技术与临床应用的放射学家、医学物理学家、生物医学工程学家及临床医师高度重视的新技术。曾经占临床放射检查 70% 以上的 X 线检查和透视都从模拟化变为数字化，X 线成像不用胶片的时代快要到来，全面数字化的医院普遍使用 HIS、RIS 与 PACS 系统，真正无胶片的医院将在全球推广，展示出了巨大的应用前景。在如今"精准医疗"的时代，数字化医学与肺外科手术的结合可能是未来肺外科发展的趋势，因为数字化医学在肺部肿瘤定位、诊断、治疗、疗效判定及手术中都发挥了不可替代的作用。

1. 肺肿瘤诊断及疗效评判　数字化医学运用螺旋 CT 多平面重建及三维重建的技术，可重建出肿瘤的形态及与周围胸膜、血管、组织等的关系；可清晰地重建出肺内结节以及肿瘤边缘的分叶征、毛刺征、胸膜凹陷征、棘状突起、血管气管集束征等胸部恶性肿瘤常见的征象，提高胸部恶性肿瘤的诊断水平。同时，通过 CT 重建肿瘤的三维图像还可以准确地测量肿瘤在放化疗前后的大小，对于判定放化疗的效果有重要的参考意义。

2. 精准定位切除肺小结节　对于肺部的孤立性肺结节，许多医师认为，当肺外周结节直径 ≤ 2 cm 或离肺表面太远时必须在术前进行定位。但是，目前定位技术发展较为缓慢，常用的方法有 CT 引导下的环行钩定位、注射放射性物质、染料术中定位，这些方法均有一定的局限性（如有辐射危险、定位精度不高及并发血气胸等）。Junichi 等应用计算机辅助外科手术系统对猪肺内的小结节病灶进行精确定位，然后应用胸腔镜对病灶进行了完整的切除，展示了数字医学的精确性及与微创技术的良好结合。Chen 等应用计算机技术对肺小结节的定位研究也取得了很好的效果。计算机定位技术减少了患者和医护人员的辐射可能，同时该方法简单方便，有助于患者消除恐惧感，有效避免血气胸的发生。

3. 评估复杂性肺肿瘤　临床上，对于中央型肺癌侵及肺动脉和气管的病例，术前靠一般的影像学资料很难准确判断病灶与周围器官和血管的确切关系。因此，迫切需要一种术前能让医师清楚了解患者肿瘤与周围组织三维结构关系的手段，以利于治疗方案的确定和手术顺利有效的实施。国内外学者对数字医学在胸外科手术中的应用进行了研究，Hu 和 Malthane 通过对患者 CT 资料的三维重建，将病变涉及的脏器重建出来，先在计算机工作平台上进行术前规划并模拟胸腔镜手术，熟悉病变的解剖结构和手术操作过程，取得了良好的效果。Seemann 和 Claussenm 利用计算机辅助系统将胸腔重要的脏器及病灶立体重建并叠加，让术者在术前就可以通过计算机全方位、多角度地观察病灶的形态及毗邻区域的解剖关系。计算机辅助系统的应用可以帮助手术医师在术前详细了解病灶的大小、三维形态和相关毗邻，也可通过对手术涉及的组织器官的重建进一步了解该术区的解剖变异情况，并在计算机上模拟手术操作，从而提高手术的切除率和安全性。

4. 与先进设备结合实施精准手术　电视胸腔镜手术目前在各地得到了较广泛的应用，其在减小手术创伤、提高手术质量、缩短住院时间等方面显示出极大的优势。但是仍有许多难题制约着胸腔镜的进一步发展，绝大多数的胸腔镜无法呈现出组织间的三维立体结构，术者无法感知准确的位置，不能进行直接的触诊，还有视野局限，这都是制约胸腔镜进一步发展的不利因素。陈炜生等运用计算机导航技术定位肺血管，以使医师在胸腔镜下更安全地分离结扎肺动脉。国外学者在胸腔镜手术中应用三维重建技术将胸部影像资料进行重建，重建出血管、气管等结构，有效地扩展了胸腔镜的手术视野，使手术操作更加确切口。Scholz 等在胸腔镜中运用计算机导航技术显示活动性出血部位的组织结构和手术操作部位的组织结构，可使医师有效避免误损伤和误操作。Lindseth 等在胸腔镜手术中联合应用导航技术和超声技术，将两者的图像结合来了解胸腔镜手术区的解剖结构。这些研究均显示了数字医学在胸腔镜手术中的广阔应用前景。

二、数字化医学常用软件

目前市面上对肺脏进行重建的软件种类繁多，这里笔者仅对自己了解过的软件（OsiriX MD，Mimics，Synapse 3D）进行简单的介绍。

1. OsiriX　OsiriX MD 是一款用于医学诊断医疗影像处理应用的专业软件，通过美国 FDA 第二等级医疗器材标准，同时通过欧洲 CE 认证。OsiriX MD 专业医疗影像处理分析工具奠基在超过 10 年的研发成果上，完全支援 DICOM 标准，与 PACS 整合，并且采用最先进的 2D 与 3D 的高阶影像处理分析技术，是一款医疗专业人员必备的医疗影像分析及展示的最佳工具。但目前仅推出了可以在 iPhone、iPad 上使用的完整应用 APP（图 15 – 1 至图 15 – 3）。

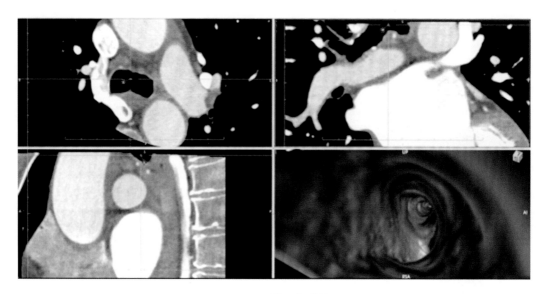

图 15 - 1　模拟气管镜

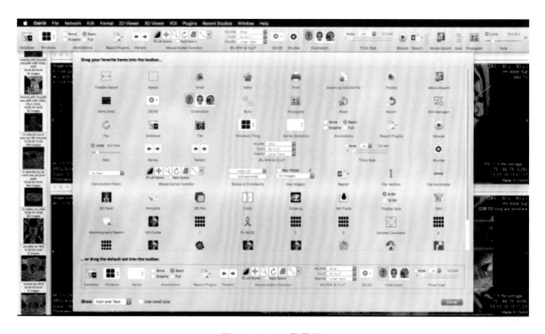

图 15 - 2　工具界面

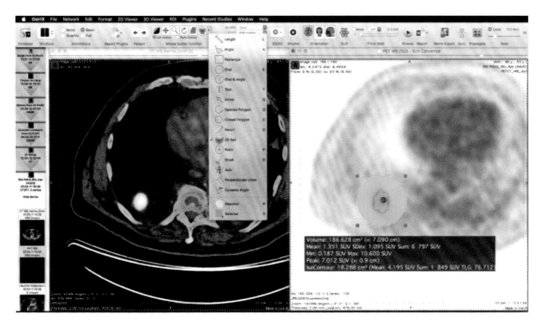

图 15 - 3　利用 PET/CT 成像

2. Mimics　是 Materialise 公司的交互式的医学影像控制系统，即为 Materialise's interactive medical image control system，它是一套高度整合而且易用的 3D 图像生成及编辑处理软件，它能输入各种扫描的数据(CT、MRI)，建立 3D 模型进行编辑，然后输出通用的 CAD(计算机辅助设计)、FEA(有限元分析)，RP(快速成型)格式，可以在 PC 机上进行大规模数据的转换处理。MIMICS FEA 模块 MIMICS FEA 模块可以将扫描输入的数据进行快速处理，输出相应的文件格式，用于 FEA(有限元分析)及 CFD(计算机模拟流体动力学)，用户可用扫描数据建立 3D 模型，然后对表面进行网格划分以应用在 FEA 分析中。FEA 模块中的网格重新划分功能对 FEA 的输入数据进行最大限度的优化，基于扫描数据的亨氏单位，可以对体网格进行材质分配(图 15 - 4，图 15 - 5)。

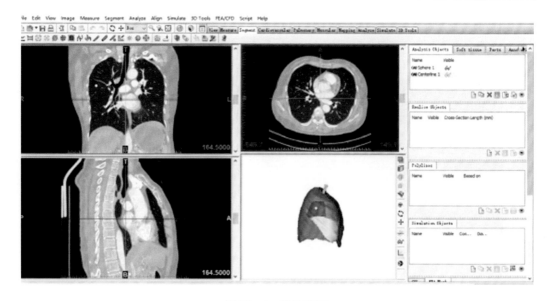

图 15 – 4　操作界面

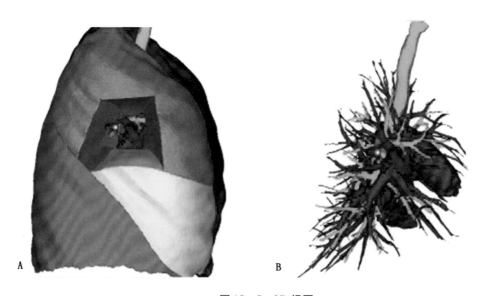

图 15 – 5　3D 视图

3. Synapse 3D　拥有先进的可视化工具，能够帮助放射科医生对于病灶的观察诊断更加清晰准确。SYNAPSE 3D 界面直观并能与 Synapse PACS 完美整合。易用性和经过优化设计的先进图像分析流程是 SYNAPSE 3D 的产品特色。SYNAPSE 3D 由 Fujifilm 设计研发，能够与 Synapse PACS 系统完全整合。SYNAPSE 3D 可以访问 Synapse PACS 连通的任何位置工作站数据。这种整合意味着患者列表完全同步，存储在 PACS 中的图像也能方便调用。SYNAPSE 3D 所处理的图像也便于上传到 PACS 系统，工作流程和用户界面也是一脉相传。SYNAPSE 3D 临床应用软件包包括功能丰富的标准配置工具和高级临床功能选件(图 15 – 6)。Fujifilm 利用其专利的图像识别引擎技术改进了血管自动分割和分析算法，一键式测量工具和独有的蒙片分割技术，使得 SYNAPSE 3D 功能强大，成像质量好。

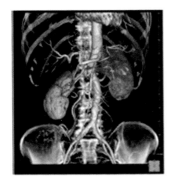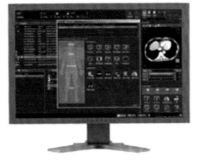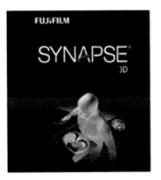

图 15 - 6　Synapse 3D 软件界面

（田凯华　秦　毅）

参 考 文 献

[1] 娄岩. 医学虚拟现实技术与应用. 北京：科学出版社，2015

[2] 张晗. 虚拟现实技术在医学教育中的应用研究. 济南：山东师范大学，2011

[3] 王娇，刘洋，杨晓玲，等. Minics 软件在医学图像重建中的应用. 医疗卫生装备，2015，2(36)：115 - 118

[4] 孙宇阳. 基于单幅图像的三维重建技术综述. 北方工业大学学报，2011，23(1)：9 - 13

[5] 张尤赛，陈福民. 三维医学图像的体绘制技术综述. 计算机工程与应用，2002，38(8)：18 - 19

第十六章　肺癌手术围术期管理

目前，手术切除仍然是肺癌最有效的治疗手段。但是临床上被诊断为肺癌的患者中，能够采用手术切除的只有25%，也就是说仅仅只有1/4的肺癌患者能够通过手术治疗达到可能治愈的目的。而占3/4的多数患者只能通过化疗、放疗及其他综合治疗得以延长生命，提高生活质量。所以，争取早期发现、早期手术治疗，是目前提高肺癌生存率的唯一最佳途径。

一、术前处理

完善的术前准备可使患者具有充分的心理准备和良好的生理条件，包括术前宣教、营养筛查、预防性应用抗生素及抗血栓治疗、个体化的血压和血糖控制及相应的管理方案等。

1. 术前宣教及心理准备　多数患者在术前存在不同程度的恐慌与焦虑情绪，担心手术的成功与安全，害怕术中术后的疼痛及并发症，个别患者还会产生严重的紧张、恐惧、悲观等负面情绪，均会造成不良的应激反应，妨碍手术的顺利进行与术后的康复。个体化的宣教是肺癌围术期成功与否的独立预后因素。医护人员应在术前通过结合患者病情，利用多元化的方法(视频、卡片、多媒体)向患者及家属介绍麻醉、手术、术后处理等围术期的诊疗过程。使患者有心理准备，缓解其焦虑、恐惧及紧张情绪，积极配合治疗。必要时可以在术前适当使用镇静药，例如苯二氮䓬类、丁酰苯类药物，以缓解患者紧张情绪，促进睡眠。

2. 术前戒烟、戒酒　术后并发症发生率和病死率的增加与吸烟、喝酒等习惯存在相关性，其危险因素包括伤口感染、组织氧合降低、肺部并发症增加及血栓栓塞产生等并发症。一项Meta分析发现，戒烟至少2周左右才可能有效减少术后并发症的发生。而戒酒能起到缩短住院时间、降低并发症发生率和病死率、改善预后等作用。通过研究发现戒酒时间长短对器官功能影响程度也呈相关性，循环系统有关报道显示戒酒2周即可明显改善血小板功能，缩短出血时间，在临床中一般推荐术前戒酒4周。

3. 呼吸功能锻炼　胸外科手术后，患者在短时间内肺功能处于急剧减退的状态，如果患者在手术前伴发有阻塞性或限制性通气功能障碍，则手术后发生呼吸衰竭的概率会提高。所以入院后收集患者肺功能室的检查结果，结合最大通气量(MvV)、用力肺活量(FVC)、第一秒用力呼气量($FEV_{1.0}$)等数据是十分必要的。术前培训和指导患者进行适量的负荷运动，排除术前可能存在的高危因素，其最简单有效的方法就是早晚各一次的登楼锻炼(标准楼层5楼)。对术前血气分析表现为氧分压较低的患者，在排除右向左分流的疾患后，单纯因为肺部因素造成的低氧，可以给予低流量吸氧，以增加患者术前的氧储备，并改善全身氧合状态。

4. 术前禁食禁饮　结合前人研究发现，为使手术顺利进行术前 12 小时应开始禁食，6 小时开始禁水。但也有研究结果表明，缩短术前禁食时间，能有效减少手术前患者的饥饿、口渴、紧张、烦躁等不良状况，有助于降低术后胰岛素抵抗，甚至可以缩短术后住院时间。目前结合指南不难发现，胃排空障碍、胃肠蠕动异常和急诊手术等患者需要酌情处理禁食禁饮，而其他患者提倡禁饮时间延后至术前 2 小时，禁食时间则延后至术前 6 小时。在这之前可口服清饮料，包括清水、无渣果汁、糖水、碳酸类饮料、黑咖啡及清茶，但不包括乳制品（牛奶等乳制品的胃排空时间与固体食物相当）及含酒精类饮品。在禁食方面，术前淀粉类固体食物可进食，但油炸类、脂肪及肉类食物的禁食时间则需考虑更长。

5. 预防性运用抗生素　有充分的研究证据支持术前预防性使用抗生素，认为其可降低手术部位感染发生率。主张切开皮肤前 0.5 ~ 1.0 小时或麻醉开始时给予抗生素，推荐静脉给药，且抗生素有效覆盖时间应包括整个手术过程。如手术时间 > 3 小时或超过所用抗生素半衰期的 2 倍，或成年患者术中出血量 > 1500ml，术中应追加单次剂量。抗生素可根据国家卫生和计划生育委员会指南选择，但预防性使用有别于治疗性使用。总体来说，预防性使用的抗生素应覆盖所有可能的病原菌。事实上对于肺功能正常、没有肺部感染的患者没有文献表明术前使用抗生素会使患者从中获益。但是对于术前胸部 CT 提示肺部感染、阻塞性肺炎、COPD 或慢性支气管炎的患者，术前使用敏感的抗生素，对其是有利的。

6. 体能支持　胸外科手术时间长、创伤大，手术导致的负氮平衡等都对患者的体能提出较高的要求，特别是对于老年患者。体能本身并不是一蹴而就的，不可能短时间内改善患者的营养状态和能量储备，在较短时间内通过心肺功能锻炼来提升患者的耐受力还是可行的。术前肺功能锻炼被证实对于降低术后心肺并发症是有效的。同时营养状态评估对于手术患者相当重要，许多肺癌患者，特别是长期慢性疾病消耗体能的患者，存在严重的营养不良，巨大的手术创伤对于他们来讲无疑是致命的打击。术前营养支持的目标是患者体重增加、体力改善、血清白蛋白水平上升到正常值。

7. 加强医患沟通　肺癌手术风险高，手术及术后意外较多，为了互相理解以利于更好的治疗，所以医患良好的沟通显得尤为重要。首先要建立医患之间相互信任感，使患者对医生采取的所有治疗措施毫不质疑。其次主管医生同患者及其家属要形成良好的互动，使治疗不单纯是自上而下命令型，整个治疗过程主管医生、患者本人、患者家属都应该积极配合、参与。治疗效果应该实事求是，不应夸大效果，使患者产生过高的期望值，最后产生巨大的落差。我们要清楚地认识到，对待患者态度时和蔼可亲，可以使患者得到一种尊重感，快速适应病房环境，调整心理状态，为手术做好充分的心理准备。

二、术中处理

1. 麻醉选择与检测　为满足胸外科手术的需求并拮抗创伤所致的应激反应，选择全身麻醉是常见方案。但考虑到术后患者的快速苏醒，并使麻醉药物无残留效应，为术后加速康复创造条件，短效阿片类镇痛药及肌松药便成为全身麻醉用药的首选。就麻醉深度而言,以脑电双频指数(bispectral index,BIS 40~60)指导麻醉深度维持,避免麻醉过深或麻醉过浅导致的术中知晓;对于老年患者,麻醉深度应维持在较高一侧,麻醉过深可致术后谵妄及潜在的远期认知功能损害。

2. 保持体温 阅读文献发现有多项 RCT 研究及 Meta 分析显示,避免术中患者低体温可以降低伤口感染、出血和输血的发生率,减少心脏并发症,提高机体免疫功能,缩短术后麻醉后苏醒时间。手术开始到结束的过程中应常规监测患者体温,可以通过加压空气加热(暖风机)、加温床垫或循环水加温系统、输血输液加温装置等设备的使用,避免低体温的发生,维持患者中心体温不低于 36℃。

3. 目标导向性静脉补液 对于肺癌手术的患者,不仅要避免因低血容量导致的组织灌注不足和器官功能损害,还需注意容量负荷过多所致的组织水肿和心脏负荷增加。针对不同患者的个性化目标导向性补液治疗(goal directed fluid therapy,GDFT)可维持患者合适的循环容量和组织氧供,达到加快术后康复的目的。有研究结果显示:GDFT 的临床参考指标很多,实施过程中,需要连续、动态监测,维持血压下降幅度≤正常值的 20%,心率加快幅度≤正常值的 20%,中心静脉压(central venous pressure,CVP)为 4~12cmH$_2$O,尿量维持在>0.5ml/(kg·h),血乳酸≤2mmol/L,中心静脉血氧饱和度(systemic central venous oxygen saturation,ScvO$_2$)>65%,每搏出量变异度≤13%。由于大部分患者术后可进食,故可以在术后尽早停止静脉补液。我们要清楚补液的最终目的是优化循环容量,以改善组织血流灌注。同时应注意的是大量液体输入会导致患者处于过度补液的状态,严重甚至影响心肺功能,阻碍器官功能恢复。所以在补液过程中要结合患者病情,使血容量与心肺功能相匹配,避免出现容量不足及容量过负荷的情况。

4. 手术方式与创伤 结合患者病情、肿瘤 TNM 分期以及术者技术等状况,以能保证良好显露手术野为准,可选择开放手术、腔镜手术或达·芬奇 SP 系统等。结合临床不难发现创伤是患者最为重要的应激因素之一,而术后并发症则直接影响到患者愈后康复的进程。于是伴随科技的进步,在实施手术过程中精准、微创的理念不断被提出,其目的是减小创伤应激。但当前也有学者表明在微创外科全面到来的时代,必须意识到,开放手术经过一百多年的历史积淀,仍在外科治疗中发挥着重要作用。总而言之,术者需要认识到在保障手术质量的同时可以通过减少术中出血、缩短手术时间、避免术后并发症等环节来促进术后康复的加快。

5. 管道管理 术中管道包括气管、胸腔引流管和导尿管等。气管管理以保护肺通气为准则,实时监测低潮气量(6~8ml/kg),中度呼气末正压(5~8cmH$_2$O),吸入气中的氧浓度分数(<60%)及吸呼比[1:(2.0~2.5)]等肺功能指标。胸腔引流管留置主要目的是防止术后胸腔积气、积液其功效有助于患者术后早期活动、减少引流量同时增加舒适度和引流管口愈合。特别是涉及胸膜腔闭锁、全肺切除及脓胸等手术仍推荐放置引流管,同时主张在无漏气、肺复张的情况下将引流管今早拔除。而术中留置尿管不仅可引起患者不适,也易导致术后复苏期或清醒时躁动和不良事件,故而若患者无特殊情况导尿管一般于术后 24 小时后拔除。

三、术后处理

1. 术后评估 肺癌手术风险大,对患者的呼吸循环影响严重,特别是对全肺切除患者、老年患者等手术经过复杂，生理干扰严重的患者，全面的术后评估显得尤为重要。

首先，手术结束后必须有麻醉师、手术组医生和手术室护士亲自护送患者到达监护/恢复病房，并同监护/恢复室医生和护理人员现场床旁交班，内容包括患者的基本情况、诊断、术前生理状态及合并症、手术大致状况和特殊情况、术中生命体征变化、引流管的安置位置和作用及术后特别注意点等。

其次，患者在生命体征稳定的情况下，医生必须对患者做必要的物理检查。判断患者神经和精神状态，意识是否清醒，麻醉是否完全苏醒，肢体运动是否存在障碍。要听诊双侧呼吸音，初步了解是否存在气胸、肺不张、肺水肿等状况。要仔细观察胸腔引流管的连接和胸腔积液引流量及颜色，以防患者在从手术室搬运过程中出现意外情况，诸如胸管脱开或胸内大出血等紧急情况。

最后，在结合患者病史、手术状况、手术效果、术后早期的物理和化学生化检查结果，来判断患者是属于高危患者(呼吸或循环需较长时间支持)、关注患者(呼吸或循环需较短时间支持)或普通患者，以此来决定给予患者干预治疗的强度和频率。比如对于肺部巨大肿瘤侵犯胸壁的患者，手术施行肺叶切除并较大范围胸壁切除此类患者手术后容易出现肺部反常呼吸、出血、痰潴留、肺不张等意外情况，此类患者属于高危患者，术后应特别注意呼吸支持和呼吸道处理以及循环的支持，要经常吸痰，必要时需要呼吸机辅助呼吸，此类患者的治疗强度和频率往往超出一般。而对于一般情况良好的肺叶切除患者，则属于普通患者，其治疗强度和频率则明显降低，只要给予必要的拍背、咳痰和适当的补液支持，静待其生理功能自然恢复即可。

2. 充分止痛 术后疼痛是外科常见的症状，对患者的休息、进食、睡眠及活动等方面有着重要影响。针对其症状，目前多推荐采用多模式镇痛(multimodal analgesia, MMA)方案来缓解术后疼痛，减少手术后的应激反应。在控制切口疼痛方面，对于开放手术，推荐连续中胸段硬膜外患者自控镇痛(patient controlled epidural analgesia, PCEA)联合非甾体类消炎药(non-steroidal anti-inflammatory drugs, NSAIDs)。NSAIDs可使用至出院前，但应根据患者年龄、术前并存疾病(消化道疾病、心血管疾病等)、手术类型、术前肾功能等状况评价潜在吻合口漏、急性肾损伤等风险。实施PCEA具有发生低血压、硬膜外血肿、尿潴留等并发症风险，应密切监测并加以预防。局麻药伤口浸润或连续浸润镇痛、腹横筋膜阻滞镇痛(transversus abdominis plane, TAP)复合低剂量阿片类药物的患者自控静脉镇痛(patient controlled analgesia, PCA)+NSAIDs，可以作为PCEA的替代方案。局麻药物可选用罗哌卡因、利多卡因和布比卡因等。

3. 术后恶心、呕吐的预防与治疗 术后恶心、呕吐(postoperative nausea and vomiting, PONV)的风险因素包括年龄(< 50岁)、女性、非吸烟者、晕动病或PONV病史以及术后给予阿片类药物。提倡使用两种止吐药以减少PONV。5-HT$_3$受体拮抗药为一线用药，可以复合小剂量地塞米松($4 \sim 8mg$)；二线用药包括抗组胺药、丁酰苯和吩噻嗪类药物等，也可依据患者的高危因素使用其他措施降低PONV的风险，包括使用丙泊酚麻醉诱导和维持、避免使用挥发性麻醉药、术中术后阿片类药物用量最小化及避免液体过负荷等。

4. 术后早期活动与进食 术后早期活动、进食及营养支持治疗都将促进患者胃肠功能恢复及全身营养状态提升。早期下床活动对患者是十分注重的，长期卧床不仅增加下肢静脉血栓形成的风险，还会产生其他不良影响，如胰岛素抵抗、肌蛋白丢失、肺功能损害及组织氧合不全等。研究结果显示，术后 1～3 天早期下床活动与术后恢复快慢明显相关。应积极鼓励患者从术后第 1 天开始下床活动并完成每日制定的活动目标，如术后第 1 天下床活动 1～2 小时，至出院时每天下床活动 4～6 小时。但需要注意的是术后充分镇痛是促进患者早期下床活动的重要保障。

营养支持治疗是指在饮食摄入不足或不能摄入的情况下，通过肠内或肠外途径进行补充，为患者提供全面、充足的机体所需各种营养素，以达到预防和纠正患者营养不良，增强患者对手术创伤的耐受力，促进患者早日康复的目的。合理的营养支持应充分了解机体各种状况下的代谢变化，正确进行营养状况评估，选择合理的营养支持途径，提供合适的营养底物，尽可能地避免或减少并发症的发生。

尽管尚缺乏足够证据，但建议对于术前存在营养不良的患者于早期进食过程中给予口服营养制剂，以达到目标摄入量。对于出院时仍存营养不良的患者，推荐在院外持续口服营养制剂数周。因此首要选择是，拔除气管导管后可以少量饮水，次日开始逐步流质食物，最终由半流质、软食等过渡到正常饮食，加快肠内功能的恢复。事实上通过研究发现肠内营养可以调整肠道菌群，这些菌群共同构成了肠道屏障。肠功能恢复正常后，肠道菌群维持肠道屏障稳定，在促进患者体质恢复方面起到重要作用。

5. 术后并发症处理

(1) 肺部感染预防：肺部感染乃术后并发症之一，常发生于胸、腹部大手术后，特别是老年患者、长期吸烟的患者、术前合并急或慢性呼吸道感染、术后需长期卧床的患者。肺部感染是令医者头痛、感染防控者头痛的并发症之一。导致术后肺部感染的原因可以归纳为：①呼吸运动受限：患者术后因惧怕切口疼痛，常常不愿用力呼吸，导致呼吸运动受限；②呼吸道分泌物聚集：术后因卧床、活动量减少、分泌物增加、大量的分泌物聚集容易引起坠积性肺炎，在良好的"生长环境"下，病原微生物大量繁殖，极易发展为肺部感染；③污染分泌物的误吸：常见于急性颅脑损伤患者；④呼吸道分泌物排出受限。

作为术后常见的并发症之一，预防和发生后的积极治疗很关键，需要医、护、患三方共同的参与，其常见措施包括：①术后持续戒烟很重要；②急、慢性呼吸道感染性疾病应尽早治疗，围术期注意保暖。会影响到手术是否能顺利进行，千万不可小觑，包括注意保暖，预防感冒。受凉是呼吸道感染的重要诱因，术前受凉，手术大多都要被暂停；术后受凉，发生肺部感染的概率会倍增。患者室内应定时通风，以改善空气质量，稀释或清除空气当中的病原微生物，但应注意通风时避免风直吹患者；③学会正确的深呼吸、咳嗽、咳痰的方法；④保障充足的睡眠和均衡的营养；⑤保持口腔的清洁很重要，手术当天早上要求患者禁食禁饮，但在保证不会吞咽饮水的前提下可以适当进行口腔清洁；⑥手部清洁很重要。不管是对医护人员或陪床的家属都应该经常洗手，保持手部的清洁；⑦术后采取合适的卧位，尽早活动。能下床活动时尽早下床活动，不能下床时应经常变换体位，进行被动活动，在活动期间必须遵照医务人员的嘱托；⑧有痰一定要尝试着咳出来，可以嘱患者通过诉说不适症状得到陪床者或医护人员的帮助；⑨做雾化时要尽可能地深呼吸，以最大限度地吸入药液，稀释痰液，利于痰液的咳出；⑩尽可能地减少探视。我们要有清楚的认识：手术患者的抵抗力相对较弱，尤其是对于幼儿、年老体弱、大手术的患者，如果患者的照顾者或其他家人、朋友患有呼吸道疾病者，须耐心向他们解释，避免与患者接触，或者接触时使用防护口罩。

（2）肺栓塞防治：结合患者在入院时进行的深静脉血栓（deep venous thrombosis，VTE）风险评估结果，采取相应的 VTE 预防措施包括嘱咐患者术后早期活动、手术后预防性抗凝治疗、使用抗血栓弹力袜等，通过这些举措来降低术后肺栓塞和脑栓塞的发生率。结合研究我们不难发现，肺外科术后肺动脉栓塞发生率约为 1%，后果严重，死亡率高。预防性抗血栓形成措施包括基础预防、机械预防和药物预防。基础预防即早期活动；机械预防常用措施是间歇性空气加压（intermittent pneumatic compression，IPC）；药物预防有普通肝素、低分子肝素（low-molecular-weight heparin，LMWH）、阿司匹林等。LMWH 与普通肝素比较，前者出血风险低，患者依从性高，可有效降低血栓形成风险，比 IPC 机械抗凝效果更佳。在排除出血风险的情况下，建议使用 LMWH 至术后可活动甚至直到出院为止；术前根据 Caprini 评分，选择相应预防性抗凝措施：Caprini 评分≥4 分，建议术前 6~12 小时应用 1 次 LMWH 直到出院。

（3）肺不张及术后肺漏气：肺癌手术后肺不张是较为常见的并发症。肺不张首先要判断患者是压迫性肺不张还是阻塞性肺不张。压迫性肺不张通常是由于胸腔大量积液、肺表面纤维板形成或是气胸造成的。胸腔积液和气胸只要在合适的位置安置胸腔引流即可。肺表面纤维板形成的患者如果肺不张明显的，需要再次剖胸行纤维板剥脱术才可以解决问题。阻塞性肺不张通常是由于痰液或血块阻塞支气管造成的。通过定期给患者拍背咳嗽、雾化吸入、痰培养调整抗生素、鼻导管吸痰、纤维支气管镜检查吸痰，这些措施往往能使肺复张。如果肺仍然扩张欠佳，则可以使用呼吸机加压面罩，给予正压通气加速肺扩张。另外，还有一种肺不张的形式，它是由于肺组织在胸腔内受到脓液或化学性液体刺激引发的肺不张。比如，肺癌术后胸腔内支气管胸膜瘘合并感染的患者，在没有胸腔引流管的情况下，患者肺组织受到脓液刺激，产生肺不张，胸部 X 线片仅仅表现为肺扩张不佳，胸腔积液量也不多，纤维支气管镜吸痰也不多，这类患者必须自胸腔引流后肺组织才会慢慢复张。

术后肺持续漏气的原因通常是肺表面的创面不愈、肺泡胸膜瘘和支气管胸膜瘘。共同的处理原则是保持胸腔引流的通畅，静待其愈合，很少有需要再次手术治疗者。当然对于支气管胸膜瘘的处理依病情不同，对症处理。对于肺表面创面不愈的患者可以尝试自体血液注入胸腔，使之在肺表面形成凝血块，产成纤维膜封堵肺创面破口。也可尝试胸腔注入粘连剂，比如罗红霉素类产生强烈胸膜刺激的药物，注射后嘱患者翻滚活动，然后水封瓶接负压吸引，使肺扩张与胸壁产生粘连，使之愈合。

（4）肺水肿：是肺脏内血管与组织之间液体交换功能紊乱所致的肺含水量增加。术后肺水肿是常见严重并发症，发病急。发生原因：①肺手术后余肺血流量增高，可造成肺毛细血管静脉压增高；②术后输液补液过多、过快，尤其是输入晶体溶液，使肺血流量和毛细血管血压增高；③肺癌手术时因清扫肺门淋巴结致淋巴管受破坏，造成淋巴引流功能不全等，引起压力性肺水肿；④气胸和大量胸腔积液导致肺不张。手术时由于不张的肺迅速复张。造成胸腔内负压增大，肺血流量和毛细血臂血压增高，以及肺再灌注时产生大量氧自由基损伤了肺血管内皮，引起复张性肺水肿。术后轻度肺水肿可有呼吸困难，重度者高度呼吸困难、氧分压下降、二氧化碳分压上升、咳粉红色泡沫样痰、肺野有湿性啰音，可有肺不张，出现右向左分流缺氧更为明显。

防治方法：①控制输液，在单位时间内输血输液不要过多过快；②加压给氧及酒精雾化吸入减低小支气管肺泡内表面张力，以扩大通畅度；③成人可静脉注射或肌内注射吗啡 10mg，必要时 10 ~ 15 分钟再注 5mg，也可静脉注射氨茶碱 0.25 ~ 0.5g，以扩大肺血管床，降低肺动脉静水压，减轻心脏前负荷，也可用硝普钠或硝酸甘油等减轻后负荷；④应用洋地黄制剂；⑤静脉注射呋塞米 20 ~ 40mg 或 20% 甘露醇 250ml 静脉内快速滴入；⑥给予肾上腺皮质激素和钾盐；⑦用强有力的抗生素控制感染；⑧必要时应用呼吸机辅助呼吸，其指标为：呼吸率 > 35 次/分；PaO_2 < 8kPa（60mmHg）；$PaCO_2$ > 7.3kPa（55mmHg），吸入纯氧；肺活量 < 15ml/kg。

（5）支气管胸膜瘘：是肺切除手术后较为少见的并发症。肺切除术后并发支气管胸膜瘘者，多发生在术后 5 ~ 14 天；而肺结核肺切除术后的支气管胸膜瘘 + 可发生在术后 2 ~ 3 个月，这是由于支气管残端被残余渗液浸泡，或因支气管残端有结核性病变破坏所引起。另外，缝合支气管残端技术上的欠缺，以及残端支气管黏膜有病变而愈合不良，也可引起支气管胸膜瘘。此类患者有明显的刺激性咳嗽，痰中常带陈旧血，出现患侧液气胸，胸膜穿刺后向胸腔内注入 2ml 亚甲蓝液，如咳出蓝色痰液，则可证实为瘘，同时纤维支气管镜也是有利的检测方法。

支气管胸膜瘘的治疗原则为：①控制胸腔感染，减轻全身中毒症状。如为结核性者，应加强全身抗结核治疗；②修补瘘口或切除有瘘口的肺叶；③消灭无效腔。针对肺癌术后支气管胸膜瘘的患者，应根据引起瘘的原因采取不同的方法治疗。若属于残端没缝合好、支气管壁残留病变，愈合能力下降所致者，可采取保守治疗。予以胸腔闭式引流加负压吸引。可能的话，在肺表面应用纤维蛋白凝胶，也可通过纤维支气管镜注入纤维蛋白凝胶。有些患者还可再次缝合支气管，再切除支气管残端，有时要加固肺残面或扩大切除。须指出，无论何种原因引起的支气管胸膜瘘，原则上均应控制感染，行胸腔闭式引流术。待情况改善后再做瘘口修补或肺叶切除（一并切除瘘口）。结核性脓胸并发支气管胸膜瘘者，需待对侧肺结核病灶稳定后再行手术。若为化脓性渗出导致压力升高而导致支气臂残端再次破裂，引起脓胸时应先做引流，然后进行有效治疗，如再次缝合关闭支气臂、肌瓣成形术或胸廓成形术。这些患者往往体质很差，应等到脓胸进入慢性期，且患者全身情况好转时再施行手术。Puskas 等（1994）对慢性支气管胸膜瘘进行直接缝合，并用带血管蒂组织瓣加固，大部分患者获得成功。

6. 出院随访　针对肺癌患者，加强出院后的随访和监测是十分必要的。通过电话沟通或门诊复查等手段指导患者对切口及引流管的护理，对可能存在的并发症应有所预料和警惕，并随时满足患者因不适或并发症而再次入院的需求。

（田凯华　韩　斌）

参 考 文 献

[1] 中国加速康复外科专家组.中国加速康复外科围手术期管理专家共识(2016).中华外科杂志,2016,54(6):413-418

[2] Jung KH, et al. Preoperative smoking cessation can reduce postoperative complications in gastric cancer surgery. Gastric Cancer, 2015, 18(4):683-690

[3] Kaka AS, et al. Comparison of Clinical Outcomes Following Head and Neck Surgery Among Patients Who Contract to Abstain From Alcohol vs Patients Who Abuse Alcohol. JAMA Otolaryngol Head Neck Surg, 2017, 143(12):1181-1186

[4] 檀爽.高龄肺癌患者围手术期呼吸道管理的护理体会与分析.当代医学,2019,25(1):105-107

[5] Dennhardt N, et al. Impact of preoperative fasting times on blood glucose concentration, ketone bodies and acid-base balance in children younger than 36 months: A prospective observational study. Eur J Anaesthesiol, 2015, 32(12):857-861

[6] 王天龙,黄宇光.推动麻醉学向围术期医学转变:《加速康复外科中国专家共识及路径管理指南(2018版)》麻醉部分解读.协和医学杂志,2018,9(6):481-484

[7] Kurz A, Sessler DI, Lenhardt R. Perioperative normothermia to reduce the incidence of surgical-wound infection and shorten hospitalization. Study of Wound Infection and Temperature Group. N Engl J Med, 1996, 334(19):1209-1215

[8] 田孝东,杨尹默.理念更新引领行为进步:《加速康复外科中国专家共识及路径管理指南(2018版)》外科部分解读.协和医学杂志,2018,9(6):485-489

[9] 陈凛,等.加速康复外科中国专家共识及路径管理指南(2018版).中国实用外科杂志,2018,38(01):1-20

[10] 车国卫.加速肺康复外科临床实践及证据.中国肺癌杂志,2017,20(6):371-375

[11] 于海荣,严海霞,王丹丹.规范化疼痛管理在肺癌围手术期的应用.齐齐哈尔医学院学报,2015,36(26):4024-4025

[12] 李莉.关于胸腔镜下治疗肺癌的术前、术中、术后护理方法及其效果观察.中国医药指南,2017,15(30):247

[13] 胡坚,马洪海.肺癌加速康复外科的发展现状及展望.中华胸部外科电子杂志,2017,4(3):136-139

第十七章　肺癌手术术中并发症

胸外科医生，都需要经过特定的学习曲线，完成手术技巧及专业素养的逐步提升。而对于手术中的一个关键问题——并发症，并没有全面客观的学习曲线标准可以参考。通过了解肺癌术中的并发症，我们可以更好的认识和理解这个关系到手术质量及患者安全的关键问题，并查找可能的原因，尽力将其发生频率降低。

一、肺癌术中并发症的范畴

主要的肺癌手术术中并发症，可以包括，但不局限于以下情况：

1. 术中发生的、可能危及生命的情况，如突然出血，超过 2000ml。

2. 肺的支气管、血管等重要结构的误伤、误断。

3. 其他重要器官，心脏、神经、大血管等的损伤。

4. 同一手术或术后 30 天内，因非肿瘤原因等，导致的额外或二次大手术的术中事件，包括胸内大血管、气管的不可预见性损伤等。

5. 非肿瘤原因的不必要性扩大切除，如联合肺叶切除、全肺切除等。

二、肺癌术中主要并发症的大致分类和关注要点

1. 血管相关性并发症　出血是肺癌术中并发症的主要类型。肺循环系统压力较体循环为低，血流相对慢，但肺动静脉的管径相对粗大，且管壁更薄，一旦出血，短时间内亦可造成大量失血，尤其是在微创手术中，操作视野深、显露不彻底、缝合止血操作困难等情况下，若有出血，更难以控制。

同时，对于肺内解剖没有清楚、准确的判断，错误离断血管，也可能造成严重术中并发症。如右肺上叶手术中，错误的切断右肺动脉干，而不得不切除右全肺，或错误的切除了右上肺静脉，而不得不联合中叶切除等。

为避免此类并发症，首先，术中操作动作要轻柔、准确，减少副损伤，避免对血管的暴力牵拉、撕扯，尤其是深部大血管，保护其完整性是非常重要的。其次，要准确辨认组织结构，对于目标病变和正常组织的血管归属，要有准确判断，若不能清楚辨别，切忌盲目离断。因此，术中要尽可能完整游离血管结构，预留充足的操作空间及长度，便于使用丝线结扎、切割闭合器离断等，也更易于看清走向、辨别解剖，同时，一旦出血，也有足够的空间进行止血、缝扎等操作。

2. 气管支气管相关并发症　术中的气管支气管损伤，包括穿孔、撕裂、狭窄、错误离断等情况，主要发生于保留肺叶的支气管及纵隔气管结构。

术中能量器械使用不当、解剖结构不清、离断范围过多、切割闭合器使用不当等，均可能造成气管支气管损伤，甚至，双腔插管气囊操作不当，都可能损伤气管膜部，从而引起严重并发症。

此类损伤，一般可通过通气、胸膜腔注水观察等方式，及时发现并纠正。若错误离断支气管或切除范围过大，部分病例可通过修补、再吻合等方式补救，但术后出现气管并发症的机会将明显增高，因此，术中仔细操作，谨慎离断仍是减少此类并发症的关键。

3. 严重的漏气、淤血或肺不张等　均可能导致二次手术，或保留肺的不必要切除。如术中造成的保留肺内出血或扭转等，均可能造成保留肺叶的不必要切除。而其中有的情况可以避免，如关胸前，认真检查保留肺的血供，双肺通气检查复张情况，可以避免因肺叶缺血、扭转带来严重的术后问题。

4. 神经损伤相关并发症　此类并发症多与广泛的淋巴结清扫相关。肺叶切除术并系统淋巴结清扫，是标准的肺癌根治手术方式。但淋巴结多与神经结构伴行，尤其是纵隔内淋巴结。淋巴结清扫过程中，迷走神经及其分支损伤概率将会增加。当然，减少神经损伤概率，不能以牺牲肿瘤根治性为代价。因此，仔细辨别神经结构，充分的予以保护，仍然是减少此类并发症的关键。同时，选择手术器械，如超声刀等非带电器械，是否能降低神经损伤发生，还有待进一步研究。

三、小结

肺癌术中并发症涵盖范围广，涉及各个重要组织、器官的功能，甚至部分可能危及患者生命，需要有充分的认识和警惕。为了提高手术安全性，我们作为胸外科医生，必须提高手术技能，时刻保持警觉，严格按照手术流程及规范进行操作，只有这样，才能将术中并发症的发生率降低，让患者的安全得到保障。

（矫文捷　赵艳东）

参 考 文 献

［1］任光国. 胸外科手术并发症的预防和治疗. 北京：人民卫生出版社，2004

［2］Hayashi T，Sakakura N，Ishimura D，et al. Surgical complication and postoperative pulmonary function in patients undergoing tumor surgery with thoracic wall resection. Oncology letters，2019，17（3）：3446－3456

［3］Lugg ST，Agostini PJ，Tikka T，et al. Long－term impact of developing a postoperative pulmonary complication after lung surgery. Thorax，2016，71（2）：171－176

［4］McCormick WE，Will SF，Benzel EC. Surgery for thoracic disc disease. Complication avoidance：overview and management. Neurosurgical focus，2000，9（4）：e13

［5］Nishimura Y，Sakai T，Ikeda T，et al. Complication of thoracic surgery in the aged and their prevention. ［Zasshi］［Journal］Nihon Kyobu Geka Gakkai，1988，36（10）：2182－2187

［6］Suda H，Hasumi T，Yamanaka H，et al. The prevention and measures to complication of video－assisted thoracoscopic surgery for lung cancer patients. Kyobu geka The Japanese journal of thoracic surgery，2003，56（11）：949－953

第十八章 肺癌手术术后并发症

电视胸腔镜技术以其创伤小、痛苦轻、恢复快、疗效确实、安全可靠以及符合美容要求等诸多优点，在临床上应用越来越广泛，目前各个医院胸外科腔镜手术比例不断升高。随着腔镜技术的不断进步，胸外科医师已经不单单满足于早期肺癌的手术治疗，Ⅱ期、部分ⅢA期患者的腔镜手术也越来越普遍。低剂量螺旋CT在临床中的广泛应用和国内肺癌早筛工作的开展，微小病灶的早期肺癌发现率越来越高，随之亚肺叶切除的手术方式也广泛普及，该术式不仅保留了更多的肺组织，且可以获得类似于肺叶切除的治疗效果。虽然腔镜下的肺叶、肺段切除术较开胸手术更安全可靠、并发症发生率低，但随着手术指征的扩大，高龄、心肺功能较差的患者逐年增多，且很多患者合并较多基础疾病，术后并发症的预防和处理也是一个不容忽视的问题。

一、肺部感染

肺切除手术不可避免肺功能受损，进而导致肺部并发症，发生率15%～37%，肺部并发症是肺切除术围术期死亡的第一因素，约占死亡原因的84%，也是造成患者住院时间延长、ICU入住率和住院费用增加的重要因素。肺部并发症主要表现为持续漏气、肺部感染、肺不张等。术后肺部并发症重在预防和围术期呼吸道管理，单纯的抗感染治疗是远远不够的。还有术中器械的合理使用，叶间裂、段间裂的正确处理，特别是气肿型患者，也可有效减少术后漏气、肺不张情况。

预防措施：

1. 术前心理准备 多数患者对自己的病情及手术情况不了解，容易术前紧张、睡眠差等情况。术前的沟通显得异常重要，从而解除患者的顾虑，使其更好地配合以最佳的心理状态接受手术治疗。

2. 术前呼吸道的预处理 上呼吸道的清洁准备能够降低呼吸道细菌阳性率，在术后抗感染的预防中有积极意义。术前绝对戒烟2周，吸烟患者术后肺部并发症的发生率比术前2周戒烟高2～3倍，戒烟可以尽早恢复呼吸道纤毛运动功能，从而改善分泌物的清除能力。选择博利康尼(特布他林)和普米克令舒(吸入用布地奈德混悬液)联合的雾化吸入，特别是气管高反应患者，能有效改善患者的呼吸功能。博利康尼作为一种能够舒张支气管平滑肌、提高激素抗炎能力的 β_2 受体激动药，雾化吸入给药后起效迅速，作用时间长。博利康尼还能够通过增强肺部合成和分泌表面活性物质，保护和改善肺泡功能，增强抗生素的杀菌能力，避免患者术后肺不张的发生。普米克令舒是一种具有高糖皮质醇受体亲和力的强效抗炎性皮质类固醇类药物和盐皮质激素双重活性，主要给药方式为雾化吸入，通过抑制细胞因子和炎性介质的形成和释放达到抗炎目的，其抗炎活性远远高于可的松和丙酸倍氯米。同时，普米克令舒还可以通过抑制机体合成白三烯和花生四烯酸来降低气管高反应性者的呼吸功能。

3. 术前咳嗽咳痰训练指导　术前深呼吸、腹式吸运动：①做缓慢深吸气，吸气后停滞1~2秒，使肺泡最大限度充盈达到肺扩张然后缓慢呼气，每次5~10分钟，每天3~5次；②练习腹式呼吸；③使用呼吸训练器练习。通过呼吸功能的训练，可以使术侧肺完全膨胀，增加肺活量和最大通气量，改善肺功能，可大大预防患者术后肺部并发症。

二、心血管并发症

肺癌患者术后围术期心血管并发症是一种常见的严重并发症，尤其在高龄患者表现尤为突出，严重者可出现明显的循环衰竭而导致死亡。随着腔镜技术的应用，心血管严重并发症发生率明显下降。常见的围术期心血管并发症为：心律失常、心力衰竭、心肌梗死等，而心律失常最为常见，其发生率为3.8%~37%。

1. 窦性心动过速　最为常见，多因术中创伤、术后疼痛、低氧血症、缺氧、发热等引起；治疗病因，一般可转为窦性心律。

2. 心房颤动　为常见和严重的室上性心律失常。快速心房颤动可引起心输出量降低，使心、脑、肾等重要生命脏器发生缺血性改变，严重时可危及生命。充分给氧，毛花苷C治疗以控制心率，改善症状，维持生命体征；若无效时，可给予电转复。另外，心房颤动早期既有可能形成血栓栓塞，因此对术后房颤24~48小时的患者要及时给予抗凝治疗，以减少栓塞的发生。

3. 室性期前收缩　若术前没有多源多发室性期前收缩，术后发生，特别是频发室性期前收缩、二联或三联律，则应积极处理，以免发生危险。充分给氧，给予利多卡因治疗、电转复等。

4. 室性心动过速　严重的心律失常，不及时处理可至心搏骤停死亡。要立即给予利多卡因治疗，无效时应用电转复，并用利多卡因静脉滴注，防止复发。

5. 术后心肌梗死　多为高龄及曾患有心肌梗死病史者。手术创伤可增加心脏负担，减少心输出量，导致冠状动脉缺血，引起心肌梗死。另外，术中、术后缺氧及心律失常可引起血容量减少，所致低血压也减少冠状动脉血流，导致冠状血管收缩。

6. 急性心肌梗死　引起心肌急性坏死。治疗上应请专科协助诊治。

7. 术后心力衰竭　多为高龄心脏储备功能差者。手术创伤、麻醉时间过长、麻醉和手术过程的心肌缺氧、术中和术后过快过多输液、电解质紊乱、心律失常等是诱发因素。治疗原则：强心药物应用如毛花苷C等，利尿药物应用如呋塞米等，其他如低盐饮食等。

三、肺栓塞

肺栓塞(pulmonary embolism，PE)是指来自右心或静脉系统的栓子堵塞肺动脉或其分支而引起的肺循环障碍的临床综合征。PE以其起病急骤、高误诊率及漏诊率和高死亡率，越来越引起临床医学界的关注。肺栓塞的主要临床表现为突发的胸痛、呼吸困难、咯血等症状，缺乏特异性，更容易被胸外科手术后正常表现掩盖。因此，胸外科术后肺栓塞的诊断更加困难。肺栓塞的临床症状具有多样性和缺乏特异性的特点，其严重程度与肺动脉堵塞程度、疾病的发展速度以及基础心肺功能相关。从无明显症状到严重低氧血症、右心衰竭、心源性休克甚至猝死,均有可能由肺栓塞引起。肺动脉造影是肺栓塞诊断的"金标准"。实验室检查 D - 二聚体的假阳性率达 94.7%,但可作为手术后肺栓塞的首选筛选方法,其阴性结果可排除肺栓塞。由于手术的原因以及急性肺栓塞病情的突发性、严重性、凶险性以及转运困难等因素,往往不具备进行影像学检查的条件。

肺栓塞的治疗包括抗凝治疗、溶栓治疗、介入治疗和外科手术治疗。对于生命体征平稳的患者可以通过吸氧、止痛、强心以及降低肺动脉压的手段治疗。抗凝治疗可以控制血栓进一步加重,并且降低血栓复发风险。虽然抗凝治疗不能够溶解血栓,但出血风险也相对较小。对于术后早期患者,溶栓治疗存在严重出血风险时,抗凝治疗是较好的选择。溶栓治疗是通过将患者血液中的纤维蛋白溶解酶原转化为纤维蛋白溶解酶,进而达到溶解血栓的目的。在急性肺栓塞症状出现的 48 小时内进行溶栓治疗,其治疗效果最好。

自 1998 年牛津大学里程碑式的荟萃分析发表以来,众所周知皮下注射肝素可以降低外科手术患者深静脉血栓(deep vein thrombosis,DVT)和肺栓塞的发生率,两者有共同的病因,通称为静脉血栓栓塞(venous thromboembolism,VTE)。接受肺癌肺切除的患者发生 VTE 及相关危险的概率明显增加。来自美国克利夫兰医院的报告称,在 336 例全肺切除的患者中,有 25 例出现术后 VTE,出现的高峰时间是术后第 7 天。这也说明尽管皮下应用肝素至出院前、早期下床活动、充气袜的使用,仍然没有完全避免 VTE 发生的危险。机械和药物预防都能够降低肺癌手术患者 VTE 的发生率,在解剖性肺切除的患者,强烈推荐进行药物和机械的双重预防,持续时间为术后 4 周,对于有出血风险的患者,应进行机械预防。

四、支气管胸膜瘘

支气管胸膜瘘(bronchopleural fistula,BPF)是肺切除术后严重并发症之一,其治疗困难,致残率、病死率都较高,尤其全肺切除术后,一旦发生 BPF,死亡率明显增加。手术后 1 ~ 2 天 BRF 的发生与关闭支气管残端的技术不良有关。手术后 7 ~ 10 天发生的,可能是支气管残端无组织包埋、覆盖或胸腔内胸液发生感染而致残端处的脓肿破裂所致。全肺切除后两周以上发生的,可能是支气管残端的脓肿破裂或残端愈合不良引起。

对诊断明确的支气管胸膜瘘,应迅速行胸腔闭式引流,及时排除可能感染和已经感染的胸腔积液,避免支气管残端浸泡在污染的胸液里。控制胸腔内感染及中毒症状,改善患者身体状况,为下一步治疗创造条件。对没有条件手术或不接受手术的患者,可以长期开放引流。手术闭合或切除瘘口,消灭残腔是一种有效治疗 BPF 的方法。近年来有不少学者在这方面做了探索和尝试,取得了较好的疗效。对于条件允许,且接受手术治疗的患者,主张行手术治疗,多使用带蒂肌瓣或者大网膜包盖修补后的支气管残端瘘口,填塞残腔。带蒂肌瓣是一种可植于感染伤口的理想材料,可以包盖处理后的支气管胸膜瘘口、并填塞残腔,有效防止术后再瘘。肋间肌瓣具有丰富的血运、足够的长度和良好的旋转性,为临床提供了良好的选择。对于术前接受放疗的患者,膈肌是最好的包盖组织。但当残腔太大,用转移肌瓣无法填塞时,则应采用胸廓成形术。我们近几年采用气管支架、纤维支气管镜下用钬激光烧灼支气管残端和 OB 胶封堵的办法治疗支气管胸膜瘘也取得了良好的疗效。放置气管支架,可有效封堵瘘口,减轻胸腔内感染(图 18 - 1)。其优越性在于:①创伤小,可以安全、快速的封堵支气管残端瘘口,尤其对肺癌术后患者,可为术后放、化疗赢得时间;②为脓胸有效引流和感染控制创造了条件,有利于瘘口周围肉芽组织生长;③有助于预防和治疗吸入性肺炎和呼吸衰竭。纤维支气管镜下治疗是另一种微创、安全、有效的治疗方法,也是目前 BPF 治疗研究最为活跃的领域。支气管黏膜经过热损伤后,很容易出现瘢痕增生,因此用钬激光烧灼瘘口残端,通过刺激瘢痕增生来减小瘘口直至愈合,加之 OB 胶的封堵,对于直径较小的瘘口不失为较好的治疗方法(图 18 - 2)。

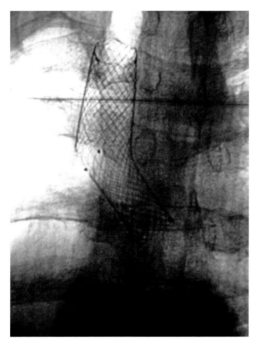

图 18 - 1 放置"L"形气管支架,瘘口封堵效果好

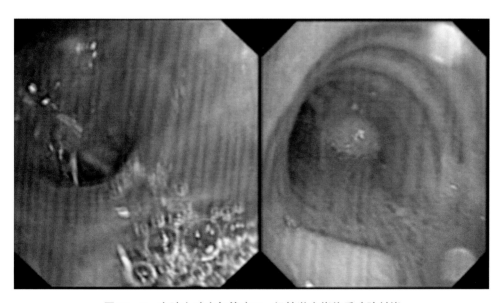

图 18 - 2 右肺上叶支气管瘘口,经钬激光烧灼后喷胶封堵

对已存在的危险因素进行有针对性的处理和预防，以降低和避免 BPF 的发生，是临床工作中应重视的内容。主要有：①支气管残端组织覆盖：对支气管残端是否用自体组织覆盖及组织的来源存在不同意见，但大多数的学者倾向于采用组织覆盖，特别是右肺切除的患者；②支气管残端的闭合方式：由于闭合器处理支气管残端闭合确切，降低支气管残端缺血的发生率，减少残端炎症和血肿形成，避免残端破裂，国外学者使用较多；③对术前即已存在的低蛋白血症、糖尿病等，手术前应予纠正。由于术前放化疗可能增加 BPF 的发生，而部分患者采用术前放化疗确实能提高手术切除率，延长术后生存时间，多数学者建议术后用各类带蒂组织瓣包裹支气管残端，也有学者提出折叠双侧支气管软骨环后用闭合器闭合残端，可明显降低支气管膜部的张力，促进残端愈合。

总之，BPF 的发病原因是复杂的，治疗上也比较困难，关键在于预防，注意术中正确处理支气管残端，重视围术期的管理，同时寻求能更有效降低 BPF 发生的方法。

五、乳糜胸

肺癌术后出现乳糜胸较少见，占 0.1% ~ 1.5% ，国内报道也较少。肺癌术后导致乳糜胸的根本原因在于胸导管主干及其分支的损伤。由于肺组织与胸导管不直接相邻，肺癌术后乳糜胸少见，发生率远低于食管癌术后乳糜胸的发生率。我们认为术后乳糜胸的发生主要是术中清扫淋巴结时损伤了与胸导管有交通的较粗大的淋巴管。胸导管解剖变异很多，有双干型、分叉型、右位型，正是由于这些变异，而且术中不能完全解剖清楚，即使远离常规胸导管走行的部位操作，亦可能损伤其变异的分支，引起术后乳糜胸。随着肺癌手术的规范纵隔淋巴结清扫范围的扩大，特别是清扫上纵隔及隆突下成团淋巴结，使得肺癌术后乳糜胸的发病率较以前有所增加。因此术中应妥善处理胸导管的侧支及属支，在清扫隆突下、上纵隔及主动脉弓上淋巴结时应谨慎。若术中发现有乳糜液溢出，应于膈上结扎胸导管。肿瘤外侵严重或广泛清扫淋巴结者，可预防性结扎胸导管，以防止术后乳糜胸的发生。

肺癌术后乳糜胸的诊断主要根据引流液情况及乳糜试验，临床表现主要为术后胸腔引流量异常增多。从术后第 2 天起，除原引流不畅或活动性出血等原因，若每日胸腔引流量大于 400ml，应高度怀疑乳糜胸的可能。另外，肺癌患者术后进食早，临床可以较早发现术后乳糜胸。目前，治疗主要分保守治疗和手术治疗，因为肺癌术后乳糜胸多数只是损伤了胸导管的分支，与食管癌术后乳糜胸常为损伤胸导管主干不同，因此肺癌术后乳糜胸多数较食管癌术后乳糜胸症状轻，且多数经过保守治疗可以治愈。保守治疗最重要的原则是注意保持胸腔闭式引流的通畅，减少胸腔内的压力，保持肺复张。因为破损的胸导管自身不会愈合，大多数情况下是由周围结缔组织的粘连封闭了胸膜腔而自愈。保守治疗后多长时间可考虑手术，尚无统一标准。我们认为胸液的引流量 >1000ml，经过 7 ~ 10 天的保守治疗引流量仍未减少，而且全身状态逐渐变差，应立即手术治疗，以防丧失手术时机。

六、术后胸腔内出血

肺癌术后胸腔内出血主要来源于 3 个部位：纵隔大血管及分支、肺组织和胸壁的肋间血管，常见于肺组织切除部位和肋间血管出血。由于器械的不断进步，腔镜手术后胸腔内出血情况鲜有发生。笔者遇到的几例术后出血都是由于其他原因术后不得不立即抗凝治疗的患者。其他少见原因是纵隔大血管及分支结扎线不牢固、脱落导致的出血较为严重，患者可短时间内出现血压下降和休克；肺组织残面出血和肋间血管出血多由残面钉合或缝合不严密、关胸时损伤血管有关，这种情况术后应密切观察，如手术后每小时血性引流液在200ml以上并持续3小时，提示胸腔有活动性出血，应静脉给予输血、晶/胶体液等纠正低血容量，并做好再次开胸手术止血的准备。

还有的患者凝血功能有障碍，或因其他疾病长期口服抗凝药物治疗，术前对病史询问不详细导致术后胸腔内出血。预防的关键在于术前积极纠正凝血机制障碍，停药时间达到要求、并于术前复查凝血指标，术中止血彻底，减少术后残腔。我们还曾经遇到一例术后出血的患者，由于肺尖部与胸壁有粘连带，单肺通气时粘连带撕裂导致出血，由于出血缓慢、用纱布压迫时即可止血，未引起重视导致术后活动性出血。这是因为肺尖部的粘连带有时存在血运，这种血管管腔细小，但因只有上皮层而缺乏肌层组织不能自凝，因此手术中的彻底止血是预防术后出血的关键。

七、胸膜腔感染和脓胸

胸膜腔内感染发病率较低，多由手术时胸腔内受到污染所致，也与患者的抵抗力较差有关。一旦发现胸膜腔内感染，通过穿刺、置管和支持治疗，患者很快就能痊愈。当支气管或肺内分泌物污染胸腔时可形成脓胸，目前临床上较少见。绝大部分脓胸的形成是由于支气管胸膜瘘继发导致。

对于单纯的脓胸，我们认为传统的治疗方法就非常有效，既引流、营养支持和抗生素应用。充分引流是治疗脓胸的关键，因为脓胸有着多房性的特点，有时需要放置多根引流管才能充分引流，充分引流的目的是消除残腔，因此还应鼓励患者咳嗽胀肺；由于炎症消耗，绝大多数脓胸的患者存在营养不良，支持治疗是非常必要的，随着患者抵抗力的增强，脓胸才会越来越局限；抗生素的应用并不重要，但在临床工作中，很多医生在抗生素应用上下了很大工夫，而忽略了引流和支持治疗的作用，只要能做到充分引流，抗生素完全可以不用。

国外在治疗脓胸上与国内略有不同。对于Ⅰ期脓胸（渗出期），一般主张抗生素和胸管引流；对于Ⅱ期脓胸（化脓期），认为电视胸腔镜手术是安全的，可能其效果优于胸管引流联合纤溶剂和开胸手术；对于Ⅲ期脓胸（机化期），开胸剥脱治疗是有效的方法。

（彭传亮）

参 考 文 献

［1］张瑞杰，蔡奕欣，张霓，等.3cm 单孔胸腔镜在解剖性肺段切除术中的应用.中国微创外科杂志，2016，16（1）：50－52，56

［2］Ettingger DS，Wood DE，Akerley W，et al. NCCN Guidelines Insights：Non－Small Cell Lung，Version 4. 2016. J Natl Compr Canc Netw，2016，14（3）：255－264

［3］Agostini P, Cieslik H, Rathinam S, et al. Postoperative pulmonary complications following thoracic surgery: are there any modifiable risk factors? Thorax, 2010, 65(9): 815 - 818

［4］Canet J, Gallart L. Predicting postoperative pulmonary complications in the general population. Curr Opin Anaesthesiol, 2013, 26(2): 107 - 175

［5］史丽晴, 吴卫兵, 王俊, 等. 博利康尼联合普米克令舒雾化吸入预防食管癌术后气道高反应患者肺部并发症临床疗效. 青岛医药卫生, 2016, 48(5): 321 - 323

［6］袁连方, 戴璇, 胡国华, 等. 急性肺栓塞的诊断及治疗进展. 中华肺部疾病杂志(电子版), 2014, 7(5): 578 - 581

［7］杨义春, 张丽琴. 肺栓塞的诊断进展. 沈阳医学院学报, 2018, 20(1): 80 - 84

［8］Kilic T, Gunen H, Gulbas G, et al. Prognostic role of simplified pulmonary embolism everity index and the european society of cardiology prognostic model in short - and long - term risk stratification in pulmonary embolism. Pak J Med Sci, 2014, 30(6): 1259 - 1264

［9］Polo Friz H, Molteni M, Del Sorbo D, et al. Mortality at 30 and 90 days in elderly patients with pulmonary embolism: a retrospective cohort study. Intern Emerg Med, 2015, 10(4): 431 - 436

［10］徐昊, 郭聪颖, 鲁煜, 等. 胸腔镜肺叶切除术后肺栓塞诊断及治疗策略. 中国肺癌杂志, 2018, 21(10): 790 - 792

［11］Huang JW, Lin YY, Wu NY, et al. Transverse rectus abdominis myocutaneous flap for postpneumonectomy bronchopleural fistula: A case report. Medicine(Baltimore), 2017, 96(16): e6688

［12］Matsutani N, Yoshiya K, Chida M, et al. Postoperative empyema following lung cancer surgery. Oncotarget, 2018, 9(51): 29810 - 29819

［13］Galetta D, Spaggiari L. Video - Thoracoscopic Management of Postpneumonectomy Empyema. Thorac Cardiovasc Surg, 2018, 66(8): 701 - 706

下篇 辅助治疗内容

第十九章 辅助治疗

第一节 术前诱导化疗

肺癌是世界范围内发病率和死亡率最高的恶性肿瘤，其中非小细胞肺癌（non - small cell lung cancer，NSCLC）占 $80\% \sim 85\%$。据统计，约有 1/3 的 NSCLC 确诊时已处于局部进展期（Ⅲ期）。对于可手术切除的 Ⅲa/N_2 期 NSCLC，虽然近年来手术技术的进步使围术期并发症大大降低，但单纯手术切除术后 5 年生存率仍为 $20\% \sim 35\%$，且术后复发率及远处转移率高，因此目前国内外指南均推荐采用手术联合化疗、放疗等多学科治疗模式，基本治疗策略已经从手术切除＋术后辅助含铂双药方案化疗逐渐过渡到根治性同步放化疗或者新辅助治疗后再行根治性手术等综合治疗方案。近 20 年来，术前诱导治疗在 NSCLC 综合治疗中的地位一直存在争论。最新证据表明，与术后辅助化疗类似，术前诱导化疗也可显著改善可切除 NSCLC 患者的预后，且安全、可行，并不增加化疗及手术相关的并发症。

一、概述

术前诱导化疗又称新辅助化疗，1982 年，Frei 等首先提出了新辅助化疗的概念，主要应用于头颈部癌、骨肿瘤、乳腺癌等实体肿瘤，指恶性肿瘤局部治疗（手术或放疗）前给予的全身或局部化疗，也称术前化疗（preoperative chemotherapy），用以区别于术后辅助化疗。新辅助化疗是指肿瘤患者在行手术或放射治疗前给予全身化疗，以达到或缩小肿瘤病灶的目的，为手术或放疗提供有利条件，以期获取良好的治疗效果。患者可通过术前合理的新辅助化疗达到降期的目的，从而获取手术治疗的机会。20 世纪 90 年代以来，术前新辅助化疗的研究正逐年增多，其目的在于缩小病变范围，降低肿瘤分期，提高手术完全切除率；杀灭全身微小病灶，避免复发转移的发生，延长生存期。

二、作用机制

1. 通过术前化疗，可以缩小肿瘤，减轻肿瘤负荷，增加手术全切除的机会，尽量把不能手术的肺癌转变为可切除的肺癌，延长患者生存期。

2. 术前化疗由于肺癌血供保持完整，因而药物可以更多的运送到癌变部位，且可使手术时肿瘤细胞活力降低，不易播散入血。

3. 术前化疗可以被看作是药物的敏感试验，从切除的标本了解化疗敏感性，更能客观的评价肿瘤对药物的反应情况，从而为以后的化疗确定更有效的方案。

4. 有证据表明原发肿瘤可产生血管形成抑制物，在有效的化疗前切除原发肿瘤，会促使肿瘤新血管形成，而导致微小转移灶的生长，早期的化疗可以消灭微小转移灶，利于减少术后的复发和转移。

5. 术前化疗可以消灭大多数对化疗敏感的癌细胞，剩下的耐药细胞可以通过之后的手术治疗消灭，减少抗药性的产生。

6. 对因各种因素如高血压、心肌梗死等而致手术延迟的患者可起到控制肿瘤、治疗肿瘤的作用，为择期手术和综合治疗创造条件。

三、适用范围

新辅助治疗的主要适应人群是ⅢA期患者如 T_3 侵犯胸壁、T_4 侵犯纵隔结构或者气管、肺上沟瘤（$T_{3\sim4}N_{0\sim1}$）以及 $T_{1\sim3}/N_2$ 病变。有些临床试验也纳入较早期肺癌包括ⅠB期、Ⅱ期以及有纵隔淋巴结微小转移的"偶然性 N_2"的ⅢA期肺癌患者。

1. 术前诱导化疗主要适用于ⅢA期的 NSCLC 患者　2003 年 ASCO 会议中，Dr. Giaccone 提出新辅助治疗已成为欧美对ⅢA期 NSCLC 的标准治疗。新辅助化疗的理论认识主要来源于ⅢA期的治疗实践。大量的研究资料显示，ⅢA期 NSCLC 患者的手术疗效取决于手术切除情况，能手术切除尤其是完全切除者的预后通常比未完全切除的要好。ⅢA期 NSCLC 患者单独手术治疗失败的主要原因是局部肿瘤复发和转移，因而有必要行有效的全身化疗。可手术治疗的ⅢA期 NSCLC 新辅助化疗的临床试验研究始于1979 年（Takita），而 Burkes 于 1992 年、Martini 于 1993 年分别报道了临床Ⅱ期试验初步结果，入组患者术前接受 2 个周期 MVP 方案（丝裂霉素 + 长春新碱 + 顺铂），术后继续 2 个周期以上的辅助化疗，其有效率为 64% ～77%，手术切除率 46% ～65%，中位生存期分别是 22.1 个月、18.6 个月及 19 个月，证实了ⅢA期 NSCLC 术前化疗的可行性。1994 年 Roth 等在术前用 3 个疗程的 CEP（CTX、VP－16、DDP），术后不做放疗，结果术前化疗组的 3 年、5 年生存率分别为 43%和 36%，而单独手术组则只有 19%和 15%。上述两项随机研究的临床结果是目前新辅助化疗能够提高ⅢA期 NSCLC 术后长期生存率的最权威资料，尤其在经过对这两个研究的综合 Pooled 分析后，结果仍是有利于新辅助化疗，从而确定了术前新辅助化疗在ⅢA期 NSCLC 多学科综合治疗中的重要地位。

2. 术前诱导化疗也可适用一些早期 NSCLC 患者，包括ⅠB期、Ⅱ期以及有纵隔淋巴结微小转移的"偶然性 N_2"的ⅢA期肺癌。

法国学者 De Pierre 等进行的一项有 355 例患者入选的随机研究显示：术前化疗组与

单纯手术组比较,无病生存时间 DFS 分别为 27 个月和 13 个月($P=0.033$),4 年生存率分别为 43.9% 和 35.3%。术前化疗组对肺癌患者的生存期有利,优于单独手术组,尤其是对没有纵隔淋巴结转移的 $N_{0\sim1}$ 患者。2005 年,Pisters 等报道了西南癌症组(southwest oncology group)进行的Ⅲ期随机对照研究(s9900)的研究结果。该研究的入组对象为ⅠB~ⅢA 期的 NSCLC 患者,随机分为单纯手术组和术前给予紫杉醇 + 卡铂化疗组。共有 354 例患者入组,其中ⅠB、ⅡA 期占 70%,化疗反应率为 41%,术前化疗组和单纯手术组无进展生存期(PFS)分别为 33 个月和 21 个月,$P=0.07$,统计学差异不明显,但仍显示了有利于术前化疗的趋势。但两组的总生存无显著差异,$P=0.19$。上述研究显示了术前化疗这一方法的可操作性,但新辅助化疗的优越性在早期 NSCLC 仍然是一个悬而未决的问题。需要更多的随机对照研究进一步证实。

3. 术前诱导化疗研究进展　基于前述两点的研究结论,Scagliotti 等设计一项前瞻性的随机对照研究——CHEST(早期肺癌化疗试验)。研究入组 270 例Ⅰ期(T_1N_0 除外)、Ⅱ期及部分ⅢA 期(T_3N_1:除外肺上沟瘤)NSCLC 患者,随机分为术前 3 周期新辅助化疗组和单纯手术组。化疗药物为顺铂和吉西他滨。结果显示,新辅助化疗组的无进展生存期(progression - free survival,PFS)($HR=0.70$,$P=0.03$)和总生存期(overall survival,OS)($HR=0.63$,$P=0.02$)明显延长。但是亚组分析显示,对于Ⅰb/Ⅱa 期患者,两组的 PFS($HR=1.06$,$P=0.83$)和 OS($HR=1.02$,$P=0.94$)均无明显差异。新辅助化疗的生存优势主要体现于Ⅱb/Ⅲa 期患者(3 年 PFS 率:55.4% vs 36.1%,$P=0.002$;OS:$HR=0.42$,$P<0.001$)。该研究结果提示新辅助化疗更适于分期较晚(ⅡB 或ⅢA 期)的可切除 NSCLC,而对于偏早期(ⅠB 期或ⅡA 期)患者,目前的临床观点仍不能统一。

2014 年,NSCLC 荟萃分析协作组发表在 Lancet 杂志上的一篇以单个患者数据(individual participant data,IPD)为基础的 Meta 分析文章,共纳入了包括 2385 例 NSCLC 患者的 15 项随机对照试验,结果显示 NSCLC 新辅助化疗对比单纯手术生存获益显著,相对的死亡风险降低 13%($HR=0.87$,95% CI:0.78~0.96,$P=0.007$),绝对 5 年生存获益大约在 5%(从 40% 提高到 45%)。Ⅰb~Ⅲa 期患者无复发生存率($HR=0.85$,$P=0.002$)以及远处转移的时间($HR=0.69$,$P<0.0001$)均显著提高,同时局部复发的时间也有延长趋势($HR=0.88$,$P=0.20$),但没有统计差异。这项研究肯定了新辅助化疗在可手术切除 NSCLC 患者综合治疗中的重要地位。

2016 年 10 月,在丹麦首都哥本哈根召开的欧洲临床肿瘤协会年会(European Society of Clinical Oncology Annual Meeting,ESMO)上,吴一龙教授汇报了 CSLC0501 研究的最终结果。该项多中心、前瞻性Ⅲ期临床试验同样比较新辅助化疗和术后辅助化疗对 NSCLC 患者的生存影响,共纳入来自 13 个治疗中心的 214 例ⅠB~ⅢA 期可切除的 NSCLC 患者,主要终点指标为 3 年 DFS 率,次要终点指标为 3 年、5 年 OS 率以及安全性。最终共有 198 例患者符合入组条件,随机分为两组:新辅助化疗组(97 例)、辅助化疗组(101 例)。化疗方案为 DC 方案(多西他赛 + 卡铂)。结果显示,新辅助化疗组和辅助化疗组的 3 年 DFS 率分别为 43.0% 和 56.0%($HR=0.76$,$P=0.172$),两组差异无统计学意义。两组 3 年 OS 率分别为 64.0% 和 68.0%($HR=0.88$,$P=0.602$),5 年 OS 分别为 43.0% 和 60.0%($HR=0.66$,$P=0.049$),均无显著统计学差异。虽然 CSLC0501 研究亦是阴性结果,新辅助化疗并未优于辅助化疗。但是研究至少证实，对于Ⅰ～Ⅲa期NSCLC，两种治疗策略都是可行且安全的。鉴于新辅助化疗在治疗可及性方面具有明显优势，对于局部晚期估计手术根除困难或者预计术后不能耐受辅助化疗等特殊人群，可以考虑行新辅助化疗，以期得到最大的生存获益。

2015年，Pless等为研究新辅助化疗中加入放疗能否改善NSCLC患者生存获益而开展一项前瞻性的Ⅲ期随机研究，共纳入了2001—2012年23个中心的232例$T_{1\sim3}N_2$的Ⅲa/N_2期NSCLC患者，随机分为新辅助化疗组和新辅助放化疗组。全组中位随访时间52.4个月。结果显示，新辅助化疗和新辅助放化疗的两组患者的中位无病生存期（11.6个月 vs 12.8个月）及总生存期（26.2个月 vs 37.1个月）均无明显统计学差异。对比新辅助放化疗与新辅助化疗，Ⅲa/N_2期NSCLC患者加入放疗并没有显著改善新辅助化疗联合手术的生存效益，而且两组的病理完全缓解率和淋巴结降期率相似。国内学者针对新辅助放化疗的生存获益进行一项Meta分析，共纳入了包括2724例Ⅲ期NSCLC患者的12项临床试验，结果同样显示新辅助放化疗在生存获益方面并不优于新辅助化疗。但是对比单纯新辅助化疗，新辅助放化疗对于肿瘤降期（$P=0.01$）、纵隔淋巴结的完全缓解率（$P=0.028$）、局部控制率（$P=0.002$）有意义。目前证据显示，新辅助放化疗对比新辅助化疗并不能显著改善NSCLC患者的生存获益，而且其在病理缓解率和淋巴结降期率方面的作用，有必要期待新的随机对照试验进一步分析。

四、化疗方案的选择

既往常用的化疗方案包括：CAP［环磷酰胺$500mg/m^2$（第1天、第8天）＋多柔比星$40mg/m^2$（第1天）＋顺铂$80mg/m^2$（第1～3天），每3～4周1次］，CIE［卡铂$400mg/m^2$（第1天）＋异环磷酰胺$5g/m^2$（第1天24小时）＋美司钠（异环磷酰胺的60%，分3次于异环磷酰胺使用后的0、4小时、8小时静脉注射）＋依托泊苷$100mg/m^2$（第1～第3天），每3～4周1次］，MVP［丝裂霉素10mg/次（第1天）＋长春地辛$3mg/m^2$（第1天、第8天）＋顺铂$30mg/m^2$（第2～3天），每3周1次］，自从第三代化疗药物用于临床后，常用的方案是以铂类为基础的两药联合方案如：TP［紫杉醇$175mg/m^2$（第1天）＋顺铂$75mg/m^2$（第1天），每3周1次］，PC［紫杉醇$175mg/m^2$（第1天）＋卡铂$AUC=5\sim6$每3周1次］，Texotere＋P［多西紫杉醇$75mg/m^2$（第1天）＋顺铂$75mg/m^2$（第1天），每3周1次］，GP［吉西他滨$1g/m^2$（第1天、第8天）＋顺铂$75mg/m^2$（第1天），每3周1次］，NP［长春瑞滨$25mg/m^2$（第1天、第8天）＋顺铂$75mg/m^2$（第1天），每3周1次］。解救方案，其他方案耐药时：GEM＋T［吉西他滨$800\sim1000mg/m^2$（第1天、第8天、第15天）＋紫杉醇$60\sim90mg/m^2$（第1天、第8天、第15天），每4周1次］，MNP［丝裂霉素$8mg/m^2$（第1天）＋长春瑞滨$25mg/m^2$（第1天、第8天）＋顺铂$80mg/m^2$（第1天），每3周1次］。

五、化疗的周期及手术的时机

1. 化疗的周期　根据国内外众多研究机构报道的NSCLC术前新辅助化疗的临床研究资料和新辅助化疗专题研讨会的总结得出：NSCLC术前新辅助化疗以2～3个周期为宜，既可达到术前新辅助化疗的目的，又可不过度影响患者的体质和免疫力，从而达到最大限度减少化疗后手术并发症的发生。同样的道理，术前新辅助化疗期间应重视对症支持治疗和辅助治疗，最大限度地减少和消除化疗的毒副反应，确保患者的生活质量，加强围术期的管理，减少各种手术并发症的发生。

2. 手术的时机　目前关于 NSCLC 新辅助治疗后手术时机的选择的研究很少。Gao 等发表一项回顾性研究，尝试探索新辅助放化疗后至手术的不同时间间隔对总生存率的影响。研究收集了来自美国国家癌症数据库 2004—2012 年共 1623 例Ⅲa 期（$T_{1\sim3}N_2$）NSCLC 患者的资料。依据诱导治疗后至手术的时间间隔将患者分成 4 组（即 0~3 周、3~6 周、6~9 周以及 9~12 周），各组所占比例分别是 7.9%、50.5%、31.9%、9.6%。手术方式为全肺切除、肺叶切除或者亚肺叶切除术。多因素生存分析显示时间间隔在 6 周之内时总生存率没有显著差异（$P=0.107$），但是当超过 6 周时，即 6~9 周（$P=0.043$）和 9~12 周（$P=0.030$）两组的总生存率均显著下降。而且进一步分析发现，接受全肺切除患者的生存获益明显差于肺叶切除，尽管 6~9 周和 9~12 周两组的患者接受全肺切除的比例明显低于 0~3 周的患者（14.3% vs 22.5%，$P=0.026$；12.1% vs 22.5%，$P=0.021$），但最终生存并没有显示出优势，提示时间间隔可能对各组生存率的影响更大。研究结果为 NSCLC 新辅助治疗后选择手术的时机提供了一定的参考。但是，该研究为回顾性分析，不同手术间隔的分组亦为非随机性，这可能导致潜在的选择偏倚，而且研究并没有提及各组患者的手术方式存在显著差异的原因。这些因素都有可能影响最终结果的判断。因此，我们期待更多的前瞻性非随机对照研究来证实这一结果。

所以新辅助化疗后手术前需进行全面复查，判断化疗疗效（化疗药物敏感性），并重新进行肺癌的 TNM 分期和临床分期。化疗后 3~4 周，如无开胸手术禁忌证，择期行开胸手术。过早手术，患者一般状况及免疫功能未能恢复正常，且组织充血水肿明显，术中渗血多，术后恢复慢；过迟手术，则组织粘连重，分离肺血管困难，且血管脆性大，术中易致大出血。术中应注意观察肿瘤组织周围有无坏死、手术过程中出血现象以及化疗后的血管改变。术后根据病理报告和化疗后病理形态学改变以及 pTNM 分期确定术前新辅助化疗的有效率以指导并修订手术后辅助化疗方案，继续完成手术后序贯化疗和放疗，有助于提高肺癌患者手术后的中位生存率和 5 年生存率。

六、存在的争议

1. 在行新辅助化疗的一些 NSCLC 患者中，有一小部分仅可通过手术即可治愈，若术前化疗无效而肿瘤进展，会延误治疗，增加手术难度。

2. 其次，术前化疗可改变肿瘤界限或使组织学上阳性结节变为阴性结节而使肿瘤病理分期模糊不清，而模糊的临床分期会使医生难以确定治疗方案，且对化疗结果的判定造成麻烦。

3. 术前放化疗增加了手术风险性，可能提高术中和术后并发症的发生率。同时很多研究人员也对术前诱导化疗对手术安全性的影响提出质疑，但国内外许多研究表明，术前诱导化疗后的肺叶切除是安全的。Sonett 等总结 19 例非小细胞肺癌患者，术前予新辅助化疗和平均 61.8cGy 的胸部放疗。肺叶切除 13 例，全肺切除 6 例。结果病理完全缓解（PCR）42%，平均 ICU 日 2 天，平均住院日 8 天。4 例出现术后并发症，支气管肺断面瘘 1 例，支气管胸膜瘘 1 例，肺不张 2 例，没有术后呼吸窘迫综合征（ARDS）和手术死亡率。这表明术前化放疗是安全的，术中和术后并发症发生并未增加。

意大利学者 Rendina 等总结 68 例Ⅲ期患者予顺铂联合的新辅助化疗后分别行支气管和(或)肺动脉袖式切除术，1 例发生脓胸，2 例发生伤口感染，胸腔引流管平均 6 天，术后随访中位生存期 25 个月。这表明支气管肺动脉成形术前的新辅助化疗也是可行的、安全的，可获得长期生存。丁嘉安等总结了 107 例非小细胞肺癌患者，新辅助化疗组有 66 例，对照组有 41 例，新辅助化疗组患者的手术时间($P = 0.262$)、术中失血量($P = 0.704$)、术中输血量($P = 0.811$)、输血总量($P = 0.074$)比对照组患者略高，术后总引流量($P = 0.061$)稍低，但其差异均无统计学意义。这说明新辅助化疗对非小细胞肺癌患者围术期的安全性无显著影响。

Glover 等发表一项回顾性研究，52 例临床证实 N_1 或 N_2 且新辅助治疗后的 NSCLC 患者行机器人辅助肺叶切除术，其中 39 例未接受术前治疗，7 例接受新辅助化疗，以及 6 例接受新辅助放化疗。结果发现，与单纯手术相比，新辅助化疗或者新辅助放化疗并不增加患者的术中出血量、手术时间以及住院死亡率，并且各组围术期总并发症率没有明显差异。研究证实新辅助治疗对比单纯肺叶切除手术，并没有增加患者的术中风险及术后并发症。

七、化疗的毒副反应

1. 对免疫功能的影响　肿瘤组织本身可以通过局部分泌或全身作用于外周血单核细胞、肿瘤浸润性淋巴细胞，使机体处于免疫抑制状态，这可能是肿瘤细胞的主动性逃避和对机体免疫的机制之一。化疗药物一方面可以杀伤肿瘤细胞，提高免疫功能；另一方面也可以杀伤正常的淋巴细胞，是淋巴细胞数目减少，抑制机体的免疫功能；两种作用看哪一方面占主导地位，从而决定化疗后免疫功能的变化及测定患者的预后。

2. 肺毒性　是抗癌药物的重要毒性之一。化疗诱导的肺疾病(CILD)是指某些化疗药物通过多种病理生理机制引起的肺部损伤。化疗药物可通过多种机制引起肺部损伤，主要有药物对肺部的直接毒性、机体的免疫反应以及毛细血管通透性增加等，因此对化疗患者单肺通气期间出现低氧血症更应警惕。马武华等报道在单肺通气期间，与未化疗组相比，化疗组患者 PaO_2 下降明显，肺内分流也明显增加。

3. 心脏毒性　化疗药物心脏毒性首推阿霉素和表阿霉素为代表的蒽环类抗癌抗生素类药物。近年人们发现更多的化疗药物具有不同强度的心脏毒性，造成心肌损害，甚至发生严重的心力衰竭。其中紫杉醇及多西他赛等药物也成为研究观察的热点。

4. 肝、肾功能的影响　化疗药物对肝肾功能存在一定的影响。顺铂有肾毒性，甲氨蝶呤可引起肾小管的损害，丝裂霉素 C 可引起溶血性尿毒症综合征，肿瘤溶解综合征可引起大量细胞破坏导致高尿酸血症、电解质紊乱从而引起肾损害。

5. 血液系统的影响　肺癌患者在化疗前处于高凝状态，若不及时治疗，高水平的 FIB 会使病情加重，患者存活期缩短。化疗后血小板明显减低提示化疗后形成一定的骨髓抑制。

6. 中枢神经和自主神经系统的影响　抗癌药物烷化剂可致中枢神经系统和周围神经系统损害，停药后慢慢恢复，一般需 1~2 个月或更长。顺铂亦可发生末梢神经损害，一般在接受顺铂累积剂量超过 $300mg/m^2$ 后，患者开始出现症状。目前顺铂神经毒性的产生机制尚不清。

八、总结

术前诱导化疗虽然可提高降低肿瘤分期，提高手术切除率，但是并非所有的患者都可从中获益。Martin 等发现新辅助化疗后病理分期为 N_0/N_1 的患者中位生存时间是 27.8 个月，N_2 期患者中位生存时间是 15.6 个月，$P < 0.001$。N_0/N_1 的患者的 3 年生存率为 43.3%，N_2 期患者的 3 年生存率是 25.5%。SWOG8805 的研究也提示 N_0/N_1 患者的生存明显优于 N_2 期患者的生存。是否能完全切除对生存有很大的影响，R0 切除的患者比 R2 切除或未切除的患者生存明显延长。全肺切除术相对于其他术式（如肺叶切除术），死亡的危险升高，生存期缩短（$P = 0.005$），其中的原因不太清楚，建议诱导化疗后肺叶切除能够达到 R0 切除的患者尽量避免全肺切除。目前所知的预测的因素包括是否能够降期（特别是能降到 N_0）、是否能获得病理 CR、是否能完全切除、手术切除的方式、年龄、性别（女性优于男性）、一般状态评分和血红蛋白水平。但这些预测因素都是需要新辅助化疗后再行手术治疗才知道的。因此，找到新的合适的预测因素筛选可能获益的患者对术前诱导化疗的发展有着更为重要的指导意义。

总之，新辅助化疗应用可明显提高手术切除率，延长生存期，较直接手术组优势明显，且未增加术后严重不良反应，是安全可行，但其毒副反应也不容忽视，应确切把握适应证应用，挑选合适的能够受益的患者，以提高患者生存率。

（李红梅）

第二节 术后辅助化、放疗

一、辅助化疗

非小细胞肺癌的辅助化疗是指肺癌根治性手术后进行的化疗。目的是清除微小残存病灶，减少局部复发及远处转移的风险，进一步延长患者生存期。非小细胞肺癌术后辅助化疗循证医学证据充足。IALT 临床研究入组的是完全切除的 I 期、II 期、III 期非小细胞肺癌患者，随机分为术后辅助化疗组和观察组，化疗组采用顺铂 + 依托泊苷或顺铂 + 长春碱类方案。结果术后辅助化疗组和观察组的 5 年总生存率分别为 44.5% 和 40.5%，5 年无病生存率分别为 39.4% 和 34.3%。提示辅助化疗能降低复发率，延长生存期。尽管 IALT 研究化疗带来的生存获益随时间推移而降低（随访到 7.5 年时化疗组死亡患者增加），但辅助化疗预防疾病复发作用肯定。JBR.10 研究入组的是手术完全切除的 I B 期（T_2N_0）、II 期（T_1N_1）或（T_2N_1）非小细胞肺癌，随机分为长春瑞滨联合顺铂组和术后观察组。结果辅助化疗组总生存期明显延长（94 个月 vs 73 个月），无复发生存期也显著改善，5 年生存率显著提高，分别为 69% 和 54%。但随访到 9 年时 II 期非小细胞肺癌辅助化疗组和观察组的中位生存时间分别是 6.8 年 vs 3.6 年，Ⅱ期非小细胞肺癌获益明显，而ⅠB期非小细胞肺癌患者不获益。

另一项 ANITA 研究共入组 840 例ⅠB期(T_2N_0)、Ⅱ期和Ⅲ期非小细胞肺癌患者，随机分为长春瑞滨联合顺铂辅助化疗组或对照组，结果化疗组和观察组的中位生存期分别为 65.7 个月和 43.7 个月。研究发现辅助化疗对Ⅰ期患者无生存获益，但可提高完全切除的Ⅱ期和ⅢA期患者的生存(5 年生存率提高 8.6%)。

CALGB 9633 研究是专门针对 $T_2N_0M_0$ ⅠB 期的非小细胞肺癌术后辅助化疗的研究。术后辅助化疗采用紫杉醇联合卡铂。研究发现辅助化疗能够显著提高ⅠB期患者的 3 年生存率(80% vs 73%)，但 6 年生存率无显著性差异。亚组分析提示，仅对于肿块直径大于 4cm 的患者，辅助化疗可以降低死亡风险。LACE CG 的 Meta 分析系统地评估了术后辅助化疗的作用，该分析共纳入了 4584 例非小细胞肺癌术后患者。研究发现以顺铂为基础的辅助化疗方案能显著提高 5 年生存率(绝对获益 5.4%)；但辅助化疗仅仅改善了Ⅱ期及Ⅲ期患者的总生存，对于ⅠB期患者有改善的趋势，但不具有统计学意义。

根据上述循证医学证据，对于不同分期非小细胞肺癌术后辅助化疗的推荐也存在差异。对于ⅠA期非小细胞肺癌患者，不推荐术后辅助化疗。到目前为止，几乎所有的非小细胞肺癌术后辅助化疗研究，均不包括ⅠA期患者。最主要证据来自 LACECG 的荟萃分析。该研究包括了 IALT、JB10、ANITA、ALPI 和 BLT 在内的 5 个含铂化疗方案的随机研究共纳入 4584 例非小细胞肺癌患者，化疗组ⅠA期非小细胞肺癌患者 185 例，观察组ⅠA期非小细胞肺癌患者 162 例，根据分期进行亚组分析发现，ⅠA期患者化疗组与观察组比较，在总体生存期指标上并不能获益。这为完全切除术后的ⅠA期非小细胞肺癌不需辅助化疗提供了证据。

ⅠB期(T_2N_0)外科 R0 切除的患者通常也不推荐进行辅助化疗。对于具有危险因素的患者是否进行辅助化疗目前尚存在争议。NCCN 指南推荐对于分化差的肿瘤、血管侵犯、楔形切除、肿块超过 4cm、累及脏层胸膜及(和)淋巴结分期不完全的患者，可行术后辅助化疗。但中国临床肿瘤学会原发性肺癌诊疗指南(2016 版)则认为，由于缺乏高级别证据的支持，对于ⅠB期患者，不管有无高危因素，一般不推荐辅助化疗。ⅡA期和ⅡB期外科切缘阴性的患者，推荐术后辅助化疗；术后辅助化疗可改善Ⅱ期患者的预后生存。ⅢA期患者如果经过了完整手术切除，应当进行术后辅助化疗。在化疗方案选择上，NCCN 指南推荐顺铂联合长春瑞滨、依托泊苷、吉西他滨、培美曲塞或多西他赛方案。若患者有使用顺铂的禁忌证，可以选择紫杉醇联合卡铂的方案。术后辅助化疗通常进行 4 个周期。辅助化疗基础上是否联合抗血管生成药物？ECOG 1505 研究评估在辅助化疗的基础上加上贝伐珠单抗治疗能否提高辅助治疗的效果。入组人群为ⅠB~ⅢA期经过手术完全切除的非小细胞肺癌患者，随机接受 4 个疗程的含铂双药辅助化疗，或在化疗的基础上联合贝伐珠单抗治疗，结果两者之间无显著性差异。因此目前尚无证据支持抗血管生成治疗用于肺癌术后辅助治疗。

二、非小细胞肺癌术后辅助放疗

关于非小细胞肺癌术后辅助放疗，多项研究的结论是Ⅰ期/Ⅱ期非小细胞肺癌术后不需要辅助放疗。Burdet tS 等研究荟萃分析纳入 10 项随机临床试验共计 2232 例非小细胞肺癌患者，结果与单纯手术组相比，术后放疗组无论是总生存还是无病生存期均差于单纯手术组。这种不利结果仍然主要体现在Ⅰ期/Ⅱ期非小细胞肺癌患者。2013年该试验组更新了荟萃分析结果，纳入11项随机临床试验共计2343例非小细胞肺癌患者，但结果与之前报道一致，与单纯手术组相比，手术联合术后放疗组无论是总生存还是无病生存期均差于单纯手术组。这种不利影响仍然主要体现在Ⅰ期/Ⅱ期非小细胞肺癌患者。因此，Ⅰ期/Ⅱ期非小细胞肺癌术后不推荐放疗。

ⅢA期非小细胞肺癌不常规术后辅助放疗。在辅助化疗成为ⅢA～N_2期非小细胞肺癌完全性切除术后标准治疗的前提下，Mikell等回顾分析NCDB数据库中2004—2006年2115例N_2期非小细胞肺癌患者，发现术后放疗可提高N_2期非小细胞肺癌患者5年生存率。Robinson等回顾分析NCDB数据库2006—2010年的4483例N_2期非小细胞肺癌患者，结果同样显示术后放疗可显著提高5年生存率，中位生存也延长了4.5个月。Wei等回顾分析2004—2013年SEER数据库中3334例行手术切除的ⅢA～N_2期非小细胞肺癌患者，结果术后放疗能够提高总生存期。

放疗技术影响治疗结果。2014年一项荟萃分析纳入11项Ⅲ期临床试验，共纳入2387例Ⅲa～N_2期非小细胞肺癌患者，主要研究术后放疗技术在辅助治疗中的价值。结果无论是术后给予钴源放疗、直线加速器放疗、还是两者联合均能够降低非小细胞肺癌局部复发；而只有当术后给予直线加速器放疗时才能提高总生存率。

转移淋巴结站数影响术后辅助放疗的疗效。一项对ⅢA～N_2期完全切除术后的非小细胞肺癌患者辅助放疗的回顾性分析显示，单站N_2亚组患者行术后放疗对比未做术后放疗组的生存无统计学差异；而多站N_2患者中，术后放疗组的5年无病生存期率明显优于对照组（41.7% vs 5.9%，$P=0.02$）。因此，术后辅助放疗可能提高ⅢA～N_2期非小细胞肺癌患者的生存，尤其对于多站淋巴结累及的患者获益明显。因此ⅢA期非小细胞肺癌术后不常规辅助放疗，应个体化综合评估辅助放疗对于每个N_2期患者的效益和风险，如多站淋巴结转移，考虑给予术后辅助放疗。

虽然目前多项回顾性研究和荟萃分析结果显示ⅢA～N_2期非小细胞肺癌术后放疗可降低局部区域复发，提高总生存，但相对证据级别仍较低，仍需大规模前瞻性随机分组研究进一步验证术后放疗价值分析。

此外，完全切除的ⅢA～N_2非小细胞肺癌也是一组异质性较大的疾病，这类疾病可能需要进行危险分组分层研究。

三、早期小细胞肺癌术后辅助治疗

经过标准分期评估确诊的早期$T_{1～2}N_0M_0$小细胞肺癌适合手术，超过此分期患者手术不获益。术后即使是N_0患者也需要辅助化疗，化疗后推荐脑预防照射。然而，关于小细胞肺癌术后辅助放疗的数据还很少。Wong AT等应用美国国家癌症数据库（NCDB）研究了小细胞肺癌完全性切除术后辅助放疗对生存的影响。纳入1998—2011年接受手术切除（R0）的小细胞肺癌3017例，术后放疗至少45Gy的患者才被纳入研究。结果显示接受手术的小细胞肺癌患者5年生存率40.6%，而术后放疗组5年生存率33.9%（$P=0.005$），术后放疗不改善生存。亚组分析看到N_0患者术后放疗组5年生存率39.3%，未接受放疗组 5 年生存率 46.3%；N_2 患者，术后放疗组 5 年生存率 29.0%，未接受放疗组 5 年生存率 18.6%。对 N_1 患者，两组无统计学差异。多变量分析显示 N_0 患者术后放疗的风险比（HR）是 1.36，N_2 患者术后放疗的风险比（HR）是 0.60。所以对于 R0 切除的小细胞肺癌，术后辅助放疗对于 N_0 患者有害，而对于 N_2 患者则有生存获益。手术在小细胞肺癌中的价值仍有争议，越来越多的资料支持早期小细胞肺癌接受手术切除，但小细胞肺癌的综合治疗模式还需要进一步探讨。

（刘自民）

第三节　围术期靶向治疗

在中国，肺癌是男性发病率和病死率第 1 位的肿瘤，是女性发病率第 2 位、病死率第 1 位的肿瘤。手术仍是目前非小细胞肺癌（non - small cell lung cancer, NSCLC）首选的治疗方法。但遗憾的是，只有 20% 左右的中早期肺癌患者有手术机会，即使这部分可手术患者的 5 年生存率也令人很失望。肿瘤术后复发和转移是导致术后生存率偏低的主要原因。因此，在肺癌围术期的治疗中，加入了术前新辅助化疗和术后辅助化疗。目前 NCCN 指南对于 IB 期有高危因素，II ~ IIIA 期患者均推荐行术后辅助化疗，总体的 5 年生存率提高仅 4% ~5%。而 IB 期则不推荐行常规术后辅助治疗。然而，目前的化疗已经达到一个治疗的平台期，并且化疗药物为细胞毒药物，或多或少会出现一些毒副反应，最常见的如恶心、呕吐、腹泻、心脏毒性、骨髓抑制、脱发、肝肾功能损害等。化疗副反应因人而异，有的患者因为无法耐受化疗而不得不终止化疗，无法从中获益，人们需要其他治疗手段来弥补化疗的不足。

靶向治疗作为精准治疗，近年快速发展，包括 EGFR - TKI 一代、二代，甚至更新的三代药物奥希替尼，EGFR - TKI 临床疗效经多项临床研究证实并广泛应用。精准治疗的时代已经到来，能否将不良反应轻，且在晚期患者疗效得到证实的靶向治疗用于围术期患者，使术后患者获得更长期的生存获益，为了解决这个问题，国内外专家对此做出了大量的临床试验来寻找术后辅助靶向治疗的答案，包括一系列的前瞻性及回顾性研究。

一、围术期靶向治疗的最新共识

2019 年召开的第 16 届中国肺癌高峰论坛，经过肺癌各领域专家的分享、总结和讨论，最后由吴一龙教授公布本次会议达成的专家共识。其中有关围术期肺癌靶向治疗的最新共识。

1. 新辅助靶向治疗和免疫治疗（共识级别：2B）

（1）靶向癌基因药物高效低毒、免疫检查点抑制药可能持久疗效的特点，适合于可手术非小细胞肺癌的新辅助治疗。

（2）新辅助靶向或免疫检查点抑制药显示了极具前景的疗效。

（3）目前 CT 对新辅助治疗的评价似乎不能完全反映病理学疗效。PET/CT 的 SUV 变化比相同病灶的 CT 大小改变似乎更能预测新辅助治疗后的预后。

（4）主要病理学反应（MPR）和病理完全缓解（pCR）似乎能预测新辅助治疗的长期生存，但缺乏标准化和前瞻性数据。

（5）应进行更多详细的免疫检查点抑制药和癌基因靶向药物新辅助治疗的研究。

2. 辅助靶向和辅助免疫治疗（共识级别：2A）

（1）辅助靶向 EGFR 治疗可作为 EGFR 突变型肺癌术后淋巴结转移患者的一种选择。

（2）DFS 可作为终点指标。

（3）辅助靶向治疗的目标人群应为淋巴转移的高复发危险人群。

（4）辅助治疗持续时间目前推荐两年，最佳持续时间仍需探索。

（5）辅助免疫治疗还不足以推荐为临床使用。

二、靶向治疗在肺癌新辅助治疗方面的应用

术前的新辅助化疗已经被证明可以提高非小细胞患者的肿瘤切除率以及可以提高患者的远期生存率。随着分子靶向治疗时代的到来，特别是 EGFR 突变的患者可以从术后的 EGFR－TKI 治疗中获益，肿瘤学家开始寻求可以将 EGFR－TKI 类药物更早的应用于早期 EGFR 突变阳性的非小细胞肺癌患者治疗的有力证据。自 2007 年起，多项ⅢA～N_2 期患者的病例报道证实了术前应用 TKI 类药物新辅助治疗可以使肿瘤的分期下降，从而提高病变的手术切除率。应用新辅助 EGFR－TKI 治疗后，循环血肿瘤细胞中的 EGFR 突变肿瘤细胞发生细胞皱缩甚至凋亡，从而提高了完整切除率。但这些病例没有后续的生存分析，因此不能提供有力的证据证明 EGFR－TKI 新辅助治疗可以提升患者的远期生存。

由多伦多大学进行的第一个前瞻性研究入组了 36 例活检证实的临床Ⅰ期非小细胞肺癌患者，术前给予吉非替尼治疗 28 天之后接受了根治性手术治疗。研究人员发现吉非替尼治疗降低了 EGFR 突变的患者临床分期。随后该研究机构又开展了一项开放的Ⅱ期研究，入组了 36 例患者，术前应用吉非替尼（250mg/d）28 天后，3 例患者出现了肿瘤的进展（8.3% 3/36），患者的总体反应率仅为 11%。隐匿的 EGFR 突变患者的反应率仅为50%，研究的结果并不理想，但研究人员依旧认为新辅助 EGFR－TKI 治疗是有效的、安全的，不会影响患者术后伤口和气管残端的愈合。EGFR－TKI 新辅助治疗后接受手术的患者的术后标本的组织学特征发生了显著的改变：如肿瘤细胞密度显著减少、细胞增生速率减慢、肿瘤细胞消失遗留纤维瘢痕组织、病灶癌残留仅存纤维间质和淋巴细胞浸润。

2010 年日本临床肿瘤协作组进行了一项回顾性分析，研究观察入组条件为不能手术的临床ⅢA～Ⅳ期 EGFR 突变阳性腺癌患者，术前给予吉非替尼药物治疗，观察终点为肿瘤临床分期降期至Ⅰ/Ⅱ期，血清肿瘤标志物降至正常水平，9 例患者成功入组并接受了姑息手术，虽然 PFS 只有 6 个月但 OS 延长至 32 个月，证明 TKI 治疗与序贯手术治疗前景广阔。多个病例报道和临床试验的小样本也已经验证了术前 TKI 单药治疗的优势。

为了进一步探求 EGFR－TKI 类药物对可手术切除的 EGFR 基因突变的非小细胞肺癌患者的术前新辅助治疗的疗效。研究人员于 2011 年 9 月开始开展了一项多中心双盲开

放性Ⅲ期临床研究：CTONG1103 研究拟入组 90 例非小细胞肺癌患者，入组标准包括：①初治患者；②ⅢA ~ N₂ 期患者；③纵隔镜/EBUS/PET/CT 证实为 N₂ 期；④EGFR 基因突变；⑤PS 评分 0 ~ 1 分；⑥18 ~ 75 岁。将患者按照 1∶1 的比例随机分为研究组与对照组。研究组患者给予厄洛替尼 150mg/d，持续 6 周，根据 resist 评价标准无进展的患者给予根治性手术治疗，术后继续给予厄洛替尼 150mg/d，持续 1 年。对照组患者给予顺铂联合吉西他滨方案化疗 2 个周期，根据 resist 评价标准无进展的患者给予根治性手术治疗，术后继续给予 2 个疗程原方案化疗。主要观察终点是 ORR，次要观察终点为淋巴结降期率、根治性切除率、pCR、PFS、OS、安全性。这个研究的入组工作已经完成，最后的研究结果将为 EGFR - TKI 类药物在早期可手术治疗的 EGFR 突变的非小细胞肺癌患者的治疗中所能发挥的作用提供强有力的理论依据，并为我们日常的临床工作提供参考。

三、靶向治疗在肺癌术后辅助治疗方面的应用

鉴于晚期腺癌伴随表皮生长因子受体 EGFR 敏感突变的患者能够从一代 EGFR - TKI 治疗获益。国内外进行了大量的回顾性和前瞻性研究，分析了术后靶向辅助治疗的意义。

1. 国外回顾性研究　2011 年纪念斯隆 - 凯特琳癌症中心(memorial sloan - kettering cancer center，MSKCC)进行第一项回顾性研究分析了Ⅰ ~ Ⅲ期行完全性切除的 167 例患者接受了围术期 EGFR - TKI 治疗。在纳入性别、分期、手术类型及辅助铂类为基础的化疗的多因素分析后，结果显示：辅助 TKI 组 2 年无进展生存率(disease free survival rate，DFSR)为 89%，对照组仅为 72%(HR = 0.53，95% CI：0.28 ~ 1.03，P = 0.06)，两组 2 年生存率为 96% vs 90%(HR = 0.62，95% CI：0.26 ~ 1.51，P = 0.296)。该项小样本的回顾性研究证实，无论 EGFR19 外显子缺失突变或者 21 外显子点突变，术后给予辅助 TKI 治疗后，2 年无进展生存期(disease free survival rare，DFS)及 OS 获益虽然差异无统计学意义，但是 DFS 提示获益的趋势，可能与样本量过小有关系，需要更大样本的验证。

后该中心又进行另外一项更大样本的回顾性研究，通过分析 8 年间行手术切除的 1118 例患者标本，结果显示 EGFR 突变率为 20%(222/1118)。与未突变患者相比，伴随 EGFR 敏感突变的患者，死亡风险降低，HR = 0.51(95% CI：0.34 ~ 0.76，P < 0.001)。另外一个独立数据库仅纳入了过去 10 年间 286 例伴随 EGFR 突变的肺癌患者，结果显示行术后辅助厄罗替尼或者吉非替尼治疗的患者，复发和死亡风险明显降低，无病生存期比例风险(HR)为 0.43(95% CI：0.26 ~ 0.72，P = 0.001)，而且观察到了提高 OS 的趋势。

上述两项来自 MSKCC 的回顾性研究结果均显示手术切除术后具有 EGFR 突变的Ⅰ ~ ⅢA 期肺腺癌患者接受 EGFR - TKI 辅助治疗后 DFS 延长，复发风险降低，且 OS 有延长趋势，为术后辅助靶向治疗提供了依据。

2. 国外前瞻性研究

(1)BR.19 研究：是全球第一个随机、双盲、靶向药物用于完全切除Ⅰ B ~ ⅢA 期 NSCLC 辅助治疗的前瞻性Ⅲ期随机对照临床研究，招募了 18 岁以上的 503 例经过根治性切除并术后病理证实的Ⅰ B/Ⅱ/ⅢA 期(51.69%，34.79%，13.32%)非小细胞肺癌患者，并将这些患者随机分为吉非替尼组和安慰剂组(251∶252)，研究的主要观察终点是

OS，次要观察终点包括 DFS、药物毒性及肿瘤标志物水平。在 4.8 个月和 8.9 个月两个中位治疗时间，均未观察到 OS 及 DFS 上有明显的优势或者差异，无论是在两个分组之间，或者是 EGFR 和 KRAS 基因表型的亚组之间，EGFR 亚组甚至表现更差。

该项研究虽然是设计最早的术后辅助靶向治疗研究，但是无论 DFS 还是 OS 均为阴性的结果，根本原因是实验设计存在致命缺陷。①患者入组时并未对患者的 EGFR 突变状态进行检测，回顾性生物标志物分析发现仅 15 例(4%)的患者存在 EGFR 敏感突变，目前的共识及所有研究均认为 EGFR - TKI 的有效人群为存在 EGFR 敏感突变的患者，对于野生型患者基本无效，因此未进行 EGFR 突变检测是导致实验阴性结果的主要原因；②入组的患者中，51.7% 为ⅠB 期患者，而ⅢA 期患者比例仅为 13.3%，从术后辅助化疗结果来看，早期患者并未从术后辅助治疗获益，因此纳入太多的早期患者也是实验出现阴性结果的重要原因；③由于研究提前终止，所有患者提前停止吉非替尼的治疗，中位治疗时间仅为 4.8 个月，用药时间严重不足也是导致实验阴性结果的重要原因。

（2）RADIANT 研究：是迄今为止样本量最大的随机、双盲、Ⅲ期临床试验，该研究纳入 973 例ⅠB～ⅢA 期 NSCLC 患者，按照 2∶1 比例随机进入厄罗替尼组和安慰剂组，其中厄罗替尼组方案为：厄罗替尼 150mg/d，治疗周期为 2 年。主要研究终点为 DFS，关键次要研究终点为 OS 以及伴随 EGFR 突变阳性患者的 DFS 和 OS。结果发现，厄罗替尼组和安慰剂组中位 DFS 分别为 50.5 个月和 48.2 个月，差异无统计学意义。而针对其中 161 例(16.5%)EGFR 阳性的 NSCLC 患者进行亚组分析显示，与安慰剂组相比，厄罗替尼组中位 DFS 由 28.5 个月延长至 46.4 个月。OS 并无获益。

与 BR.19 研究类似，该项研究主要目的也是阴性结果，究其原因也是由于纳入研究人群的分期以及未进行 EGFR 敏感突变检测造成的，对于 EGFR 的检测仅依靠免疫组织化学或者 FISH，而不是目前推荐的 PCR 或者 NSG 的检测。虽然整体人群是阴性的结果，但是在分层分析突变亚组时，辅助厄罗替尼治疗 EGFR 突变型患者可延长 DFS，提示辅助靶向治疗还应该有更加精准的人群选择，只有选择优势人群，才能达到治疗获益最大化。

（3）SELECT 研究：是一项在 EGFR 突变型 NSCLC 术后采用厄罗替尼辅助治疗的单臂、多中心、Ⅱ期研究，该研究初步入组 36 例患者，最多可以扩大至 100 例ⅠA～ⅢA 期 NSCLC 患者，在接受过常规术后化疗联合或者不联合放疗后，厄罗替尼 150mg/d，治疗周期为 2 年。中位随访时间为 3.4 年。结果显示服用厄罗替尼后 2 年 DFS 率达 89%，中位 OS 未达统计学差异。厄罗替尼停药后的中位复发时间为 8.5 个月，41% 患者为单个病灶复发，其中 12% 患者仅为中枢神经系统复发。该项研究作为术后辅助靶向治疗的尝试，仅为一个Ⅱ期单臂的研究，且为术后辅助放化疗后再加 TKI 治疗，但是 2 年 DFS 率高达 89%，为后续临床研究的开展提供了依据。

上述几项来自国外的研究旨在寻找术后辅助靶向治疗的理论依据，但是无论 BR.19、RADIANT，还是 SELECT 研究，共同的问题为实验设计之初未找到 EGFR 敏感突变的优势治疗人群，入组了较大比例的早期患者等，最终导致实验均出现阴性结果。但这些实验的不成功并不能完全否定术后辅助靶向治疗的地位和临床意义，鉴于在亚太地区 NSCLC 患者 EGFR 敏感突变高达 49.3%，因此亚太人群更适合开展术后辅助靶向治疗的研究。

3. 国内前瞻性研究

（1）ADJUVANT 研究：2017 年 ADJUVANT 研究是第一个头对头比较术后靶向辅助治疗和术后辅助化疗的随机、开放、Ⅲ期研究，该研究纳入 222 例Ⅱ～ⅢA 期 EGFR 阳性（外显子 19 缺失或外显子 21L858R 突变）NSCLC 患者，按照 1:1 比例随机进入靶向治疗组和化疗组，靶向治疗组：吉非替尼 250mg/d，治疗周期为 2 年；化疗组：长春瑞滨 25mg/m^2（第 1 天、第 8 天），顺铂 75mg/m^2（第 1 天），每 3 周为 1 个周期，共 4 周期。中位随访时间为 36.5 个月。结果显示，与化疗组相比，靶向治疗组中位 DFS 由 18.0 个月延长至 28.7 个月（HR = 0.60，95% CI：0.42～0.87，P = 0.0054）。而且在安全性方面，吉非替尼组也优于化疗组。亚组分析显示 DFS 获益人群为 N$_2$ 期患者（HR = 0.52，95% CI：0.34～0.80，P = 0.0032），N$_1$ 期并不能获益（HR = 0.89，95% CI：0.45～1.76，P = 0.743）。ADJUVANT 研究第一次证实了术后辅助靶向治疗的疗效和安全性，与传统化疗相比，在降低毒副反应的同时，能够明显提高 DFS，在进行亚组分析后发现，真正的获益人群是 N$_2$ 期患者。这是一项具有里程碑意义的研究，开创了术后辅助靶向治疗新的时代。

（2）EVAN 研究：是第一个比较厄洛替尼与化疗作为Ⅲa 期 EGFR 突变 NSCLC 患者的辅助治疗疗效与安全性的多中心随机Ⅱ期研究，该研究入组了 102 例 NSCLC 患者，按照 1:1 比例随机分组。厄洛替尼组：150mg/d，治疗周期为 2 年；长春瑞滨/顺铂组：长春瑞滨 25mg/m^2（第 1 天、第 8 天），顺铂 75mg/m^2（第 1 天），每 3 周为 1 个周期，共 4 周期。研究结果显示，与化疗组相比，厄洛替尼组疗效更优，2 年 DFS 率显著提高（81.35% vs 44.62%，P < 0.001），中位 DFS 由 21.0 个月延长至 42.4 个月（HR = 0.27，95% CI：0.14～0.53，P < 0.001），而且厄洛替尼组安全性更好。OS 数据虽然不成熟，但是厄洛替尼组 OS 具有获益趋势。

ADJUVANT 和 EVAN 研究开启了 NSCLC 辅助治疗的新纪元，两项研究均显示ⅢA 期 EGFR 突变 NSCLC 患者最有可能从术后辅助靶向治疗中获益，因此 EGFR-TKI 可作为ⅢA 期 EGFR 突变的 NSCLC 患者的辅助治疗用药。

四、总结

虽然目前有 EVAN 和 ADJUVANT 研究的阳性结果，证实术后辅助靶向治疗能够使患者在接受低毒治疗的同时生存获益，但对于术后靶向治疗，目前仍然面临着争议与挑战，包括 OS 数据尚不成熟，需要最终 OS 数据为临床决策提供更高级别的循证依据；术后靶向治疗时长的选择，是 2 年还是更久；一线给予靶向治疗后，若出现耐药或者进展之后的治疗的选择。这些问题仍需积极探索，期待有更多的临床研究结果，尤其是国内的数据指导临床治疗，最终使患者生存获益。

（李红梅　刘华敏）

参 考 文 献

[1] 孙燕. 内科肿瘤学. 北京: 人民卫生出版社, 2001

[2] 丁嘉安, 王兴安, 杨倍, 等. 新辅助化疗对围手术期非小细胞肺癌患者的影响. 中国肺癌杂志, 2003, 6(6): 488-491

[3] Bhupesh P, Alison E, Rajeev M, et al. Chemotherapy significantly increases the risk of radiation pneumonitis in radiation therapy of advanced lung cancer. Am J Chin Oncol, 2011, 34(2): 160-164

[4] Mouillet G, Monnet E, Milleron B, et al. Pathologic complete response to preoperative chemotherapy predicts cure in early-stage non-small-cell lung cancer: combined analysis of two IFCT randomized trials. J Thorac Oncol, 2012, 7(5): 841-849

[5] Chorostowska-Wynimkl J, Zaleska J, Chabowski M, et al. Neoadjuvant therapy affects tumor growth markers in early stage non-small-cell lung cancer. Eur J Med Res, 2009, 14(4): 42-44

[6] Rosell R, Felip E, Maestre J, et al. The role of chemotherapy in early non-small cell lung cancer management. Lung Cancer, 2001, 34(13): S63-74

[7] Roth IA, Atkinson EN, Fosella F, et al. Long-term follow-up of patients enrolled in a randomized trial comparing perioperative chemotherapy and surgery with surgery along in espectable stage Ⅲa non-small cell lung cancer. Lung Cancer, 1998, 21(1): 1-6

[8] De Pierre A. Overview of the role for neoadjuvant therapy for early-stage non-small cell lung cancer. Lung cancer, 2000, 29(Suppl 2): 124-125

[9] Depierre A, Milleron B, Moro-Sibilot D, et al. Preoperative chemotherapy followed by surgery compared with primary surgery in resectable stage Ⅰ (except T1N0), Ⅱ, and Ⅲa non-small-cell lung cancer, 2002, 20(1): 247-253

[10] Pisters K, Vallieres E, Bunn P, et al. S9900: A phase Ⅲ trial of surgery alone or surgery plus preoperative(preop) paclitaxel/carboplatin (PC) chemotherapy in early stage non-small cell lung cancer (NSCLC): Preliminary results. J Clin Oncol, 2005, 23(61s): 7012

[11] Martin J, Ginsberg RJ, Venkatraman ES, et al. Long-term results of combined-modality therapy in resectable non-small cell lung cancer. J Clin Oncol, 2002, 20(20): 1989-1995

[12] Chen W, Zheng R, Baade PD, et al. Cancer statistics in China, 2015. CA Cancer J Clin, 2016, 66(2): 115-132

[13] Torre LA, Bray F, Siegel RL, et al. Global cancer statistics, 2012. CA Cancer J Clin, 2015, 65(2): 87-108

[14] Yang P, Allen MS, Aubry MC, et al. Clinical features of 5, 628 primary lung cancer patients: experience at Mayo Clinic from 1997 to 2003. Chest, 2005, 128(1): 452-462

[15] Berghmans T, Paesmans M, Sculier JP. Prognostic factors in stage Ⅲ non-small cell lung cancer: a review of conventional, metabolic and new biological variables. Ther Adv Med Oncol, 2011, 3(3): 127-138

[16] Frei E, 3rd. Clinical cancer research: an embattled species. Cancer, 1982, 50(10): 1979-1992

[17] McElnay P, Lim E. Adjuvant or neoadjuvant chemotherapy for NSCLC. J Thorac Dis, 2014, 6(Suppl 2): S224-S227

［18］ Scagliotti GV, Pastorino U, Vansteenkiste JF, et al. Randomized phase Ⅲ study of surgery alone or surgery plus preoperative cisplatin and gemcitabine in stages IB to ⅢA non－small－cell lung cancer. J Clin Oncol, 2012, 30(2): 172－178

［19］ NSCLC Meta－analysis Collaborative Group. Preoperative chemotherapy for non－small－cell lung cancer: a systematic review and meta－analysis of individual participant data. Lancet, 2014, 383(9928): 1561－1571

［20］ Wu YL, Yang XN, Zhong W, et al. Multi－centre randomized controlled study comparing adjuvant vs neo－adjuvant chemotherapy with docetaxel plus carboplatin in resectable stage IB to ⅢA NSCLC: final results of CSLC0501. Annals of Oncology, 2016, 27(suppl_6): 11780－11780

［21］ Pless M, Stupp R, Ris HB, et al. Induction chemoradiation in stage ⅢA/N₂ non－small－cell lung cancer: a phase 3 randomised trial. Lancet, 2015, 386(9998): 1049－1056

［22］ Guo SX, Jian Y, Chen YL, et al. Neoadjuvant chemoradiotherapy vesus chemotherapy alone followed by surgery for resectable stage Ⅲ nonsmall－cell lung cancer: a meta－analysis. Sci Rep, 2016, 28(6): 34388

［23］ Gao SJ, Corso CD, Wang EH, et al. Timing of surgery after neoadjuvant chemoradiation in locally advanced non－small cell lung cancer. J Thorac Oncol, 2017, 12(2): 314－322

［24］ Glover J, Velez－Cubian FO, Toosi K, et al. Perioperative outcomes and lymph node assessment after induction therapy in patients with clinical N₁ or N₂ non－small cell lung cancer. J Thorac Dis, 2016, 8(8): 2165－2174

［25］ 罗阔, 杨志祥. 晚期非小细胞肺癌的化学治疗进展. 中国医药导报, 2015, 12(8): 37－41

［26］ 孙冰生, 李晨光, 苏延军. 早期非小细胞肺癌外科治疗进展. 天津医药, 2018, 46(6): 661－665. DOI: 10.11958/20171530.

［27］ Kelly K, Altorki NK, Eberhardt WE, et al. Adjuvant erlotinib versus placebo in patients with stage ⅠB－ⅢA non－small－cell lung cancer(RADIANT): A randomized, double－blind, phase Ⅲ trial. J Clin Oncol, 2015, 33(34): 4007－4014

［28］ Arriagada Rl, Bergman B, Dunant A, et al. Cisplatin－based adjuvant chemotherapy in patients with completely resected non small－cell lung cancer. N Engl J Med, 2004, 350(4): 351－360

［29］ Winton T, Livingston R, Johnson D, et al. Vinorelbine plus cisplatin vs. observation in resected non－small－celllung cancer. N Engl J Med, 2005, 352(25): 2589－2597

［30］ Butts CA, Ding K, Seymour L, et al. Randomized phase mtrial of vinorelbine plus cisplatin compared with observation in completely resected stage ⅠB and n non－small－cell lungcancer: updated survival analysis of JBR－I0. J Clin Oncol, 2010, 28(1): 29－34

［31］ Douillard JY, Rell R, De Lena M, et al. Adjuvant vinorelbine plus cisplatin versus observation in patients with completely resected stage ⅠB－ⅢA non－small－cell lung cancer(AdjuvantNavelbine International Trialist Association[ANITA]): a randomised controlled trial. Lancet Oncol, 2006, 7(9): 719－727

［32］ Strauss GM, Herndon JE, Maddaus MA, et al. Adjuvant paclitaxel plus carboplatin compared with observation in stage ⅠB non－small－cell lung cancer: CALGB 9633 with the Cancer and Leukemia Group B, Radiation Therapy Oncology Group, and North Central Cancer Treatment Group Study Groups. J Clin Oncol, 2008, 26(31): 5043－5051

［33］ Pignon JP, Tribodet H, Scagliotti GV, et al. Lung adjuvant cisplatin evaluation: a pooled analysis by the LACE Collaborative Group. J Clin Oncol, 2008, 26(21): 3552－3559

［34］ Pignon JP, Tribodet H, Scagliotti GV, et al. Lung adjuvant cisplatin evaluation: a pooled analysis by the

LACE Collaborative Group. J Clin Oncol, 2008, 26(21): 3552 – 3559

[35] Kelly K, Altorki NK, Eberhardt WE, et al. Adjuvant ErlotinibVersus Placebo in Patients With Stage ⅠB – ⅢA Non – Small – Cell Lung Cancer(RADIANT): A Randomized, Double – Blind, Phase Ⅲ Trial. J Clin Oncol, 2015, 33(34):4007 – 1014

[36] Burdett S, Stewart L. Pos toperative radiotherapy in non – small – cell lung cancer: update of an individual patient data meta – analysis. Lung Cancer, 2005, 47(1): 81 – 83

[37] Burdet TS, Rydzewsk AL, Tierney JF, et al. A closer look at the effects of pos toperative radiotherapy by stage and nodal status: updated results of an individual participant data meta – analysis in non – small – cell lung cancer. Lung Cancer, 2013, 80(3): 350 – 352

[38] Mikell JL, Gillespie TW, Hall WA, et al. Pos toperative radiotherapy is associated with better survival in non – small cell lung cancer with involved N_2 lymph nodes: results of an analysis of the National Cancer Data Base. J Thorac Oncol, 2015, 10(3): 462 – 471

[39] Robinson CG, Patel AP, Bradley JD, et al. Pos toperat ive radiotherapy for pathologic N_2 non – small – cell lung cancer treated with adjuvant chemotherapy: a review of the National Cancer Data Base. J Clin Oncol, 2015, 33(8): 870 – 876

[40] Wei S, Xie M, Tian J, et al. Propensity score – matching analysis of pos toperative radiotherapy for stage ⅢA ~ N_2 non – small cell lung cancer using the Surveillance, Epidemiolog y, and End Results database. R adiat Oncol, 2017, 12(1): 96 – 102

[41] Billiet C, Decaluwe H, Peeters S, et al. Modern pos toperative radiotherapy for stage Ⅲ non – small cell lung cancer may improve local control and survival: a meta analysis. Radiother Oncol, 2014, 110(1):3 – 8

[42] Matsuguma H, Nakahara R, Ishikawa Y, et al. Pos toperative radiotherapy for patients with completely resected pathological stage ⅢA ~ N_2 non – small cell lung cancer: focusing on an effect of the number of mediastinal lymph node stations involved. Interact Cardiovasc Thorac Surg, 2008, 7(4): 573 – 577

[43] Wong AT, et al. Assessing the Impact of Properative Radiation Therapy for Completely Resected Limited – Stage Small Cell Lung Cancer Using the National Cancer Database. J Thorac Oncol, 2016, 11(2):242 – 248

[44] Chen W, Zheng R, Baade PD, et al. Cancer statistics in China, 2015. CA Cancer J Clin, 2016, 66(2): 115 – 132

[45] Arriagada R, Dunant A, Pignon JP, et al. Long – term resuits of the international adjuvant lung cancer trial evaluating adjuvant Cisplatin – based chemotherapy in resected lung cancer. J Clin Oncol, 2010, 28(1): 35 – 42

[46] Butts CA, Ding K, Seymour L, et al. Randomized phase Ⅲ trial of vinorelbine plus cisplatin compared with observa tion in completely resected stage ⅠB and Ⅱ non – small – cell lung cancer: updated survival analysis of JBR – 10. J Clin Oncol, 2010, 28(1): 29 – 34

[47] Burdett S, Pignon JP, Tierney J, et al. Adjuvant chemotherapy for resected early – stage non – small cell lung cancer. Cochrane Database Syst Rev, 2015, (3): CD011430

[48] Bradbury P, Sivajohanathan D, Chan A, et al. Postoperative adjuvant systemic therapy in completely resected non – small – cell lung cancer: a systematic review. Clin Lung Cancer, 2017, 18(3): 259 – 273

[49] Remon J, Lianes P, Martinez S, et al. Adjuvant treatment inresected non – small cell lung cancer: current and future issues. Crit Rev Oncol Hematol, 2013, 88(2): 375 – 386

[50] Takamochi K, Suzuki K, Sugimura H, et al. Surgical resection after gefit – inib treatment in patients with lung adenocarcinoma harboring epidermal growth factor receptor gene mutation. Lung Cancer, 2007, 58(1): 149 – 155

[51] Hishida T, Nagai K, Mitsudomi T, et al. Salvage surgery for advanced non – small cell lung cancer after response to gefitinib. J Thorac Cardiovasc Surg, 2010, 140(1): e69 – 71

[52] Shen H, Zhong X, Ge XQ, et al. Surgical resection of lung adenoc – arcinoma without EGFR mutation after neoadjuvant gefitinib treatment. Clin Respir J, 2010, 4(2): 192 – 193

[53] Janjigian YY, Park BJ, Zakowski MF, et al. Impact on disease – free survival of adjuvant erlotinib or gefitinib in patients with resected lung adenocarcinomas that harbor EGFR mutations. J Thorac Oncol, 2011, 6(3): 569 – 575

[54] D'Angelo SP, Janjigian YY, Ahye N, et al. Distinct clinical course of EGFR – mutant resected lung cancers: results of testing of 1118 surgical specimens and effects of adjuvant gefitinib and erlotinib. J ThoracOncol, 2012, 7(12): 1815 – 1822

[55] Goss GD, O'Callaghan C, Lorimer I, et al. Gefitinib versus placebo in completely resected non – small – cell lung cancer: results of the NCIC CTGBR19study. J Clin Oncol, 2013, 31(27): 3320 – 3326

[56] Pennell NA, Neal JW, Chaft JE, et al. SELECT: A multicenter phase II trial of adjuvant erlotinib in resected early – stage EGFR mutation positive NSCLC. Journal of Clinical Oncology, 2014, 32(15_suppl): 7514 – 7514

[57] Han B, Tjulandin S, Hagiwara K, et al. EGFR mutation prevalence in Asia – Pacific and Russian patients with advanced NSCLC of adenocarcinoma and non – adenocarcinoma histology: The IGNITE study. LungCancer, 2017, 113(1): 37 – 44

[58] Zhong WZ, Wang Q, Mao WM, et al. Gefitinib versus vinorelbine plus cisplatin as adjuvant treatment for stage II – IIIA(N1 – N2) EGFR mutant NSCLC(ADJUVANT/CTONG1104): a randomised, open – label, phase 3 study. LancetOncol, 2018, 19(1): 139 – 148

[59] Yue D, Xu S, Wang Q, et al. Erlotinib versus vinorelbine plus cisplatin as adjuvant therapy in Chinese patients with stage IIIA EGFR mutation positive non – small – cell lung cancer(EVAN): a randomised, open – label, phase2trial. Lancet Respiratoy Medcine, 2018, 6(11): 863 – 873

[60] Shi L, Tang J, Tong L, et al. Risk of interstitial lung disease with gefitinib and erlotinib in advanced non – small cell lung cancer: a systematic review and meta – analysis of clinical trials. Lung Cancer, 2014, 83(2): 231 – 239

[61] Qi WX, Sun YJ, Shen Z, et al. Risk of interstitial lung disease associated with EGFR – TKIs in advanced non – small – cell lung cancer: a meta analysis of 24 phase III clinical trials. J Chemother, 2015, 27(1): 40 – 51

[62] Shah RR. Tyrosine kinase inhibitor – induced interstitial lung disease: clinical features, diagnostic challenges, and therapeutic dilemmas. DrugSaf, 2016, 39(11): 1073 – 1091

[63] Buges C, Carcereny E, Moran T, et al. Interstitial lung disease arising from erlotinib treatment in a Caucasian patient. Clin Lung Cancer, 2015, 16(2): e1 – e3

[64] 非小细胞肺癌辅助治疗胸外科共识专家组. 非小细胞肺癌术后辅助治疗中国胸外科专家共识(2018 版). 中国肺癌杂志, 2018, 21(10): 731 – 737. DOI: 10.3779/j. issn. 1009 – 3419. 2018. 10. 01

第二十章　晚期肺癌综合治疗

第一节　化学治疗

众所周知，肺癌的发病率和死亡率都很高，其中非小细胞肺癌（NSCLC）在其组织分型中所占比例高达85%。对于早期和局限性病变一般选择手术切除，但是由于 NSCLC 患者确诊时多已处于晚期而失去手术机会。随着对晚期 NSCLC 内科药物治疗的研究不断深入及发展，相应治疗水平也随着提高。由于 NSCLC 患者往往是在发病的 Ⅲ 或 Ⅳ 时被发现，且其中位生存期也仅为 8 个月左右，几乎不可治愈，对于非 EGFR 突变、非 EML4 - ALK 融合基因等的肺癌患者，以及小细胞肺癌（SCLC）患者，此时，化学治疗便成为晚期患者的首选。

一、晚期非小细胞肺癌化学治疗

1. 一线化疗　姑息化疗主要是缓解症状、减轻疼痛，提高患者的生活质量，延长其寿命。这类患者往往有较广泛的远处转移，如果不进行治疗平均生存时间只有 4～6 个月，1 年生存率仅为 10%～15%。目前，公认的晚期非小细胞肺癌一线治疗标准是含铂的两药联合方案。这一观念的确立基于荟萃分析的反复证实。

经大量临床试验证实，卡铂或顺铂联合第三代化疗药物治疗晚期 NSCLC 有效，此类药物主要包括多西紫杉醇、紫杉醇、培美曲塞、吉西他滨等。Schiller 等人研究对比了 4 种化疗方案紫杉醇 + 卡铂、多西他赛 + 顺铂、紫杉醇 + 顺铂、吉西他滨 + 顺铂在 NSCLC 上的疗效，证实了铂类联合第三代化疗药物治疗晚期 NSCLC 的客观缓解率约为 20%，2 年内生存率在 12% 左右，1 年内生存率在 34% 左右，4 组无显著差异，生存率上差别不大，但是紫杉醇 + 卡铂毒副反应最小，有更好的耐受性和有效的改善患者的生活质量。其中任何一个方案对于晚期 NSCLC 的治疗同样可以接受的治疗选择，巩固了以铂类为基础的方案在 NSCLC 化疗中的地位。临床工作者在选择药物时，最正确的方案是要结合患者的年龄、疗效、行为状态、毒副反应及费用等多方面考虑，做到个性化给药。

2. 一线靶向联合化疗

（1）贝伐单抗：是一种重组人源化抗 VEGF 单克隆抗体，贝伐单抗通过干扰 VEGF 信号传导通路中的血管生成发挥其靶向治疗作用。已被证实可联合含铂方案用于晚期非鳞肺癌的一线治疗。

SANDLER 等研究发现采用贝伐珠单抗联合紫杉醇/卡铂化疗的患者在总缓解率(overall response rate，ORR)和无进展生存时间(progression free survival，PFS)均明显优于单用紫杉醇/卡铂化疗患者。其中，对腺癌亚组分析发现，该亚组中位 OS 更是达到 14.2 个月。该研究充分说明一线化疗联用贝伐珠单抗可显著改善晚期非鳞 NSCLC 患者的治疗效果。该研究也奠定了全球首个抗血管生成药物贝伐珠单抗在一线晚期非鳞 NSCLC 治疗应用的地位，开启了抗血管生成治疗时代。随后 RECK 等和 CRINO 等的研究均进一步证实贝伐珠单抗联合含铂双药化疗在一线治疗可为晚期非鳞 NSCLC 患者带来 OS、PFS、疾病进展时间(time to progression，TTP)的获益。ZHOU 等的研究是关注贝伐珠单抗在中国人群疗效验证的重要研究。结果显示，在中国人群中，贝伐珠单抗联合卡铂/紫杉醇显著延长患者 PFS 及 OS，PFS 提高 2.7 个月(6.5 个月 vs 9.2 个月)、OS 提高 6.6 个月(17.7 个月 vs 24.3 个月)，ORR 从 26% 提高到 54%。研究表明，一线贝伐珠单抗联合含铂双药化疗的确显著改善化疗的效果。因此，基于多个全球临床研究结果，一线使用贝伐珠单抗联合含铂双药化疗治疗晚期非鳞 NSCLC 疗效显著，尤其是 EGFR 野生型晚期非鳞 NSCLC 的患者能从中显著获益。RECK 等和 CRINO 等牵头开展的全球临床研究发现亚裔晚期非鳞 NSCLC 患者使用贝伐珠单抗比欧美人群更能获益。从 OS 来看，上述研究中全球人群的 OS 为 12~15 个月，而亚裔人群的 OS 可以达到 18~28 个月。其中 RECK 等另一研究结果显示：亚裔人群 OS 为 28.2 个月，全球人群仅为 13.6 个月；以上多个临床研究均提示亚裔人群联用贝伐珠单抗更能获得长期的生存获益。

(2)血管内皮抑素 - 恩度：临床医师研究表明，抗血管药物使用对肿瘤血管、微环境正常化起着促进作用，同时血管结构规则、血管基膜完整和血管周围支持性细胞增多，提高血管整体营养供给、抗侵蚀能力，有效提高肿瘤化疗药物疗效。研究表明，联合化疗药物使用两者具有协同作用，通过抗肿瘤作用机制，协同杀伤肿瘤细胞，提高抗肿瘤作用。

任柏沉、李燕宏、孙建等研究中在一项 II 期随机对照研究中，针对纳入 126 例实施 TC(紫杉醇联合卡铂)治疗 III 期或 IV 期 NSCLC 患者。对照组予以紫杉醇联合卡铂并予以安慰剂治疗，观察组在化疗方案相同时联合恩度治疗，4 个周期结束后，随访至患者疾病进展或死亡。结果表明，相比较对照组，观察组生存率明显高于对照组，两组差异有意义。张红军、雷培森研究中一线治疗措施中联合恩度治疗 NSCLC 相比较单纯化疗疗效，结果与前者研究一致。

(3)西妥昔单抗：是抗 EGFR 人/鼠嵌合单克隆抗体，可识别受体的胞外结构域，与相应配体竞争结合位点，抑制 EGFR 二聚化并下调细胞表面 EGFR 表达量。它与细胞表面受体结合而产生抗体依赖性的细胞毒性。在十余项 I~III 期临床研究中，西妥昔单抗联合一线化疗治疗晚期肺癌，取得了 PFS 或至疾病进展时间 4~5.5 个月、OS 8.3~13.8 个月的疗效。2008 年公布的 FLEX 研究纳入 1100 余例有 EGFR 表达的晚期肺癌患者，随机分组为西妥昔单抗联合长春瑞滨/顺铂与单用长春瑞滨/顺铂化疗，证实西妥昔单抗联合治疗可改善 OS、客观缓解率和至治疗失败时间，且 3 级以上不良反应发生率除皮疹、输液反应和发热性中性粒细胞缺乏外均与化疗组相当。

3. 二线化疗　在最初诊断时，有 35% 的 NSCLC 患者为局部晚期，经积极联合治疗后仍有83%的患者会发生复发及转移，其中40%为远处转移的晚期患者，需有效的全身治疗和后续性治疗。因此，大部分患者在一线化疗后，需进一步接受化疗。二线化学治疗的主要药物为培美曲塞、健择(注射用盐酸吉西他滨)、泰索帝(多西他赛注射液)等。培美曲塞是通过破坏细胞内叶酸依赖性的正常代谢过程，抑制细胞复制，从而抑制肿瘤的生长。马亚梅研究表明，培美曲赛联合顺铂治46例晚期NSCLC，有效率为83.3%，1年内生存率为64.2%，中位生存率为16.8个月，证明培美曲赛在晚期NSCLC二线化疗中的疗效确切，安全性高，能改善患者的生活质量。泰索帝(TXT)单药每3周75mg/m²，已经证实了优于最佳支持治疗(BSC)，而在生存期和不良反应发生方面低剂量组与高剂量组相比更有优势和更安全；同时，泰索帝单药要优于异环磷酰胺(IFO)、长春瑞滨(NVB)等药物，因此被推荐为铂类耐药情况下NSCLC二线化疗的标准方案。联合化疗方面，无论以泰索帝为主联合化疗或其他药物联合化疗都尚缺乏足够证据证明其能够明显优于泰索帝单药，尤其在生存期、无病进展时间方面无大的差异；但是在有效率和缓解症状上联合化疗略优于泰索帝单药。

4. 维持治疗　是指晚期NSCLC患者在完成一线治疗后病情处于客观缓解及稳定状态，继续接受治疗，直至出现疾病进展或不可耐受的不良反应，以期获得最大的肿瘤缓解和生存。随着多种高效药物的应用，维持治疗的有效性及耐受性也得到了确定。目前主要可用于维持治疗的药物有化疗药物、分子靶向药物和免疫药物。

化学药物的维持治疗主要有：

(1)培美曲塞：维持化疗，晚期非鳞非小细胞肺癌患者可延长PFS和生存期OS，2013年的PARAMOUNT研究探索晚期NSCLC培美曲塞联合顺铂一线化疗后接受培美曲塞同药维持的疗效，结果证实培美曲塞组较安慰剂组，延长了PFS和OS。JMEN研究中，非鳞癌亚组维持治疗与安慰剂的中位PFS分别为4.4个月和1.8个月，中位OS分别为15.5个月、10.3个月。两组研究维持治疗均为培美曲塞。分别为继续维持和换药维持，某种程度上反映换药维持可能优于原药维持。由Paik等回顾性分析114名EGFR阴性的晚期肺腺癌患者，一线培美曲塞加顺铂化疗后培美曲塞维持治疗对比不加维持治疗，中位PFS(5.8个月对2.2个月，$P < 0.001$)。中位OS(22.3个月对16.1个月，$P = 0.098$)。结果提示培美曲塞的维持治疗对于EGFR阴性的肺腺癌患者效果较好。

(2)吉西他滨：维持化疗可延长晚期非小细胞肺癌患者的PFS。Hu X等的一项Meta分析收集了11项随机对照试验研究，比较吉西他滨维持治疗和最佳支持治疗的疗效，结果显示，吉西他滨较对照组显著改善了PFS，但是并未明显改善OS。吉西他滨能改善患者PFS。

(3)多西他赛：目前NCCN指南推荐多西他赛用于晚期鳞状细胞癌患者的维持治疗，Attarian等的一项研究入组了18名晚期非小细胞肺癌患者，经一线标准含铂双药化疗后病情稳定的患者，给予多西他赛单药维持治疗，结果显示中位PFS为9~10个月，中位OS为18个月，无严重不良反应和生存质量影响。但研究缺乏对照组。多西他赛可明显改善晚期非小细胞肺癌患者的PFS，且不会增加严重不良反应和降低生存质量。

(4)长春瑞滨：Farhat等的多中心Ⅱ期临床试验入组了39名晚期非小细胞肺癌患者，一线口服长春瑞滨加顺铂治疗，有18名患者病情稳定或缓解，随后接受口服长春瑞滨维持治疗，评估患者的中位 PFS、OS 和不良反应。总体中位 PFS 对比维持治疗组为 4.9 个月和 6.7 个月。中位 OS 为 8.7 个月和 11 个月。总体不良反应可耐受。单药口服长春瑞滨维持治疗可以延长 PFS，耐受良好。

（5）替吉奥：Niho 等的 II 期临床试验纳入 78 名晚期非小细胞肺癌患者，以铂基方案诱导治疗后分为替吉奥维持治疗组和替吉奥加贝伐单抗维持治疗组，中位无进展生存时间和生存期分别为：替吉奥组 2.6 个月和 11.0 个月；替吉奥加贝伐单抗组 4.6 个月和 19.9 个月。显示出替吉奥联合贝伐单抗在维持治疗中有一定疗效，毒性可耐受。因此，目前多部指南推荐培美曲塞、多西他赛、吉西他滨作为维持治疗药物。

二、小细胞肺癌的化学治疗

1. 一线化疗 临床试验显示单药化疗呈现惊人的高反应率，但单药化疗极少出现完全缓解，且缓解持续时间短。与单药化疗相比，联合化疗后的总生存期显著提高，ES-SCLC 患者的有效率为 60%～80%，完全缓解率为 15%～25%，中位生存期为 7～10 个月。采用联合化疗，虽然 ES-SCLC 患者仍不可避免地出现复发和耐药；但约 25% LS-SCLC 患者可获得 2 年的无病生存期。研究者评估在 SCLC 患者中使用联合顺铂与依托泊苷的方案，发现依托泊苷和顺铂联合用药方案（EP）产生了与早期基于烷化剂方案的相似反应率和生存率。在比较 EP 和环磷酰胺、表阿霉素和长春新碱联合用药方案（CEV）的 III 期试验发现，接受 EP 治疗的患者的总体生存期更优，差异有统计学意义（10.2 个月 vs 7.8 个月，$P = 0.0004$），且在 LS-SCLC 患者中获益更明显。

Fink 等人随机分配了 703 例初治的 ES-SCLC 患者接受顺铂加拓扑替康（TP）或依托泊苷（EP），报道了 TP 在反应率和疾病进展时间方面有显著的改善，但是 OS 没有差异。Satouchi 等进行的 III 期试验对比顺铂/氨柔比星（AP）与 IP 方案一线治疗 ES-SCLC，揭示了氨柔比星在反应率上的非劣效性，但在 OS 方面没有优势。因此，氨柔比星在美国并未批准上。

2. 二线化疗 大多数 LS-SCLC 和几乎全部的 ES-SCLC 患者均会出现复发。SCLC 复发患者根据其对二线治疗反应的敏感程度分为以下两类：①难治/耐药（初始治疗 2～3 个月疾病出现进展或复发）；②复发/敏感（初始治疗 3 个月后复发）。一项 III 期随机化临床试验比较了拓扑替康单药治疗和 CAV 联合治疗在 211 例初始治疗后 >60 天复发的 SCLC 患者中的疗效，结果显示，拓扑替康组和 CAV 组的反应率、进展时间和总体生存期均无统计学差异，而联合方案的血液毒性更大。

三、总结

过去几年，晚期 NSCLC 化学治疗有了重大进展。EGFR 突变和 ALK 重排的确定也推动了致癌基因靶向治疗的不断进步。并且也已将其成功引入到了目前的临床中。而对于 SCLC 治疗仍旧未发现明显有效方法，至今，化疗在晚期 NSCLC 患者和 SCLC 患者中的治疗作用仍然占据主要位置。同时化疗药物强大的免疫调节功效，成本-效益比高，可以将其视为一种新型提高 T 细胞抗癌活性的方法。基于以上综合分析，巨大的化学治疗靶向时代已开启，相信在不久的将来，晚期肺癌治疗中各种突破会使肺癌患者的治疗得到改善。

（于　壮　李红梅）

第二节 放射治疗

一、早期非小细胞肺癌（NSCLC）的放疗

早期 NSCLC 主要以手术为主，但临床上总有一部分患者由于种种原因不能接受手术治疗。长期随访表明，不能手术的早期 NSCLC 首选的立体定向放射治疗（stereotactic body radiationther-apy，SBRT）是安全高效的，对局部区域复发患者的挽救性 SBRT 与初诊者相似。2018 年，RTOG 0618 临床试验报告早期非小细胞肺癌患者的 4 年生存率、4 年局部控制率、无病生存率（DFS）和总生存率（OS）分别为 88%、57% 和 56%。在 JCOG 0403 研究中，采用 SBRT（处方剂量 48Gy/4 次，4 ~ 8 天）治疗 $T_1N_0M_0$ 期 NSCLC 手术患者。3 年、5 年和 10 年的平均 OS 率分别为 76.5%、54.0% 和 23.8%，3 年、5 年、10 年无进展生存期（progression-free survival，PFS）率分别为 54.5%、41.3%、19.1%。10 年随访结果表明，SBRT 治疗 I 期非小细胞肺癌安全有效，可作为早期肺癌患者的首选，尤其是老年人或心肺功能差的患者。2018 年美国临床协会年会报告了一项前瞻性的临床研究的救助。组内有 326 名患者，40 例初次手术，43 例放射治疗，243 例未治疗。结果表明，对于复发或二次原发性肺癌患者，抢救性 SBRT 与第一次诊断时给予 SBRT 患者的 OS 相似，且毒性可耐受，$P > 0.05$。在肺癌早期，SBRT 后局部控制率高，失败的主要原因是远处转移。例如，RTOG 0236 报告的 3 年局控率为 95%，5 年远处转移率却高达 31%。早期肺癌患者免疫状况良好，在理论上，SBRT 联合免疫治疗有望降低远处转移的发生率，从而提高整体生存率。美国德州大学安德森癌症中心由 Chang 等领导的一项免疫治疗联合 SBRT 对比单用 SBRT 治疗早期 NSCLC 的研究（NCT03110978），计划招募的 140 名患者中 45 名达到了预期的入组率。此研究的研究终点为 DFS，次要研究终点为 OS、毒性以及生物标志物。具体研究结果尚未公布。

立体定向放射治疗技术治疗早期 NSCLC 的剂量分割方式在不同国家地区均不相同，美国常采用 60Gy/3 次，日本为 48 ~ 50Gy/4 次，MDACC 采用 34Gy/1 次 ~ 70Gy/10 次，国内多采用 50Gy/4 次的剂量分割。在不同临床研究报道中，SBRT 技术治疗早期 NSCLC 采用的剂量分割尚无统一标准，多数根据患者的全身状态、基础肺功能、靶区距胸壁距离、靶区大小等适当调整剂量分割，下图为一患者的靶区勾画（图 20-1）。研究表明，无论采用何种剂量分割模式，等效生物剂量（BED）的临床需求均需大于 100Gy。当 BED 大于 100Gy 时，肿瘤局控率可达到 90% 以上。而选择适当的剂量，需要权衡肿瘤局控率和放疗损伤之间的利弊。单中心大样本的剂量爬坡试验是确定最佳剂量分割的有效方法，放射肿瘤协作组（radiation therapy oncology group，RTOG）0813 实验正在进行 SBRT 在早期 NSCLC 治疗中的剂量爬坡试验，目前结果尚未公布，希望该研究能指导临床制订更科学合理的剂量分配方案。

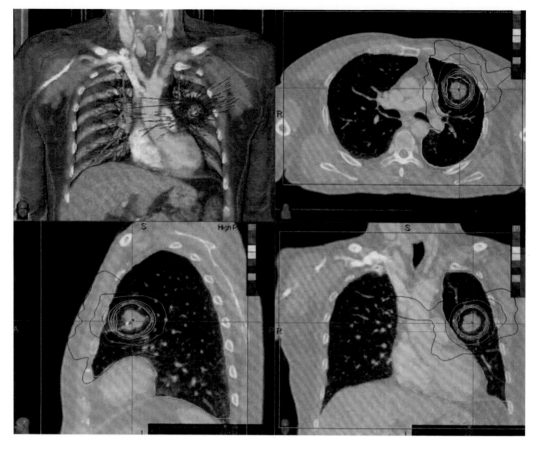

图 20 - 1 靶区勾画

二、局部晚期 NSCLC 放疗

局部晚期非小细胞肺癌(LA - NSCLC) 是指一类无远处转移但不能切除的肺部病变，一般为ⅢA 期和ⅢB 期，占局部晚期非小细胞肺癌(LA - NSCLC) 的30% 以上，属于肺癌中最常见的疾病阶段。临床统计只有部分ⅢA 期和极少数ⅢB 期患者能够接受手术治疗，其他基本不适合手术治疗。放疗是失去手术治疗机会的癌症患者的重要治疗方法之一，肺癌临床指南指出同期化放疗是这部分患者的标准治疗方式。而研究证实，单一实施放疗治疗能够提升局部晚期非小细胞肺癌患者 10 个月的中位生存期，患者放疗后 5 年的生存率在5% 左右。放疗中靶区勾画是最基本的问题，但也是最重要的问题，局部晚期非小细胞肺癌早期照射靶区具体有原发病灶、同侧纵隔、同侧肺门以及锁骨上淋巴结，其被称作选择性淋巴结照射技术(ENI) ，不过由于靶区存在比较大的体积，增加了放射损伤，降低了患者的生存质量，因而影响了治疗的局部控制率及生存率。因此之后慢慢将其转变成累及野照射(IFI) ，是指照射野仅包括肿瘤区域，不做预防性区域。因为淋巴结有可能复发，我国有学者开展了随机性的前瞻性研究，一组患者进行 68 ~74Gy 累及野照射，另外一组进行 60 ~64Gy 选择性淋巴结照射，在 5 年时间内，累及野照射组的有效率为90% ，而选择性淋巴结照射的有效率为 79% ，累及野照射组的局部控制率为

51%，而选择性淋巴结照射的控制率为36%，累及野照射组的肺炎出现率为11%，而选择性淋巴结照射的肺炎出现率为16%，累及野照射组的2年生存率为39.4%，而选择性淋巴结照射的2年生存率为25.6%。虽然研究不可避免存在局限性，不过同样能够证实累及野照射优于选择性淋巴结照射。另外不少研究着力探讨单次分割剂量的改变，将放射治疗指数提高，比如加速分割（单次剂量不变或加大、总剂量不变，时间缩短）、超分割（2~3次/天，单次剂量低于2Gy，总剂量不变），还包括超分割、加速分割结合的加速超分割。有一项随机研究发现，相较于常规化放同步，分程超分割、连续超分割同步化疗的生存率并没有明显升高，不过进行54Gy/36f/1.5Gy/12d的加速超分割放疗，生存率为29%，明显高于60Gy/2Gy常规放疗的生存率20%。近些年来，随着三维适型、调强放疗技术水平的不断提高，使得肿瘤靶区剂量升高、而正常组织受照射剂量下降、照射次数减少而单次剂量超过2Gy的治疗模式得到实现。有研究显示，采取放疗同步铂类对NSCLC患者进行治疗，单次剂量设置为每日2.4~2.75Gy，结果显示，患者的中位生存期达到20个月，而毒副反应未见增加。所以对于局部晚期NSCLC患者，目前指南主要采用累及野放疗技术，其放疗范围为影像学科可见病灶。根据目前证据，同步放化疗时通常给予原发肿瘤/阳性淋巴结60Gy。关于放疗体积，按照ICRU-62指南，根据治疗目的分为大体肿瘤靶区（GTV），加上显微病灶的临床靶区（CTV）、靶区运动的内靶区（ITV）、每日摆位误差的计划靶区（PTV）。根据CT或PET/CT上可见肿瘤勾画GTV（包括原发肿瘤和转移淋巴结）。CTV为根据病理类型由GTV外扩获得（原发灶鳞癌外扩6mm、腺癌8mm）；根据模拟机或四维CT测定肿瘤运动情况确定内靶区（ITV）；PTV为ITV+摆位误差（通常为0.5cm）。IMRT计划见图20-2。

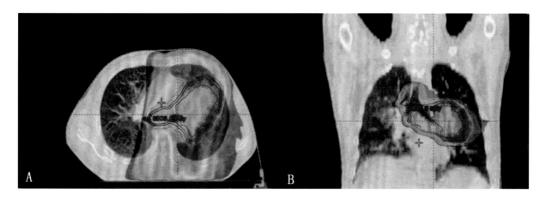

图20-2　IMRT计划

三、NSCLC术后放疗

手术切除是早期乃至部分Ⅲ期NSCLC患者治疗的首选，但仍有部分患者由于病变位置、大小等种种原因手术难度大，仅可达R1或R2切除，这部分患者局部控制率低，总生存率差。因此，部分指南通常推荐这部分患者通过术后放疗以降低其局部复发率，从而提高其总生存，但缺乏足够的临床研究数据以支持术后放疗的价值。值得庆幸的是，2015年Wang等发表了1篇大样本量的回顾性研究，旨在评估术后放疗对患者生存的影响。研究入组了3395例手术不完全切除的患者，其中1207例患者接受了术后放疗，2188例患者未接受术后放疗。其研究结果显示，术后接受放疗者中位生存期为33.5个月，而未接受放疗者为23.7个月（$P < 0.001$），5年OS分别是32.4%和23.7%，术后接受放疗者与未接受放疗患者相比，其死亡风险下降了20%。该研究证实术后放疗能改善 Ⅱ～Ⅲ期 $N_{0\sim2}$ 不完全切除肺癌患者的总生存。Lally等为确定术后放疗在Ⅱ、Ⅲ期NSCLC根治术后的应用价值，从SEER数据库筛选了1988—2002年诊断为Ⅱ、Ⅲ期NSCLC的患者共7465例，其中行根治性术后放疗者3531例。其研究结果显示，对于 $N_{0\sim1}$ 患者，术后放疗降低了患者的生存率，但对于 N_2 患者，术后放疗使其5年生存率由20%提高至27%（$P = 0.0036$）。同样，Douillard等回顾性分析结果显示，术后辅助放疗可提高 N_2 患者的生存期。因此，目前临床研究结果提示，对于完全切除的Ⅱ、Ⅲ期NSCLC患者，若术后分期为 $N_{0\sim1}$，不推荐常规行术后辅助放疗；若术后分期为 N_2 者，术后放疗可提高其生存率。

ⅢA～N_2 期的非小细胞肺癌患者在临床表现、治疗和预后等方面表现出较大的异质性。因此，为了制定合理的治疗指南，ⅢA～N_2 期非小细胞肺癌可分为四个亚类，即Ⅲ A_1、Ⅲ A_2、Ⅲ A_3、Ⅲ A_4。Ⅲ A_1 期非小细胞肺癌指的是偶然发现的 N_2 患者，是指术前经过CT、PET/CT、纵隔镜等仔细、严谨分期，未发现纵隔有淋巴结转移，但术后病理切片证实有纵隔淋巴结转移。Ⅲ A_2 期非小细胞肺癌指术前分期检查未发现纵隔淋巴结有转移，但在手术过程中发现并经病理学证实。Ⅲ A_1 期非小细胞肺癌和Ⅲ A_2 期非小细胞肺癌可合并成一个亚组，即术前未发现转移，而经术后病理学证实的纵隔淋巴结转移，即 pN_2 期非小细胞肺癌。这部分患者需要进行筛选那些需要接受术后放疗的指征。Ⅲ A_3 期非小细胞肺癌指经术前分期证实的单个或多个纵隔淋巴结转移，Ⅲ A_4 期非小细胞肺癌指的是纵隔淋巴结肿大超过2.5cm或者纵隔内淋巴结融合成块状。Ⅲ A_3 期和Ⅲ A_4 期非小细胞肺癌（NSCLC）患者因不符合完全切除标准而丧失手术机会而接受根治性同期化放疗。根据综合治疗原则，无术后辅助放疗指征，不需考虑Ⅲ A_3 期和Ⅲ A_4 期肺癌术后放疗靶区划分问题。但目前有临床试验正在研究这部分患者术前辅助治疗（术前同期化放疗或突变基因阳性患者靶向治疗）后再行手术治疗，结果尚未证实。

术后放疗（PORT）技术建议采用三维适形放疗技术（3D-CRT），必要时也可以应用调强放射治疗（IMRT），以避开心脏、食管及降低正常肺组织的损伤；设备应为直线加速器，能量选择6-10MeV，采用SAD照射技术。在PORT靶区方面，目前没有明确勾画的规范，根据相关文献提出了三维适形放疗条件下PORT的靶区勾画指引的建议：对于左侧NSCLC完全切除术后，PORT靶区范围需要包括支气管残端、第2R、2L、4R、4L、5、6、7和10～11组淋巴结（不包括第1、3A、3P、8、9组淋巴结）；对于右侧NSCLC完全切除术后，PORT靶区范围需要包括支气管残端、第2R、4R、7和10～11R组淋巴结（不包括第1、3A、3P、8、9、2L、4L、5、6组淋巴结）。对于手术完全切术的 pN_2M_0 患者，术后放疗推荐剂量：50～54Gy，分割剂量1.8～2.0Gy；若淋巴结包膜外侵犯处或有镜下残留处：54～60Gy，分割剂量1.8～2.0Gy。三维适形技术下PORT靶区勾画如图20-3，对于接受胸部3D-CRT的患者，正常组织危机器官（OARs）主要包括有双侧肺组织减去GTV、心脏、脊髓，另外在必要时，也应该评估食管、心包和臂丛神经的受量。

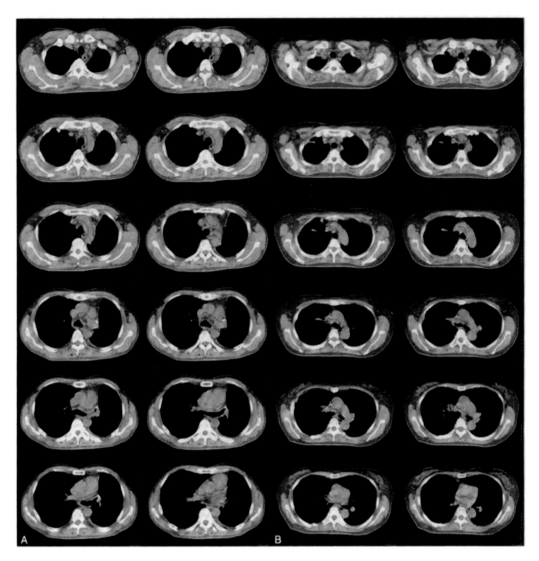

图 20 - 3 术后放疗靶区图例

四、晚期非小细胞肺癌的放射治疗研究进展

非小细胞肺癌约占肺癌80%，而30%～40%的患者在初诊时已处于晚期，而非Ⅳ期患者在治疗过程中也有相当一部分会出现远处转移演变成Ⅳ期，此时已失去手术治疗的机会，治疗通常以全身治疗为主，如果患者的临床症状与局部病灶相关，进行局部姑息放疗可起到减轻患者痛苦、改善生活质量、控制肿瘤进展的作用。目前随着靶向治疗和免疫治疗的发展，晚期非小细胞肺癌的综合治疗取得了良好的疗效。

1. 放化疗联合治疗 对于突变基因阴性这一部分患者全身化疗仍然是一种主要治疗手段。放化疗联合治疗晚期非小细胞肺癌的优势在于以下几点：①放疗尤其是精确放疗属于局部治疗，主要杀死原发灶及转移灶局部肿瘤细胞。化疗为较典型的全身性治疗方法，同时对原发灶、转移灶、亚临床病灶及存在于血管、淋巴管内的微转移灶有一定杀伤作用；②化放疗联合是非交叉抗拒治疗方式：其作用细胞周期时相不同，可以互补优劣。化疗、放疗可在最大耐受量下联合应用，不因毒性增加而减少治疗剂量；③化疗杀灭对肿瘤敏感的细胞，瘤体缩小，改善血供，使乏氧细胞转换为对放疗敏感的富氧细胞；④化疗药物的放射增敏作用：放疗和化疗的协同效应大于两者各自使用时的效应。例如乏氧细胞具有抗放射性，DDP 有乏氧细胞再氧化作用，从而提高了肿瘤细胞的放射敏感性。

化疗与放疗相结合治疗 IV 期 NSCLC 已成为共识。国内多项研究显示，放化综合治疗与单纯化疗组相比，疗效显著，2 年生存率明显提高。陈尚武等分析影响晚期非小细胞肺癌预后的相关因素时指出放疗和化疗结合方式是影响晚期 NSCLC 生存的独立因素。并且目前对于同步放化疗联合巩固化疗也有一些研究，一项对 2925 例患者进行的 Meta 分析表明，局部晚期非小细胞肺癌同步放化疗联合巩固化疗，无进展生存时间优于同期放化疗患者（总生存率，HR = 0.86，95% CI：0.78 ~ 0.93）。由此看出同步放化疗联合巩固化疗可以提高局部晚期 NSCLC 患者的总生存率和无进展生存期。

2. 放疗联合靶向治疗

（1）放疗联合表皮生长因子受体酪氨酸激酶抑制药（TKI）：表皮生长因子受体（EGFR）酪氨酸激酶抑制药是一种跨膜蛋白，与配体结合后，其胞内区的酪氨酸激酶发生磷酸化，进而激活下游信号通路，引起细胞增生和分化，促进肿瘤生长和转移。40% ~ 80% 的非小细胞肺癌患者存在 EGFR 高表达，一项包含 14 项临床研究的 Meta 分析提示 EGFR 高表达可能与非小细胞肺癌的预后差相关。临床上常用的 EGFR - TKIs 类药物有吉非替尼、厄洛替尼和埃克替尼，可以竞争性的结合磷酸位点，从而阻断下游的信号传导，发挥抗肿瘤作用。

TKI 之所以能与放疗联合发挥作用，主要由于引起细胞周期阻滞、诱导细胞凋亡、降低放射抗拒、抑制放射损伤的再修复、抑制细胞加速再增生、抗肿瘤血管生成等作用。有研究表明，EGFR - TKIs 可以通过抑制放疗引起的 DNA 双链断裂的损伤修复、诱导肿瘤细胞凋亡及影响细胞周期等机制增加放疗敏感性。基于这一理论，放疗联合 EGFR - TKIs 在不能手术的局部晚期或有远处转移的晚期 NSCLC 的临床研究正在世界范围内广泛进行中，引起临床医生的广泛关注。

（2）放疗联合血管生成抑制药：血管生成指在已形成的血管基础上形成的新一代血管，是抗肿瘤治疗的重要治疗靶点，目前临床上常用的抗血管生成药物有贝伐珠单抗和雷莫芦单抗。贝伐珠单抗是一种血管内皮生长因子（vascular endothelial growth factor，VEGF）的人源化单克隆抗体，在临床上对贝伐珠单抗的联合应用已比较广泛。VEGF 是肿瘤血管生成中最重要的调节因子，可诱导内皮细胞迁移、增生和分化，促进肿瘤生长和转移。血管内皮生长因子的表达受多种因素的影响，其中缺氧是诱导血管内皮生长因子的重要刺激因子。放疗本身也能诱导血管内皮生长因子的高表达。抗血管生成药物可以重建肿瘤疾病的血管网络，使其结构和功能正常化，从而改善局部血液循环，增加缺氧区的氧气供应，减少氧细胞的产生，降低 VEGF 和辐射耐受力。相关因素的产生，最终提高了对辐射的敏感度。图 20 - 4 为贝伐珠单抗的作用机制：

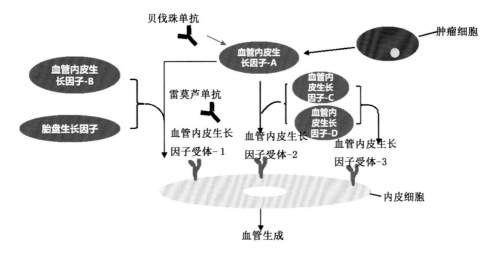

图 20 - 4　贝伐珠单抗的作用机制

（3）放疗联合免疫治疗：免疫治疗是近年来新兴的治疗肿瘤方法，与传统的治疗方式联合应用可以激活机体的免疫反应，从而特异性识别全身的肿瘤细胞。目前已有作用于免疫检查点的药物，抗 PD - 1 抗体主要有 pivolumab、pembrolizumab，抗 PD - L1 抗体主要有 atezolizumab、durvalumab 和 avelumab，抗 CTLA - 4 抗体有 ipilimumab 和 tremeli-mumab 等。一项Ⅰ期临床试验（KEYNOTE - 001）对 495 名局部晚期或晚期 NSCLC 患者的研究发现，pembrolizumab 有一定的抗肿瘤活性，PD - L1 表达高于 50% 的患者疗效提高更明显。KEYNOTE - 024 作为一项Ⅲ期临床研究也证实 pembrolizumab 组中位生存期较单纯化疗组明显增加，且 pembrolizumab 组不良反应发生率低于化疗组。一项随机Ⅱ期临床试验（NCT02492568 实验）对比晚期 NSCLC 患者立体定向放疗后使用 pembrolizumab 与单独应用 pembrolizumab 的 ORR，结果证实联合治疗组效果更佳。免疫治疗联合放疗可明显延长患者中位生存期及无进展生存期，且未显著增加不良反应发生率，有望成为晚期非小细胞肺癌患者更理想的治疗选择。但这种治疗方式的应用需谨慎，其适应人群、疗效及不良反应等方面有待研究者们进一步探讨，从而为更多肺癌患者带来希望。

五、小细胞肺癌放疗

小细胞肺癌（small cell lung cancer，SCLC）是一种恶性程度极高的肺部肿瘤，约占肺癌的 13%，具有侵袭性强、早期易播散、倍增时间短、对放化疗高度敏感的特点，预后较差。1973 年，美国退伍军人医院肺癌研究组（VALG）将小细胞肺癌分为局限期（limited stage disease，LD）和广泛期（extensive stage disease，ED）。局限期小细胞肺癌的定义为肿瘤局限于一侧胸腔、同侧肺门、双侧纵隔、同侧锁骨上区，且除外恶性心包积液或恶性胸腔积液等情况。而广泛期小细胞肺癌目前定义为Ⅳ期或是多发肺内转移结节和（或）肿瘤病灶、转移淋巴结靶区过大而难以耐受根治性放疗。就诊时约有 1/3 小细胞肺癌患者处于局限期，是潜在可治愈的，约 2/3 的患者处于广泛期。但最近也有关于 SCLC 的治疗按 TNM 分期的研究。目前对于小细胞肺癌的治疗方式以放化疗为主。现就小细胞肺癌的放射治疗阐述如下。

1. 局限期小细胞肺癌的放疗

（1）小细胞肺癌放化疗时间顺序的选择：目前局限期小细胞肺癌放化疗时间顺序主

要有 3 种。

1)序贯法：CT – RT、RT – CT。序贯法是 SCLC 治疗过程中最早出现的化疗与放疗相互结合的治疗实施方式，适合于一般情况较差的老年患者。

2)同步法：在化疗开始第 1 天同时放疗。这种方法能够有效缩短治疗时间，提升整体治疗强度，适合于肿块较小、局限性病变。

3)交替法：CT – CRT – CT。这种治疗方式能够同时发挥序贯治疗和同步治疗的临床应用优势。

目前 SCLC 放化疗顺序的问题只是达成共识——支持早期同步放化方案，但仍无确切的循证医学的证据。Murray 对放射治疗与化疗联合应用的时间间隔与治疗疗效的关系进行了荟萃分析，结果表明，早期放疗可提高局部控制率和生存率见表 20 – 1。

表 20 – 1　局限期小细胞肺癌化、放疗时间的分析

间隔时间(周)	平均时间(周)	病例(例)	3 年无病生存率(%)
0 ~ 2	0	426	18.9
3 ~ 5	4	304	22.2
6 ~ 10	9	376	14.1
11 ~ 19	17	453	12.7
20 +	20	388	13.0

(2)小细胞肺癌的放疗剂量 – 分割方式的选择：根据美国国立综合癌症网络(National Comprehensive Cancer Network，NCCN)指南，目前推荐局限期小细胞肺癌的胸部放疗可采用以下两种方案：45Gy/30 次，2 次/日，5 日/周的加速超分割放疗方案，60 ~ 70Gy/30 ~ 35 次，1 次/日，5 日/周的常规分割放疗方案。一项前瞻性随机对照临床试验 intergroup0096 对比了 45Gy/30 次，2 次/日，5 日/周和 45Gy/25 次，1 次/日，5 日/周的放疗方案，两组均给予依托泊苷联合顺铂(EP)方案同步化疗，结果显示超分割放疗组 5 年 OS 提高了 10%(26% 和 16%)，中位生存期达 23 个月。最新的 Meta 分析项对 837 例患者评估大分割同期放化疗在局限期小细胞肺癌中的价值。结果显示：大分割放疗与常规或超分割放疗相比，无进展生存时间相似($P = 0.95$)；大分割放疗可延长局限期小细胞肺癌患者的总生存期($P = 0.03$)；同时，大分割放疗不增加急性放射性食管炎和肺炎的发生率。提示大分割较常规分割/超分割同步放化疗延长总生存时间，不增加毒性，可作为局限期小细胞肺癌治疗的选择模式。综合多项荟萃分析可以发现 LSCLC 胸部放疗治疗的通行性平均治疗剂量应用水平波动范围是 5000.00 ~ 6500.00Gy。

Zabra 等进行的一项对 42 例患者的临床研究显示：82% 的患者接受了 61.2G/34f 常规分割放疗联合 P 或 EC 方案化疗，患者的 2 年和 5 年生存率分别为 47% 和 21%，而 3 级以上食管毒性为 13.1%，未发生 3 级以上肺炎。Samala 等对 200 例 EC 方案化疗同步 70Gy 常规分割胸部放疗局限期小细胞肺癌的患者进行了回顾性分析，同步放化疗前患者均接受 2 个疗程紫杉醇或拓扑替康，口服依托泊苷和伊立替康联合顺铂等不同方案诱导化疗，其 5 年生存率和食管炎发生率分别为 21% 和 23%。上述 2 项试验表明：常规分割高剂量放疗较超分割放疗放射性食管炎的发生率低且生存期尚可。

SBRT 是治疗肺癌的新型技术，由于可以对肿瘤区进行高剂量照射以及对周围正常组织进行低剂量照射，使得 SBRT 可以在未引起严重并发症的情况下，获得理想的局控率和生存期。目前，SBRT 可作为非手术 NSCLC 患者的标准治疗方法。SBRT 有别于常规分割的特点：较高的单次剂（≥8Gy/次），放疗分割次数少（≤5 次），正常组织周围剂量迅速跌落，照射范围小（一般 <5cm）等。早期 NSCLC 的 SBRT 表现出了良好的局部控制和最小的毒副反应。同样的对于早期的 SCLC 患者能否应用 SBRT 取代手术治疗，在一项小样本报道中，8 例 SCLC（$cT_{1-2}N_0M_0$）患者接受 48Gy/4f 的 SBRT，其中 6 例接受化疗，所有患者未接受脑预防放疗，治疗后局控率为 100%，3 年生存率为 72%，未出现远处转移，治疗过程中未出现 2 级以上毒性。目前虽然 SBRT 在早期非小细胞肺癌（NSCLC）中应用广泛，但在 SCLC 中的应用较为局限。少数试验表明：SBRT 在早期局限期小细胞肺癌中的疗效理想，可能成为治疗早期局限期小细胞肺癌的重要手段。

（3）小细胞肺癌放疗的靶区勾画范围：20 世纪 80 年代以前，局限期小细胞肺癌的放疗范围主要包括全纵隔和锁骨上淋巴结。近几年以来，随着放疗仪器的更新以及影像技术的进步，人们可以更加准确地定义肿瘤范围，以便与正常组织进行区分，从而优化放疗计划，使靶区范围更精准。

但目前对于无淋巴结引流的淋巴引流区是否进行预防性放疗，目前仍观点不一。传统观念认为：因 SCLC 容易向纵隔淋巴结转移，应根据情况给予预防野照射。目前研究认为，CT 扫描显示大于或等于 1.0cm 的淋巴结、锁骨上区临床可触及的淋巴结和支气管镜下可见的病灶，均应定义为靶区。预防性淋巴结照射目前缺乏足够的证据。为了减少食管炎和肺功能的损害，应尽量减少照射量。目前，根据美国肺癌多中心协作小组的研究数据，建议不需要在淋巴引流区进行预防性放射治疗，应缩小放疗范围以减轻放射性损伤。另外，对于放疗 GTV 靶区范围应该是化疗前肿瘤体积，还是化疗后肿瘤体积一直存有争议。早期的临床研究，靶区范围包括 GTV、同侧肺门和双侧锁骨上区，照射靶区比较大。20 世纪 80—90 年代以来，越来越多的证据表明，小细胞肺癌患者同步化放疗时的小野照射并不影响肿瘤的局部控制率和生存率。有临床回顾性资料显示，小细胞肺癌的复发多在肿瘤中心处而非肿瘤周边位置。一项荷兰的多中心II期临床研究入组了 37 例局限期小细胞肺癌患者，对 1 个疗程化疗后的阳性淋巴结（短径≥1cm）采用累及野照射，剂量为：45Gy/25f，治疗后中位 OS 为 19 个月，5 年生存率为 27%，表明累及野照射同步放化疗是有效的治疗模式。另外近年来多个研究中心均针对化疗前、后病变体积分别设计照射野，同时靶区包括化疗前受累的淋巴结区，结果显示：小野照射（化疗后病变体积设野）和大野照射（化疗前病变体积设野）远期生存率和复发形式无明显差别，而并发症的发生率大野照射组高于小野照射组。在最近一项 CONVERT III期临床试验中，对 547 例患者进行累及野照射治疗，结果进一步提示累及野照射有效而并发症较低。

（4）预防性脑照射（prophylactic cranial irradiation，PCI）：小细胞肺癌易发生远处转移，其中脑是最常见的转移部位。放化疗等综合治疗的进步使 SCLC 患者的生存率得到提高，脑转移的概率也随之增高。2 年内 SCLC 脑转移的发生率高达 50% 以上。在初诊时，大约 18% 患者存在脑转移，有文献报道，治疗后生存 5 年以上病例脑转移发生率高达 80%。发生脑转移的患者预后差，神经功能受损，严重影响患者的生活质量。因此，对疾病得到控制的 SCLC 患者应当积极实施预防性脑照射,可以明显降低脑转移发生率。而全脑放疗方式治疗有症状的脑转移有效率为 50%,化疗合并全脑放疗,可提高有效率和生活质量。Auperin 的一项 Meta 分析证实 PCI 能预防脑转移,同时延长生存期,这项 Meta 分析使 PCI 成为完全缓解(CR)或接近 CR 局限期 SCLC(LS – SCLC)治疗后的标准治疗。Komaki 等的回顾性研究表明,非 PCI 组的脑局部失败率比 PCI 组高。近年来,Slotman 等进行广泛期小细胞肺癌的预防性脑放疗,得出结论认为也可以使患者生存获益。目前,多数学者认为局限期小细胞肺癌化放疗达 CR 者及广泛期小细胞肺癌化疗有效者,建议行PCI。基于以上研究,目前对于 SCLC 的脑预防性照射的共识为:①小细胞肺癌治疗后达CR 者,建议行 PCI;②多数学者认为,PCI 应在化疗结束后尽早进行,一般为一个月以后进行;③短期随访资料显示,PCI 不会产生显著的神经系统后遗症,不会影响患者生活质量,但对长期生存者是否产生影响有待进一步观察,而随着放疗新技术特别是海马保护技术的应用使患者的放疗不良反应越来越少;④PCI 常用方案的放射总剂量为 25 ~ 30Gy,2 ~ 3Gy/次。

2. 广泛期小细胞肺癌的放疗

(1)广泛期小细胞肺癌胸部的放疗:广泛期小细胞肺癌的主要治疗措施是化疗,经全身化疗后大部分可获得缓解,然而 1 年内超过 70% ~ 80% 患者会发生局部区域失败,局部放疗作为姑息治疗方法,可减轻或缓解局部症状和提高生活质量。1999 年南斯拉夫一项研究以 210 例广泛期小细胞肺癌给予 3 周期 EP 方案化疗后局部病灶和远转病灶同时完全缓解、局部病灶部分缓解而远转病灶完全缓解的患者为对象:其中一组 55 例患者进行胸腔超分割放疗同步 CE 方案化疗,之后再行 2 周期 EP 方案化疗;另一组的 54 例患者行 4 个周期 EP 方案化疗。所有远转病灶完全缓解的患者行全脑预防性照射。结果胸腔放疗组中位生存期和 5 年生存率均优于单纯化疗组。此项研究证实了胸腔放疗在广泛期小细胞肺癌中的价值。目前对于广泛期小细胞肺癌患者一线治疗有效后的治疗有一些共识:①研究显示对于化疗后转移病灶疗效达到或接近 CR 的患者,原发灶的局部放疗可以进一步提高患者的中位生存期;②对于初始无脑转移的广泛期小细胞肺癌,在化疗后达到或接近 CR 的患者,可行预防性全脑照射,其可降低 SCLC 脑转移的发生率;③PCI 的放疗分割方案:25Gy/10f、30Gy/10f、30Gy/15f、24Gy/8f 等;④而胸部累及野放疗的剂量分割照射方式多种,总剂量一般在 50 ~ 60Gy。

(2)广泛期小细胞肺癌转移病灶的放疗:主要是以减轻临床症状、提高患者生存质量为主要目的。主要针对骨转移病灶、脑转移及肿大淋巴结压迫引起的症状而减症治疗。通常采用单纯病灶的累及野照射,单次或多次大分割照射。照射剂量一般为 30Gy/10f、30Gy/15f、24Gy/8f 等。

六、现代放疗技术在肺癌治疗中的进展

1. 放射治疗设备

(1)电子直线加速器:目前全世界生产电子直线加速器的厂家主要有 3 个,分别是美国的瓦里安(Varian)公司、德国的西门子(Siemens)公司(生产厂在美国)和瑞典的医科达(Elekta)公司(生产厂在英国)。这 3 种加速器的治疗床、准直器、旋转臂都可以在一定范围内旋转,几个旋转轴理论上交于空间虚拟一点,此点叫作等中心点。临床放疗过程中,大多把肿瘤靶区位置置于等中心点进行聚焦照射。图 20 – 5 为电子直线加速器外观:

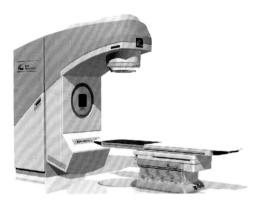

图 20 - 5　电子直线加速器

（2）TOMO 治疗机：十几年前 Mackie 等人受到诊断 CT 的启发和影响提出了一种叫作"断层治疗"的方法，将加速器和螺旋 CT 完美有机结合起来造就了螺旋断层放疗机——Helical Tomotherapy（TOMO），用螺旋狭缝状光子束实行调强治疗。TOMO 外形和结构就是一台兆伏级的螺旋 CT 机，只是在传统 CT 机 X 线球管的位置上换成了一个 6MV 的小型加速器。该加速器可产生双能兆伏级 X 射线，既可以像传统螺旋 CT 一样扫描患者，也可以用调强后的射线来治疗癌症患者。治疗过程相当于逆向 CT 重建，可以产生非常精确的按照肿瘤形状分布的理想剂量分布。它能在治疗前产生传统的 CT 影像，根据该 CT 影像快速计算当天患者所受剂量，依据肿瘤和解剖的变化重新优化计划，产生自适应后的新计划来完成剩余的分次照射，从而保证原始处方、计划和目标能够在整个治疗过程准确无误地得以实施。TOMO 上可以进行的放疗技术包括调强放疗、影像引导的调强放疗、剂量引导的调强放疗、大分割治疗及 X - 刀（图 20 - 6）。

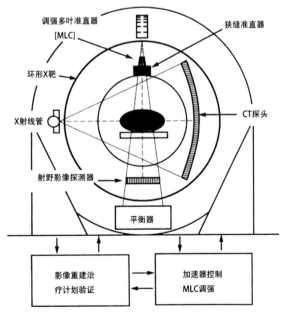

图 20 - 6　螺旋断层放疗机基本结构

（3）^{60}Co 治疗机：1951 年加拿大 Johns 成功研制了^{60}Co 远距离治疗机，1952 年开始投入临床应用，这标志着放疗"千伏"时代的结束和"兆伏"时代的开始，皮肤毒性明显减轻，放疗适应证进一步扩大，疗效也明显提高。^{60}Co 治疗机按结构不同可分为直立式和旋转式 2 种。1 个密封的钴源 60、1 个源容器及防护机头、遮线器、定向限束的准直器、支持机头的机架、治疗床、控制台 60 等（图 20 - 7）。

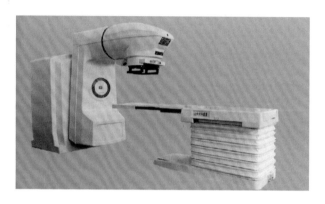

图 20 - 7　^{60}Co 治疗机

射野边缘的剂量随离开中心轴距离的增加而急剧变化的范围称作半影。半影分几何半影、穿射半影和散射半影 3 种。3 种半影构成的总的效果称为物理半影。由于钴比活度偏小，通常需要特殊的复式球面光栅减小几何半影（图 20 - 8）。

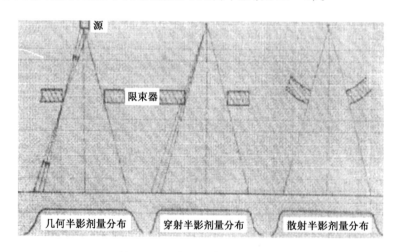

图 20 - 8　半影分类及产生原理

（4）后装治疗机：是近距离放疗的主流设备，广泛应用于宫颈癌等恶性肿瘤的治疗，疗效肯定。后装机近 30 年来发展迅速，种类很多，根据放射源在治疗时的剂量率可分为高剂量率（A 点剂量率 >12Gy/h）、中剂量率（A 点剂量率在 4～12Gy/h）、低剂量率（A 点剂量率在 0.2～4Gy/h）。按治疗射线的类型可分为 γ 射线后装机和中子后装机。按放射源在治疗时的传送方式可分为手动后装机和遥控后装机。按放射源在治疗时的运动状态可分为固定式、步时式、摆动式等。按施源器的类型可分为斯德哥尔摩式(stockholm)、曼彻斯特式(manchester)、巴黎式(paris)等。目前应用较多的是高剂量率遥控步时式的^{192}Ir后装机,后装机由治疗计划系统、控制系统和后装主机3部分组成。后装主机的作用是将放射源准确、安全、定时地放置到人体病变部位。图20-9是后装机的工作原理图。

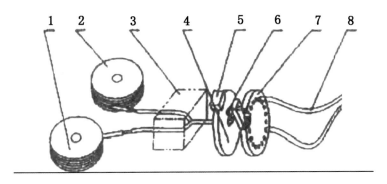

1. 假源轮 2. 真源轮 3. 安全区 4. 换路器
5. 编码器 6. 换路导管 7. 接管盘 8. 前导管

图20-9　后装主机工作原理图

(5)CT模拟机:模拟机CT(simu-lator CT)与CT扫描类似,它将遮线器开成横跨患者身体的窄长束,影像增强器的信号输出给500个光敏二极管,边旋转边取数据,经360°旋转后获得整个扫描截面的信息。其相对于影像诊断CT,尽管基本原理相同,但有自己特殊的要求:遵循治疗设备制式的平板床;较大的几何和成像孔径;扫描平面、Dicom网格与检查床运动各轴以及水平面的垂直相交;三维可移动激光灯;可以配备高压注射器和呼吸门控装置及接口(图20-10)。

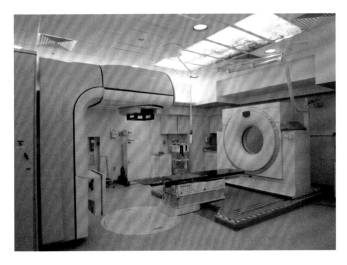

图20-10　CT模拟机

（6）立体定向放疗设备（SRS，SBRT）（图20－11至图20－15）

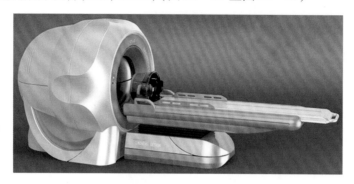

图20－11　头部γ刀

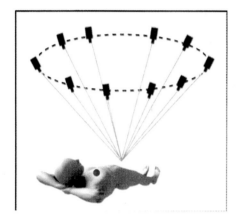

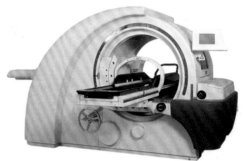

图20－12　体部γ刀

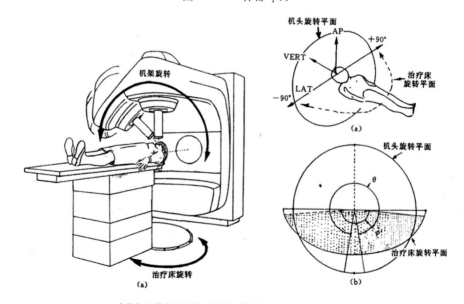

直线加速器为基础的X射线立体定向治疗多弧度非共面旋转原理

图20－13　体部X－刀

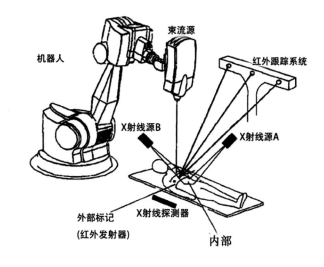

CyberKnife®
Stereotactic Radiosurgery/Radiotherapy System　赛博刀　*立体定向放射外科/放射治疗系统*

图 20 - 14　赛博刀

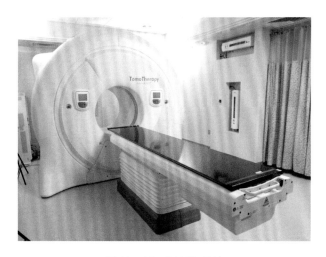

图 20 - 15　TOMO 系统

（7）放射治疗计划系统（TPS）：是一种医疗设备，通过对放射源和患者建模，来模拟计划实施的放射治疗。系统采用一个或多个算法对患者体内吸收剂量分布进行计算，计算结果供放射治疗计划制定者使用。治疗计划系统是放射治疗质量控制与质量保证必不可少的手段，而治疗计划设计是放射治疗过程的重要环节，需要治疗计划系统上进行。

2. 放疗相关技术　肿瘤放射治疗是利用放射线治疗肿瘤的一种局部治疗方法。放射线包括放射性同位素产生的 α、β、γ 射线和各类 X 线治疗机或加速器产生的 X 线、电子线、质子束及其他粒子束等。大约70%的癌症患者在治疗癌症的过程中需要用放射治疗，约有40%的癌症可以用放疗根治。放射治疗在肿瘤治疗中的作用和地位日益突出，已成为治疗恶性肿瘤的主要手段之一。

放射疗法虽仅有几十年的历史，但发展较快。在CT影像技术和计算机技术发展帮助下，现在的放疗技术由二维放疗发展到三维放疗、四维放疗技术，放疗剂量分配也由点剂量发展到体积剂量分配，以及体积剂量分配中的剂量调强。现在的放疗技术主流包括立体定向放射治疗（SRT）和立体定向放射外科（SRS）。立体定向放射治疗（SRT）包括三维适形放射治疗（3DCRT）、调强放疗（IMRT）；立体定向放射外科（SRS）包括X－刀（X－knife）、伽玛刀（γ刀）和射波刀（Cyber Knife），X－刀、伽玛刀和射波刀等设备均属于立体定向放射治疗的范畴，其特征是三维、小野、集束、分次、大剂量照射，它要求定位的精度更高和靶区之外剂量衰减的更快。下面简单介绍一下临床上常用的放疗技术。

（1）三维适形放射治疗（3DCRT）：是一种高精度的放射治疗。它利用CT图像重建三维的肿瘤结构，通过在不同方向设置一系列不同的照射野，并采用与病灶形状一致的适形挡铅，使得高剂量区的分布形状在三维方向（前后、左右、上下方向）上与靶区形状一致，同时使得病灶周围正常组织的受量降低。肿瘤放疗的理想境界是只照射肿瘤而不照射肿瘤周围的正常组织。随着计算机技术和肿瘤影像技术的发展，产生了肿瘤及其周围正常组织和结构上的虚拟三维重建及显示技术。在传统的放射治疗中，我们所做的放射治疗无法进行有效的验证，我们不知道靶区的剂量分布是否达到预期的效果。在三维计划系统中，我们可以在基于患者实体的虚拟图像上通过计算得出剂量分布的真实情况，对照射效果进行适时的评价并进行优化。这样就改善了放疗计划实施过程的精确性，最大限度的照射肿瘤，最好的保护肿瘤周围的正常组织。三维适形放疗是目前放射治疗的主流技术，适用于绝大部分的肿瘤，特别是在脑肿瘤、头颈部肿瘤（包括喉癌、上颌窦癌、口腔癌等）、肺癌、纵隔肿瘤、肝肿瘤、前列腺癌等方面疗效显著。

（2）调强放射治疗（intensity modulated radiation therapy，IMRT）：即调强适形放射治疗是三维适形放疗的一种，要求辐射野内剂量强度按一定要求进行调节，简称调强放疗。它是在各处辐射野与靶区外形一致的条件下，针对靶区三维形状和要害器官与靶区的具体解剖关系对束强度进行调节，单个辐射野内剂量分布是不均匀的但是整个靶区体积内剂量分布比三维适形治疗更均匀。而在降低调强放疗的不良反应方面，严格地说，使用楔形板和常规的表面弯曲补偿器也是调强。但这里我们所说的调强放射治疗是指一种形式的三维适形放射治疗，它使用计算机辅助优化程序不获取单个放射野内非均匀的强度分布以达到某种确定的临床目的。调强放射治疗中，把每一个辐射野分割成多个细小的野（也叫做线束）。在制订计划时，按照靶区的三维形状和与相关危及器官之间的解剖关系，对这些线束分配以不同的权重，使同一个射野内产生优化的、不均匀的强度分布，以便使通过危及器官的束流通量减少，而靶区其他部分的束流通量增大。

（3）伽玛刀（Gamma Knife，SRS，SBRT）：是立体定向放射外科（stereotactic radiosurgery）的主要治疗手段，是根据立体几何定向原理，将颅内的正常组织或病变组织选择性地确定为靶点，使用钴－60产生的γ－射线进行一次性大剂量地聚焦照射，使之产生局灶性的坏死或功能改变而达到治疗疾病的目的。由于放射线在靶区分布的特殊性，周围组织几乎不受影响，其靶区坏死边缘如同刀割，故形象称之为"伽玛刀"。伽玛刀的治疗原理类似于放大镜的聚焦过程。把放大镜置于阳光下，放大镜下面会形成一个耀眼夺目的光斑，即焦点。焦点以外的地方，人的感觉如常，但在焦点处却有很高的热度，足以使一些物体点燃。当然，要想在人体内聚焦，用太阳光线是不可能，而必须采用具有穿透力的高能射线，如γ-射线，同时要让γ-射线聚焦也不像放大镜聚焦那样简单，而要综合利用核物理、计算机、生物放射、机电等一系列现代技术才能实现。

（陆海军　郝美丽　孙　立）

第三节　靶向治疗

肺癌是全世界病死率最高的肿瘤。据统计，2015年中国肺癌发病例数共73.33万例，其中男性50.93万例、女性22.40万例；同年，中国死亡的肺癌病例数共61.02万例。肺癌的主要组织学类型包括肺腺癌、肺鳞状细胞癌、小细胞肺癌、大细胞神经内分泌癌和肺类癌。其中非小细胞肺癌(non—small cell lung cancer，NSCLC)占所有肺癌病例的85%~90%，约57%的NSCLC患者最初诊断时已为进展期(Ⅲ期或Ⅳ期)肺癌，已失去手术治愈的机会，尽管当今治疗手段多样，进展期肺癌的总生存期目前仅有4~6个月，5年生存率约4.2%。对于进展期肺癌，由于化疗药物疗效逐渐进入一个平台期，且药物毒副反应较大，被冠以"精准治疗"标签的靶向药物则以高效、不良反应小的优点被人们所接受。随着研究的不断深入，越来越多的基因靶点被发现，相应的靶向抗肿瘤药物也在肺癌治疗中发挥着越来越重要的作用。

吉非替尼治疗表皮生长因子受体(epidermal growth factor receptor，EGFR)突变阳性患者开启了EGFR酪氨酸激酶抑制药(tyrosine kinase inhibitors，TKIs)的肺癌精准医学时代。同时，肺癌的精准医学时代还包括了ALK间变性淋巴瘤激酶(the apnaplastic lymphoma kinase，ALK)融合、KRAS鼠肉瘤病毒癌基因(kirsten rat sarcoma viral oncogene，KRAS)突变、BRAF丝氨酸/苏氨酸激酶(serine/threonine - protein kinase，BRaf)基因突变、ROS1原癌基因酪氨酸受体激酶(proto - oncogene tyrosine protein - kinase，ROS)基因重排、RET ret原癌基因(ret proto - oncogene，RET)重排、HER 2受体酪氨酸蛋白激酶erbB - 2基因(receptor tyrosine - protein kinase erbB - 2，HER2)突变等的研究。针对这些致癌基因的研究促进了多种靶向药物包括吉非替尼、厄洛替尼、阿法替尼、克唑替尼等相继被批准用于NSCLC的治疗。但这些药物的应用仅限于靶点基因突变的患者，且继发耐药也限制了该类药物应用。

肿瘤的生长和转移都需要持续血管生成的支持，以提供氧气及营养物质并排出代谢废物。血管内皮细胞生长因子(vascular endothelial growth factor，VEGF)是一种能够控制内皮细胞增生、迁移、浸润及生存的重要的血管生成因子，常在 NSCLC 内过度表达，已成为一重要的治疗靶点。目前用于 NSCLC 的抗血管生成药物主要包括：以 VEGF - A 或其受体 VEGFR - 2 为靶点的单克隆抗体，抑制 VEGF 通路下游信号的小分子酪氨酸激酶抑制药(VEGFR - tyrosine kinase inhibitor, VEGFR - TKI)两大类。贝伐单抗为第一种被批准用于 NSCLC 的抗血管生成药物，随后，多种单克隆抗体及 VEGFR - TKI 相继被研究用于 NSCLC 的治疗。

一、EGFR 突变

EGFR 是原癌基因 C - ErbB 的表达产物，是细胞存活、生长、分化及癌细胞转移的调控因子。EGFR 突变会引起酪氨酸激酶(tyrosine kinase, TK)活化异常，可抑制细胞凋亡，并加速血管形成，增强细胞黏附性，最终导致肿瘤细胞的增生，是非小细胞肺癌(non small cell lung cancer, NSCLC)中最常见的驱动基因之一，发生在 40% ~50% 的东亚人肺腺癌患者身上，最常发生在 18 ~ 21 外显子，占所有突变的 85% ~90%。研究发现，EGFR 发生敏感突变后对 TKIs 产生良好的临床效应。多项多中心 Ⅲ 期临床试验表明，在 EGFR 突变阳性的 NSCLC 患者中，EGFR - TKIs 相比传统化疗不仅可以延长患者无进展生存期(progression free survival, PFS)，同时能显著改善患者的生存质量。美国 NCCN(National Comprehensive Cancer Network)指南明确单药 TKI 是目前 EGFR 突变阳性患者的标准一线治疗。

1. 第一代 EGFR - TKI

(1)吉非替尼(gefitinib)：是首个获准上市的 EGFR - TKI 药物，最初用于治疗化疗失败的晚期 NSCLC，一部分患者病情获得缓解和停止进展，后续研究发现不吸烟的亚裔女性腺癌患者，使用 EGFR - TKI 效果更优。IPASS 实验随机筛选了 1000 多例未经治疗的 Ⅳ 期 NSCLC 患者，观察单用吉非替尼(实验组)与卡铂 + 紫杉醇联用(对照组)的治疗效果差异。结果发现，吉非替尼组患者与两药联用组(卡铂 + 紫杉醇)患者的 12 个月无进展生存率分别为 24.9% 和 6.7%，而对于 EGFR 基因阳性，尤其是在亚洲非吸烟或轻度吸烟的女性肺腺癌患者的治疗中，吉非替尼的治疗效果明显优于传统化疗手段。

(2)埃克替尼(icotinib)：是我国自主研发并上市的小分子 EGFR 靶向药物，CONVINCE 研究公布，随机抽取 285 例 EGFR 外显子 19 和(或)21 突变的 Ⅲ B 期/Ⅳ 期肺腺癌患者，比较埃克替尼与对照化疗组(培美曲塞联合顺铂)的治疗效果，客观缓解率(objective response rate, ORR)分别为 64.8% 和 33.8%($P<0.001$)，埃克替尼实验组显著高于培美曲塞 + 顺铂化疗组；而且埃克替尼实验组和培美曲塞 + 顺铂化疗组的中位无进展生存期(progression free survival, PFS)分别为 296 天和 219 天，埃克替尼实验组也同样长于化疗组。埃克替尼组与化疗组相比，不良反应事件、3 级以上药物相关不良反应发生率均显著降低。

吴一龙教授团队针对 EGFR 突变伴脑转移的 NSCLC 患者进行了埃克替尼、全脑放疗联合化疗(WBI + Chemotherapy)的 Ⅲ 期临床比较研究，结果显示：埃克替尼组、全脑放疗联合化疗组的中位 PFS 分别为 10.0 个月和 4.8 个月，$P = 0.014$；且两组颅内病变的 ORR 分别为 67.1% 和 34.9%。此外在药物不良反应方面，埃克替尼组的发生率为 8.2%(N = 7)，全脑放疗联合化疗组的发生率为 26.2%(N = 28)，充分证明了对于 EGFR 突变的 NSCLC 脑转移患者，应用埃克替尼优于全脑放疗联合化疗的方案。另外，在一项 395 例患者参与的临床试验中，对比了埃克替尼与吉非替尼治疗晚期 NSCLC 的效果；在 PFS 方面，埃克替尼并不劣于吉非替尼；埃克替尼组和吉非替尼组的中位 PFS 分别为 4.6 个月和 3.4 个月；并且与吉非替尼组的患者相比，接受埃克替尼患者的药物相关不良反应减少：[121 例（61%）vs 140 例（70%）；$P = 0.046$]。结果证明埃克替尼治疗晚期 NSCLC 效果并不比吉非替尼差，并且在一定程度上其药物不良反应优于吉非替尼。

（3）厄洛替尼（erlotinib）：是一种有效、可逆、选择性 HER1/EGFR TK 抑制药。Lim 等的一项研究对比了厄洛替尼与吉非替尼的疗效，研究对象为 375 例复发或转移的ⅢB/Ⅳ期 NSCLC 患者，所有患者均存在 EGFR 外显子 19 缺失或外显子 21 突变；吉非替尼组治疗周期的中位数为 12.7 个月，厄洛替尼组为 10.8 个月；结果显示：对于接受 EGFR - TKI 作为一线治疗的患者中，吉非替尼和厄洛替尼治疗组的有效率为 76.9% vs 74.4%，疾病控制率为 90.1% vs 86.8%；两个治疗组的总有效率为 76.7% vs 90.0%，中位 PFS 分别是 11.7 个月 vs 14.5 个月，证明在 EGFR 突变的 NSCLC 患者中，两种药物的治疗效果没有显著统计学差异；研究还提示暂时不能将 EGFR 外显子 19 缺失与外显子 21L858R 突变归为同一类疾病，其发病机制可能存在着差异，这也为 EGFR 突变患者的精准治疗提供了新的思路。虽然上述研究最终得到一个阴性结果，但是国内的一项试验证明，在针对肺鳞癌的二线药物治疗中，厄洛替尼组的患者生存期较吉非替尼组延长，并且具有统计学意义，提示厄洛替尼对于晚期非小细胞性肺鳞癌患者的疗效优于吉非替尼。

2. 第二代 EGFR - TKI

（1）阿法替尼（afatinib）：是第二代不可逆的 EGFR - TKI，作用于 EGFR 和 ErbB2，LUX - Lung7 研究对比单药阿法替尼与吉非替尼一线治疗 EGFR 突变阳性的 NSCLC 患者，阿法替尼组 PFS 较吉非替尼组显著延长（11.0 个月 vs 10.9 个月），总生存期（overall survival，OS）数据尚未成熟。LUXLung3 和 LUX - Lung6 2 项对比阿法替尼与化疗一线治疗 EGFR 突变阳性 NSCLC 患者的研究结果显示，在 EGFR 19 DEL 的患者中，阿法替尼组较标准化疗组 OS 明显延长，但对于 EGFR L858R 点突变患者 2 种治疗 OS 差异无统计学意义。2016 年的一项研究表明，在脑转移患者中，阿法替尼与化疗相比较均有改善 PFS 的趋势，进一步联合分析显示，阿法替尼治疗肺癌脑转移患者的 PFS 较培美曲塞 + 顺铂联合化疗显著改善（8.2 个月 vs 5.4 个月；$P = 0.0297$）。此外，对化疗失败的鳞癌患者也有帮助，LUX - Lung8 研究对比了阿法替尼与厄洛替尼用于含铂化疗失败后晚期鳞癌患者二线治疗的效果，研究结果提示阿法替尼相比厄洛替尼更适合作为晚期鳞癌患者的二线治疗方案。2017 年，Tamiya 等的研究发现，阿法替尼的中位血脑屏障穿透率比其他 TKI 药物明显升高，表明阿法替尼可能对于软脑膜转移癌有效，因此，对于携带 EGFR 突变的 NSCLC 患者，尤其是伴有脑转移患者的治疗，考虑到药物穿透血脑屏障的能力，阿法替尼可作为首选药物。

（2）达克替尼（dacomitinib）：是第二代不可逆的 EGFR - TKI。ARCHER1050 研究显示，在 EGFR 突变阳性的 NSCLC 患者一线治疗中，将达克替尼与可逆 EGFR - TKI 吉非替尼的疗效和安全性进行对比。结果显示，中位 PFS：达克替尼组为 14.7 个月，高于吉非替尼组的 9.2 个月。此外达克替尼组有 2 例与治疗有关的死亡，吉非替尼组有 1 例。

最新成果表明，达克替尼治疗 NSCLC 可以使疾病进展风险下降 41%，但其在缓解病情方面与吉非替尼相仿；此外，其毒性较大，药物不良反应较多，需要我们注意，应确保药物使用的剂量安全。

3. 第三代 EGFR - TKI　奥希替尼（AZD9291）用于 NSCLC 患者 EGFR - TKIs 发生耐药后 T790M 突变，因此，在一代 EGFR - TKI 治疗后，发生进展患者，应行二次活检，如继发 T790M 突变，可选用奥希替尼治疗。奥希替尼作为第 3 代 EGFR - TKI 的首要代表，用于经 EGFR - TKIs 治疗耐药后发生 T790M 突变的患者中 ORR 达到了 61%（95% CI：52% ~70%），中位 PFS 为 9.6 个月。在 AURA2 研究中，使用奥希替尼二线治疗发生 T790M 突变的 EGFR 突变阳性 NSCLC 患者，其 ORR 达 71%（95% CI：64% ~77%）。2017 年 WCLC 公布了奥希替尼Ⅲ期临床试验 AURA3 的数据，对比了奥希替尼和含铂类双药联合化疗的效果，经一线 EGFR - TKI 治疗后病情进展的 NSCLC 的随机Ⅲ期临床研究显示，奥希替尼组较含铂类双药化疗组 PFS 分别为 10.1 个月和 4.4 个月，ORR 也明显优于化疗组，分别为 71% 和 31%，而且奥希替尼组的中位缓解持续时间达到了 9.7 个月，而化疗组仅为 4.1 个月。AURA 一系列研究结果表明奥希替尼不仅可以克服因 T790M 突变带来的耐药，并能较好的透过血脑屏障。2017 年 ESMO 大会上公布的 FLURA 研究最新数据显示：在一线治疗中，奥希替尼较标准 EGFR - TKIs（吉非替尼或厄洛替尼）治疗，其 PFS 显著延长（18.9 个月 vs 10.2 个月）；脑转移的患者使用奥希替尼，PFS 仍可获益；但目前 OS 值尚未成熟，仅 25% 的患者达到 OS 终点。其他第三代 EGFR - TKIs 相关临床研究也正在进行中。

二、ALK 融合

间变性淋巴瘤激酶（anaplastic lymphoma kinase，ALK）最早是在间变性大细胞淋巴瘤上发现，其名称也是由此而来。ALK 融合在 NSCLC 人群中的发生率为 5% ~7%，与 EGFR 突变相比，EML4 - ALK 突变的患者普遍年轻，以男性未吸烟或者轻度吸烟者居多。目前研究认为 ALK 基因重排后与 EML4 形成融合基因，会引起酪氨酸激酶异常表达，促进肿瘤细胞增生，并且影响 TKI 治疗效果。

1. 第一代 ALK - TKI　克唑替尼（crizotinib）是口服的 MET/ALK 抑制药，其通过选择性竞争三磷酸（ATP）阻断激酶蛋白来发挥作用，从而抑制肿瘤细胞增生和诱导凋亡，是治疗携带 ALK 重排的晚期 NSCLC 的有效治疗药物。在 2011 年获得美国食品药品管理局批准在原发性晚期 NSCLC 或转移性晚期 NSCLC 中应用，在携带有 EML4 - ALK 融合突变的 NSCLC 患者中，作为一线或二线治疗与标准化疗相比能明显提高疾病无进展生存期（7.7 个月 vs 3 个月）。然而，肿瘤细胞对 ALK 抑制药的反应是短暂的，由于肺癌不断产生新的基因亚型，通过 ALK 中的继发性耐药突变或疾病进展而对第一代 ALK - TKI 克唑替尼产生耐药性，通常患者在一年内发生药物耐受反应。

2. 第二代 ALK - TKI

（1）阿来替尼（alectinib）：是第二代 ALK 抑制药的代表药物，在一项联合Ⅲ期试验研究中，比较了阿来替尼和克唑替尼在晚期 ALK 阳性 NSCLC 患者中的疗效和不良反应；结果显示，阿来替尼组 PFS 为 17.7 个月，明显长于克唑替尼组的 11.1 个月，虽然整体生存率还无法估计，但是在安全性上阿来替尼是优于克唑替尼的，因此，阿来替尼现在已能够取代克唑替尼作为 ALK 阳性 NSCLC 的首选一线治疗药物。而且，由于阿来替尼能够透过血脑屏障，相比克唑替尼能够更好地治疗肿瘤脑部转移，故对于该类患者，阿来替尼宜作为首选治疗药物。

（2）布吉替尼（brigatinib）：是一种由 ARIAD 开发的小分子靶向癌症治疗药物，不仅是 ALK 基因抑制药，同时也是表皮生长因子抑制药；通过对肿瘤细胞上的 ALK 受体作用，减缓或阻止癌细胞生长。布吉替尼能够有效抑制 ALK 和 ROS1，并且对 250 多种激酶具有高度的选择性。在一组 ALK 阳性细胞系中，布吉替尼抑制天然 ALK 的效力比克唑替尼高 12 倍。在具有皮下或颅内植入的 ALK 突变肿瘤的小鼠中也观察到了其优越功效。在临床上可达到的浓度下，布吉替尼可保证药物活性，显示出优越的抑制谱，并且是目前唯一对 ALK 耐药突变 G1202R 具有实质活性的络氨酸激酶抑制药。有相关临床试验表明，对于晚期 ALK 融合变异阳性 NSCLC，并且之前接受过克唑替尼治疗的患者，布吉替尼表现出良好的治疗效果，颅内有效率达 42% ~67%，中位无进展生存期为 9.2 ~12.9 个月。

3. 第三代 ALK - TKI　劳拉替尼（lorlatinib）是一种具有强效的脑渗透特性的第三代 ALK - TKI，在 ALK 突变阳性的 NSCLC 患者中表现出强大的临床活性，尤其对具有中枢神经系统转移的患者效果显著。有研究提示，劳拉替尼治疗克唑替尼耐药的 ALK 阳性患者的客观缓解率是 69%，颅内客观缓解率是 68%；治疗既往接受过非克唑替尼 ALK 抑制药治疗的 ALK 阳性患者的客观缓解率是 33%，颅内客观缓解率是 42%；治疗既往接受过 2 种或 3 种 ALK 抑制药治疗（伴/不伴化疗）的 ALK 阳性患者的客观缓解率是 39%，颅内客观缓解率是 48%。

三、KRAS 突变

KRAS 属于 RAS 家族的一员，编码的蛋白是 KRAS，KRAS 基因突变降低了 GTP 酶活性，使其保持与 GTP 结合状态，而致人体正常生理细胞发生恶性变，发展成肿瘤细胞。KRAS 突变是肺癌中一种最常见的驱动基因改变，常见于肺腺癌患者（25%），尤其是吸烟的非亚裔人群发生率更高。Meng 等研究发现，KRAS 突变的早、中期肺腺癌患者的总生存期缩短明显，所以 KRAS 突变与 NSCLC 预后不良有关。但 KRAS 突变不影响晚期肺癌患者对一线化疗（铂类）的反应，虽然 KRAS 突变与肺癌预后的研究价值很大，但在目前精准治疗的背景下，突变的 KRAS 能否成为新的治疗靶点似乎更有临床意义，学者们希望以 KRAS 作为治疗靶点，但因 KRAS 的突变种类较多，下游信号转导通路复杂，导致研发的许多靶向药物都没有获得满意的治疗效果，甚至还出现了一系列不良反应。因此，目前针对 KRAS 效果较好的靶向药物还没有出现，希望 KRAS 突变在不久的未来能成为肺癌治疗的新靶点。

四、BRAF 突变

BRAF 基因属于 RAF 家族，对丝裂原活化蛋白激酶信号通路传导起关键调节作用，持续激活状态的 BRAF 基因可导致细胞增生、分化异常，而形成恶性肿瘤，BRAF 基因突变在肺癌中占 1% ~2%，主要在肺腺癌中多见。第一代 BRAF 抑制药索拉菲尼单用时效果有限。近年来又有研究显示，对于 NSCLC 患者，维罗非尼与曲美替尼（分裂原活化抑制药）联用的疗效值得期待。

五、ROS1 重排

原癌基因 ROS1 编码来自胰岛素受体家族的酪氨酸激酶受体，最初在胶质母细胞瘤中发现了 ROS1 重排，2007 年在 NSCLC 中 ROS1 重排首次被发现。据报道，NSCLC 患者中发生涉及 ROS1 基因染色体重排的概率为 1%～2%，大多数发生于腺癌、年轻患者与非吸烟者当中。研究表明，NSCLC 中 ROS1 重排与 ALK 重排有明显的氨基酸同源性，Bergethon 等研究证实，克唑替尼等对 ROS1 融合基因阳性的肺癌细胞株有明显抑制作用，因此，应用于 ALK 阳性 NSCLC 的 ALK 抑制药，如克唑替尼、色瑞替尼等对 ROS1 重排阳性的肺癌患者也同样起效。当然也会出现用药后的耐药问题，其耐药的机制多为 ROS1 融合基因出现了继发的基因突变。GTX - 186 是一种新型的 RTK 抑制药，目前正处临床研究时期，还未被批准上市，GTX - 186 将有望成为 ROS1 融和基因阳性的肺癌患者分子靶向治疗的新药。

六、RET 突变

RET 基因是在 EGFR、ALK、KRAS 后出现的肺癌又一热门基因，有望成为肺癌靶向治疗的新靶标。在正常肺组织中 RET 基因表达率很低，但在发生突变后可在肺癌组织中高表达，在肺癌患者中的突变率为 1%～2%，并不与其他突变共存。虽然特异性的 RET 抑制药尚未被发现，但在临床上已有一些多靶点 TKI 在应用，相关研究也相继开展，如凡德他尼和卡博替尼。凡德他尼（vandetanib，NCT01823068）的作用机制是抑制 EGFR、RET 及血管内皮生长因子受体 2 信号通路的传导，属于一种多靶点抑制药，Falchook 等报道了 1 例接受凡德他尼治疗 4 个月，病灶缩小 76% 的肺腺癌患者，该患者特点是 RET 突变阳性、亚裔、女性，这提示凡德他尼治疗对于 RET 突变阳性的肺腺癌有效。针对 RET 突变阳性的肺癌患者应用凡德他尼治疗的 II 期临床试验（NCT01823068）正在进行中，其结果值得期待。卡博替尼近年来也陆续开展相关研究，Drilon 等在 2015 年报道了一个 II 期临床研究：卡博替尼用于 RET 突变阳性的肺癌患者，3 个月时客观缓解率为 28%（5/18），中位无进展生存期为 7 个月。该试验还在进行中，将有望为 RET 突变肺癌患者的分子靶向治疗提供新思路。

七、HER2 突变

在 NSCLCs 中 HER2 突变的概率为 1%～2%，主要发生在女性、不吸烟及腺癌患者中。大多数 HER2 突变是外显子 20 中的框内插入，并且对 Afatinib 治疗效果满意。一项回顾性分析显示 HER2 突变阳性 NSCLC 患者的疾病控制率较高（曲妥珠单抗治疗患者控制率为 93%，阿法替尼治疗患者为 100%）。2016 年公布了一组回顾性研究资料，分析研究了 HER2 突变晚期 NSCLC 的治疗结果，标准化疗组较 HER2 靶向治疗组治疗时间更长，也即是靶向治疗组并没有明显获益，有待更多的研究去探索针对 HER2 突变阳性的 NSCLC 较为有效的靶向药物。

八、c - MET 突变

原癌基因 MET 是一种具有酪氨酸激酶活性的受体，其多发生的是基因扩增，且主要发生于肺腺癌患者中，而 MET 的基因突变相对少见，其突变率在 NSCLC 中占 2%～5%。

克唑替尼和卡博替尼对 MET 突变阳性的患者有效。一项试验证明，MET 抑制药司美替尼与多西紫杉醇联用较之安慰剂与多西紫杉醇联用，提高疾病无进展生存期 3.2 个月。MET 基因扩增被认为与 EGFR – TKIs 的使用以及获得性耐药有关。

九、多靶点药物治疗

NSCLC 具有高度异质性，肿瘤活化的信号通路复杂多样，其中也有多重通路同时参与激活；这样一来，单纯抑制某个突变基因或者阻断单一信号通路并不能达到满意的治疗效果。随着人们对靶向药物耐药机制的深入研究，多靶点治疗的概念从而被推出，其理论上就是对多个肿瘤靶点起抑制作用，同时抑制多条可能导致肿瘤增生、转移的信号通路，并且破坏各靶点之间的协同作用，从而达到抑制肿瘤生长的目的。

1. 安罗替尼　是一种新型多靶点酪氨酸激酶抑制药，能够强效抑制 VEGFR、PDGFR、FGFR、c – Kit、Met 等多个靶点，从而发挥抗肿瘤血管生成和抑制肿瘤生长的作用。安罗替尼 Ⅱ 期临床试验显示对晚期复发或转移的 NSCLC 患者，接受安罗替尼治疗较服用安慰剂可明显延长患者 PFS(4.8 个月 vs 1.2 个月)、OS(11.2 个月 vs 6.3 个月)。据此结果，在安罗替尼的 Ⅲ 期研究中(ALTER 0303)以 OS 作为主要疗效终点，入组了 437 例既往接受过两种以上化疗方案或 EGFR/ALK 靶向治疗耐药、不耐受的晚期 NSCLC 患者，随机接受安罗替尼(n = 294)或安慰剂(n = 143)治疗，直至疾病进展或出现不可耐受的毒性。相比较安慰剂组，安罗替尼组显著延长了 OS，且 PFS、ORR 和 DCR 等次要终点上也均显著优于对照组。且安罗替尼显示了良好的安全性与耐受性，毒副反应的发生率与对照组相似。目前，安罗替尼已于 2017 年底于中国被批准用于晚期 NSCLC 患者的三线治疗。

2. 舒尼替尼(Sunitinib)　作为多靶点药物的代表之一，舒尼替尼是一类新型口服的 EGFR – TKI 药物，其靶点主要以血管内皮生长因子(vascular endothelial growth factor, VEGF)受体 1、2、3，血小板衍生生长因子受体(platelet – derived growth factor receptor, PDGF – R)以及干细胞因子受体(C – Kit)为主。研究显示，单药应用舒尼替尼可能是晚期难治性 NSCLC 患者的潜在有效治疗方案。在 47 名晚期 NSCLC 患者中进行单药舒尼替尼治疗，结果显示 1 例患者确诊达到了部分缓解，11 例患者病情稳定大于 8 周，中位 PFS 达 11.9 周，并且治疗一般耐受良好。

3. 尼达布尼(nintedanib)　是首个被证实可延长腺癌类型 NSCLC 患者的 OS 超过 1 年的二线治疗药物，是一种三联抗血管生成 TKI，能同时阻断 VEGFR – 2、成纤维生长因子受体(FGFR)及血小板源性生长因子受体(PDGFR)激酶介导的信号转导通路。在一项 Ⅱ 期试验中对一线或二线治疗失败的进展期 NSCLC 使用尼达尼布单药治疗，显示 PFS 为 6.9 周，OS 为 21.9 周。在 Ⅲ 期临床试验 LUME—Lung 1 中针对一线化疗后进展的 Ⅲ/Ⅳ 期 NSCLC 患者，应用尼达尼布联合多西他赛对比安慰剂联合多西他赛，延长了 PFS(3.4 个月 vs 2.7 个月，HR = 0.79)，而 OS 在两组间无明显统计学差异。基于该试验结果，尼达尼布被 EMA 批准联合多西他赛在一线化疗后用于局部晚期、转移或局部复发的腺癌类型 NSCLC，但尚未被 FDA 或其他权威授权机构批准。另一项采用类似试验设计的 Ⅲ 期试验 LUME – Lung 2，比较了尼达尼布联合培美曲塞对比安慰剂联合培美曲塞二线治疗进展期 NSCLC 患者的疗效。结果同样显示联用尼达尼布提高了 PFS、疾病控制率。但因调查员对试验的不成熟评估，提前结束了试验的入组，使得 PFS 的差异最终并未能转变为 OS 获益。

十、血管内皮生长因子抑制药

任何肿瘤的生长都离不开血液的供应，因此肿瘤血管生成已是众多抗肿瘤药物的有效靶点，VEGF 通过介导血管内皮细胞增生、迁移、浸润等多种机制来参与肿瘤内血管生成。

1. 贝伐单抗（bevacizumab） 是一种重组的人类单克隆抗体，通过与 VEGFR 特异性结合，阻断肿瘤血管的细胞信号转导，进而抑制肿瘤血管生长，Lopez - Chacez 等的研究显示，在肿瘤患者的回顾性分析中，经过 6 个周期的诱导治疗后，贝伐珠单抗维持组和单纯化疗组，患者的 PFS 分别为 4.4 个月和 2.8 个月；诱导后 PFS 显著延长；从而证实在标准化疗基础上加用 VEGF 的人重组单克隆抗体（贝伐珠单抗）可延长晚期非鳞 NSCLC 患者中位 OS 至 12.3 个月，而 Beyond 研究则进一步证实贝伐珠单抗联合化疗在中国人群中的一线治疗地位，使得患者的中位 PFS 显著延长至 9.2 个月，比单纯化疗提升了 2.7 个月；ORR 也明显升高（分别为 54% 和 26%）；中位 OS 也有所延长，达到了 24.3 个月。因此，对非鳞 NSCLC，尤其 EGFR 野生型患者，贝伐珠单抗联合化疗可以是一线治疗的优选。

2. 血管内皮抑素（恩度，endostatin） 是我国自主研发的一种重组人血管内皮抑素，能特异性抑制内皮细胞的增生迁移并诱导其凋亡，发挥抗肿瘤血管生成作用。基于一项我国进行的Ⅲ期试验，恩度联合长春瑞滨 + 顺铂（NP 方案）较单用 NP 显著提高了初治进展期 NSCLC 患者的无疾病进展时间及 ORR，恩度于 2005 年被中国 FDA 推荐用于晚期 NSCLC 的一线用药。近期一项研究评价了恩度联合 EGFR - TKI 类药物 icotinib 治疗 EGFR 突变的 NSCLC 患者的疗效，目前结果显示 24 周治疗后 ORR 为 60%，肿瘤体积缩小 32.5%，联合用药并未出现新发或严重毒副反应。

十一、总结

就当前肺癌尤其是 NSCLC 的靶向治疗而言，对所有晚期 NSCLC 患者进行 EGFR 基因检测仍是最佳选择，EGFR - TKI 对于伴有 EGFR 基因突变的患者来说是一种高效的治疗手段；当出现一代 EGFR - TKI 治疗进展，即 EGFR - TKI 耐药后，应行二次活检，如有继发突变，可选用相应靶点的靶向药物治疗（T790M 阳性患者推荐使用奥希替尼治疗）。若是其他靶点基因的突变，如 ALK 阳性的晚期 NSCLC 患者推荐使用克唑替尼，若伴有脑转移推荐使用艾乐替尼进行治疗，如患者产生耐药，可尝试布吉替尼、劳拉替尼作为二、三线治疗；ROS1 重排患者可以选择色瑞替尼。可见，现今肺癌治疗正迎来新一轮的发展，不仅检查的方向越来越全面，治疗手段也从传统粗放的统一化治疗向个体化精准治疗和多学科综合治疗转变。根据患者机体的耐受能力选择个体化的治疗方案，这样才更有利于提高患者的治疗效果。

（李红梅　刘华敏）

第四节 免疫生物治疗

据世界卫生组织国际癌症研究中心公布的统计数据显示，肺癌是目前全球发病率与病死率最高的癌症。目前，手术和放疗、化疗仍是肺癌的主要治疗方式。近年来，伴随着细胞生物学、分子生物学及肿瘤免疫学的发展，以免疫治疗为基础发展而来的生物治疗日益受到重视，显示良好的应用前景，已成为肿瘤治疗的第四模式。肿瘤的生物治疗即是指应用现代生物技术及其生物产品，通过免疫、神经内分泌、基因表达、血管生成等环节调节机体自身的生物学反应，从而直接或间接抑制肿瘤或减轻治疗相关不良反应。目前，肺癌的生物治疗主要包括以下几个方面：肿瘤疫苗、免疫细胞过继治疗、细胞因子及靶向治疗等。

一、肿瘤疫苗

肿瘤疫苗即肿瘤的特异性主动免疫治疗，是利用肿瘤细胞或肿瘤抗原物质诱导机体的特异性细胞免疫和体液免疫反应，增强机体的抗肿瘤能力，阻止肿瘤的生长、扩散和复发。肿瘤抗原的识别是主动免疫治疗的关键，主动免疫的目标是诱导 CTL 对 APC 表面 HLA Ⅰ型分子上肿瘤抗原的识别，活化 CD_4^+ 辅助 T 细胞，发挥免疫记忆功能。根据疫苗抗原的来源，可将肺癌抗原分为自体抗原和同种异体抗原。自体抗原一般是利用原位癌或者手术切除的肿瘤细胞制成疫苗，包括肿瘤细胞疫苗、肿瘤溶解产物疫苗、肿瘤 DNA 疫苗，该类抗原的制作需要大量的自体肿瘤细胞，从而限制了它的临床发展。同种异体抗原可以克服这一缺点，其来源包括有同种异体肿瘤细胞株抗原，重组蛋白抗原（包括基因工程蛋白）和合成肽。目前研制的肺癌疫苗主要有肿瘤细胞疫苗、蛋白质多肽疫苗、树突状细胞疫苗等。

1. 肿瘤细胞疫苗 肿瘤和正常细胞在抗原组成和生物学行为上具有本质的不同，并且遗传不稳定是肿瘤形成的一个关键因素。在肿瘤的发生发展过程中，肿瘤细胞中的基因突变最终会导致新的抗原的形成。因此，自体和异体的肿瘤可以作为疫苗试验中丰富的肿瘤抗原库。

（1）Belagenpumatucel – L（Lucanix）：是转化生长因子 β_2 反义基因修饰的同种异体肿瘤细胞疫苗。转化生长因子 – β_2（transforming growth factor – 2，TGF – β_2）是肿瘤细胞产生的一种免疫抑制药，通过对自然杀伤细胞（NK）、淋巴因子激活的杀伤细胞（LAK）和树突状细胞（DC）的负性调节诱导肿瘤的免疫抑制。TGF – β_2 的表达水平与患者免疫抑制相关，与 NSCLC 预后负相关。Belagenpumatucel – L 是将 TGF – β_2 反义核酸转染 4 种不同的 NSCLC 细胞株而制成的同种异体疫苗，该疫苗可抑制 TGF – β_2 的表达，从而降低它对免疫功能的抑制作用。

一项入组 Ⅱ ~ Ⅳ期 NSCLC 患者的 Ⅱ期临床研究中，75 例患者分别接受 3 个剂量 Belagenpumatucel – L（1.25×10^7、2.5×10^7、5×10^7 细胞）每个月或每隔 1 个月的皮内注

射。3 组不良反应无显著差异,低剂量组较两个较高剂量组的 OS 短($P = 0.0069$)。61 例可评价的ⅢB ~ Ⅳ期患者中有 15% 的患者获得 PR,最低剂量组与两个较高剂量组相比,1 年生存率分别为 39% vs 68%,2 年生存率分别为 20% vs 52%,对这 61 例患者进行免疫功能分析发现,取得疗效患者的细胞因子的表达增加。随后的亚组分析也发现,对该疫苗能产生细胞免疫和体液免疫的患者较免疫反应阴性的患者生存时间长,OS 分别为 32.5 vs 11.6 个月($P = 0.011$),说明免疫功能对于疫苗的抗肿瘤免疫活性非常重要,疗效与诱导免疫反应相关。基于该研究,一项安慰剂随机对照的Ⅲ期临床研究正在进行中。

(2)GM - CSF 基因修饰肿瘤疫苗:细胞因子 GM - CSF 可以推动记忆性免疫,阻止肿瘤的复发和转移。GM - CSF 能调节树突状细胞增生、成熟和趋化作用,从而增强抗肿瘤免疫。GVAX 疫苗为包含自体肿瘤细胞和分泌 GM - CSF 的异体肿瘤细胞系的联合疫苗。Ⅰ/Ⅱ期临床研究中,入组的晚期非小细胞肺癌(non - small cell lung cancer,NSCLC)患者随机接了 3 种剂量的疫苗,每 2 周 1 次,皮下注射,共接种 3 ~ 6 次。利用针对放射处理过的自体肿瘤细胞的 DTH 反应和肿瘤抗体来评估免疫效果。免疫前 DTH 反应率是 13%,免疫后为 34%,同时 31% 的患者检测到了针对自体肿瘤细胞的抗体。试验表明,GVAX 疫苗能诱导免疫反应,但没有抗肺癌的免疫应答。GVAX 疫苗的 GM - CSF 分泌量比自体同源的基因工程修饰能够分泌 GM - CSF 的 NSCLC 细胞疫苗高出 25 倍,但在 PFS 及 OS 上无明显改善。另外研究发现,接种剂量 $> 40 \times 10^6$ 疫苗者总生存期明显高于接种低剂量组(17 个月 vs 7 个月),提示疫苗的接种剂量与患者的生存期具有一定的正相关性。

2. 肿瘤蛋白和肽疫苗　激活的原癌基因、失活的肿瘤抑制基因和基因突变是肺癌发生相关的分子事件,同时也是疫苗策略中理想的肿瘤抗原。以蛋白或者肽形式存在的这些异源抗原是肿瘤抗原的另外一个来源。蛋白和肽经过加工以后经 MHC 分子被 APC 细胞提呈给 T 细胞,从而诱导产生特异的免疫反应。

(1)Mucin - 1 疫苗:黏蛋白 1(Mucin - 1,MUC - 1)为一种高分子量蛋白,含有大量的 O 链糖,在多数具有分泌功能的正常上皮细胞的极性端表达。MUC - 1 在肺癌、乳腺癌等多种瘤中高表达,且糖基化程度低或发生异常,从而与正常 MUC - 1 区别开来。MUC - 1 与抑制肿瘤细胞凋亡、抑制免疫应答、化疗耐药以及预后不良有关。约 60% 的肺癌患者存在黏蛋白 1 的高表达,因此以其为靶点的肺癌疫苗具有较好的前景。目前肺癌的 MUC - 1 疫苗有两种,分别是脂质体 BLP25 疫苗和 TG4010。

1)L - BLP25 脂质体疫苗:L - BLP25(Stimuvax)为一种合成的人 MUC - 1 蛋白,其胞外区含有 20 个氨基酸构成的串联重复序列,具有很高的抗原性。其与免疫佐剂单磷脂 A(MPLA)以脂质体形式构成疫苗,接种于皮下后,诱发和增强细胞或体液免疫应答。

一项ⅡB 期临床试验中,标准一线化疗达到稳定或处于缓解期的 171 例ⅢB/Ⅳ期 NSCLC 患者入组,随机分为 L - BLP25 组(88 例)和最佳支持治疗组(83 例)。L - BLP25 组予环磷酰胺单药 300mg/m² 连续应用 3 天后每周 1 次、连续 8 周皮内注射 L - BLP25(1000lg),维持免疫为每 6 周 1 次。L - BLP25 组总体生存较最佳支持治疗组增加了 4.4 个月(17.4 个月 vs 13 个月,$P = 0.112$)。亚组分析显示,65 例ⅢB 患者中,35 例接受了 L - BLP25 治疗,30 例为最佳支持治疗,L - BLP25 组 MST 为 30.6 个月,而最佳支持治疗组为 13.3 个月[$P = 0.09$，$HR = 0.56$（95% CI：$0.29 \sim 1.10$）]。L - BLP25 在局部晚期（ⅢB）产生的生存受益令人鼓舞。

基于上述研究结果，德国默克公司发起了两项大型、多中心、随机双盲的Ⅲ期临床研究 START 和 INSPIRE，旨在继续验证不可手术切除的Ⅲ期 NSCLC 在初始化/放疗后达到疾病稳定或客观缓解后 L - BLP25（Stimuvax）维持治疗的疗效。其中欧美入组的 START（NCT004099188）最新公布的研究结果表明，L - BLP25 组和安慰剂组患者在总体生存期（OS）上无统计学差异，但亚组分析表明同步放化疗患者应用 L - BLP25 疫苗治疗后，生存期显著延长（30.8 个月 vs 20.6 个月），因此在这部分患者中的应用值得进一步研究。另一项针对亚洲人群的 INSPIRE 研究（NCT01015443）正在进行中。

2）TG4010：是一种携带 MUC - 1 抗原和白介素 - 2（interleukin - 2，IL - 2）的重组 DNA 的病毒载体疫苗，可表达 IL - 2 以刺激特异性 T 细胞应答。因此，该疫苗可直接针对表达 MUC - 1 的肿瘤细胞诱导并放大细胞免疫反应。所以，该疫苗可能能够激活或强化直接作用于表达 MUC - 1 肿瘤细胞的细胞应答。

TG4010 与化疗联合作为ⅢB/Ⅳ期 NSCLC 患者一线治疗的一项随机ⅡB 期临床试验中，纳入了 148 例 MUC - 1 阳性、PS 评分良好的患者，随机分配到疫苗 + 化疗组和单纯化疗组，疫苗 + 化疗组接受 TG4010 注射（每周 1 次，共 6 次），之后维持每 3 周接种 1 次直至疾病进展。试验结果表明：TG4010 + 化疗组与单纯化疗组 6 个月无进展生存率分别为 43.2% vs 35.1%；TG4010 + 化疗组和单纯化疗组 3～4 级不良反应差异主要表现在厌食（13.9% vs 4.1%）和胸腔积液（5.6% vs 0）；52.1% TG4010 + 化疗组患者和 47.2% 的单纯化疗组患者至少出现了一种严重的不良反应。尽管两组的 6 个月 PFS 率及中位 OS 无显著差异，但是对基线时 NK 细胞水平正常的患者，联合 TG4010 可改善 PFS 及 OS。TG4010 在 MUC - 1 表达阳性、NK 细胞活化水平正常 NSCLC 患者应用的ⅡB～Ⅲ期临床试验正在进行。

（2）表皮生长因子（epidermal growth factor，EGF）疫苗：表皮生长因子在调节凋亡、细胞生存以及细胞增生中起到关键作用。EGF 与细胞表面的受体结合后会激活一系列信号转导通路，从而激活或者抑制一些关键转录因子的活性，调节细胞凋亡所必需的一些蛋白的表达。

Ramos 等报道了一项 43 例晚期 NSCLC 患者接受 EGF 疫苗免疫的Ⅰ期试验临床，该疫苗是一个人类重组 EGF，连接到一个来自脑膜炎球菌的 P64K 重组载体蛋白。它不直接作用于肿瘤，而是通过诱导产生针对 EGF 的特异性抗体，从而中和内源性 EGF，阻断 EGF 与 EGFR 的结合，抑制通过该通路导致的增生和肿瘤生长。入组 43 例患者中 38 例检测到了对 EGF 的免疫应答，良好体液免疫反应者与体液免疫反应差的患者相比生存时间更长。

一项 EGF 疫苗（CimaVax）的Ⅱ期研究共有 80 例ⅢB/Ⅳ期 NSCLC 患者入组，随机分为接受疫苗治疗的试验组和 BSC 对照组。试验组在一线化疗完成后先给予环磷酰胺辅助治疗 3 天，4 周，随后每个月进行 1 次。不良反应主要是注射部位的局部皮肤反应和流感样症状，没有观察到 3～4 度不良反应。研究者将 EGF 抗体效价至少为 1:4000 或 4 倍于疫苗接种之前的值定为良好抗体反应（GAR）。疫苗组 64.3% 患者 EGF 水平降低，达到

GAR 患者的中位生存期较低抗体应答患者明显延长（11.7 vs 3.6 个月）疫苗组与对照组的中位生存期分别为 6.47 个月 vs 5.33 个月，1 年生存率分别为 67% vs 33%，疫苗接种者有优势，但无统计学意义（$P=0.096$）。

Ramos 等报道了 CimaVax 的Ⅲ期临床研究结果，共入组了 405 例Ⅲ B/Ⅳ期 NSCLC 患者。试验组较对照组的 OS 显著延长。与Ⅱ期研究观察到的结果相同，该疫苗可以显著增加抗 EGF 抗体的滴度，抗体滴度与生存时间相关，且与血浆 EGF 浓度负相关。EGF 浓度是预后差的因子，同时也是疫苗治疗疗效的预测因子。CimaVax 疫苗耐受性好，最常见的不良反应主要是 1~2 级注射部位疼痛、发热、头痛、呕吐和寒战。目前，CimaVax 疫苗在古巴已被批准用于临床。

（3）黑色素瘤相关抗原（MAGE-3）蛋白疫苗：黑色素瘤的相关抗原（MAGE）主要在干细胞表达。目前有约 50 个 MAGE 基因被确定，这些基因在胚胎发育、细胞周期及凋亡过程中发挥着重要的作用。MAGE-3 是最常见表达的睾丸癌抗原，表达于睾丸生殖细胞，但不表达于其他正常组织，在部分肿瘤中非常规表达，包括肺癌。约 75% 的 SCLC 和接近 40% 的 NSCLC 中都表达 MAGE-3。重组 MAGE-A3 融合蛋白可以激发机体产生抗原特异性肿瘤免疫，诱导 CD_4^+、CD_8^+ T 细胞及 B 细胞反应，因此这种睾丸癌抗原被作为免疫治疗的靶点。

MAGE-A3 ASCI 是英国葛兰素史克公司研制的一种蛋白疫苗。2007 年公布的一项随机双盲、安慰剂对照、MAGE-A3 ASCI 辅助治疗完全切除的 NAGE-A3 阳性表达的Ⅰ B~Ⅱ期 NSCLC 的Ⅱ期临床试验结果显示：182 例完全手术切除的 MAGE-A3 阳性的Ⅰ B/Ⅱ期 NSCLC 患者，MAGE-A3 组 DFI（desease-free interval，无疾病间期），DFS（disease-free survival，无疾病生存期）和 OS（overall survival，总生存）的 HR（hazard ratio，风险比）分别为 0.74（95% CI 0.44~1.20，$P=0.107$），0.73（95% CI 0.45~1.16），0.66（95% CI 0.36~1.20）。MAGE-A3 组的肿瘤复发率较对照组明显降低（30.6% vs 43.3%），虽未达到统计学差异，但生存趋势提示使用 MAGE-A3 可能获益，MAGE-A3 治疗可能会改善患者的复发风险。并且，MAGE-A3 ASCI 治疗与化疗相比无明显毒性反应。这一趋势使得一项迄今为止最大规模的肿瘤疫苗Ⅲ期临床研究 MAGRIT（NCT00480025）得以进行。这项大型的随机双盲 MAGRIT 试验共计划纳入 2270 例完全手术切除的 MAGE-A3 阳性Ⅰ B/Ⅱ/Ⅲ A 期 NSCLC 患者，旨在继续评估 MAGE-A3 疫苗的效力、安全性及机体耐受性。实验以 DFS 为评价终点，同时根据是否性辅助化疗对入组患者进行分层分析。

3. 树突状细胞疫苗　树突状细胞（DC）是功能非常强的抗原提呈细胞（APC），能够提呈肿瘤相关抗原到 T 细胞，因此能启动肿瘤特异的免疫反应。DC 细胞起源于骨髓的白细胞，能高表达 MHC 和共刺激分子。因此，它们能捕获抗原，形成大量能引起免疫反应的 MHC-肽复合物。在细胞因子的作用下分化、并转移至次级淋巴器官，选择抗原特异的 T 细胞并刺激使其活化。DC 也是天然的免疫佐剂，具有重要的免疫调节功能。目前，已建立了多种方法制备 DC 肿瘤疫苗，将 DC 与肺癌细胞融合，或利用基因工程技术将肺癌抗原基因、细胞因子基因导入或修饰 DC 等。

Hirschowitz 等将自体同源的 DC 负载异源 NSCLC 细胞系的凋亡小体，这种细胞系高表达 5 种已知抗原，HER2、CEA、WT1、MAGE2 和 survivin。16 例ⅠA ~ ⅢB 的 NSCLC 患者在术后、化放疗或综合治疗后注射了疫苗。没有任何患者出现严重不良反应。6 例患者表现出抗原特异性反应。疫苗引起的免疫反应与肿瘤分期、组织及前期治疗无关。该研究提示，此种 DC 疫苗是安全的且具有生物活性。Kimura 等完成的一项Ⅱ期临床试验中，应用肿瘤引流淋巴结或外周血淋巴细胞培养获得的 T 杀伤细胞和自体树突状细胞联合辅助化疗治疗肺癌术后患者。31 例病理诊断的 N_2 患者接受了 4 周期化疗，并且每 2 个月接受一次免疫治疗，持续 2 年。28 例可评价患者的 2 年和 5 年生存率分别为 88.9% 和 52.9%，除了发热、寒战、疲劳及恶心外无其他明显的毒副反应。

基于 DC 的肺癌疫苗开展了多项临床研究，如何提高 DC 疫苗的疗效，选择致敏 DC 抗原及关于肺癌 DC 疫苗的治疗剂量、途径、疗程等仍需进一步进行探索与验证。

二、非抗原免疫治疗

免疫治疗依赖于特异性抗原激发免疫应答的能力，而部分免疫治疗方法作用于已经被激活的免疫系统。因此，不论实际上是何种肿瘤抗原激活免疫应答，后面这些方法都应是有效的。肿瘤细胞和周围基质造成的环境可以使 T 细胞在数目和活性方面受损，产生免疫抑制，促进肿瘤生长。T 细胞活性的关闭有几个免疫相关的检测点，其中细胞毒性 T 淋巴细胞相关抗原 4(cytotoxic T lymphocyte associated antigen – 4, CTLA – 4) 和程序死亡 – 1(programmed death 1, PD – 1) 是调节 T 细胞聚集和效用功能的抑制分子，与他们的配体相结合可导致 T 细胞对于肿瘤细胞的效应减弱，持续的信号可导致 T 细胞功能耗竭。针对 CTLA4、PD – 1 及 PD – L1 的单克隆抗体是近年临床研究中治疗肺癌明确有效的新型单抗。

1. 抗 CTLA – 4 单克隆抗体　细胞毒 T 淋巴细胞抗原 4(CTLA – 4) 是由 CTLA – 4 基因编码的一种跨膜蛋白质，其配体为 B7 – 1(CD80) 及 B7 – 2(CD86) 分子蛋白，可降低 T 细胞活性、阻碍 T 细胞活化通道发挥肿瘤免疫抑制作用。2011 年抗 CTLA – 4 抗体(Ipilimumab) 被美国食品与药监督管理局作为首个治疗恶性黑色素瘤免疫药物批准上市。

Lynch 等报道了一项 Ipilimumab 联合紫杉醇 + 卡铂一线治疗ⅢB/Ⅳ期 NSCLC 患者疗效的随机、双盲、多中心Ⅱ期临床试验。入组 204 例初治Ⅲ期/Ⅳ期 NSCLC 患者，按 1∶1∶1 随机分为诱导期同步组、序贯治疗组和单纯化疗组 3 组。诱导期同步治疗组静脉给予 Ipilimumab + PC 方案化疗 4 周期、安慰剂 + PC 方案化疗 2 周期，序贯治疗组静脉给予安慰剂 + PC 化疗 2 周期、Ipilimumab + PC 方案化疗 4 周期，对照组静脉给予安慰剂 + PC 化疗 6 周期，每 3 周为 1 周期，18 周后予 Ipilimumab 或安慰剂维持治疗，直至病情进展或患者出现不可耐受性不良反应。研究结果显示：序贯治疗组、诱导期同步组及对照组的免疫相关性无疾病生存期(immune – related PFS, irPFS) 分别为 5.7 个月、5.5 个月和 4.6 个月，PFS 分别为 5.1 个月、4.1 个月、4.2 个月，3 级/4 级不良反应发生率分别为 15%、20%、6%。序贯 Ipilimumab + PC 方案改善了患者的 irPFS 和 PFS。

一项比较 Ipilimumab 或安慰剂联合紫杉醇及卡铂治疗Ⅳ期/复发肺鳞癌患者的随机、双盲、多中心Ⅲ期临床试验正在进行中，试验计划入组 920 例患者，试验组给予抗 CTLA4 抗体(Ipilimumab) 联合 PC 方案化疗 6 周期，对照组等量给予安慰剂联合 PC 方案化疗 6 周期，后续以 Ipilimumab 或安慰剂维持，直至病情进展。旨在研究一线 Ipilimumab 联合 PC 方案是否较单纯 PC 方案使Ⅳ期/复发肺鳞癌患者生存获益，试验结果值得期待。

2. 抗 PD - 1 及 PD - L1 抗体　程序性死亡受体 PD - 1 有两个已知的配体：PD - L1（B7 - H1/CD274）和 PD - L2（B7 - DC/CD273）。PD - L1 是 PD - 1 最主要的配体，在多种实体瘤中上调，可以抑制细胞因子的产生和 PD - 1 阳性、肿瘤浸润性 $CD_8^+CD_4^+$ T 细胞的活性。

2016 年 10 月，美国 FDA 批准 PD - 1 单抗一线治疗非小细胞肺癌，条件是 EGFR、ALK 阴性的患者同时 PDL - 1 大于 50%。2019 NCCN 指南推荐晚期 NSCLC 都要进行 PD - 1 检测，对于 PD - 1 大于 1% 且 EGFR、ALK 阴性患者，推荐进行免疫治疗，对于大于 50% 的患者，建议 Pembrolizumab 单药治疗。对于 PDL - 1 在 1%~49% 的患者，建议 Pembrolizumab 单药治疗，也可以 Pembrolizumab 联合化疗，方案为在培美曲塞 + 铂类基础上加用 Pembrolizumab，或者紫杉醇卡铂联合贝伐单抗联合 Atezolizumab。对于鳞癌患者，单药治疗方案推荐同上，另外，可以选择紫杉醇或者白蛋白结合型紫杉醇联合卡铂联合 Pembrolizumab。

2019 年 ASCO 年会公布了 PD - 1 抑制药帕博利珠单抗单药治疗晚期非小细胞肺癌（NSCLC）的 5 年疗效及安全性数据，KEYNOTE - 001 研究中 101 例初治患者单独使用帕博利珠单抗一线治疗，结果 5 年总生存率（OS）为 23.2%，而既往接受过治疗的患者，使用帕博利珠单抗治疗的 5 年 OS 为 15.5%。在肿瘤细胞中 PD - L1 表达 TPS≥50% 的患者中，初治患者 5 年 OS 为 29.6%，经治患者 5 年 OS 为 25.0%。

一线联合治疗方面，KEYNOTE - 189 研究回答了这个问题。入组患者均为初治且无 EGFR/ALK 驱动基因突变的晚期初治非鳞非小细胞肺癌，在培美曲塞 + 铂类化疗基础上加上 Pembrolizumab（帕博利珠单抗），结果与化疗相比，PFS 明显延长（8.8m vs 4.9m），疾病进展风险降低 48%。2019 年 ASCO 大会进一步公布了 KEYNOTE - 189 研究的更新随访数据，结果令人欣喜。随访 18.7 个月的结果显示，Pembrolizumab（帕博利珠单抗）联合化疗组的中位 OS 达到 22 个月，而单纯化疗组为 10.7 个月；此外，研究还进一步对比了两组的 PFS2（PFS2 是指从随机到第二次进展或死亡的时间），帕博利珠单抗组为 17 个月，单纯化疗组为 9 个月，差异具有显著统计学意义。虽然在 TPS > 50% 与 TPS < 1% 的患者中，两组对比的 HR 值基本相同，但两类人群的获益是不同，TPS > 50% 的患者获益明显多于 TPS < 1% 的患者。因此 PD - L1 表达检测可以预测获益多少。

肺鳞癌没有明确的驱动基因，肺鳞癌患者极少从靶向治疗中获益。在 CheckMate 017 和 KEYNOTE - 010 研究中，免疫治疗用于肺鳞癌二线及以上的研究，取得了非常好的疗效。在 KEYNOTE - 024 研究中入组了 20% 左右的肺鳞癌患者，帕博利珠单抗单药一线治疗 PD - L1 表达 ≥50% 的非小细胞肺癌患者，免疫治疗疗效显著。

KEYNOTE - 407 研究的主要目的在于扩大帕博利珠单抗在肺鳞癌患者的适应证，无论 PD - L1 表达与否。Keynote - 407 研究是一项 III 期临床研究，共入组 559 例初治转移性肺鳞癌患者，帕博利珠单抗联合卡铂/紫杉醇或白蛋白紫杉醇，对照组为安慰剂联合联合卡铂/紫杉醇或白蛋白紫杉醇，结果联合组可以显著延长患者的 OS（15.9m vs 11.3m，HR 0.64，$P = 0.001$），其生存获益与 PD - L1 表达水平无关；mPFS 期也显著延长（6.4m vs 4.8m，HR = 0.56，$P < 0.001$），两组 ORR 为 57.9% vs 38.4%。KEYNOTE - 407 是一个里程碑式的研究，因为它改写了肺鳞癌患者治疗指南。

Atezolizumab 是 PD－L1 单抗,在非小细胞肺癌治疗中显示很好前景。IMpower－132 Ⅲ期研究结果显示 Atezolizumab 联合培美曲塞＋铂类化疗一线治疗 EGFR/ALK 野生型的晚期非鳞非小细胞肺癌是阳性结果,PFS 优于化疗(7.6m vs 5.2m,HR＝0.60),中期 OS 显示了获益趋势(18.1m vs 13.6m,HR＝0.81),但差异未见统计学意义。结果分析显示 Atezolizumab 联合化疗疗效与 PD－L1 表达相关,低表达组患者获益少。IMpower－131 研究也证实 Atezolizumab 联合白蛋白结合型紫杉醇/卡铂一线治疗晚期肺鳞癌 PFS 优于化疗(6.3m vs 5.6m,HR＝0.71),12 个月的无疾病进展率提高近一倍(24.7% vs 12.0%),中期数据显示 OS 并未取得阳性结果(14.0m vs 13.9m,HR＝0.96),且同样显示在 PD－L1 低表达组及阴性组 PFS、OS 获益不大。相比卡铂＋白蛋白紫杉醇,Atezolizumab 联合化疗可显著降低患者疾病进展和复发风险,但联合化疗未能够显著改善患者 OS。

Impower－150 是针对晚期非鳞 NSCLC 的Ⅲ期随机对照研究,入组患者中 13% 患者有驱动基因突变,评估 Atezolizumab＋化疗(卡铂和紫杉醇)联合或不联合贝伐珠单抗治疗初治Ⅳ期非鳞 NSCLC 的疗效和安全性,研究共入组了 1202 例患者,随机分配至 Atezolizumab＋卡铂＋紫杉醇(A 组),或 Atezolizumab＋贝伐珠单抗＋卡铂＋紫杉醇(B 组),或贝伐珠单抗＋卡铂＋紫杉醇(C 组),各组患者分别给与 4～6 个周期的治疗,后续分别采用 Atezolizumab(A 组),Atezolizumab＋贝伐珠单抗(B 组)和贝伐珠单抗(C 组)进行维持治疗直至疾病进展。结果显示 EGFR/ALK 野生型患者 PFS(8.3m vs 6.8m, HR＝0.59,$P < 0.0001$)、OS(19.2m vs 14.7m, HR＝0.78,$P = 0.0164$)均明显延长,且无论 PD－L1 表达与否均可获益,但 PD－L1 高表达者 OS 获益更明显(25.2m vs 15.0m, HR＝0.70)。对伴有 EGFR/ALK 驱动基因阳性者至少接受过一种 TKI 治疗失败或不耐受的患者,四药联合组较三药组同样获益(PFS:9.7m vs 6.1m)。该研究结果证明了免疫治疗与抗血管生成的协同作用。

晚期非小细胞肺癌免疫治疗二线应用的数据已经非常成熟,无论 PD－1 还是 PD－L1 单抗,二线治疗有效率基本在 20% 上下。OS 在 19.2～13.8 个月。PD－L1 作为免疫疗效预测指标,在≥90% 时,Durvalumab 的有效率高达 30.9%。

三、过继性免疫治疗

过继性免疫细胞治疗(adoptive cellular immunotherapy,ACI)是指给肿瘤患者输注自身或同种特异性或非特异性抗肿瘤活性的免疫效应细胞,使其在肿瘤患者体内发挥抗肿瘤作用。目前输注的 ACI 包括自然杀伤细胞(natural killer cells,NK)、肿瘤浸润性淋巴细胞(tumor infiltrating lymphocytes,TIL)、淋巴因子激活的杀伤细胞(lymphokine activated killer,LAK)、细胞因子诱导的杀伤细胞(cytokine induced killer cells,CIK)、树突状细胞(dendritic cells,DC)和细胞毒性 T 淋巴细胞(cytotoxic T lymphocytes,CTL)和 B 淋巴细胞等。对于 NSCLC,已有联合手术、放化疗的相关临床研究,并展现出有一定的临床疗效。在一项随机对照Ⅲ期临床研究中,Kimmura 等采用 LAK 联合化疗或放疗治疗 174 例Ⅱ、Ⅲ期肺癌患者,结果表明免疫治疗联合化疗或放疗显著提高了患者的 5 年和 9 年生存率。另有研究表明,白介素 IL－2 和 LAK 联合化疗或放疗可提高肺癌患者术后的生存率。

(刘自民 王 静)

第五节 消融治疗

一、概述

在世界范围内肺癌均居癌症发病率和死因之首，全球每年发病约 250 万人，每年有超过 160 万人死于肺癌。在我国肺癌的发病形势更加严峻，在 2010 年新发肺癌 605 900 人，死亡 486 600 人。2015 年我国新发肺癌 733 300 人，死亡 610 200 人，新发和死亡绝对数均排在世界第一。对于早期非小细胞肺癌（NSCLC）外科切除是治愈的主要手段，但是由于各种原因，大约 80% 的肺癌无法通过手术切除治疗。对于无法手术切除的多数肺癌患者在传统的放化疗中获益有限，因此许多新的局部治疗方法应运而生，包括局部消融治疗等。局部消融术作为一种微创技术已经应用于早期肺癌的治疗，每年治疗肺癌患者的例数迅速增加。肺部转移瘤在临床上十分常见，是所有肿瘤转移的第二器官，目前已证实经皮消融也可以有效地治疗肺部转移瘤。2000 年 Duruy 首次将射频消融用于了肺部肿瘤的治疗，2002 年冯威健等人又将微波消融应用于治疗肺癌，2014 年国内制定了"消融治疗原发性和转移性肺部肿瘤的专家共识（2014 年版）"，2015 年在《Thoracic Cancer》杂志上发表，目前我国在应用微波消融治疗肺癌等方面已达国际领先水平。

随着不可逆电穿孔消融技术（irreversible electroporation）的出现，肿瘤消融的概念发生了较大的变化，消融（thermal ablation）属于能量消融（energy – based ablation）的一种。肿瘤消融是针对某一脏器中特定的一个或多个肿瘤病灶，利用热产生的生物学效应直接导致病灶组织中的肿瘤细胞发生不可逆损伤（irreversible injury）或凝固性坏死（coagulation necrosis）的一种精准微创治疗技术。消融治疗技术，目前主要包括射频消融（radiofrequency ablation，RFA）、微波消融（Microwave ablation，MWA）、冷冻消融（cry ablation）、激光消融（Laser ablation）和高强度聚焦超声（high – intensity focused ultrasound，HIFU）消融，HIFU 消融很少用于肺部肿瘤的消融治疗。

RFA 是目前治疗实体瘤应用最广泛的消融技术，其原理是将射频电极穿刺入肿瘤组织中，在 375 ~ 500 kHz 的高频交变电流作用下，肿瘤组织内的离子相互摩擦、碰撞而产生热生物学效应，局部温度可达 60 ~ 120℃，当组织被加热至 60℃ 以上时，可引起细胞凝固性坏死。RFA 消融体积取决于局部射频消融产生的热量传导与循环血液及细胞外液间的热对流。2007 年 12 月美国 FDA 批准了 RFA 可以用于肺部肿瘤的治疗、中国《原发性肺癌诊疗规范（2015 年版）》均推荐 RFA 可以用于早期不能耐受手术切除肺癌患者的治疗。

MWA 一般采用 915 MHz 或 2450 MHz 两种频率。在微波电磁场的作用下，肿瘤组织内的水分子、蛋白质分子等极性分子产生极高速振动，造成分子之间的相互碰撞、相互摩擦，在短时间内产生高达 60 ~ 150℃ 的高温，从而导致细胞凝固性坏死。由于辐射器将微波能集中在一定范围内，故而能有效地辐射到所需靶区，微波热辐射在肺内有更高的对流性和更低的热沉降效应。

冷冻消融：氩 – 氦冷冻消融是目前较成熟的冷冻消融治疗技术。冷冻治疗是一项重要的微创、靶向治疗技术。早在4000多年前的古希腊人即用冰治疗疾病。冷冻治疗历经冰、液态氧、液态CO_2、液氮，直至现在的高压氩气，治疗范围由表浅的皮肤疾病，到体内深部肿瘤，达到了类似手术切除的治疗效果，诞生了现代冷冻治疗学。原理是通过焦耳-汤姆逊(Joule-Thomson)效应，高压氩气可以使靶组织冷却至零下140℃，氦气可使靶组织从零下140℃迅速上升至零上20~40℃，通过这种温度梯度的变化可以导致：①靶组织蛋白质变性；②细胞内外渗透压改变和"结冰"效应造成细胞裂解；③微血管栓塞引起组织缺血坏死等。用CT或MRI观察到的"冰球"可以直接将消融区域与肿瘤边界进行区分，可以测定冷冻损伤的边界，这一边界大致在冰球最外缘内侧4~6mm。

20世纪80年代美国CMS公司发明了具有插入式循环冷冻治疗探头的LCS-2000型液氮冷冻机和德国研制的压力式液氮冷冻机，这种插入式液氮低温冷冻设备有不同型号的探针，每种探针可以设置不同的冷冻温度。所提供的探针数量和所达到的冷冻效果使治疗更完美，操作更方便，可广泛应用深部肿瘤的治疗，如肾癌、子宫癌、肝癌、前列腺癌、头面部肿瘤等。但由于设备庞大，限制了它的临床应用。1994年美国研制成功一种新型超低温介入冷冻治疗设备-氩氦靶向手术治疗系统(endocare cryocare system，简称氩氦刀)，1998年进入中国市场。近年来，以色列Galilmedical公司按同一技术原理制造的Cryo-Hit氩氦刀也进入了中国市场，极大地促进了中国冷冻事业的发展。该系统的研制结合了航天、生物传感、电子计算机、适型监控和靶向治疗等多项技术，将超低温靶向冷冻和介入热疗有机地结合在一起，是世界上第一个兼具超低温和热效应双重功能的医疗系统，为肿瘤的超低温治疗技术的发展带来突破性进展。2000年，美国财政部将氩氦刀治疗前列腺癌纳入全民医保计划。近年来，中国的某些地区也将氩氦刀治疗肿瘤列入了医保范围之内，促进了氩氦刀在中国的应用和普及。

氩氦靶向肿瘤治疗，其降温、升温的速度和形成冰球的大小，可以通过电脑精确控制和设定，已经成为目前国际上低温治疗领域高科技发展的更新换代技术，是继射频、微波、激光、超声波聚集、γ-射线、中子射线之后又一新的肿瘤局部消融治疗手段。由于它操作简单、靶向性强、适应证广、治疗中靶区可以适时监测，且对患者损伤小、并发症少、恢复快、操作简单等优点，使得大多数失去了常规手术根治切除机会的肿瘤患者重新获得微创外科治疗的机会，同时氩氦靶向治疗可促进机体的免疫反应，激发和提高机体免疫系统的抗肿瘤功能，因此成为对无法外科根治性切除的实体肿瘤患者治疗的最佳手段之一。

上述3种消融技术是目前临床上常用的肺部肿瘤局部消融治疗技术，并各有一定优势。对于直径≤3cm的肿瘤，三种消融方式均可获得良好的治疗效果。RFA电极的适形性好，可以通过调节消融电极来保护邻近脏器，但是受血流和气流的影响较大；对于直径>3cm，尤其是>5cm的肿瘤，MWA因其消融时间短、消融范围大，明显优于其他两种消融方式，且微波消融受到血流灌注的影响小，更加适合治疗邻近大血管的肿瘤。冷冻消融形成的"冰球"边界清晰，易于监测，可应用于邻近重要脏器的肺部肿瘤。冷冻消融较少引起局部疼痛，对于肿瘤距离胸膜≤1cm或有骨转移引起骨质破坏的肿瘤患者，冷冻消融明显优于MWA和RFA。但冷冻消融在治疗过程中消耗患者血小板，对于凝血功能差的患者，应避免使用冷冻消融。在肺部肿瘤消融中RFA在临床应用较广，积累的经验较多。由于MWA的突出优势，其在肺部肿瘤消融中应用越来越广泛。

肺部肿瘤的激光消融与上述 3 种消融比较在临床上开展相对较少,目前在激光消融中应用最广泛的是波长 1064nm 的 Nd：YAG 激光(neodymium – doped yttrium aluminium garnet，钇铝石榴石晶体)。其原理为：激光导入组织后,光子为组织生色基团所吸收后瞬间即可产生高热、压强等生物效应使肿瘤组织变性、凝固、汽化甚至炭化而达到杀灭肿瘤的目的。激光消融的特点：①消融范围较小(1.0cm × 1.5cm)，对周围组织损伤小；②由于激光能量可以瞬间释放,因此消融时间极短；③光导纤维常用 21 – gauge 的 Chiba针导入,因此穿刺损伤小,导致的并发症少(如出血、感染)。对于肺内多发的、重要器官旁、最大径 < 1.0cm 的肿瘤有一定优势。

关于肺部肿瘤的治疗,微创治疗是未来发展的方向之一,尤其是影像引导下的经皮消融技术在治疗肺部肿瘤方面具有：创伤小、疗效明确、安全性高、患者恢复快、操作相对简单、适应人群广等特点。最近研究表明：经皮消融治疗不能耐受手术切除早期NSCLC 患者(肿瘤直径 2 ~ 3cm)的 1 年、3 年和 5 年的生存率分别达到 97.7%、72.9% 和55.7%,且死亡率小于 1%。这些临床证据让我们相信未来这一技术会在肺部肿瘤的综合治疗中得到越来越广泛的应用,其地位有可能成为继手术、放疗、化疗之后的一种新的治疗模式。但是从临床实践的角度看,有关消融技术治疗原发性和转移性肺部恶性肿瘤患者的例数与手术、放疗和化疗相比相对较少,需要进一步开展工作以改变传统肿瘤工作者对消融技术的认知,使得该治疗方法得以普及和规范化应用。

目前消融技术治疗原发性和转移性肺部恶性肿瘤还存在许多问题：①消融技术已经成为肺部肿瘤多学科综合治疗领域的重要手段,特别是对于早期不能耐受外科手术切除的周围型肺癌患者有可能成为首选,但是尚缺乏大规模的、多中心的、随机的、前瞻性的临床研究；②缺乏与其他传统治疗手段(如立体定向放射治疗)的前瞻性的、多中心的临床比较研究；③消融与其他治疗手段(如放疗、化疗和分子靶向药物治疗等)联合应用的临床研究相对较少；④如何提高局部完全消融率、降低局部复发,也是今后工作的方向之一；⑤使用现有的影像学手段有时较难真实反映出消融技术治疗后的疗效,因此,制定公认的、符合消融技术自身规律的疗效判断标准还需要进行艰苦的工作；⑥姑息消融在肺癌综合治疗的位置还有待于进一步探讨；⑦基础研究相对滞后,如复杂热场分布、对机体免疫的影响等。

二、临床特点

1. 原发性肺癌　一般根据发病的高危因素、临床表现、体格检查以及相关辅助检查做出诊断,最后确诊要依靠组织病理学。①高危因素：有吸烟史并且吸烟指数大于 400 支/年、高危职业接触史(如接触石棉)以及肺癌家族史等,年龄在 45 岁以上者是肺癌的高危人群；②临床表现：肺癌早期可无明显症状。当病情发展到一定程度时,常出现刺激性干咳、痰中带血或血痰、胸痛、发热、气促等临床症状。当呼吸道症状超过 2 周,经治疗不能缓解,尤其是痰中带血、刺激性干咳,或原有的呼吸道症状加重,要高度警惕肺癌存在的可能性；③体格检查：早期肺癌患者一般无明显相关阳性体征,当肿瘤增大或转移时,则出现相应的压迫或转移症状和体征,如转移至胸膜及心包引起积液,则出现胸闷、气急、心音低远、患侧胸部呼吸音减弱、叩诊浊音等；肿瘤压迫或侵犯上腔静脉,则可出现头晕、眼花、胸闷、头颈部及胸背部水肿、皮肤毛细血管扩张等；肿瘤转移到纵隔，压迫食管可引起吞咽困难等；④影像检查：胸片是早期发现肺癌的一个重要手段，也是术后随访的方法之一；胸部 CT 可以进一步验证病变所在的部位和累及范围，也可大致区分其良、恶性，是目前诊断肺癌的重要手段。CT 引导下经胸肺肿物穿刺活检是重要的获取细胞学、组织学诊断的技术；其他影像检查主要用于肺癌的分期；⑤内镜检查：纤维支气管镜检查技术是诊断肺癌最常用的方法，包括纤维支气管镜直视下刷检、活检以及支气管灌洗获取细胞学和组织学诊断。上述几种方法联合应用可以提高检出率；其他内镜检查如：纵隔镜检查、胸腔镜检查主要用于肺癌的分期；⑥其他检查技术：痰细胞学检查是目前诊断肺癌简单方便的无创伤性诊断方法之一，连续 3 天留取清晨深咳后的痰液进行痰细胞学涂片检查可以获得细胞学的诊断；对于肺部占位病变或已明确诊断为肺癌的患者，如果伴有浅表淋巴结肿大，应当常规进行浅表淋巴结活检，以获得病理学诊断；当胸腔积液原因不清时，可以进行胸腔穿刺，以进一步获得细胞学诊断；当胸腔穿刺未发现细胞学阳性结果时，胸膜活检可以提高阳性检出率；⑦血液免疫生化检查：癌胚抗原、神经特异性烯醇化酶等；⑧组织学诊断：组织病理学诊断是肺癌确诊的依据；⑨分子诊断：根据 EGFR、ALK 等基因表达的情况进行分子诊断。

原发性肺癌的组织学类型：①鳞状细胞癌（鳞癌）：在肺癌中最为常见，约占 50%，患者年龄多在 50 岁以上，男性多于女性。大多起源于较大的支气管鳞状上皮，近肺门多为中心型。根据癌组织结构及癌细胞异形程度，可将鳞癌分为高、中、低分化三型；②腺癌：发病年龄较小，女性多见。多数腺癌起源于较小的支气管上皮，少数则起源于大支气管。约 75% 的腺癌为周围型，可分成腺管性腺癌、乳头状腺癌、细支气管肺泡癌；③小细胞未分化癌：发病率比鳞癌低，发病年龄较轻，多见于男性。一般起源于大支气管，大多为中心型。细胞密集形态与小淋巴细胞相似，形如燕麦穗粒，分化极差、生长快，恶性程度高，较早出现淋巴和血行广泛转移；④大细胞癌：此型肺癌甚为少见，约半数起源于大支气管。细胞大，胞质丰富，胞核形态多样，细胞排列不规则，呈片形或条索状。大细胞癌分化程度低，常发生脑转移，预后差。此外，少数病例同时存在不同类型的癌肿组织，如腺癌内有鳞癌组织，鳞癌内有腺癌组织或鳞癌与小细胞癌并存，这一类癌称为混合型肺癌。

2. 肺转移性肿瘤　随着恶性肿瘤诊断率的提高及肿瘤患者生存时间的延长，肺转移性肿瘤的发生率呈增长趋势。据尸解资料，恶性肿瘤肺转移的发生率为 40%，其中肺是唯一转移部位的占 20%，占转移性肿瘤发生率的首位。肺转移瘤的临床病例中，有 80%～90% 为多发，10%～20% 为孤立性。肺转移性肿瘤的常见原发肿瘤为大肠癌、乳腺癌、妇科肿瘤、肾癌、睾丸肿瘤、骨肉瘤、甲状腺癌、前列腺癌、肝癌等。

三、消融治疗适应证和禁忌证

1. 治愈性消融（curative ablation）的适应证　治愈性消融是指通过消融治疗，使局部肿瘤组织完全坏死，有可能达到治愈效果。

（1）原发性周围型肺癌：①患者因心肺功能差或高龄不能耐受手术切除；②拒绝行手术切除；③其他局部治疗复发后的单发病灶（如适形放疗后）；④原发性肺癌术后或放疗后肺内孤转移；⑤单肺（各种原因导致一侧肺阙如）；⑥多原发肺癌，且双肺肿瘤数量 ≤3 个。肿瘤最大径 ≤3cm，且无其他部位的转移病灶。

（2）肺部转移瘤：某些生物学特征显示预后较好的肺内转移瘤（如肉瘤、肾癌、结直肠癌、乳腺癌、黑色素瘤和肝细胞癌)。如果原发病能够得到有效治疗,可进行肺转移瘤的消融治疗。单侧肺病灶数目≤3个(双侧肺≤5个),多发转移瘤最大肿瘤的最大直径≤3cm,单侧单发转移瘤的最大直径≤5cm,且无其他部位的转移。对于双侧肺肿瘤,不建议双侧同时进行消融治疗。

2. 姑息性消融(Palliative ablation)的适应证 治疗的目的在于最大限度减轻肿瘤负荷、缓解肿瘤引起的症状和改善患者生活质量,对于达不到治愈性消融条件的患者,其适应证可以较治愈消融适当放宽。如肿瘤最大径>5cm或单侧肺病灶数目>3个(双侧肺>5个),可以进行多针、多点或多次治疗,或与其他治疗方法联合应用。如肿瘤侵犯肋骨或胸椎椎体引起的难治性疼痛,对肿瘤局部骨侵犯处进行消融,即可达到止痛效果。

3. 消融禁忌证 由于肺肿瘤患者对经皮消融治疗具有良好的耐受性,术后肺功能几乎不受影响,因此除无法纠正的凝血障碍性疾病以外,肺部肿瘤局部消融的绝对禁忌证相对较少。

(1)病灶周围感染性及放射性炎症没有很好控制者,穿刺部位皮肤感染、破溃。

(2)严重的肺纤维化,尤其是药物性肺纤维化。

(3)有严重出血倾向、血小板小于$50 \times 10^9/L$和凝血功能严重紊乱者。抗凝治疗和(或)抗血小板药物应在经皮消融前至少停用5~7天。

(4)消融病灶同侧恶性胸腔积液没有很好控制者。

(5)肝、肾、心、肺、脑功能严重不全者,严重贫血、脱水及营养代谢严重紊乱,无法在短期内纠正或改善者,严重全身感染、高热(>38.5℃)者。

(6)有广泛肺外转移者,预期生存<3个月。

(7)ECOG评分>3。

(8)植入心脏起搏器的患者不建议使用RFA。

四、术前准备

1. 患者的评估及影像学检查 要通过认真复习病史、体格检查及近期的影像资料来评估患者的消融适应证。适应证的选择建议多学科(胸外科、肿瘤科、放射治疗科、介入医学科、影像科等)共同讨论做出决定,并有消融手术前讨论记录。胸部强化CT(2周内)为消融治疗前评估的关键影像学检查,通过CT观察肿瘤的大小、位置及其与临近重要脏器、血管、气管或支气管的关系。完善相关分期检查(如骨扫描、磁共振检查),有条件者可行PET/CT检查排除或发现远处转移,对怀疑转移的纵隔淋巴结可行病理活检。对于能达到治愈性消融的患者建议消融前行PET/CT检查以便准确分期。

2. 各项实验室检查 实验室检查应包括:血常规、大小便常规、凝血功能、肝肾功能、血糖、肿瘤标志物、血型等检查,心电图、肺功能、心脏彩超(高龄患者可选)等。

3. 病理检查 对原发性肺癌,消融治疗前行经皮病灶穿刺活检或纤维支气管镜检查以明确诊断。当转移病灶不典型时建议消融治疗前对病灶进行活检。

4. 药品及监护设备准备 术前应准备麻醉、镇痛、镇咳、止血、扩血管、降压等药物,抢救药品及设备。

5. 患者准备 ①患者及(或)家属(被委托人)签署知情同意书;②局部麻醉前4小时禁食,全身麻醉前12小时禁食、4小时禁水;③手术区必要时备皮;④建立静脉通道;

⑤术前口服镇咳剂；⑥患者术前教育。

五、操作技术、步骤和注意事项

1. 操作平台

（1）影像引导：经皮消融治疗的影像引导技术有：CT、MR、超声、PET/CT 和 C -臂/CT 等。CT 是肺部肿瘤消融治疗最常用的影像引导技术，其次是 MR。对于用超声能观察到肿瘤全貌的靠近胸壁或与胸壁粘连的肿瘤，可以用超声引导。C - 臂/CT 也有部分单位在应用。PET/CT 可以进行功能成像，但临床使用较少。

（2）开胸或电视胸腔镜辅助下：一般用于：①肺部肿瘤邻近重要结构如大血管、肺门或心脏；②在开胸后发现肺部肿瘤不能够切除的情况下。

2. 麻醉与消毒　根据患者的状况，可以采用全身麻醉或局部麻醉进行消融手术。穿刺点处用1% ~2% 利多卡因局部浸润麻醉，直至胸膜。对于儿童、术中不能配合、预计手术时间长、肿瘤贴近壁层胸膜可能引起剧痛的患者，建议全身麻醉。要执行无菌操作技术规范。

3. 热消融操作　选择合适的消融技术后，CT 是最常用和最准确的影像引导方式之一，操作过程就是将热消融电极（天线、探针或光纤），在 CT 引导下通过皮肤直接穿刺入靶组织中进行热消融。不建议在门诊进行肺部肿瘤的消融手术。

（1）术前治疗计划：是保证消融是否成功的关键环节。主要包括：①确定肿瘤病变区域（gross tumor region，GTR）：指影像学能界定的病变区域，即确定病灶的位置、大小、形态、与邻近器官的关系，初步确定 GTR；②选择合适体位及穿刺点的体表定位；③穿刺路径：指从穿刺点到达病灶的穿刺通道,此距离称为"靶皮距"；④初步制定消融参数。

（2）穿刺临床靶区：麻醉后用热消融电极（天线、探针或光纤）按照术前计划的 GTR，从体表定位点沿着穿刺路径逐层穿刺,穿刺深度为术前计划的"靶皮距",然后 CT 扫描观察（可通过三维重建影像确认）热消融电极（天线、探针或光纤）是否到达预定的消融靶区。

（3）消融靶组织：根据肿瘤的大小和部位可采用多种模式进行靶组织消融治疗：①单次单点完成消融治疗（如直径≤3cm 者）；②单次多点完成消融治疗（如直径 3 ~ 5cm 者）；③多电极（多天线、多探针或光纤）单次多点或多次多点完成消融治疗（如直径 >5cm 者或姑息消融）。所使用的消融参数（温度、功率、时间、循环等）根据不同的设备进行不同选择。

（4）消融过程中监测：在消融过程中要用 CT 监测消融电极（天线、探针或光纤）是否脱靶（off target）、是否需要调整消融电极（天线、探针或光纤）、是否达到了预定消融范围、是否有术中并发症（如出血、气胸）。热消融过程中，由于热消融对肿瘤周围肺组织的损伤，在肿瘤周围可出现不透明高密度区——称为毛玻璃样影（ground glass opacity，GGO），当 GTR 周围的 GGO 大于消融前 GTR 边界时，消融电极（天线、探针或光纤）可以拔出，拔出消融电极（天线、探针或光纤）时要注意消融穿刺针道。此时的靶组织定义为：消融后靶区（post - ablation target zone，PTZ）。消融过程需要监测心率、血压和血氧饱和度，同时要观察患者的呼吸、疼痛、咳嗽、咯血等情况，必要时应对症处理。

（5）即刻疗效评价：消融过程结束时要再次 CT 扫描（范围要大，最好是全肺扫描），①初步评价操作技术的成功情况；②观察消融边界（ablative margin），建议：如果要达到完全消融,PTZ 周围的 GGO 至少要大于消融前 GTR 边界 5mm,最好达到 10mm。对于姑息消融根据临床实际情况不必达到完全消融所要求的标准,甚至不要求消融边界(如肿瘤侵犯肋骨或胸椎椎体引起的难治性疼痛);③同时观察是否有并发症的发生。如果患者血压、心率及血氧饱和度正常,无咯血、气促、胸闷、呼吸困难及其他症状,可以返回病房。

4. 冷消融操作

(1)靶区的设计遵循两大原则

1)完全性冷冻(即所谓根治性冷冻):无明显淋巴结及转移灶存在者,将肿瘤病灶完全冷冻灭活,其冷冻范围应大于肿瘤边缘 0.5~1.0cm。临床上对于小于 5cm 肿瘤,无明显转移灶者,应采用多刀组合冷冻力争完全灭活肿瘤细胞,从而达到类似手术切除的效果。

2)不完全性冷冻(即所谓姑息性冷冻):已存在区域淋巴结转移或转移癌灶者,不论原发病灶是否完全性冷冻均称为姑息性冷冻。事实上,在临床冷冻治疗中由于各种因素的影响,大多数肿瘤病灶存在肿瘤细胞残留,这些残留部分的肿瘤细胞对中、远期生存率将产生直接影响。所以对于姑息性冷冻治疗的患者应强调冷冻术后进行综合性治疗,从而达到控制肿瘤细胞增生,改善生存质量,延长生存期的目的。应避免只强调局部治疗而忽视全身及综合治疗的倾向。

肿瘤冷冻率与冷冻手术安全性的统一:理想化的冷冻手术应追求最大化冷冻灭活肿瘤细胞的目标,大量临床实践已证明:多数情况下,由于肿瘤周边解剖、毗邻关系的不同,随着肿瘤冷冻灭活率的增高,冷冻手术风险系数也随之增大,两者具有一定相关性,作者认为两者统一的基础应建立在:严谨、合理的冷冻设计方案,冷冻术中对冰球及时的实时监测技术的应用,确保冷冻手术安全最大化基础上的对肿瘤细胞冷冻灭活率的最大化,反对为确保安全随意缩小冷冻范围,同时也反对那种盲目过分追求完美效果的倾向。

(2)冷冻剂量的设计:凡具有肿瘤经皮靶向冷冻治疗手术指征者,治疗前 1 个月内原则上应行增强 CT、MRI 或 PET/CT 等必要检查,以明确肿瘤大小范围及毗邻关系,为肿瘤患者的临床分期及合理制订治疗方案提供客观依据。所谓肿瘤靶区冷冻剂量的设计其实是一个抽象概念,肿瘤靶区内冷冻剂量的设计实质上是肿瘤靶区内冷冻刀靶点位置的设置和冷冻范围的精确设计,每一种冷冻探针的冷冻范围通常情况下有一较为恒定的参数,但不同生产厂家的冷冻设备其参数不尽相同;同一人体不同组织结构、同一器官血液循环丰富程度不同的部位其冷冻范围参数也不尽相同;多刀融合冷冻时较单刀冷冻范围参数大。因此,在设计肿瘤靶区内冷冻剂量时应将上述因素考虑在内。另外冷冻范围的设计通常仅提供一个大概范围,实际冷冻中往往存在一定变量。对于一些冷冻范围控制要求极高者,应坚持冷冻术中实时监测冰球的三维空间范围,以免冷冻范围超越设计范围造成严重并发症。

作者观察:一般 2mm 左右的氩氦刀,在肺癌的冷冻中,冷冻 15 分钟可形成(2~3)cm×3cm 的冰球,3mm 冷冻探针可形成 3cm×3cm 大小的冰球,5mm 冷冻探针可形成(6~7)cm×4cm 大小的冰球。8mm 冷冻探针可形成 8cm×5cm 大小的冰球,这些参数可在术中设计时参考。多刀组合冷冻(2 把刀以上)的冷冻效果、安全性等综合评价优于单刀冷冻,即使肿瘤直径仅 2~3cm,原则上也应选择 2 把以上冷冻探针组合冷冻,以确保肿瘤边缘 1cm 以上组织能完全冷冻灭活。在实际操作中,多使用 1 把冷冻刀可弥补穿刺靶点时误差所致的肿瘤组织残留。最理想的设计方案就是冰球与肿瘤组织的高度适型性的统一。通常所说的冷冻方案设计以 CT 定位设计较为直观、精确。靶点原则上应选择在肿瘤边缘处，设计原则要求多刀组合冷冻所形成的冰球应尽可能将瘤组织包容其内冰球冷冻范围应大于肿瘤边缘 1cm 以上。

　　（3）术前用药

　　1）对症处理：如抗感染、止咳、化痰、平喘等，术前应予有效控制。

　　2）前晚间可适量使用镇静催眠类药物，如地西泮等。

　　3）身状况较差，伴有严重贫血、水、电解质紊乱、酸碱失衡及营养不良者，应给予对症治疗，高血压、糖尿病等，给予相应的药物治疗，调理控制后择期手术。

　　4）前 30 分钟可给予可待因片 30mg 口服，以减轻术中因麻醉和穿刺引起的咳嗽。

　　5）紧张或合作差的患者，可给予辅助性用药，如异丙嗪 50mg、哌替啶 100mg 或地西泮 10mg 肌内注射，以满足手术需要。

　　（4）手术过程：将氩氦刀冷冻探头插入装有生理盐水的容器内，启动氩氦刀氩气和氦气系统，观察温度显示和刀尖的冷冻复温情况，确认氩氦刀系统运行正常。并仔细检查气瓶内的压力和气体量是否足够完成手术，以及其他所用器械是否完好。

　　根据手术穿刺入路确定患者体位，在预定手术区域粘贴 CT 定位纸或自制塑料栏栅定位器，CT 定位扫描，通常 CT 层厚为 5mm，将全部具有肿瘤病灶的图像平铺，确定冷冻刀介入层面、在同一层面冷冻刀排列数量和间距、冷冻刀规格；确定皮肤穿刺点与肿瘤设计穿刺靶点间的距离、进针角度，全部冷冻刀设计完毕后，在 CT 光标指引下标记皮肤诸穿刺点，即完成 CT 定位设计常规消毒手术野。

　　铺无菌大单，0.5% 的利多卡因 10～20ml 于穿刺定位点行局部浸润阻滞麻醉。壁层胸膜应予浸润麻醉，以免穿刺胸膜时患者有疼痛反应。分别于穿刺点处切开皮肤 0.2～0.3cm，依据术前 CT 定位片所提示的进针方向、进针角度、进针深度，在 CT 导引下将穿刺针缓缓刺入肿瘤设计靶位，直到 CT 显示穿刺针留置瘤体内的方位、深度满意为止。检查、校对所插入氩氦刀的深度、角度无误，同时启动氩氦刀，以确保多刀冷冻的同步性。快速冷冻开始，屏幕立即显示温度下降的实时动态变化。冷冻 1 分钟后，温度逐步下降并恒定在 −130～−175℃略有波动。一般冷冻时间为 15 分钟。停止冷冻后，启动加热氦气系统，当温度上升至 0～10℃重新启动氩气超低温系统，实行第二循环冷冻，冷冻时间同首次循环。再次启动加热系统，当温度上升至 15℃左右，氩氦刀与冰球松动后即可退出氩氦刀。肿瘤较大者，一次冷冻不能全部包容肿瘤组织，根据靶区设计可退刀 3～3.5cm 后，再次冻融二循环，使肿瘤组织完全包容于冰球之内，理论上冰球应大于肿瘤边缘 1cm，冷冻效果较理想，否则肿瘤细胞残留较难避免，并将直接影响冷冻效果及预后。冷冻完成后直接将针拔出。氩氦刀退出后胸壁残留针道多无明显出血，如有少量渗血，压迫数分钟血止即可。

　　术后常规行 CT 扫描，可显示肿瘤冷冻组织呈低密度影像改变。并可检查冷冻效果及有无出血、气胸等，以利术后及时处理。整个手术过程中患者均处于清醒状态，术中有何不适均可及时处理。在临床治疗中，由于肿瘤的部位、大小、三维立体形态以及周边关系的不同，每一个患者治疗方案也必然不同。因此必须强调适型治疗方案的个体化。每个患者必须有一套完整的手术设计方案。在一些特殊部位，进针深度设计要求以毫米计算。手术成功的关键除治疗计划设计的合理、完善外，手术操作者的经验、操作的熟练程度及操作的精确性最为重要。

六、术后处理和疗效判断

1. 术后处理　术后建议监测生命体征，24～48 小时后拍胸片或 CT 扫描，观察是否有并发症的发生（如无症状性气胸或胸腔积液）。

2. 疗效评估及随访

（1）术后前 3 个月，每个月复查一次胸部增强 CT。以后每 3 个月复查胸部增强 CT 或 PET/CT 和肿瘤标志物。主要观察局部病灶是否完全消融、肺内有无新发病灶、肺外转移以及并发症等。胸部增强 CT 是目前评价消融效果的标准方法，有条件的可使用 PET/CT，PET/CT/强化 CT 两者相结合可以更准确的判断消融后的疗效。

（2）术后影像学表现及疗效评估

1）CT 疗效评估

A. 影像学表现：消融后由于消融区周围的出血、水肿、渗出、炎性细胞的浸润，PTZ 显著大于原肿瘤的 GTR，而这种影像学表现将持续 3～6 个月，因此传统的实体肿瘤疗效评价标准（RECIST）不适合用于热消融后局部疗效的评价。消融后强化 CT 扫描显示的变化规律为：消融后 1～3 个月病灶增大，3 个月后病灶保持稳定或逐渐缩小。①早期改变（1 周内）：可分为三层。第一层：病灶内可出现实性、蜂窝状或低密度泡影样改变；第二层：围绕着消融肿瘤周边形成的 GGO，一般认为 GGO 应超出肿瘤周边边缘至少 5mm 可达到肿瘤完全消融；第三层（外层）：在 GGO 外有一层密度稍高于 GGO 的反应带。这种典型的影像学改变称为："帽徽"（cockade）征象（此征象在消融后 24～48 小时更加明显）；②中期（1 周至 3 个月）：消融区可持续增大，GGO 消失，其周边可能出现环绕清晰锐利的强化环，称为"蛋壳"（egg shell）征象。对于靠近胸壁的肿瘤胸膜增厚也是十分常见的；③后期（3 个月后）：与基线（一般以消融后 4～6 周时的 CT 表现为基线）比 PTZ 在 3 个月后病灶保持稳定，以后的 CT 随访过程中病灶区域有几种不同的演变模式：如缩小纤维化、空洞、结节、肺不张、消失、增大（可能复发、进展或增生纤维化）等。

B. 局部疗效评估：以消融后 4～6 周时的病灶为基线判断疗效。①完全消融（出现下列表现任何一项）：病灶消失；完全形成空洞；病灶纤维化，可为瘢痕；实性结节缩小或无变化或增大，但 CT 扫描无造影剂强化征象或（和）PET/CT 肿瘤无代谢活性；肺不张，肺不张内的病灶 CT 扫描无造影剂强化征象或（和）PET/CT 肿瘤无代谢活性；②不完全消融（出现下列表现任何一项）：空洞形成不全，有部分实性，且 CT 扫描有造影剂强化或（和）PET/CT 肿瘤有代谢活性；部分纤维化，病灶部分纤维化仍存有部分实性成分，且实性部分 CT 扫描有造影剂强化或（和）PET/CT 肿瘤有代谢活性；实性结节，大小无变化或增大，且伴 CT 扫描造影剂有强化征象或（和）PET/CT 肿瘤有代谢活性。

2）PET/CT：是目前判断消融后疗效最准确的手段之一，对于发现肿瘤残留、复发及远处转移是十分有益的。由于消融后的炎性反应，3 个月内行 PET/CT 检查发现局部肿瘤残留假阳性率较高，因此在这个阶段行 PET/CT 检查除能发现远处转移和新发病灶外，对于判断是否有局部残留和进展意义有限。

消融 3 个月后随着消融区域炎性反应的减轻或消退，PET/CT 能够比较客观地反映出消融后肿瘤的代谢活性。如果 PET/CT 检查消融后的肿瘤无代谢活性，说明肿瘤达到了完全消融。如果 PET/CT 检查消融后的肿瘤有代谢活性，说明肿瘤残留或进展，未达到完全消融。在 PET/CT 检查中有多种模式可体现出肿瘤的代谢活性。消融后出现肺门或纵隔淋巴结肿大是转移还是炎性反应有时十分难以确定，如果在消融后 3 个月肿大的淋巴结无代谢活性或代谢活性较前明显减低，则说明为炎性反应，反之则为转移。

（3）临床疗效评估：在判断局部疗效的基础上，定期随访。技术成功和安全性评价至少随访 6 个月；初步临床疗效评价至少随访 1 年；中期临床疗效评价至少随访 3 年；长期临床疗效评价至少随访 5 年。生存时间是最重要的临床疗效指标，要记录患者 1 年、2 年、3 年、5 年的生存情况。对于姑息消融的患者要观察患者生存质量的改善情况（生活质量量表 – quality – of – life indices）、疼痛缓解情况（疼痛评分评估）、药物用量等。

七、并发症处理原则和预防

经皮肺肿瘤消融术是一种相对安全的局部治疗手段，其并发症的发生情况，依据美国介入放射学会（society of Interventional radiology，SIR）的标准进行评估分级：①不良反应：a. 疼痛；b. 消融后综合征；c. 无症状胸腔积液；d. 影像学可见的无症状积液；e. 附随的损伤；②轻微并发症：a. 不需治疗，无不良后果；b. 仅需简单治疗，无不良后果，包括不需要住院 1 天及以上的观察；③严重并发症：a. 需要治疗，需要住院或住院时间延长≤48 小时；b. 需要重要的治疗措施，需要住院或住院时间延长 >48 小时，或该并发症产生永久后遗症；c. 死亡：需要说明与消融之间的关系。按照发生时间分为即刻并发症（immediate，消融后 <24 小时）、围术期并发症（per procedural，消融后 1 ~ 30 天）及迟发并发症（delayed，消融后 >30 天）。

1. 不良反应

（1）疼痛：在局麻条件下手术，一般均有不同程度的疼痛（尤其是邻近胸膜的病变行消融治疗时常常需要止痛治疗）。如果疼痛剧烈，可以加大阿片类止痛药物的用量，同时可以给予适量镇静药。手术后疼痛一般为轻度疼痛，可持续数天，也有人持续 1 ~ 2 周，很少出现中度以上的疼痛，可以用非甾体类药物止痛。

（2）消融后综合征：约 2/3 患者可能发生，是由于坏死物质的吸收和炎性因子的释放引起。主要症状为低热、乏力、全身不适、恶心、呕吐等，一般持续 3 ~ 5 天，少部分可能会持续 2 周左右。这种情况对症处理即可，必要时除给予非甾体类药物外，可以适量短时应用小剂量糖皮质激素，同时要加强支持治疗。

（3）咳嗽：消融术中出现咳嗽是十分常见的症状，剧烈的咳嗽可导致或加重气胸或皮下气肿，有时可使消融电极（天线、探针或光纤）脱靶，有时加剧患者紧张甚至不能耐受消融。引起咳嗽的原因可能与消融时局部温度增高刺激肺泡、支气管内膜或胸膜所致，术后咳嗽是肿瘤组织坏死及其周围肺组织热损伤引起的炎症反应所致。预防：术前 1 小时口服可待因可减轻咳嗽反应。轻度的咳嗽不影响消融手术，剧烈咳嗽要停止消融手术或间断消融。术后咳嗽可适当给予止咳化痰药以及必要的抗生素。

（4）胸膜反应：消融过程中刺激了支配壁层胸膜的迷走神经，兴奋的迷走神经可使心率减慢、甚至心跳停止。出现这种情况要暂停消融，要充分局部麻醉，并适当应用阿托品、镇静药等药物。

2. 并发症

(1)气胸：是消融后最常见的并发症，发生率为 10% ～67%。气胸更常见于以下情况：肺气肿、男性、年龄 >60 岁、肿瘤 <1.5cm、肿瘤位于肺下叶、单发肿瘤穿刺肺组织次数 >3 次、消融多个肿瘤穿刺次数多、消融路径穿过肺组织的长度较长或者穿过较大的叶间裂。大部分气胸容易治疗，或者是自限性的，不需要治疗即可自愈，需要胸腔闭式引流的 3.5% ～40%。如果患者经过胸腔闭式引流仍然有气体漏出，可以持续负压吸引、行胸膜固定术、气管镜下注入硬化剂、气管内置入阀门等。另外，要注意迟发性气胸的发生，一般认为消融后 72 小时后发生的气胸称为迟发性气胸。

(2)胸腔积液：消融后经常可以见到少量胸腔积液，发生率为 1% ～60%，被认为是机体对热损伤的交感反应，需要穿刺/置管引流的胸腔积液占 1% ～7%。导致胸腔积液发生的危险因素有：大病灶、一次消融多个病灶、病灶靠近胸膜（<10mm）、消融时间长等。

(3)出血：消融中出血的发生率在 3% ～8%，出血主要表现为咯血、血胸、失血性休克和急性呼吸衰竭，但主要表现为咯血和血胸。

1)咯血：在消融过程中大咯血的发生率很低。肺内出血导致咯血常见于以下情况：①病灶直径小于 1.5cm，小病灶多需要更多地调整进针来进入靶点；②中下肺野的病灶，此处的病灶更容易受到呼吸动度的影响，较难穿刺，并且针尖的运动更易损伤血管；③穿过肺组织的针道长度超过 2.5cm，这类病灶更靠近肺门，周围大血管多，并且消融中需要损伤更多的肺组织；④消融路径穿过肺血管，避免穿过血管可以避免多达 80% 的肺出血，平行而不是垂直于血管进针可以最大限度地避免此危险因素；⑤应用多极消融针。如果出现中等以上的咯血时应立即消融，同时静脉输注止血药。由于消融本身可以使血液凝固，随着消融治疗的进行出血会逐渐停止，故在具体消融治疗过程中大出血的发生率并不高。在穿刺过程中应尽量避免穿刺到较大血管或者不张的肺组织等。术后咯血，多具有自限性，可持续 3～5 天。保守治疗无效者，可行介入栓塞治疗或剖胸探查。

2)血胸：主要是在穿刺过程中损伤了胸廓内动脉、肋间动脉或其他动脉等。在穿刺过程中要避免穿刺到上述动脉，如果出现血胸要密切观察积极保守治疗，保守治疗无效者，可行介入栓塞治疗或剖胸探查。

(4)感染：消融手术引起的肺部感染的发生率为 1% ～6%，但是肺部肿瘤特别是 NSCLC 行消融治疗时患者多是无法耐受手术治疗的老年患者，常伴有基础的肺部疾患，肺部的感染和炎症会导致肺功能的急剧下降，甚至导致患者死亡。术前 30 分钟至 1 小时可以预防性应用抗生素，24 小时内再用一次。在下列情况下消融手术后预防性应用抗生素可以适当延长到 48～72 小时：老年人 >70 岁、长期慢性阻塞性肺气肿、糖尿病控制欠佳、肿瘤 >4cm、单侧肺肿瘤数量 >3 个、免疫力低下等。若消融手术后 5 天体温仍然 >38.5℃，首先要考虑肺部感染，要根据痰液、血液或脓液培养的结果调整抗生素。如果发生肺部或胸腔脓肿可以置管引流并冲洗。另外，接受过胸部放疗的患者易发生间质性肺炎，在此基础上行消融术者更易继发感染，要引起注意。

(5)空洞形成：是肺部肿瘤热消融后的常见征象，可以视为术后的自然转归过程，但是也可能成为感染、出血等严重并发症的根源。空洞形成的发生率 14% ～17%，大多术后1~2个月出现，2~4个月后吸收。肿瘤邻近胸壁、复发肿瘤和合并肺气肿的肿瘤，更易于出现空洞形成；大部分空洞没有症状，仅需观察不需处理。如果出现发热、衰弱，应考虑空洞感染、脓肿形成。另外，要警惕曲霉菌感染。空洞引起的反复出血如果保守治疗效果不佳时可以用介入栓塞治疗。

（6）其他少见并发症：支气管胸膜瘘、急性呼吸窘迫综合征、非靶区热灼伤或冻伤、肋骨骨折、冷休克、血小板降低、肿瘤针道种植、神经损伤（臂丛、肋间、膈、喉返等神经）、肺栓塞、空气栓塞、心脏压塞等均有个案报道，需个别特殊处理。

（7）消融相关死亡：肺部肿瘤消融手术的并发症大多轻微且易于处理，但是严重甚至致命的并发症也有一定的发生率。根据目前的文献报道肺部肿瘤消融手术相关死亡率最低为0，最高2.6%。美国报道了一组3344例肺部肿瘤消融手术的住院相关死亡率为1.3%。主要死亡原因为：各种肺炎（包括真菌性肺炎）、肺脓肿、大出血/大咯血（包括肺动脉假性动脉瘤破裂出血）、支气管胸膜瘘、空气栓塞和急性呼吸窘迫综合征。

八、临床应用举例

病例1：患者，男，68岁，左肺癌（大细胞），肿瘤3.0cm×2.6cm。因为严重糖尿病不能手术，选择微波消融术（图20-16）。

病例2：患者，男，66岁，肝癌术后3年，肺转移。行射频消融治疗（图20-17）。

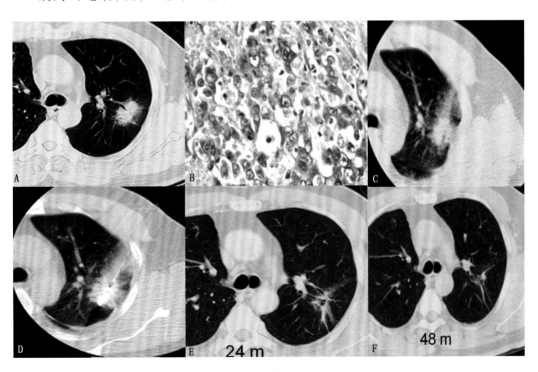

图20-16　微波消融术

注：A. 肿瘤微波消融前所见；B. 病理所见；C. 在CT引导下，微波消融针插到肿瘤内进行消融；D. 消融后即刻；E. 消融后12个月，肿瘤成为瘢痕；F. 消融后24个月，肿瘤进一步缩小，几乎消失

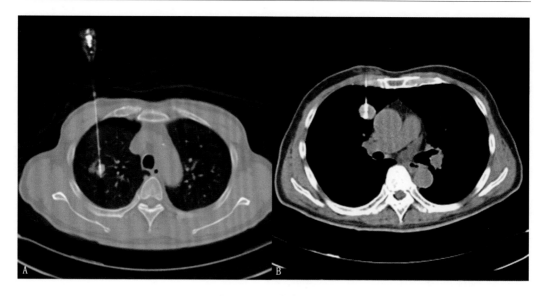

图 20 - 17　射频消融

注：A. 心缘旁病灶射频消融过程；B. 右肺上叶另一病灶射频消融过程

病例 3：患者，男，58 岁，左肺上叶鳞癌，支气管动脉栓塞联合支气管镜及氩氦刀治疗。患者间断咳嗽、咳痰 3 个月，加重伴喘憋 3 天。患者 3 个月前区明显诱因出现咳嗽、咳痰，为白色黏痰、偶有痰中带血，伴低热，体温最高达 37.5℃，未在意。因近 2 个月咳嗽症状无缓解行胸部 CT 检查发现左上肿物，肺不张。查支气管镜（2017 年 2 月 10 日）见左肺上叶支气管开口可见菜花样肿物，病理提示鳞癌。行全身 PET/CT 检查提示左肺门高代谢占位，伴有左上肺阻塞性不张及炎症，符合中心型肺癌（图 20 - 18）。左锁骨区、纵隔及左肺门区多发淋巴结转移。左侧胸腔少量积液。遂行紫杉醇联合顺铂化疗 1 周期，无严重不良反应。入院前 3 天咳嗽、咳痰较前加重伴有喘憋、呼吸困难，诉有黄痰、痰不易咳出，体温最高达 40℃，无畏寒、寒战，进食即吐，无腹泻、腹痛，无胸痛、咯血，无盗汗，复查胸部 CT 提示病灶较前明显进展，伴有阻塞性肺炎（图 20 - 19），经抗炎、补液对症治疗 3 天无效。入院诊断：原发性左肺上叶中心型鳞癌，$T_3N_3M_0$ Ⅲc 期，左锁骨区、纵隔及左肺门区多发淋巴结转移，左上肺阻塞性肺炎，一线紫杉醇联合顺铂化疗后，左侧胸腔少量积液。遂行紫杉醇联合顺铂化疗 1 周期，无严重不良反应。入院前 3 天咳嗽、咳痰较前加重伴有喘憋、呼吸困难，诉有黄痰、痰不易咳出，体温最高达 40℃，无畏寒、寒战，进食即吐，无腹泻、腹痛，无胸痛、咯血，无盗汗，复查胸部 CT 提示病灶较前明显进展，伴有阻塞性肺炎（图 20 - 19），经抗炎、补液对症治疗 3 天无效。入院诊断：原发性左肺上叶中心型鳞癌，$T_3N_3M_0$ Ⅲc 期，左锁骨区、纵隔及左肺门区多发淋巴结转移，左上肺阻塞性肺炎，一线紫杉醇联合顺铂化疗后。

入院 3 天完善相关检查后，行支气管靶动脉栓塞：DSA 显示左肺门团块状肿瘤，呈不均匀浓密肿瘤染色，局部血流灌注明显增加，肿瘤血供来源左侧支气管动脉分支，肿瘤血管迂曲增粗，紊乱堆积，部分包绕分布，以左侧支气管动脉分支为靶血管，微导管进一步超选择插管，位置准确后予以适量微粒行栓塞治疗。全过程顺利。

2 天后又在全麻下行硬质镜检查，术中发现左上叶开口处可见新生物及坏死物完全堵塞管腔，形状不规则，表面粗糙（图 20-20A），累及管壁，予圈套器套取、二氧化碳冻取、活检钳钳取削瘤，肿瘤大部分削除，肿瘤基底部位于固有上叶，左上叶开口可见大量脓性分泌物溢出，左侧舌叶开口通畅，未见新生物，左侧固有上叶开口内远端结构不清，可见空腔，表面有坏死物附着，大量脓痰溢出，予以充分吸引。左下叶各级支气管管腔通畅，黏膜光滑，未见新生物。术中、术后无活动性出血（图 20-20B）。

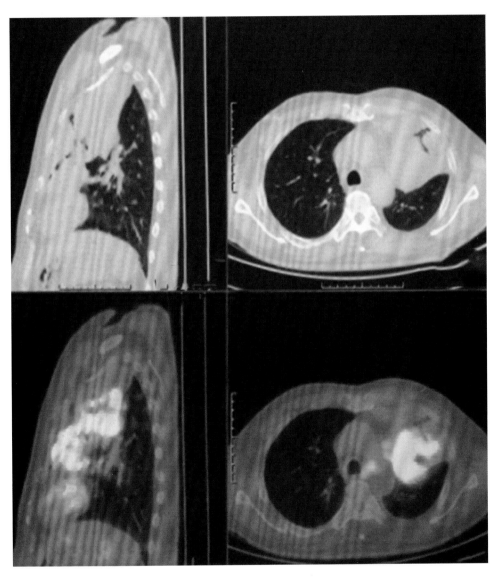

图 20-18 左肺门高代谢占位，伴有左上肺阻塞性肺炎

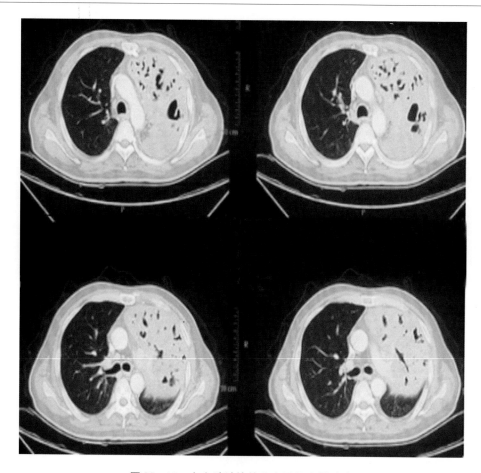

图 20 - 19　左上肺肿块伴左上肺阻塞性肺炎

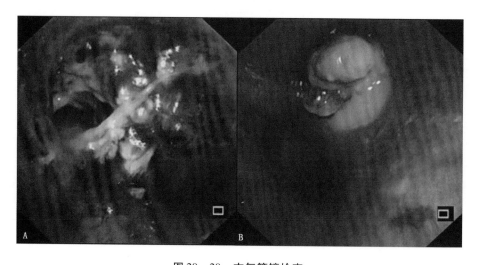

图 20 - 20　支气管镜检查

　　注：A. 支气管镜介入治疗前左上叶支气管管口被肿物堵塞, 有白色分泌物溢出；B. 支气管镜介入治疗后肿物大部分清除, 管口扩大

出院 2 周后复查胸部 CT，左上肺已完全复张，未见明显肿块影（图 20 - 21）。

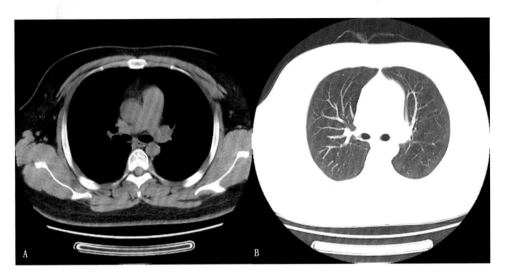

图 20 - 21　出院 2 周后复查胸部 CT

注：A. 复查胸部 CT 肺窗，左上肺已完全复张，未见明显肿块影；B. 复查胸部 CT 纵隔窗

随后一直服用中药治疗，同时行放、化疗，随诊 6 个月复查胸部 CT 未见肿瘤复发。至 9 个月时又突然出现左上肺肿块，左上肺不张（图 20 - 22）。

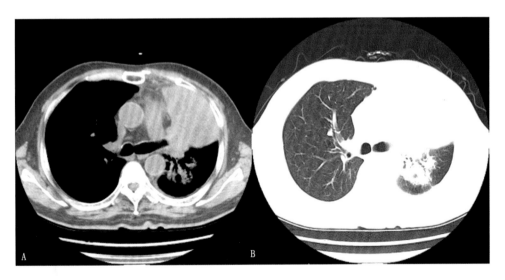

图 20 - 22　9 个月时复查胸部 CT

注：A. 9 个月时出现左上肺肿块肺窗，左上肺不张；B. 9 个月时出现左上肺肿块纵隔窗

遂行经皮穿刺氩氦刀治疗（图 20 - 23），冰球覆盖肿瘤面积达 90% 以上。

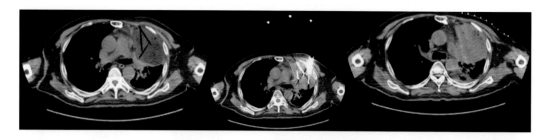

图 20 - 23　经皮穿刺氩氦刀治疗全过程

术后 8 个月再次复查胸部 CT，病灶消失（图 20 - 24）。

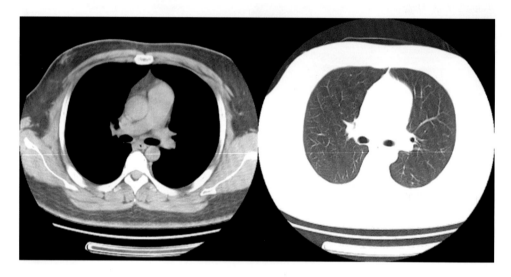

图 20 - 24　术后 8 个月复查胸部 CT 显示病灶消失

（胡晓坤）

第六节　粒子置入

以放射性粒子植入治疗肺癌为例进行介绍。

一、概述

肺癌是一种发生于支气管黏膜上皮或支气管腺体的恶性肿瘤，亦称为支气管肺癌，一般而言，不包含其他起源的中胚层肿瘤，或是其他恶性肿瘤如类癌、恶性淋巴瘤或是来源于其他部位的转移性恶性肿瘤。肺癌发病率和死亡率高，是对人类健康和生命威胁最大的恶性肿瘤之一，全球每年新发病例约 250 万人，死于肺癌者每年超过 160 万人。在我国肺癌的发病形势更加严峻，根据 2012 年中国肿瘤年报报道我国肺癌年发病率为 57.63/10 万，肺癌年病死率为 48.87/10 万。近年来，我国肺癌的发病率和死亡率呈明显提高趋势，男性肺癌的发病率和死亡率均占恶性肿瘤的第 1 位，女性发病率在乳腺癌之后占第 2 位，死亡率占第 2 位。

1. **肺癌的病因学**　目前肺癌的病因尚不完全明确，多数学者认为吸烟是肺癌的最重要的高危因素，大量研究资料表明，长期吸烟者患肺癌的概率是不吸烟患者的 10~20 倍，初始吸烟的年龄越小，患肺癌的概率越高。另外，职业接触史、危险化学物质接触、电离辐射、既往肺部感染也是引发肺癌的重要因素。近年来环境污染，空气中的烟尘及其他致癌物增多，也与肺癌的发病有关。由于生物医学技术的发展，越来越多的研究表明肺癌中存在普遍的基因异常事件，主要表现为癌基因的激活，如 myc 基因扩增和 K-ras 基因点数突变，抑癌基因的失活；抑癌基因的失活，如 p53 基因突变和 RB 基因缺失；还有一些与染色体异常，如 3P 缺失等分子事件等。肺癌的组织学分型分布存在明显的性别差异，如鳞癌多见于男性，而腺癌多见于女性，是由于男女内分泌激素不同而影响肺癌的发生及组织类型，有研究发现女性肺癌特别是女性腺癌细胞中存在雌激素受体——黄体酮受体。在绝经期的非吸烟女性中肺癌的危险度随绝经年龄推迟而增加。女性肺癌的危险还与异常分娩有关，这些结果说明了内分泌改变与肺癌的发生有一定关系。

2. **肺癌的治疗**　其方法多种多样，主要有外科手术治疗、化学治疗、放射治疗、靶向药物治疗、消融治疗、粒子植入治疗等。

外科手术治疗是肺癌首选和最主要的治疗方法，也是能够治愈早期肺癌的治疗方法。早期的肺鳞癌和腺癌遵循以手术为主的多学科治疗原则，淋巴转移是肺癌特别是非小细胞肺癌转移的重要途径，也是早期肺癌治疗失败的重要原因，因此尽管早期肺鳞癌纵隔转移率较低，但仍然要遵循系统性淋巴结清扫的原则。多数患者手术切除后可以获得长期生存，但是往往 80% 以上患者已经发现便已经失去手术机会，此时尽量避免强行盲目手术，否则只能增加患者的痛苦。

化学治疗是肺癌的主要治疗方法，90% 以上的肺癌需要接受化学治疗。小细胞肺癌是一种典型的全身性疾病，应着重于全身性治疗为主。早期及中晚期的小细胞肺癌化学治疗疗效确切，甚至有约 1% 的早期小细胞肺癌可以通过化学治疗治愈。因此，化学治疗当仁不让地成为小细胞肺癌最主要的治疗方法，几乎各期的小细胞肺癌均有采用化学治疗的必要。耐药性的存在为小细胞肺癌不能全部治愈的因素，特别是在全部缓解后，敏感细胞的大量死亡反而会促使不敏感癌细胞的复生长，而这种残留癌细胞通常是耐药细胞群成分为多，也是造成不易治愈的原因。化学治疗对非小细胞肺癌的缓解率为 40%~50%，化学治疗一般不能治愈非小细胞肺癌。

放射治疗对小细胞肺癌疗效最佳，鳞癌效果次之，腺癌最差。小细胞肺癌化学治疗开始后 30 天内早期胸部放疗可以获得较长的生存期。脑转移为小细胞肺癌最常见的治疗失败部位，尸检中 >80% 有脑转移，生存期越长脑转移的机会越大。临床治疗中是否应用预防性脑放射治疗依然存在较大争议，因为预防性脑放射治疗引起的放射性脑损伤可能严重影响患者的生活质量。对于不能手术的肺鳞癌，尤其是中高分化的肺鳞癌，对单纯化学治疗不敏感，临床上常用化学治疗 + 放射治疗的联合方案。但是放化疗联合方案患者耐受度差，治疗持续时间短，肿瘤区治疗剂量提升受限是治疗失败和治疗效果不理想的主要原因。放射治疗对肺腺癌疗效最差，但是如果患者合并阻塞性肺炎、咯血、上呼吸道或上腔静脉阻塞症状时，亦应考虑放射治疗。也可以对无症状的患者给予预防性治疗，防止出现胸内症状。

随着当代分子生物学、细胞生物学的发展，多种先进的用于治疗癌症的高科技靶向药物（targeted medicine）研发，为肺癌的治疗提供了一种全新的治疗手段，它通过与癌症发生、肿瘤生长所必需的特定分子靶点的作用来阻止肿瘤细胞的生长。应用以表皮生长因子受体酪氨酸激酶受体抑制药（EGFR-TKI）为代表的靶向药物与化学治疗联合治疗晚期非小细胞肺癌已成为近年来研究的热点，并促进了分子检测在相关领域的发展和广泛应用。常见的第一代 EGFR-TKI 靶向药物有吉非替尼（易瑞沙）、厄洛替尼（特罗凯）、埃克替尼（凯美纳），虽然他们三个都是一代的靶向药物，但是其实还是有很大的区别的。吉非替尼和厄洛替尼的临床数据对比，中位生存期两者分别是：吉非替尼 58.9%，9.6 个月；厄洛替尼 65.8%，10.7 个月。以此来看，厄洛替尼的治疗效果是优于吉非替尼，同时厄洛替尼对脑转移的患者效果很好，也可以用于肺鳞癌的治疗，但是厄洛替尼的不良反应比吉非替尼要大，如果一般不是脑转移的患者，则还是更推荐使用吉非替尼，而不是厄洛替尼。埃克替尼的分子靶点和厄洛替尼很相似，临床治疗效果较好，与其他两种药物相比，埃克替尼每日要服用三次，服用频次较高。第二代 EGFR-TKI 靶向药物有：阿法替尼（2922）。阿法替尼是表皮生长因子受体（EGFR）和人表皮生长因子受体 2（HER2）酪氨酸激酶的强效、不可逆的双重抑制药。阿法替尼与 EGFR 酪氨酸激酶区的结合是不可逆的，所以阿法替尼比一代 EGFR-TKI 靶向药物的治疗效果更强，但是不良反应也更大。阿法替尼对 ErbB4 的信号通路也有抑制作用，主要针对的是 HER2 突变，也能治疗 T790M 突变。因为阿法替尼针对的靶点较多，对基因检测到有 HER2 突变的患者，可以考虑靶向药物阿法替尼，而且阿法替尼治疗鳞癌的效果要优于厄洛替尼。第三代 EGFR-TKI 靶向药物有：奥希替尼（AZD9291）。奥希替尼适用于既往经一代或二代 EGFR-TKI 靶向药物治疗时或治疗后疗效不佳，出现疾病进展，并且经检测确认存在 EGFR-T790M 突变阳性的局部晚期或转移性非小细胞肺癌成人患者的治疗。奥希替尼全面碾压化学治疗，不仅疗效更好，不良反应也更小。由于奥希替尼针对 T790M 突变的患者，如果基因检测显示 T790M 突变，可以直接跳过第二代阿法替尼直接服用第三代靶向药物奥希替尼（AZD9291）。

消融治疗以经皮穿刺为基础，属于非血管介入治疗技术的范畴，具有局部疗效可靠、对周围正常组织的损伤小、患者的耐受性好等优点。对于早期非小细胞肺癌，手术切除是标准治疗方法，但由于部分患者存在如心肺功能不佳、合并症多及年龄大等因素导致无法手术。消融治疗以其微创、安全、有效、并发症少、可重复性高等优点被越来越多的应用于临床。多数不能外科手术、在传统的放化疗中较少获益的早期肺癌患者及转移癌患者，通过消融治疗可以获得很好的临床疗效。自 2000 年首次报道肺癌局部热消融治疗以来，每年治疗患者的例数迅猛增加，而且疗效确切。常见的消融技术有：射频消融（radiofrequency ablation，RFA）、微波消融（microwave ablation，WMA）、冷冻消融（cryoablation）等。肺癌的消融治疗多选择射频消融和微波消融等热消融技术。射频消融升温相对较慢，温度较容易控制，消融治疗时间相对较长。与射频消融相比，微波消融升温快，治疗时间相对较短。临床应用中可以根据医院科室的设备条件以及手术医生的习惯及经验来选择不同的消融方式。对于早期非小细胞肺癌，消融治疗能不能完全替代手术切除，仍是一个需要进一步探讨和研究的课题。

粒子植入是一种非血管介入技术和肿瘤放射治疗相结合的微创治疗技术，其作用机制主要是通过局部短距离放射治疗破坏肿瘤细胞的 DNA 链，直接杀灭肿瘤细胞。与外放射治疗相比，粒子植入治疗的优点为直接植入靶肿瘤，连续低剂量的长时间放疗，使肿瘤组织遭受最大限度的杀伤，使正常组织不损伤或仅有微小损伤从而提高放疗的准确性和持续性。20 世纪 80 年代后期随着新型放射性^{125}I 粒子的研制成功，以及超声、CT、MR 引导下精确定位系统的出现，放射性粒子植入治疗肿瘤得到了迅速的发展。另外，放射治疗计划系统功能的进一步开发及新型粒子源的研制和利用都将为近距离治疗提供新的发展空间。随着对放射粒子的深入研究，这一技术会有更广阔的应用前景。

对于中晚期肿瘤患者，根据不同病情的患者采用个性化的诊疗方案，严密制定近期及长期的治疗计划，充分考虑治疗带给患者的利弊，通过综合治疗、姑息治疗、支持治疗和挽救性治疗等方案，以期取得最好的治疗效果，延长患者的生存期和提高生活质量。

二、临床表现

1. 肺癌的症状与体征　肺癌早期多无症状。肺癌发展到一定阶段，可以出现相应的临床症状，主要表现为刺激性咳嗽、咯血和胸痛等。间断性痰中带有少量鲜血是肺癌的重要临床表现。根据肺癌的发生部位，分为中央型肺癌、周围型肺癌、弥漫性肺癌。

中央型肺癌是发生于段及段以上支气管的肺癌，病理上主要有鳞状上皮癌、小细胞癌、大细胞癌及神经内分泌肿瘤，少数为腺癌。中央型肺癌多发生于有吸烟史的男性，患者多有自觉症状，早期临床主要表现为发热、咳嗽和咯血等症状。发热的患者多易误诊为肺部炎症，无症状体检发现者比较少见。中晚期患者肿瘤引起支气管狭窄或阻塞，可以引起阻塞性肺气肿、阻塞性肺不张及阻塞性肺炎，即所谓的三阻征象。有 5% ~ 18% 的肺癌患者以声嘶为第一主诉，通常伴随有咳嗽。声嘶一般提示肿瘤侵犯同侧喉返神经而致声带麻痹。

周围型肺癌为发生于段支气管以远的肺癌，病理上主要为腺癌、鳞状上皮癌、小细胞癌、大细胞癌及神经内分泌肿瘤较少见。与中央型肺癌不同，早期的周围型肺癌多无自觉症状，常在健康查体中发现。咳嗽、咯血为早期周围型肺癌的常见症状，大部分患者咯血量不多，一般为偶尔间断性咯血或痰中带血。遇到年龄 40 岁以上患者出现无明显诱因咯血时，应当警惕周围型肺癌的可能，建议行胸部 CT 检查。

弥漫型肺癌是指肿瘤在肺内弥漫分布，一般多为肺腺癌。早期多无临床症状，中晚期患者多出现肺部实变，引起喘憋、肺功能减低等临床症状。

2. 影像学表现

(1) 中央型肺癌：早期中央型肺癌病灶较小时，在 X 线胸片上可无任何发现，肿瘤较大时可以在 X 线胸片上看到患侧肺门增大的征象。当癌灶阻塞邻近支气管时，可以引起远侧肺叶的肺气肿、炎症或不张，在 X 线胸片上表现为透亮度增加、片状密度增高影或肺叶实变影。与 X 线胸片相比，CT 具有较高的密度分辨率，能够清晰的显示早期肺癌引起的支气管壁增厚、管腔狭窄和支气管腔内结节。对于中晚期中央型肺癌，CT 增强扫描能够清楚地发现肺不张内的肿瘤轮廓、显示肿瘤的部位、范围以及与周围血管、器官的关系。

（2）周围型肺癌：早期的周围型肺癌多表现为 2cm 以下的结节，部分为磨玻璃密度结节，这部分病灶在 X 线胸片上很难发现。CT 扫描可以清晰地显示肺内 3mm 及以上的结节。早期周围型肺癌可以表现为纯磨玻璃密度结节、实性密度结节及混合密度结节。结节内的空气支气管征及空泡征多见于较小的细支气管肺泡癌和腺癌。肿瘤的边缘多呈分叶状，可以出现血管集束征，肿瘤邻近胸膜时可出现胸膜牵拉凹陷征象。

（3）弥漫性肺癌：多表现为肺内弥漫多发的结节或肺段及肺叶的实变，以两肺中下部较多。实变的肺内经常见到空气支气管征。由于肿瘤的侵犯及肺间质异常，含气的支气管多有狭窄、扭曲及僵硬感等改变。部分弥漫性肺癌与大叶性肺炎表现相似，容易误诊，需要引起足够重视。

3. 其他检查

（1）纤维支气管镜检查：是诊断中心型肺癌最常用的方法，包括纤维支气管镜直视下刷检、活检以及支气管灌洗获取细胞学和组织学诊断。

（2）经纤维支气管镜引导透壁穿刺纵隔淋巴结活检术（transbronchial needle aspiration，TBNA）和纤维超声支气管镜引导透壁淋巴结穿刺活检术（EBUS – TBNA）：TBNA 和 EBUS – TBNA 有助于治疗前肺癌 TNM 分期的精确 N_2 分期，但不作为常规推荐的检查方法。

（3）CT 引导下经皮肺穿刺活检：是诊断肺部疾病的常用的有效方法，其诊断正确率高，并发症相对较少，已被广泛的应用于临床。

（4）胸腔镜检查：胸腔镜可以准确地进行肺癌诊断和分期，对于经纤维支气管镜和经皮肺肿物穿刺针吸活检术（transthoracic needle aspiration，TTNA）等检查方法无法取得病理标本的早期肺癌，尤其是肺部微小结节病变行胸腔镜下病灶切除，即可以明确诊断。对于中晚期肺癌，胸腔镜下可以行淋巴结、胸膜和心包的活检，胸腔积液及心包积液的细胞学检查，为制订全面治疗方案提供可靠依据。

三、诊断

肺癌可以根据临床症状、体征、影像学检查和组织病理学检查做出诊断。肺癌的早期诊断具有重要意义，只有在病变早期得到诊断和治疗，才能获得较好的治疗效果。大部分肺癌早期缺乏典型症状，对 40 岁以上人群，应定期进行胸部低剂量 CT 扫描筛查，可以及时发现肺内早期肺癌。对于可疑病变应严密随访或进一步获取病变组织进行病理学检查以明确诊断。

四、肺癌的粒子植入治疗

1. 手术指征

（1）肺功能储备差，无法耐受外科手术切除的肺癌患者。

（2）中央型肺癌侵及周围大血管、气管等重要结构，无法安全手术切除的肺癌患者。

（3）晚期肺癌侵及周围组织，如纵隔内结构、胸壁、胸椎等。

（4）患者拒绝根治性手术者。

(5)外照射效果不佳或失败的病例。

(6)肿瘤最大直径<5cm，肿块大小是影响疗效的重要因素之一，肿瘤越大局部控制率越小。

2. 禁忌证

(1)恶病质，一般情况差，不能耐受粒子植入治疗者。

(2)严重的出血倾向者。

(3)肺不张与肿瘤边界无法区分者。

(4)肿瘤部位有出血、坏死、溃疡等，病灶范围广泛，放射性治疗不适宜。

(5)有明显的重要脏器功能不全。

(6)广泛转移的患者。

(7)预计生存期小于所选择的放射性同位素3个半衰期疾病，不能耐受手术插植者。

(8)外照射或粒子植入手术所涉及器官耐受量极低的患者。

3. 术前准备和术后处理　术前必须了解患者的血常规、凝血机制是否符合要求，并了解患者既往抗凝、抗血小板、抗血管生成药物的使用情况。一般情况下，对于几个常用的指标要求患者血小板不低于$50 \times 10^9/L$，凝血酶原时间要求在正常范围内$11 \sim 13$秒，对于部分身体情况较好的患者，可以适当放宽到凝血酶原时间<18秒。对于既往使用阿司匹林、波立维(硫酸氢氯吡格雷片)等抗血小板、抗凝药物的患者，一般要求停药$5 \sim 7$天后行穿刺手术。肿瘤患者穿刺术前一定要询问抗血管生成药如贝伐珠单抗(安维汀)等药物的服药史，因为此类患者的血管内皮生长因子受到抑制，穿刺手术有导致出血不止的可能。

术前常规胸部CT平扫加增强扫描可以明确病变的部位、与周围组织结构的关系以及病变的血供等信息。分析患者的影像检查资料，选定合适的体位、穿刺点、穿刺路径。将患者的CT图像传送至TPS计划系统，制订^{125}I粒子植入治疗计划。参考点选择在靶区周界外0.5cm处，定义90%等剂量线为参考点剂量，种植间距为$1 \sim 1.5$cm。粒子布源参照经典的巴黎计量学系统原则，即粒子的分布为正方形或等边三角形，源间等距，经TPS处理，计算并显示等剂量曲线，检查剂量分布情况。一方面检查处方剂量所包括的区域是否涵盖全部靶区；另一方面检查靶区内剂量分布是否均匀，排除低于处方剂量的"冷点"，同时检测周围重要器官所接受的剂量是否在其耐受剂量之下，最后确定治疗计划。根据治疗计划得出粒子的数目和活度来订购^{125}I粒子。

CT复合手术室能够提供较完备的抢救设施和严格的无菌操作环境，对于没有CT复合手术室的医院，一般在普通CT检查室内进行粒子植入手术，术前应清洁CT室，准备好无菌台，备好相应的抢救药品。术中采取严格的无菌操作，要有心电监护、吸氧设施以及相应的抢救设施。

手术结束后要再次行CT扫描观察粒子的分布是否符合TPS治疗计划，同时观察有无并发症发生，如果不符合要及时补充粒子，出现并发症要及时处理。胸部穿刺气胸的发生率较高，一般在10%~30%，粒子植入手术中发生率更高，甚至超过50%，这与多次穿刺有关。少量气胸(<30%)且术后1小时内多次复查不再增多的气胸无须处理，短期内可自行吸收，但需要严密观察患者的症状和体征，对于怀疑气胸增多的患者需要及

时检查确诊并进行胸腔穿刺置管闭式引流。术中或术后即刻出现大量气胸或术后多次复查气胸有进展者需直接进行胸腔穿刺置管闭式引流。CT 引导下经皮穿刺置管引流可以及时的解决气胸问题，因此建议术前备好直穿引流管和闭式引流瓶。穿刺导致的气胸，一般使用 8F 的引流管即可短时间内有效解决。出血和咯血的发生率一般在 25% 左右，少量且短时间内多次复查不再增多的肺内或胸腔内出血短期内可以自行止血，一般不需要特殊处理。部分患者可以常规应用止血药物如蛇毒凝血酶等，术后需要严密观察患者症状和体征。较大量的出血和咯血需提高警惕，要及时配合止血药物如蛇毒凝血酶、垂体后叶素的使用。单纯大量针道出血时不要轻易拔出穿刺针及针芯，复扫 CT 观察如果没有明显的体内出血且针尖不位于较大的血管内，可以沿针道推入吸收性明胶海绵或用注射器注入少量患者出血形成的自体血栓止血。出现大咯血时患者要及时采取患侧卧位，头偏向一侧，防止出血不能咯出阻塞健侧气管危及生命，术者一定要严密观察患者并积极施救，鼓励患者尽量咯出血凝块，同时给予吸氧、补充体液等支持治疗。粒子移位的发生率约有 1%，多移位到邻近的肺组织内或胸腔内，一般不会引起明显的并发症，亦不需要特殊处理。

4. 技术要点　要完成精准的粒子植入治疗，术前选定合适的穿刺点及合适的进针路径非常关键，尤其是特殊部位的肿瘤，如邻近心脏、大血管、器官及较大神经等重要脏器和结构的肿瘤。对于手术经验不是很丰富的初学者，一般在保证患者舒适卧位的情况下尽量选择垂直或水平进针路径比较合适，倾斜进针不易控制角度和方向，尤其是位置较深的病灶。胸部经皮穿刺粒子植入可以单针锥形布源操作，亦可以安放模板多针布源，设施较为先进的医院和科室可以联合使用计算机 3D 打印技术制作合适的模板进行多针布源。单针锥形布源有较大的灵活性，适用于位置较深、周围结构复杂、穿刺困难、风险较大的肿瘤。穿刺针到位后一般在肿瘤的边缘改变穿刺方向即可完成布源任务，当肿瘤较大时可以采取多个锥形进行叠加。多针布源多适用于无骨骼遮挡的位于肺的外周或容易穿刺到的部位的肿瘤，优点是治疗时间短、粒子分布更均匀，缺点是对于肺门或邻近重要脏器结构的病灶往往无法完成操作。现将单针布源及多针布源的技术要点介绍如下。

(1) 单针布源穿刺技巧

1) 充分麻醉胸膜能够减少因为疼痛和胸膜刺激导致的患者不配合，最终减少划破胸膜引起气胸的风险，减少并发症。这就需要手术医师能够明确麻醉用注射器针头长度并能够大致估测出进针的深度。一般 5ml、10ml 注射器配套针头长度约为 3.1cm、3.7cm，另外较深部位的麻醉可以选用 8cm 针头或直接选用带刻度的 18g 穿刺针麻醉。

2) 穿刺胸膜时动作要迅速，一般选择患者呼气末时迅速进针。对于接近膈肌活动度较大的病变，一般需要提前对患者进行呼吸训练，穿刺时选择与定位时相同的屏气时相快速穿刺胸膜进肺。

3) 调整穿刺针方向一般选择针尖退至胸膜下调整，不应在肺内或退出皮肤重新穿刺调整。对于位置较深的病灶，一般很难一次穿刺到位，这就需要重视分步进针，根据每次 CT 扫描的图像调整进针方向。

4) 粒子布源时间距要均匀：针道布源要求距离均匀，退针时一般不易控制退出的深度，尤其在患者皮肤较松弛或皮肤较硬的情况下就更不容易控制退针距离。依笔者的经验，在穿刺进针前用破皮手术刀对穿刺点进行深约0.5cm、宽约0.3cm的破皮处理，可以明显提高进针及退针的精确性，而且更容易控制进针方向。

5）第一针完成布源后将针尖退至肿瘤边缘调整方向后推进至肿块进行第二针布源，尽量不要将针尖退出肿块。

6）锥形布源第二针与第一针角度至关重要：角度过大容易出现导致粒子布源出现"冷区"，角度过小容易出现粒子分布过密。

（2）多针布源的穿刺技巧

1）多针布源的首针至关重要，首针"定标"起到"航标"的作用，首针尽可能的垂直肿瘤进针并定位到病灶的中心层面，针尖位置以到达距肿瘤边缘0.5cm处为宜。

2）对肿瘤病灶的形状应当做到心中有数，类圆形的肿瘤边缘部位布针的进针深度应当比中心布针的深度浅，避免穿刺针穿出肿瘤边缘。

3）多针布源后肿瘤边缘不规则部位的"冷区"需要逐一补种，以便消除"冷区"保证治疗效果。

4）对于需要穿刺经过肺组织的多针布源，需要多根穿刺针穿过胸膜。精确的胸膜麻醉和快速的穿刺胸膜就显得更为重要，因为一旦患者出现气胸，前期做好的模板可能就不适合再用于病变的治疗。

五、评语

^{125}I粒子植入治疗肿瘤是集非血管介入手术技巧和射线照射优越性为一体的治疗方式，具有靶区内剂量高和周围正常组织受照剂量陡降的剂量学特点，已被证实为治疗前列腺、非小细胞肺癌、骨转移瘤以及其他部位恶性肿瘤高效且方便的治疗方案。精确的插植操作、粒子的空间分布和位置稳定性是^{125}I粒子植入治疗质量控制的关键。理想的粒子空间分布在很大程度上取决于术者的经验及穿刺技术以及插植针的空间分布。CT引导下^{125}I粒子植入治疗肺癌的近期疗效肯定，不良反应小，并发症轻，可以明显提高患者的生活质量，是一种安全、可靠、有效的微创诊疗技术，但是其远期疗效有待进一步评估，有待于与其他治疗手段进一步整合和完善。

（刘元伟）

参 考 文 献

[1] 韦伟，谢家政. 非小细胞肺癌的非手术治疗新进展. 承德医学院学报，2014，31（6）：520-523

[2] 宋勇，扬雯. 2014年晚期非小细胞肺癌内科治疗进展. 解放军医学杂志，2015，40（1）：10-15

[3] 李慧. 肺癌的治疗现状及研究新进展. 实用中西医结合临床，2015，15（5）：91-93

[4] Gridelli C, Gallo C, Shepherd FA, et al. Gemcitabine plus vinorel - bine compared with cisplatin plus vi - norel - bine orcis platin plus gemcitabine for advanced non - small cell lung cancer: a phase III trial of the Italian GEMVIN Investigations and the National Cancer Institute of Canada Clinical Trials Group. J Clin

Oncol, 2003, 21(16): 3025 – 3034

[5] Schiller JH, Harrington D, BeI ani CP, et al. Comparison of four chemotherapy regimens for advanced non – Small – cell lung cancer. New England Journal of Medicine, 2002, 346(2): 92

[6] Sandler A, Gray R, Perry MC, et al. Paclitaxel – carboplatin alone or with bevacizumab for non – small – cell lung cance. N Engl J Med, 2006, 355(24): 2542 – 2550

[7] Reck M, Von Pawel J, Zatloukal P, et al. Overall survival with cisplatin – gemcitabine and bevacizumab or placebo as first – line therapy for nonsquamous non – small———cell lung cancer: results from a randomised phase Ⅱ trial(A—VAIL). Ann Oncol, 2010, 21(9): 1804 – 1809

[8] Crino L, Dansin E, Garrido P, et al. Safety and efficacy of first – line bevacizumab – based therapy in advanced non – squamous non – small – cell lung cancer(SAiL, M019390): a phase 4 study. Lancet Oneol, 2010, 11(8): 733 – 740

[9] Zhou C, Wu YL, Chen G, et al. BEYOND: A randomized, double – blind, placebo – controlled, multicenter, phaseⅢ study of first – line carboplatin/paclitaxel plus bevacizumab or placebo in chinese patients with advanced or recurrent non – squamous non – small———cell lung cancer. J Clin Oneol, 2015, 33(19): 2197 – 2204

[10] Gautschi O, Mach N, Rothschild SI, et al. Bevacizumab, pemetrexed, and eisplatin, or bevacizumab and erlotinib for patients with advanced non – small———cell lung cancer stratified by epidermal growth factor receptor mutation: phase Ⅱ trial SAKKl9/09. Clin Lung Cancer, 2015, 16(5): 358 – 365

[11] 邹本燕、张阳、李旭玲，等．恩度联合化疗治疗晚期非小细胞肺癌患者Ⅰ期临床试验的护理．护理学报，2015, 22(17): 54 – 56

[12] Huang C, Wang X, Wang J, et al. Incidence and clinical implication of tumor cavitation in patients with advanced non – small cell lung cancer induced by Endostar, an angiogenesis inhibitor. Thoracic cancer, 2014, 5(5): 438 – 446

[13] 卢宏全、黄国定、潘敏丽，等．恩度联合含铂类化疗方案治疗晚期非小细胞肺癌胸腔积液急性发作的临床疗效观察．临床与病理志，2016, 36(10): 1652 – 1657

[14] 刘丽、李涛、郎锦义，等．同步放化疗联合恩度治疗ⅢB和Ⅳ期非小细胞肺癌临床研究．肿瘤预防与治疗，2017, 30(4): 265 – 270

[15] 任柏沉、李燕宏、孙建，等．化疗联合恩度治疗ERCC1阳性晚期NSCLC的临床疗效．重庆医学，2015, 44(18): 2504 – 2505, 2508

[16] 张红军、雷培森．复方红豆杉胶囊联合恩度应用于中晚期肺癌GP方案化疗中对患者免疫功能的影响．实用癌症杂志，2017, 32(12): 1984 – 1986

[17] 马亚梅．培美曲塞联合顺铂治疗晚期非小细胞肺癌的疗效观察．实用癌症杂志，2015, 30(2): 205 – 207

[18] Dancey J, Shepherd FA, Gralla RJ, et al. Quality of life assessment of second line docetaxel versus best supportive care in patients with non – small cell lung cancer previously treated with platinum – based chemotherapy: results of a prospective, randomized phase Ⅲ trial. Lung Caneer, 2004, 43(2): 183

[19] Paz – Ares LG, de Marinis F, Dediu M, et al. PARAMOUNT: Final overall survival results of the phase Ⅲ study of maintenance pemetrexed versus placebo immediately after induction treatment with pemetrexed plus cisplatin for advanced nonsquamous nonsmall – cell lung cancer. JClin Oncol, 2013, 31(23): 2895 – 2902

[20] Belani CP, Brodowicz T, Ciuleanu TE, et al. Quality of life in patients with advanced non – small – cell lung cancer given maintenance treatment with pemetrexed versus placebo (H3E – MC – JMEN): results

from a randomised，double – blind，phase3 study. Lancet oncol，2012，13（3）：292 – 299

[21] Paik SS，Hwang IK，Park MJ，et al. Pemetrexed Continuation Maintenance versus Conventional Platinum – Based Doublet Chemotherapy in EGFR – Negative Lung Adenocarcinoma：Retrospective Analysis. Tuberc Respir Dis（Seoul），2018，81（2）：148 – 155

[22] Hu X，Pu K. Feng X，et al. Role of Gemcitabine and Pemetrexed as Maintenance Therapy in Advanced NSCLC：A Systematic Review and Meta – Analysis of Randomized Controlled Trials. PLoS One，2016，11（3）：e0149247

[23] Attarian H，Rezvani H，Ghadyani M，et al. Consolidation chemotherapy with docetaxel after platinum – based chemotherapy in patients with non – small cell lung cancer：a preliminary report. Consolidation chemotherapy with docetaxel after platinum – based chemotherapy in patients with non – small cell lung cancer：a preliminary report. Tanaffos，2011，10（3）：20 – 23

[24] Farhat FS，Ghosn MG，Kattan JG，et al. Oral vinorelbine plus cisplatin followed by maintenance oral vinorelbine as first – line treatment for advanced non – small cell lung cancer. Cancer Chemother Pharmacol，2015，76（2）：235 – 242

[25] Niho S，Ohe Y，Ohmatsu H，et al. Switch maintenance chemotherapy using S – 1 with or without bevacizumab in patients with advanced non – small cell lung cancer：a phase Ⅱ study. Lung Cancer，2017，06（108）：66 – 71

[26] Jackman DM，Johnson BE. Sall – cell lung cancer. Lancet，2005，366（9494）：1385 – 1396

[27] 张力. 小细胞肺癌治疗进展. 癌症进展，2013，3（11）：99 – 105

[28] Timmerman RD，Paulus R，Pass HI，et al. Stereotactic Body Radiation Therapy for Operable Early – Stage Lung Cancer：Findings From the NRG Oncology RTOG 0618 Trial. JAMA Oncol，2018，4（9）：1263 – 1266

[29] Nagata Y，Hiraoka M，Shibata T，et al. A Phase Ⅱ Trial of Stereotactic Body Radiation Therapy for Operable $T_1N_0M_0$ Non – Small Cell Lung Cancer：Japan Clinical Oncology Group（JCOG0403）；Long Term Follow – up Results. Intern J Radiat Oncol Bio Phys，2018，102（3）：S9

[30] He CY，Liu YM，Cerra – Fran A，et al. Long – term survival after salvage SBRT for recurrent or secondary non – small cell lung cancer after prior surgery or radiation therapy. J Clin Oncol，2018，36（15_suppl）：8558

[31] Chang J，Feng L，Lin SH，et al. Randomized clinical trial comparing immunotherapy plus SABR（1 – SABR）versus SABR alone for early stage NSCLC. Article in Journal of Thoracic Oncology，2018，13（10）：S740

[32] Timmerman RD，Park C，Kavanagh BD，et al. The North A – merican experience with stereotactic body radiation therapy in non – small cell lung cancer. J Thorac Oncol，2007，2（7）：101 – 112

[33] Ueki N，Matsuo Y，Shibuya K，et al. Differences in the dose – volume metrics with heterogeneity correction status and its influence on local control in stereotactic body radiation ther – apy for lung cancer. J Radiat Res，2012，54（2）：337 – 343

[34] Onishi H，Araki T. Stereotactic body radiation therapy for stage Ⅰ non – small – cell lung cancer：A historical overview of clinical studies. Jpn J Clin Oncol，2013，43（4）：345 – 350

[35] Factor OB，Vu CC，Schneider JG，et al. Stereotactic body radiation therapy for stage Ⅰ non – small cell lung cancer：A small academic hospital experience. Front Oncol，2014，4（3）：287 – 298

[36] 应申鹏，刘艳梅，娄鹏荣，等. 局部晚期非小细胞肺癌根治性放疗患者感染病原菌分布与危险因素分析. 中华医院感染学杂志，2016，26（1）：95 – 97

［37］戴科军，罗居东．三维适形放射与常规放射治疗局部晚期非小细胞肺癌的临床疗效比较．中国老年学杂志，2013，33（12）：2902－2903

［38］林展，严浩林，朱海生，等．阿米福汀在局部晚期非小细胞肺癌放疗中的作用研究．中国全科医学，2013，16（11）：1247－1249

［39］闫云宇，翟福山，王安峰，等．图像引导下大分割放疗对局部晚期非小细胞肺癌患者血清肿瘤标志物及转移侵袭相关指标的影响研究．中国医药导报，2013，10（32）：42－44，47

［40］Wang EH, Rutter CE, Corso CD, et al. Postoperative Radiation Therapy Is Associated With Improved Overall Survival in Incompletely Resected Stage Ⅱ and Ⅲ Non－Small－Cell Lung Cancer. J Thorac Oncol, 2015, 33(25): 2727－2734

［41］Lally BE, Zelterman D, Colasanto JM, et al. Postoperative Radiotherapy for Stage Ⅱ or Ⅲ Non－Small－Cell Lung Cancer Using the Surveillance, Epidemiology, and End Results Database. J Clin Oncol, 2006, 24(19): 2998－3006

［42］Douillard JY, Rosell R, Mario DL. Impact of postoperative radiation therapy on survival in patients with complete resection and stage or non－small cell lung cancer treated with adjuvant chemotherapy: The Adjuvant Navelbine International Trialist Association (ANITA) Randomized Trial. Int J Radiat Oncol Biol Phys, 2008, 72(3): 695－701

［43］Zahra A, Chang T, Hejleh TA, et al. Once daily high－dose Radiation($\geqslant$60Gy) treatment in limited stage small cell lung Cancer. J Oncol Transl Res, 2016, 2(1): 108

［44］Salama JK, Hodgson L, Pang H, et al. A pooled analysis of Limited stage small cell lung cancer patients treated with Induction chemotherapy followed by concurrent platinum－based Chemotherapy and 70Gy daily radiotherapy: CALGB30904. J Thorac Oncol, 2013, 8(8): 1043－1049

［45］Auperin A, Arriagada R, Pignon J, et al. Prophylactic cranial irradiation for patients with small－cell lung cancer in complete remission. N Engl J Med, 1999, 341(7): 476－484

［46］Patel S, Macdonald OK, Suntharalingam M. Evaluation of the use of prophylactic cranial irradiation in small cell lung cancer. Cancer, 2009, 115(4): 842－850

［47］Qiu G, Du X, Zhou X, et al. Prophylactic cranial irradiation in 399 patients with limited－stage small cell lung cancer. Oncol Lett, 2016, 11(4): 2654－2660

［48］Kasmann L, Bolm L, Janssen S, et al. Prognostic factors and treatment of early－stage small－cell lung cancer. Anticancer Res, 2017, 37(3): 1535－1537

［49］杨海霞，邵秋菊，齐宇红，等．大分割同期放化疗对局限期SCLC临床价值的Meta分析．现代肿瘤医学，2019（4）：598－603

［50］许锦彪，邱峰．局限期小细胞肺癌预防性脑照射的争议与研究进展．临床肿瘤学杂志，2018，23（11）：1050－1053

［51］Jeremic B, Shibamoto Y, Nikolic N, et al. Role of radiation therapy In the combined－modality treatment of patients with extensive dis Ease small－cell lung cancer: A randomized study. J Clin OnCol, 1999, 17(7): 2092－2099

［52］Chen W, Zheng R, Baade PD, et al. Cancer statistics in China, 2015. CA Cancer J Clin, 2016, 66(2): 115－132

［53］Travis WD, Brambilla E, Nicholson AG, et al. The 2015 World Health Organization classification of lung tumors: impact of genetic, clinical and radiologic advances since the 2004 classification. J Thorac Oncol, 2015, 10(9): 1243－1260. DOI: 10.1097/JTO.0000000000000630.

［54］Siegel RL, Miller KD, Jemal A. Cancer statistics, 2016. CA Cancer J Clin, 2016, 66(1): 7－30

［55］周彩存，刘桑田．肺癌的靶向治疗与精准医学．医学研究生学报，2017，30（11）：1132 – 1139. DOI：10. 16571/j. cnki. 1008 – 8199. 2017. 11. 003.

［56］Besse B，Adjei A，Baas P，et al. 2nd ESMO consensus conference on lung cancer：Non—– small cell lung cancer first—– line/second and further lines of treatment in advanced disease. Ann Oncol，2014，25（8）：1475 – 1484

［57］Reck M，Popat S，Reinmuth N，et al. Metastatic non—small cell lung cancer（NSCLC）：ESMO Clini-cal. practice guidelines for diagnosis，treatment and follow—up. Ann Oncol，2014，25（Suppl 3）：27 – 39

［58］Alevizakos M，Kahsas S，Syrigos KN. The VEGF pathway in lung cancer. Cancer Chemother Pharmacol，2013，72（6）：1169 – 1181

［59］Kim TY，Han SW，Bang YJ. Chasing targets for EGFR tyrosine kinase inhibitors in non – small – cell lung cancer：Asian perspectives. Expert Rev Mol Diagn，2007，7（6）：821 – 836

［60］Mok TS，Wu YL，Thongprasert S，et al. Gefitinib or carboplatin paclitaxel inpulmonary adenocarcino-ma. N Engl J Med，2009，361（10）：947 – 957

［61］Yang CH，Yu CJ，Shih JY，et al. Specific EGFR mutations predict treatment outcome of stage ⅢB/Ⅳ patients with chemotherapy – naive non – small – cell lung cancer receiving first – line gefitinib monother-apy. J Clin Oncol，2008，26（16）：2745 – 2753

［62］Wu YL，Yang JJ，Zhou C，et al. PL03. 05：BRAIN：A phase Ⅲ trial comparing WBI and chemotherapy with icotinib in NSCLC with brain metastases harboring EGFR mutations（CTONG1201）. J Thoracic On-col，2017，12（1）：S6

［63］Shi Y，Zhang L，Liu X，et al. Icotinib versus gefitinib in previously treated advanced non – small – cell lung cancer（ICOGEN）：a randomised，double – blind phase3 non – inferiority trial. Lancet Oncol，2013，14（10）：953 – 961

［64］Lim SH，Lee JY，Sun JM，et al. Comparison of clinical outcomes following gefitinib and erlotinib treat-ment in non – small – cell lung cancer patients harboring an epidermal growth factor receptor mutation in either exon 19 or 21. J Thorac Oncol，2014，9（4）：506 – 511

［65］汪海岩，张德芳．吉非替尼与厄洛替尼二线治疗晚期非小细胞肺癌的对比研究．实用医学杂志，2012，28（20）：3444 – 3446

［66］Schuler M，Yang JC，Yamamoto N，et al. LUX – lung3：Arandomized，open – label，phase Ⅲ study of afatinib vs pemetrexed and cisplatin as first – line treatment for patients with advanced adenocarcinoma of the lung harboring EGFR – activating mutations. Lung Cancer，2012，77（1）：S25 – S26

［67］Wu YL，Zhou C，Hu CP，et al. Afatinib versus cisplatin plus gemcitabine for first – line treatment of Asi-an patients with advanced non – small – cell lung cancer harbouring EGFR mutations（LUX – Lung 6）：an open – label，randomised phase 3 trial. Lancet Oncol，2014，15（2）：213 – 222

［68］Schuler M，Wu YL，Hirsh V，et al. First – line afatinib versus chemotherapy in patients with non – small cell lung cancer and common epidermal growth factor receptor gene mutations and brain metastases. J Thorac Oncol，2016，11（3）：380 – 390

［69］Soria JC，Felip E，Cobo M，et al. Afatinib versus erlotinib as second – line treatment of patients with ad-vanced squamous cell carcinoma of the lung（LUX – Lung 8）：an open – label randomised controlled phase 3 trial. Lancet Oncol，2015，16（8）：897 – 907

［70］Tamiya A，Tamiya M，Nishihara T，et al. Cerebrospinal fluid penetration rate and efficacy of afatinib in patients with EGFR mutation – positive non – small cell lung cancer with leptomeningeal carcinomatosis：A multicenter prospective study. Anticancer Res，2017，37（8）：4177 – 4182

［71］Wu YL, Cheng Y, Zhou X, et al. Dacomitinib versus gefitinib as first – line treatment for patients with EGFR – mutation – positive non small – cell lung cancer(ARCHER 1050)：a randomised, open label, phase 3 trial. Lancet Oncol, 2017, 18(11)：1454 – 1466

［72］Sasaki T, Okuda K, Zheng W, et al. The neuroblastoma – associated F1174L ALK mutation causes resistance to an ALK kinase inhibitor in ALK – translocated cancers. Cancer Res, 2010, 70(24)：10038 – 10043

［73］Katayama R, Shaw AT, Khan TM, et al. Mechanisms of acquired Crizotinib resistance in ALK – rearranged lung cancers. Sci Transl Med, 2012, 4(120)：120ra17

［74］Gilbert JA. Alectinib surpasses crizotinib for untreated ALK – positive NSCLC. Lancet Oncol, 2017, 18(7)：e377

［75］Zhang S, Anjum R, Squillace R, et al. The potent ALK inhibitor brigatinib(AP26113)overcomes mechanisms of resistance to first and second – generation ALK inhibitors in preclinical models. Clin Cancer Res, 2016, 22(22)：5527 –5538

［76］Amanam I, Gupta R, Mambetsariev I, et al. The brigatinib experience A new generation of therapy for ALK – positivenon – small cell lung cancer. Future Oncol, 2018, 14(19)：1897 – 1908

［77］Besse B,Solomon BJ,Felip E,et al. Lorlatinib in patients(pts)with previously treated ALK + advanced non – small cell lung cancer(NSCLC)：Updated efficacy and safety. J Clin Oncol,2018,36(15)：9032 – 9032

［78］Meng D, Yuan M, Li X, et al. Prognostic value of KRAS mutations in patients with non small cell lung cancer：A systematic review with metaanalysis. Lung Cancer, 2013, 81(1)：110

［79］Califano R, Landi L, Cappuzzo F. Prognostic and predictive value of KRAS, mutations in non small cell lung cancer. Drugs, 2012, 72(1)：28 – 36

［80］Scagliotti G, Novello S, Von PJ, et al. Phase Ⅲ study of carboplatin and paclitaxel alone or with sorafenib in advanced non smallcell lung cancer. J Clin Oncol, 2010, 28(11)：1835 – 1842

［81］Monika J, Rice SJ, Xin L, et al. Trametinib with or without Vemurafenib in BRAF Mutated Non Small Cell Lung Cancer. PLoS One, 2015, 10(2)：e0118210

［82］Ju L, Han M, Zhao C, et al. EGFR, KRAS and ROS1 variants coexist in a lung adenocarcinoma patient. Lung Cancer, 2016, 95：94 –97

［83］Bergethon K, Shaw AT, Ou SH, et al. ROS1 rearrangements define a unique molecular class of lung cancers. J Clin Oncol, 2012, 30(8)：863 – 870

［84］郑姣云，李代强. ROS1 基因在非小细胞肺癌靶向治疗中的研究进展. 临床与病理杂志, 2014, 34(6)：825 –830

［85］Gautschi O, Zander T, Keller FA, et al. Apatient with lung adenocarcinoma and RET fusion treated with vandetanib. Thorac Oncol, 2013, 8(5)：e43 –44

［86］Falchook GS, Ordóñez NG, Bastida CC, et al. Effect of the RET inhibitor vandetanib in a patient with RET fusion positive metastatic non – small – cell lung cancer. J Clini Oncol, 2014, 34(15)：e141 – 144

［87］Anfinsen CB, Sela M, Cooke JP. Cabozantinib for the treatment of non – small – cell lung cancer with KIF5BRET fusion. An example of swift repositioning. Arch Pharm Res, 2015, 38(12)：2120 –2123

［88］Drilon AE, Sima CS, Somwar R, et al. Phase Ⅱ study of cabozantinib for patients with advanced RET rearranged lung cancers. J Clin Oncol, 2015, 33(15)：8007

［89］Eng J, Hsu M, Chaft JE, et al. Outcomes of chemotherapies and HER2 directed therapies in advanced HER2 mutant lung cancers. Lung Cancer, 2016, 99：53 – 56

［90］Ou SI, Schrock AB, Bocharov EV, et al. HER2 Transmembrane Domain(TMD)Mutations(V659/G660)

That Stabilize Homo and Heterodimerization Are Rare Oncogenic Drivers in Lung Adenocarcinoma That Respond to Afatinib. J Thorac Oncol, 2017, 12(3): 446－457

[91] Paik PK, Drilon A, Fan PD, et al. Response to MET in－hibitors in patients with stage Ⅳ lung adenocarci-nomas har－boring MET mutations causing exon 14 skipping. Cancer Discov, 2015, 5(8):842－849

[92] Janne PA, Shaw AT, Pereirajr, et al. Selumetinib plus docetaxel for KRAS－mutant advanced non－small－cell lung cancer: a randomised, multicentre, placebo－controlled, phase2 study. Lancet Oncol, 2013, 14(1): 38－47

[93] Han B, Li K, Zhao Y, et al. 113 panlotinib as third—line treatment in patients with refhctory advanced non—small cell lung cancer: A multicentre, randomized, double—blind, placebo—controlled, phase Ⅱ trial(Nc7IDl924195). Annals of oncology, 2015, 26(suppl 1): i36－i36

[94] Han B, Li K, wang Q, et al. Efficacy and safety of third—line treatment with anlotinb in patients wjth re-fractory advanced non—small cell lung cancer(ALTER—0303): A randomised, double—blind, place-bo—controlled phase 3 study. Lancet Oncology, 2017, 18(1): S3

[95] Novello S, Scagliotti GV, Rosell R, et al. Phase Ⅱ study of continuous daily sunitinib dosing in patients with previously treated advanced non－small cell lung cancer. Br J Cancer, 2009, 101(9): 1543－1548

[96] Reck M, Kaiser R, Eschbach C, et al. A phase Ⅱ double—blind study to investigate efficacy and safety of two doses of the triple angiokinase inhibitor BIBF 1120 in patients with relapsed advanced non—small cell lung cancer. Ann Oncol, 2011, 22(6): 1374－1381

[97] Reck M, Kaiser R, Mellemgaard A, et al. Docetaxcl plus nintedanib versus docetaxel plus placebo in pa-tients with previously treated non—small cell lung cancer(LUME—Lung 1): A phase 3, double—blind, randomised controlled trial. Lancet Oncol, 2014, 15(2): 143－155

[98] Lopez－Chavez A, Young T, Fages S, et al. Bevacizumab maintenance in patients with advanced non－small－cell lung cancer, clinical patterns, and outcomes in the Eastern Cooperative Oncology Group 4599 Study: Results of anexploratory analysis. J Thorac Oncol, 2012, 7(11): 1707－1712

[99] Zhou C, Wu YL, Chen G, et al. BEYOND: A randomized, doubleblind, placebo－controlled, multi-center, phase Ⅲ study of first－line carboplatin/paclitaxel plus bevacizumab or placebo in chinese pa-tients with advanced or recurrent non squamous non－small－cell lung cancer. J Clin Oncol, 2015, 33(19): 2197－2204

[100] Wang J, Sun Y, Liu Y, et al. Results of randomized, multicenter, double—blind phase Ⅲ trial of rh－endostatin(YH—16) in treatment of advanced non—small cell lung cancer patients. Chin J Oncol, 2005, 8(4): 283－290

[101] Zhao Q, Peng L, Chen F, et al. Icotinib and rh－endestatin as first line therapy in advanced non－small cell line cancer patients harboring activating epidermal growth factor receptor mutations. J Clin On-col, 2016, 34(15): e20074

[102] Jemal A, Bray F, Center MM, et al. Global cancer statistics. CA Cancer J Clin, 2011, 61(2): 69－90

[103] Rosenberg BH, Woodall J. Sentinel centres for global health security. Lancet, 1997, 349(9053):734－735

[104] 罗荣城, 韩焕兴. 肿瘤生物治疗学. 北京: 人民卫生出版社, 2006: 3－12

[105] Ramos TC, Vinageras EN, Ferrer MC, et al. Treatment of NSCLC patients with an EGF－based cancer vaccine: report of a Phase I trial. Cancer Biol Ther, 2006, 5(2): 145－149

[106] Jack A Roth, James D Cox, Waun Ki Hong. 张兰军, 张力, 龙浩, 等译. 肺癌(第3版). 西安: 世界图书出版公司, 2011: 335－352

[107] Kernstine KH, Reckamp KL. 许顺, 译. 肺癌: 多学科诊断与治疗的探索. 辽宁: 辽宁科学技术出

版社, 2012

[108] 廖美琳, 周允中. 肺癌(第 3 版). 上海: 上海科学技术出版社, 2012

[109] Nemunaitis J, Dillman RO, Schwarzenberger PO, et al. Phase Ⅱ study of belagenpumatucel - L, a transforming growth factor beta - 2 antisense gene - modified allogeneic tumor cell vaccine in non - small - cell lung Cancer. J Clin Oncol, 2006, 24(29): 4721 - 4730

[110] Kelly RJ, Giaccone G. Lung cancer vaccines. Cancer J, 2011, 17(5): 302 - 308

[111] 孙琼, 焦顺昌. 非小细胞肺癌疫苗治疗的现状. 解放军医学院学报, 2014, 35(4): 398 - 401

[112] Nemunaitis J, Jahan T, RossH, et al. Phase 1/2 trial of autologous tumor mixed with an all - ogeneic GVAX vaccinein advancedstage non - small - cell lung cancer. Cancer Gene Ther, 2006, 13(6): 555 - 562

[113] Scotti V, Meattini I, Saieva C, et al. Post - operative radiotherapy in N$_2$ non - small cell lung cancer: a retrospective analysis of 175 patients. Radiotherapy and oncology: journal of the European Society for Therapeutic Radiology and Oncology, 2010, 96(1): 84 - 88

[114] 张燕, 王哲海. 肺癌疫苗的临床研究现状. 医学综述. 2010, 16(22): 3409 - 3412

[115] 杨露璐, 吴一龙. 非小细胞肺癌疫苗治疗的临床研究进展. 中国新药杂志, 2012, 21(17): 1979 - 1991

[116] Limacher JM, Quoix E. TG4010: A therapeutic vaccine against MUC1 expressing tumors. Oncoimmunology, 2012, 1(5): 791 - 792

[117] Quoix E, Ramlau R, Westeel V, et al. Therapeutic vaccination with TG4010 and first - line chemotherapy in advanced non - small - cell lung Cancer: a controlled phase 2B trial. Lancet Oncol, 2011, 12 (12): 1125 - 1133

[118] Neninger Vinageras E, de la Torre A, Osorio Rodriguez M, et al. Phase Ⅱ randomized controlled trial of an epidermal growth factor vaccine in advanced non - small - cell lung cancer. J Clin Oncol, 2008, 26(9): 1452 - 1458

[119] Ramos TC, Neninger E, Acosta S, et al. EGF - based cancer vaccine for advanced NSCLC: Results from a phase Ⅲ trial. J Clin Oncol, 2012, 30(Suppl): 25 - 27

[120] Vansteenkiste J, Zielinski M, Linder A, et al. Final results of a multi - center, double - blind, randomized, placebo - controlled phase Ⅱ study to assess the efficacy of MAGE - A3 immunotherapeutic as adjuvant therapy in stage Ⅰ B/Ⅱ non - small celllung cancer (NSCLC). J Clin Oncol, 2007, 25 (18s): 7554

[121] 胡春燕, 何凤, 项方, 等. 肺癌生物治疗的研究进展. 医学综述, 2013, 19(23): 4265 - 4267

[122] Hirschowitz EA, Foody T, Kryscio R, et al. Autologous dendritic cell vaccines for non - small - cell lung cancer. J Clin Oncol, 2004, 22(14): 2808 - 2815

[123] Kimura H, Iizasa T, Ishikawa A, et al. Prospective phase Ⅱ study of post - surgical adjuvant chemo - immunotherapy using autologous dendritic cells and activated killer cells from tissue culture of tumor - draining lymph nodes in primary lung cancer patients. Anticancer Res, 2008, 28(2B): 1229 - 1238

[124] 周彩存. 肺癌疫苗的临床研究现状. 临床肿瘤学杂志, 2007, 12(9): 641 - 645

[125] Lynch TJ, Bondarenko I, Luft A, et al. Ipilimumab in combination with paclitaxel and carboplatin as first - line treatment in stage ⅢB/Ⅳ non - small - cell lung cancer: results from a randomized, double - blind, multicenter phase Ⅱ study. J Clin Oncol, 2012, 30(17): 2046 - 2054

[126] Feng S, Wang L, Fujun Z, et al. ^{125}I Seed implant brachytherapy for painful bone metastases after failure of external beam radiation therapy. Medicine (Baltimore), 2015, 94 (31): el253. DOI: 10. 1097/MD. 0000000000001253

[127] Yang Q, Peng S, Wu J, et al. Spectral CT with monochromatic imaging and metal artifacts reduction

software for artifacts reduction of I radioactive seeds in liver brachytherapy. Jpn J Radiol, 2015, 33 (11)：694 – 705

[128] 李玉亮，叶欣，袁双虎，等. 放射性^{125}I 粒子植入治疗肺恶性肿瘤山东专家共识. 山东医药，2016，56(6)：1 – 3

[129] 白人驹，张雪林，等. 医学影像诊断学(第 3 版). 北京：人民卫生出版社，2010

[130] Brahmer JR, Tykodi SS, Chow LQ, et al. Safety and activity of anti – PD – L1 antibody in patients with advanced cancer. N Engl J Med, 2012, 366(26)：2455 – 2465

[131] 张玲译. 非小细胞肺癌的免疫治疗：改善患者预后新方法. 中国肺癌杂志，2013，16(4)：C9 – 20

[132] Kimmura H, Yamaguchiy. A phase Ⅲ randomized study of Interleukin – 2 lymphokine activated killer cell immunotherapy combined with chemotherapy or radiotherapy after curative or noncurative resection of primary lung carcinoma. Cancer, 1997, 80(1)：42

[133] Kimmura H, Yamaguchiy. Adjuvant chemo – immunotherapy after curative resection of stage Ⅱ and Ⅲ A primary lung cancer. Lung Cancer, 1996, 14(2 ~ 3)：301

[134] Iguchi T, Hiraki T, Matsui Y. CT fluoroscopy – guided core needle biopsy of anterior mediastinal masses. Diagn Interv Imaging, 2018, 99(2)：91 – 97

[135] de Margerie – Mellon C, de Bazelaire C, Amorim S, et al. Diagnostic Yield and Safety of Computed Tomography – guided Mediastinal Core Needle Biopsies. J Thorac Imaging, 2015, 30(5)：319 – 327

[136] Koegelenberg CF, Diacon AH. Image – guided pleural biopsy. Curr Opin Pulm Med, 2013, 19(4)：368 – 373

[137] Sivakumar P, Jayaram D, Rao D, et al. Ultrasound – Guided Abrams Pleural Biopsy vs CT – Guided Tru – Cut Pleural Biopsy in Malignant Pleural Disease, a 3 – Year Follow – up Study. Lung, 2016, 194 (6)：911 – 916

[138] Wang M, He X, Chang Y, et al. A sensitivity and specificity comparison of fine needle aspiration cytology and core needle biopsy in evaluation of suspicious breast lesions：A systematic review and meta – analysis. Breast, 2017, 31(2)：157 – 166

[139] Heerink WJ, de Bock GH, de Jonge GJ, et al. Complication rates of CT – guided transthoracic lung biopsy：meta – analysis. Eur Radiol, 2017, 27(1)：138 – 148

[140] 中国抗癌协会肿瘤介入学专业委员会，中国抗癌协会肿瘤介入学专业委员会青年委员会. 胸部肿瘤经皮穿刺活检中国专家共识. 中华医学杂志，2018，98(23)：1822 – 1831

[141] Lee SM, Park CM, Lee KH, et al. C – arm cone – beam CT – guided percutaneous transthoracic needle biopsy of lung nodules：clinical experience in 1108 patients. Radiology, 2014, 271(1)：291 – 300

[142] Yoon HJ, Lee HY, Lee KS, et al. Repeat biopsy for mutational analysis of non – small cell lung cancers resistant to previous chemotherapy：adequacy and complications. Radiology, 2012, 265(3)：939 – 948

[143] de Margerie – Mellon C, de Bazelaire C, de Kerviler E. Image – guided biopsy in primary lung cancer：Why, when and how. Diagn Interv Imaging, 2016, 97(10)：965 – 972

[144] Rotolo N, Floridi C, Imperatori A, et al. Comparison of cone – beam CT – guided and CT fluoroscopy – guided transthoracic needle biopsy of lung nodules. Eur Radiol, 2016, 26(2)：381 – 389

[145] Li C, Liu B, Meng H, et al. Efficacy and Radiation Exposure of Ultra – Low – Dose Chest CT at 100 kVp with Tin Filtration in CT – Guided Percutaneous Core Needle Biopsy for Small Pulmonary Lesions Using a Third – Generation Dual – Source CT Scanner. J Vasc Interv Radiol, 2019, 30(1)：95 – 102

[146] heu R, Powers A, Mcgee H, et al. SU – F – T – 44：A Comparison of the Pre – Plan, Intra – Operative Plan, and Post – Implant Dosimetry for a Prostate Implant Case Using Prefabricated Linear Polymer –

Encapsulated Pd – 103. Medical Physics, 2016, 43(6): 3471 – 3475

[147] Fernando HC,Landreneau RJ,Mandrekar SJ,et al. Impact of brachytherapy on local recurrence rates after sublobar resection:results from ACOSOG Z4032 (Alliance),a phase Ⅲ randomized trial for high – risk operable non – small – cell lung cancer. Journal of clinical oncology:official journal of the American Society of Clinical Oncology,2014,32(23):2456 – 2462

[148] Ferrer – Mileo L, Luque Blanco AI, Gonzalez – Barboteo J. Efficacy of Cryoablation to Control Cancer Pain: A Systematic Review. Pain Pract, 2018, 18(8): 1083 – 1098

[149] Fleming MM, Holbrook AI, Newell MS. Update on Image – Guided Percutaneous Ablation of Breast Cancer. AJR Am J Roentgenol, 2017, 208(2): 267 – 274

[150] Stewart A, Parashar B, Patel M, et al. American brachytherapy society consensus guidelines for thoracic brachytherapy for lung cancer. Brachytherapy, 2016, 15(1): 1 – 11

[151] Bastianpillai C,Petrides N,Shah T,et al. Harnessing the immunomodulatory effect of thermal and non – thermal ablative therapies for cancer treatment. Tumour Biol,2015,36(12):9137 – 9146

[152] 杨霞，叶欣. 影像引导下的肺部恶性肿瘤消融术治疗. 中华临床医师杂志：电子版，2012, 6(23): 7686 – 7690

[153] 李宇鸣，刘阳勇，杨涛，等. CT 引导下^{125}I 粒子植入治疗肺癌的临床疗效. 实用癌症杂志，2014, (01): 84 – 85

[154] 高斌. CT 引导下非血管介入诊疗学. 北京：人民军医出版社，2012

[155] 杜学明，徐建辉. CT 引导下肺癌的放射性^{125}I 粒子治疗. 石家庄：河北科学技术出版社，2012

第二十一章　中医、中药

一、病因病机

肺癌属中医学肺积、痞癖、咳嗽、咯血、胸痛等范畴，中医文献中有不少类似肺癌的记载。如《素问·咳论》载："肺咳之状，咳而喘息，甚则咳血……而面浮气逆也。"《难经·五十六难》载："肺之积名曰息贲，在右胁下，覆大如杯，久不已，令人洒淅寒热，喘咳，发肺壅。"金元李东垣创制的息贲丸，所治之症与肺癌症状类似。肺癌的病机为本虚标实。其发病是由于正气虚损，阴阳失衡，邪毒乘虚入肺，邪滞于肺，导致肺脏功能失调，肺气膹郁，宣降失司，气机不利，血行受阻，津液失于输布，津聚为痰，痰凝气滞，瘀阻脉络，于是瘀毒胶结，日久形成肺部积块。肺癌是因虚而发病，因虚而致实，是一种全身属虚，局部属实的疾病。肺癌的虚以气虚、阴虚、气阴两虚为多见，实则不外乎气滞、血瘀、痰凝、毒聚之病理变化。

二、辨证论治

辨证论治是中医学的基本特点和精髓，是理、法、方、药运用于临床的过程。目前关于肺癌的中医辨证分型尚不统一，各医家对肺癌病因病机特点认识的差异及临床经验的不同，对肺癌中医证候、分型依据等都不一致。但肺癌为正气虚损，痰气瘀毒胶结肺部的疾病，根据《内经》"虚则补之、损者益之、坚者削之、客者除之、结者散之、留者攻之"等法，当以扶正祛邪为治疗肺癌的基本原则。肺癌治疗中的扶正，就是使用扶正培本、健脾益气等扶助正气的药物和治疗方法，配合营养和功能锻炼，增强体质，调摄精神，提高机体的免疫功能，达到战胜疾病、恢复健康的目的；祛邪，就是使用清热解毒、软坚散结、化痰理气、活血化瘀等中草药，祛除病邪，消灭和缩小肿瘤，减少或消除复发转移，达到邪去正复的目的。

肺癌治疗过程中应根据病程的长短、病情的轻重及临床表现来确定扶正和祛邪的主次。扶正时，不要过用滋腻之品，以免碍胃；祛邪时，应控制清热解毒等祛邪药的药味和剂量，以免苦寒伤胃，或祛邪太过，损伤人体正气。肺癌早期，邪毒结聚未甚，侵入未深，正气尚未大伤，患者无明显症状，治疗应以攻邪为主，辨证选用解毒活血、软坚散结之品。肺癌中期的治疗当攻补兼施，祛邪与扶正并重。祛邪的目标不在消灭癌细胞，而在助机体排除痰、湿、瘀、毒等病理产物；扶正的目标不在重建一个全新的健康机体，而在提高机体的气血生化能力。这种祛邪与扶正并重的措施，可使机体维持相对良好的内环境和相对高水平的生命状态，有助于患者完成全程放、化疗。肺癌晚期，癌毒扩散，邪气盛极，脏腑衰败，正气虚极。治疗以减轻患者痛苦、提高患者生存质量为目标，力救患者阴阳,延长生命。治当扶正补虚为主,辅以行气活血、解毒散结。

三、辨证分型

1. 肺热痰瘀型

(1)主证:咳嗽不畅,咳痰不爽,胸闷气急或胸胁背痛,痰中带血,大便秘结。舌质暗红,苔黄腻,脉弦。

(2)治法:清肺除痰,化瘀散结。

(3)主方:苇茎汤合桃红四物汤加减。主要药物有芦根、桃仁、红花、薏苡仁、冬瓜子、熟地、当归、白芍、川芎等。

2. 脾虚痰湿型

(1)主证:咳嗽痰多,胸闷,纳呆,神疲乏力,短气,腹胀,大便溏。舌质淡胖,边有齿印,苔白腻,脉濡缓。

(2)治法:健脾祛湿,化痰散结。

(3)主方:六君子汤加减。主要药物有人参、白术、茯苓、甘草、陈皮、半夏等。

3. 阴虚痰热型

(1)主证:咳嗽痰少,或干咳无痰,痰中带血,胸闷,气促,心烦失眠,口干,大便秘结,潮热盗汗。舌质红,苔少或薄黄,脉细数。

(2)治法:滋肾清肺,豁痰散结。

(3)主方:百合固金汤加减。主要药物有生地黄、熟地黄、当归、芍药、百合、贝母、麦冬、桔梗、玄参等。

4. 气阴两虚型

(1)主证:咳嗽少痰,咳声低微,痰中带血,神疲乏力,纳少短气,口干不多饮。舌红少苔,脉细弱或细数。

(2)治法:益气养阴,化痰散结。

(3)主方:生脉散加减。主要药物有麦冬、人参、五味子等。

四、抗癌中药的应用

经过现代药理及临床研究筛选出的一些具有抗肿瘤作用的中药,可以在辨证论治的基本上配伍使用,以期提高疗效。如清热解毒类的白花蛇舌草、半边莲、半枝莲、藤梨根、龙葵、蚤休、蒲公英、野菊花、苦参、青黛等;活血化瘀类的莪术、三棱、丹参、桃仁、穿山甲、鬼箭羽、大黄、紫草、延胡索、郁金等;化痰散结类的瓜蒌、贝母、南星、半夏、杏仁、百部、马兜铃、海蛤壳、牡蛎、海藻等;利水渗湿类的猪苓、泽泻、防己、土茯苓、瞿麦、菝葜、萆薢等。特别是虫类攻毒药的应用,其抗癌祛毒作用应予重视,如蟾皮、蜈蚣、蜂房、全蝎、土鳖虫、蜣螂等,可辨证选用。

随着中医药现代化的不断发展,一些具有消瘀散结,解毒抗癌、益气扶正等作用的中成药及静脉制剂在临床得到了推广和广泛使用,如康莱特注射液、鸦胆子油乳、复方苦参注射液、艾迪注射液等,改变了中药传统的给药方式,通常以静脉滴注为主,还有胸腔、心包腔灌注、动脉灌注及穴位注射等用药方式,或配合化疗,在肺癌的治疗中具有独特优势,发挥了重要作用。

此外，针灸、外治疗法在控制癌症疼痛、缩小癌灶、提高免疫力、减轻放化疗引起的毒副反应方面也有独到之处。许多医家采用山慈姑、白花蛇舌草、蚤休等具有抗癌功效的中草药制成药膏，贴敷肺俞穴及肺部肿瘤对应之体表部位，配合内服中药，取得较好临床疗效。针刺足三里、三阴交等穴位健脾和胃、调畅气机，可以调节胃肠道功能和保护胃黏膜，对化疗呕吐效果明显。

五、评语

癌病治疗中的攻补关系：本病患者就诊多属中晚期，本虚标实突出，患者局部有有形之包块，治疗时多用活血化瘀、化痰散结、理气行气之法；另外，患者多有脏腑阴阳气血之不足，故补益气血阴阳，扶正以抗邪，也实属必要。临证可根据病情采用先攻后补，或先补后攻，或攻补兼施等方法。同时，应把顾护胃气的指导思想贯穿于治疗的始终，以期调理脾胃，滋养气血生化之源，扶助正气。

关于配合西医治疗：中医药配合手术、化疗、放疗治疗癌症，有提高疗效，或减毒增效的作用。①癌症患者手术后，常出现一些全身症状，如发热、盗汗或自汗、食欲缺乏、神疲乏力等。中药可补气生血，使免疫功能尽快恢复，同时又有直接的抗癌作用。因此，加用中药可使机体较快恢复，预防和控制由于手术所致的对癌细胞的刺激增生作用。常以健脾益气，滋阴养血为治法，代表方如参苓白术散、八珍汤、十全大补汤、六味地黄丸等；②癌病放化疗的患者，常出现消化障碍、骨髓抑制、机体衰弱及炎症反应等毒副反应，中医辨证分型以阴虚毒热、气血损伤、脾胃虚弱、肝肾亏虚等为常见，常用治法为清热解毒、生津润燥、补益气血、健脾和胃、滋补肝肾，代表方如黄连解毒汤、沙参麦冬汤、圣愈汤、香砂六君子汤、左归丸、右归丸等。

中医药通过内服、针灸、外治等疗法，对肺癌进行多方位、多途径、多靶点的立体治疗，显示其独特的优势。在肺癌的综合治疗中，中医药治疗的参与，可以起到减少肺癌复发转移率，增强机体免疫力，提高生活质量，延长有限生存期的作用。同时对西医疗法如化疗、放疗、介入等有增效、减毒、增敏之功。

（赵　峻　周　洁）

参 考 文 献

［1］关念波，刘浩．肺癌中医药治疗的研究进展及展望．临床肿瘤学杂志，2013，18（3）：264－266
［2］周仲瑛．中医内科学．北京：中国中医药出版社，2007
［3］丁春杰，杨磊．中医药治疗肺癌的研究进展．甘肃中医学院学报，2011，28（2）：60－61
［4］曹洋．浅谈肺癌的中医药治疗体会．光明中医，2011，26（5）：1023－1024
［5］薛青，尤建良．肺癌中医诊疗现状分析．辽宁中医药大学学报，2012，14（8）：260－261
［6］闫珍，陈培丰．中医药治疗肺癌研究进展．浙江中西医结合杂志，2013，23（10）：860－861
［7］荣震，李雪梅．肺癌的中医药治疗研究进展．中医药通报，2011，10（4）：59－61
［8］孙国胜，张京峰．抗癌膏穴位贴敷治疗肺癌64例．辽宁中医杂志，2005，32（8）：794－795

［9］许玉萍,张立春,林乃龙.针刺穴位防治癌症患者化疗呕吐的临床观察.辽宁中医药大学学报,2008,10(3):109

［10］朱洁,叶丽红.中医药治疗肺癌概况.湖南中医杂志,2013,29(2):137－138

［11］刘舟,叶俏波,刘兴隆,等.邓中甲教授论治肺癌经验介绍.新中医,2008,40(1):18－19

［12］陆再英,钟南山.内科学(第7版).北京:人民卫生出版社,2007

［13］余绍源,刘茂才,罗云坚.中西医结合内科学.北京:科学出版社,2003

［14］周仲瑛.中医内科学.北京:中国中医药出版社,2008

［15］李佃贵.中西医结合内科学.北京:高等教育出版社,2005